当代中医专科专病诊疗大系

风湿病诊疗全书

主　审　林天东　庞国明

主　编　张国胜　王凯锋　张攀科　张可欣　万富贵

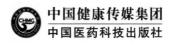

中国健康传媒集团

中国医药科技出版社

内 容 提 要

本书是结合现代临床实践和最新研究进展，编撰而成的学术专著。全书分基础篇、临床篇、附录三部分。基础篇分别从中医、西医、中西医结合三个方面论述了风湿病国内外研究现状与前景、诊断方法与思路、治疗原则与用药规律、提高临床疗效的思路方法。临床篇围绕 25 种常见风湿病，分别从中西医两方面论述诊断与鉴别诊断、辨证论治、外治法、单验方与新疗法、名医治疗特色，以及西医的一些基本诊疗技术。此书内容融合了中医、西医、中西医结合理论实践于一体，适合从事中医、西医、中西医结合风湿病专科临床、科研、教学等人员阅读。

图书在版编目（CIP）数据

风湿病诊疗全书 / 张国胜等主编 . —北京：中国医药科技出版社，2024.1
（当代中医专科专病诊疗大系）
ISBN 978-7-5214-4185-7

Ⅰ . ①风… Ⅱ . ①张… Ⅲ . ①风湿性疾病—中医诊断学 ②风湿性疾病—中医治疗法
Ⅳ . ① R259.932.1

中国国家版本馆 CIP 数据核字（2023）第 200774 号

美术编辑 陈君杞
版式设计 也　在

出版　**中国健康传媒集团** ｜ 中国医药科技出版社
地址　北京市海淀区文慧园北路甲 22 号
邮编　100082
电话　发行：010-62227427　邮购：010-62236938
网址　www.cmstp.com
规格　787×1092mm $\frac{1}{16}$
印张　23 $\frac{1}{2}$
字数　631 千字
版次　2024 年 1 月第 1 版
印次　2024 年 1 月第 1 次印刷
印刷　三河市万龙印装有限公司
经销　全国各地新华书店
书号　ISBN 978-7-5214-4185-7
定价　**218.00 元**

获取新书信息、投稿、为图书纠错，请扫码联系我们。

《当代中医专科专病诊疗大系》
编委会

朱恪材　朱章志　朱智德　乔树芳　任　文　刘　明
刘　洋　刘　辉　刘三权　刘仁毅　刘世恩　刘向哲
刘杏枝　刘佃温　刘建青　刘建航　刘树权　刘树林
刘洪宇　刘静生　刘静宇　闫金才　闫清海　闫惠霞
许凯霞　孙文正　孙文冰　孙永强　孙自学　孙英凯
纪春玲　严　振　苏广兴　李　军　李　扬　李　玲
李　洋　李　真　李　萍　李　超　李　婷　李　静
李　蔚　李　慧　李　鑫　李小荣　李少阶　李少源
李永平　李延萍　李华章　李全忠　李红哲　李红梅
李志强　李启荣　李昕蓉　李建平　李俊辰　李恒飞
李晓雷　李浩玮　李燕梅　杨　荣　杨　柳　杨　楠
杨克勤　连永红　肖　伟　吴　坚　吴人照　吴志德
吴启相　吴维炎　何庆勇　何春红　冷恩荣　沈　璐
宋剑涛　张　芳　张　侗　张　挺　张　健　张文富
张亚军　张国胜　张建伟　张春珍　张胜强　张闻东
张艳超　张振贤　张振鹏　张峻岭　张理涛　张琼瑶
张攀科　陆素琴　陈　白　陈　秋　陈太全　陈文一
陈世波　陈忠良　陈勇峰　邵丽黎　武　楠　范志刚
林　峰　林佳明　杭丹丹　卓　睿　卓进盛　易铁钢
罗　建　罗试计　和艳红　岳　林　周天寒　周冬梅
周海森　郑仁东　郑启仲　郑晓东　赵　琰　赵文霞
赵俊峰　赵海燕　胡天赤　胡汉楚　胡穗发　柳忠全
姜树民　姚　斐　秦蔚然　贾虎林　夏淑洁　党中勤
党毓起　徐　奎　徐　涛　徐林梧　徐雪芳　徐寅平
徐寒松　高　楠　高志卿　高言歌　高海兴　高铸烨
郭乃刚　郭子华　郭书文　郭世岳　郭光昕　郭欣璐
郭泉滢　唐红珍　谈太鹏　陶弘武　黄　菲　黄启勇
梅荣军　曹　奕　崔　云　崔　菲　梁　田　梁　超
寇绍杰　隆红艳　董昌武　韩文朝　韩建书　韩建涛
韩素萍　程　源　程艳彬　程常富　焦智民　储浩然
曾凡勇　曾庆云　温艳艳　谢卫平　谢宏赞　谢忠礼

靳胜利　雷　烨　雷　琳　鲍玉晓　蔡文绍　蔡圣朝

臧　鹏　翟玉民　翟纪功　滕明义　魏东华

编　　委（按姓氏笔画排序）

丁　蕾　丁立钧　于　秀　弓意涵　马　贞　马玉宏

马秀萍　马青侠　马茂芝　马绍恒　马晓冉　王　开

王　冰　王　宇　王　芳　王　丽　王　辰　王　明

王　凯　王　波　王　珏　王　科　王　哲　王　莹

王　桐　王　夏　王　娟　王　萍　王　康　王　琳

王　晶　王　强　王　稳　王　鑫　王上增　王卫国

王天磊　王玉芳　王立春　王兰柱　王圣治　王亚莉

王成荣　王伟莉　王红梅　王秀兰　王国定　王国桥

王国辉　王忠志　王育良　王泽峰　王建菊　王秋华

王彦伟　王洪海　王艳梅　王素利　王莉敏　王晓彤

王银姗　王清龙　王鸿燕　王琳樊　王瑞琪　王鹏飞

王慧玲　韦　溪　韦中阳　韦华春　毛书歌　孔丽丽

双振伟　甘陈菲　艾春满　石国令　石雪枫　卢　昭

卢利娟　卢桂玲　叶　钊　叶　林　田丽颖　田静峰

史文强　史跃杰　史新明　冉　靖　丘　平　付　瑜

付永祥　付保恩　付智刚　代立媛　代会容　代珍珍

代莉娜　白建乐　务孔彦　冯　俊　冯　跃　冯　超

冯丽娜　宁小琴　宁雪峰　司徒小新　皮莉芳　刑益涛

邢卫斌　邢承中　邢彦伟　毕宏生　吕　雁　吕水林

吕光霞　朱　保　朱文胜　朱盼龙　朱俊琛　任青松

华　刚　伊丽娜　刘　羽　刘　佳　刘　敏　刘　嵘

刘　颖　刘　熠　刘卫华　刘子尧　刘红灵　刘红亮

刘志平　刘志勇　刘志群　刘杏枝　刘作印　刘顶成

刘宗敏　刘春光　刘素云　刘晓彦　刘海立　刘海杰

刘继权　刘鹤岭　齐　珂　齐小玲　齐志南　闫　丽

闫慧青　关运祥　关慧玲　米宜静　江利敏　江铭倩

汤建光　汤艳丽　许　亦　许　蒙　许文迪　许静云

农小宝　农永栋　阮志华　孙　扶　孙　畅　孙成铭

孙会秀	孙治安	孙艳淑	孙继建	孙绪敏	孙善斌
杜鹃	杜云波	杜欣冉	杜梦冉	杜跃亮	杜璐瑶
李伟	李柱	李勇	李铁	李萌	李梦
李霄	李馨	李丁蕾	李又耕	李义松	李云霞
李太政	李方旭	李玉晓	李正斌	李帅垒	李亚楠
李传印	李军武	李志恒	李志毅	李杨林	李丽花
李国霞	李钍华	李佳修	李佩芳	李金辉	李学军
李春禄	李茜羽	李晓辉	李晓静	李家云	李梦阁
李彩玲	李维云	李雯雯	李鹏超	李鹏辉	李满意
李增变	杨丹	杨兰	杨洋	杨文学	杨旭光
杨旭凯	杨如鹏	杨红晓	杨沙丽	杨国防	杨明俊
杨荣源	杨科朋	杨俊红	杨济森	杨海燕	杨蕊冰
肖育志	肖耀军	吴伟	吴平荣	吴进府	吴佐联
员富圆	邱彤	何苗	何光明	何慧敏	佘晓静
辛瑶瑶	汪青	汪梅	汪明强	沈洁	宋震宇
张丹	张平	张阳	张苍	张芳	张征
张挺	张科	张琼	张锐	张大铮	张小朵
张小林	张义龙	张少明	张仁俊	张欠欠	张世林
张亚乐	张先茂	张向东	张军帅	张观刚	张克清
张林超	张国妮	张咏梅	张建立	张建福	张俊杰
张晓云	张雪梅	张富兵	张腾云	张新玲	张燕平
陆萍	陈娟	陈密	陈子扬	陈丹丹	陈文莉
陈央娣	陈立民	陈永娜	陈成华	陈芹梅	陈宏灿
陈金红	陈海云	陈朝晖	陈强松	陈群英	邵玲玲
武改	苗灵娟	范宇	林森	林子程	林佩芸
林学英	林学凯	尚东方	呼兴华	罗永华	罗贤亮
罗继红	罗瑞娟	周双	周全	周丽	周剑
周涛	周菲	周延良	周红霞	周克飞	周丽霞
周解放	岳彩生	庞鑫	庞国胜	庞勇杰	郑娟
郑程	郑文静	郑雅方	单培鑫	孟彦	赵阳
赵磊	赵子云	赵自娇	赵庆华	赵金岭	赵学军

赵晨露　胡　斌　胡永昭　胡欢欢　胡英华　胡家容
胡雪丽　胡筱娟　南凤尾　南秋爽　南晓红　侯浩强
侯静云　俞红五　闻海军　娄　静　娄英歌　宫慧萍
费爱华　姚卫锋　姚沛雨　姚爱春　秦　虹　秦立伟
秦孟甲　袁　玲　袁　峰　袁帅旗　聂振华　栗　申
贾林梦　贾爱华　夏明明　顾婉莹　钱　莹　徐艳芬
徐继国　徐鲁洲　徐道志　徐耀京　凌文津　高　云
高美军　高险峰　高嘉良　高韶晖　郭士岳　郭存霞
郭伟杰　郭红霞　郭佳裕　郭晓霞　唐桂军　桑艳红
接传红　黄　姗　黄　洋　黄亚丽　黄丽群　黄河银
黄学勇　黄俊铭　黄雪青　曹正喜　曹亚芳　曹秋平
龚长志　龚永明　崔伟峰　崔凯恒　崔建华　崔春晶
崔莉芳　康进忠　阎　亮　梁　伟　梁　勇　梁大全
梁亚林　梁增坤　彭　华　彭丽霞　彭贵军　葛立业
葛晓东　董　洁　董　赟　董世旭　董俊霞　董德保
蒋　靖　蒋小红　韩圣宾　韩红卫　韩丽华　韩柳春
覃　婕　景晓婧　嵇　朋　程　妍　程爱俊　程常福
曾永蕾　谢圣芳　靳东亮　路永坤　詹　杰　鲍陶陶
解红霞　窦连仁　蔡国锋　蔡慧卿　裴　晗　裴琛璐
廖永安　廖琼颖　樊立鹏　滕　涛　潘文斌　薛川松
魏　佳　魏　巍　魏昌林　瞿朝旭

编撰办公室主任　高　泉　王凯锋

编撰办公室副主任　王亚煌　庞　鑫　张　侗　黄　洋

编撰办公室成员　高言歌　李方旭　李丽花　许　亦　李　馨
　　　　　　　　　李亚楠

5

《风湿病诊疗全书》
编委会

主　审　林天东　庞国明

主　编　张国胜　王凯锋　张攀科　张可欣　万富贵

副主编　杨科朋　李增变　李满意　周　全　靳东亮　李　丹

　　　　王　芳　赵明宇　沈　璐　陈金红　田静峰　胡筱娟

　　　　呼兴华　阮志华　徐　奎

编　委（按姓氏笔画排序）

王　刚	王　峥	王　娅	王　珏	王　莹	王　慧
王进军	王瑞琪	王瑞鑫	孔丽丽	双振伟	卢　珊
申　平	田静峰	邢海燕	吕金秀	朱广领	朱红超
任永朋	刘宗敏	齐　珂	许　亦	许灿灿	孙　扶
苏步垚	杜凯琼	李方旭	李亚楠	李宇鹏	李军武
李丽花	李丽丽	李佳修	李金辉	李满意	李增变
杨　瑞	杨明丽	杨科朋	何　飞	何　咏	何　晶
余　智	宋昊昱	张　芹	张　侗	张　斌	张智勇
陈子纲	陈丹丹	陈金红	陈群英	陈慕芝	周　全
周淑娟	庞　鑫	庞勇杰	单梅花	孟　奇	胡海兵
茹彦海	段明亮	秦孟甲	贾林梦	徐芳茹	徐丽萍
徐艳芳	徐雪峰	黄　洋	黄伟毅	常冬梅	崔韩莉
程红卫	温文斌	谢圣芳	谢志军	靳东亮	廖永安

坚持中医思维　彰显特色优势
提高临床疗效　服务人民健康

王　序

中医药学是中华民族的伟大创造，是中国古代科学的瑰宝，也是打开中华文明宝库的钥匙，为中华民族的繁衍生息作出了巨大贡献。党和政府历来高度重视中医药工作，特别是党的十八大以来，以习近平同志为核心的党中央把中医药工作摆在了更加突出的位置，中医药改革发展取得了显著成绩。2019 年 10 月 20 日发布的《中共中央 国务院关于促进中医药传承创新发展的意见》指出，传承创新发展中医药是新时代中国特色社会主义事业的重要内容，是中华民族伟大复兴的大事，对于坚持中西医并重，打造中医药和西医药相互补充协调发展的中国特色卫生健康发展模式，发挥中医药原创优势、推动我国生命科学实现创新突破，弘扬中华优秀传统文化、增强民族自信和文化自信，促进文明互鉴和民心相通、推动构建人类命运共同体具有重要意义。

传承创新发展中医药，必须发挥中医药在维护和促进人民健康中的重要作用，彰显中医药在疾病治疗中的独特优势。中医专科专病建设是坚持中医原创思维，突出中医药特色优势，提高临床疗效的重要途径和组成部分。长期以来，国家中医药管理局高度重视和大力推动中医专科专病的建设，从制定中长期发展规划到重大项目、资金安排，都将中医专科专病建设作为重要任务和重点工作进行安排部署，并不断完善和健全管理制度与诊疗规范。经过中医药界广大专家学者和中医医务工作者长期不懈的努力，全国中医专科专病建设取得了显著的成就。

实践表明：专科专病建设是突出中医药特色优势，遵循中医药自身发展规律和前进方向的重要途径；是打造中医医院核心竞争力，实现育名医、建名科、塑名院之"三名"战略的必由之路；是提升临床疗效和诊疗水平的重要手段；是培养优秀中医临床人才，打造学科专科优秀团队的重要平台；是推动学术传承创新、提升科研能力水平、促进科技成果转化的重要途径；是各级中医医院、中西医结合医院提升社会效益和经济效益的有效举措。

事实证明：中医专科专病建设的学术发展、传承创新、经验总结和推广应用，对建设综合服务功能强、中医特色突出、专科优势明显的现代中医医院和中医专科医院，建设国家中医临床研究基地，创建国家和区域中医（专科）诊疗中心及中西医结合旗舰医院，提升基层中医药特色诊疗水平和综合服务能力等方面都发挥着不可替代的基础保障和重要支撑作用。

《中共中央 国务院关于促进中医药传承创新发展的意见》对彰显中医药在疾病治疗中的优势，加强中医优势专科专病建设作出了规划和部署，强调要做优做强骨伤、肛肠、儿科、皮科、妇科、针灸、推拿以及心脑血管病、肾病、周围血管病、糖尿病等专科专病，要求及时总结形成诊疗方案，巩固扩大优势，带动特色发展，并明确提出用 3 年左右时间，筛选 50 个中医治疗优势病种和 100 项适宜技术等任务要求。2022 年 3 月国务院办公厅发布的《"十四五"中医药发展规划》也强调指出，要开展国家优势专科建设，以满足重大疑难疾病防治临床需求为导向，做优做强骨伤、肛肠、儿科、皮肤科、妇科、针灸、推拿及脾胃病、心脑血管病、肾病、肿瘤、周围血管病、糖尿病等中医优势专科专病。要制定完善并推广实施一批中医优势病种诊疗方案和临床路径，逐步提高重大疑难疾病诊疗能力和疗效水平。可以说《当代中医专科专病诊疗大系》（以下简称《大系》）的出版，是在促进中医药传承创新发展的新形势下应运而生，恰逢其时，也是贯彻落实党中央国务院决策部署的具体举措和生动实践。

《大系》是由享受国务院政府特殊津贴专家、全国第六批老中医药学术继承指导老师、全国名中医，第十三届和十四届全国人大代表庞国明教授发起，并组织全国中医药高等院校和相关的中医医疗、教学科研机构 1000 余名临床各科专家学者共同编著。全体编著者紧紧围绕国家中医药事业发展大局，根据国家和区域中医专科医疗中心建设、国家重点中医专科建设，以及省、市、县中医重点与特色专科建设的实际需要，坚持充分"彰显中医药在疾病治疗中的优势"，坚持"突出中医思维，彰显特色主线，立足临床实用，助提专科内涵，打造品牌专科集群"的编撰宗旨。《大系》共 30 个分册，由包括国医大师和院士在内的多位专家学者分别担任自己最擅长的专科专病诊疗全书的主审，为各分册指迷导津、把关定向。由包括全国名中医、岐黄学者在内的 100 多位各专科领域的学科专科带头人分别担任各分册主编。经过千余名专家学者异域同耕，历尽艰辛，寒暑不辍，五载春秋，终于成就了《大系》。《大系》的隆重出版不仅是中医特色专科专病建设的一大成果，也是中医药传承精华，守正创新进程中的一件大事，承前启后，继往开来，难能可贵，值得庆贺！

在 2020 年"全国两会"闭幕后，庞国明同志将《大系》的编写大纲、体例及《糖尿病诊疗全书》等书稿一并送我，并邀我写序。我不是这方面的专家，也未能尽览《大系》的全稿，但作为多年来推动中医专科专病建设的参与者和见证人，仅从大纲、体例、样稿及部分分册书稿内涵质量看，《大系》坚持了持续强化中医思维和中医专科专病特色优势的宗旨，突出了坚持提高临床疗效和诊疗水平及注重实践、实际、实用的原则。尽管我深知中医专科专病建设仍然不尽完善，做优做强专科专病依然任重道远。但我相信，《大系》的出版必将为推动我国的中医专科专病建设和进一步彰显中医药在疾病治疗中的独特优势，为充分发挥中医药在维护和促进人民健康中的重要作用，产生重大而深远的影响。

故乐以此为序。

国家中医药管理局原局长
第六届中华中医药学会会长

2023 年 3 月 18 日

陈　序

　　由我国优秀的中医学家、全国名中医庞国明教授等一批富有临床经验的中医药界专家们共同协力合作，以传承精华、守正创新为宗旨，以助力国家中医专科医学中心、专科医疗中心、专科区域诊疗中心、优势专科、重点专科、特色专科建设为目标，编撰并将出版的这套《当代中医专科专病诊疗大系》丛书（以下简称《大系》），是在 2000 年、2016 年由中国医药科技出版社出版《大系》第一版、第二版的基础上，以服务于当今中医专科专病建设、突出中医特色、强化中医思维、彰显中医专科优势为出发点和落脚点，对原书进行了修编补充、拾遗补阙、完善提升而成的，丛书名由第一版、第二版的《中国中西医专科专病临床大系》更名为《当代中医专科专病诊疗大系》。其内容涵盖了内科、外科、妇科、儿科、急诊、皮肤以及骨科、康复、针灸等 30 个学科门类，实属不易！

　　该丛书的特点，主要体现在学科门类较为齐全，紧密结合专科专病建设临床实际需求，融古贯今，承髓纳新，突出中医特色，既尊重传统，又与时俱进，吸收新进展、新理论和新经验，是一套理论联系实际、贴合临床需要，可供中医、中西医结合临床、教学、科研参考应用的一套很好的工具书，很是可贵，值得推荐。

　　今国明教授诚邀我在为《大系》第一版、第二版所写序言基础上，为新一版《大系》作序，我认为编著者诸君在中华中医药学会常务理事兼慢病分会主任委员、中国中医药研究促进会专科专病建设工作委员会会长庞国明教授的带领下，精诚团结、友好合作，艰苦努力多年，立足中医专科专病建设，服务于临床诊疗，很接地气，完成如此庞大巨著，实为不可多得，难能可贵，爱乐为之序。

中国科学院院士　陈可冀

国医大师

2023 年 9 月 1 日

王 序

　　传承创新发展中医药，是新时代中国特色社会主义事业的重要内容，《中共中央 国务院关于促进中医药传承创新发展的意见》明确指出"彰显中医药在疾病治疗中的优势，加强中医优势专科建设"。因此，对中医专科专病临床研究进行系统整理、加以提高，以窥全貌，就显得十分重要。

　　2000 年，以庞国明主任医师、林天东国医大师等共同担任总主编，组织全国1000 余位临床专家编撰的《中国中西医专科专病临床大系》发行海内外，影响深远。二十年过去，国明主任医师再次牵头启动《大系》修编工程，以"传承精华，守正创新"为宗旨，以助力建设国家、省、市、县重点专科与特色专科为目标，丰富更新了大量内容和取得的成就，反映了中医专科研究与发展的进程，具有较强的时代性、实用性，并将书名易为《当代中医专科专病诊疗大系》，凡三十个分册，每册篇章结构，栏目设计令人耳目一新。

　　学无新，则无以远。这套书立意明确，就其为专科专病建设而言，无疑对全国中医、中西医结合之临床、教学、科研工作，具有重要的参考意义。编书难，编大型专著尤难，编著者们在繁忙的医疗、教学、科研工作之余，倾心打造的这部巨著必将功益杏林，更希望这部经过辛勤汗水浇灌的杏林之树（书）"融会新知绿荫蓬，今年总胜去年红"。中医之学路迢迢，莫负春光常追梦，当惜佳时再登高。

中国工程院院士

国医大师　王琦

北京中医药大学终身教授

2023 年 7 月 20 日于北京

打造中医品牌专科　带动医院跨越发展

——代前言

　　"工欲善其事，必先利其器。"同样，肩负着人民生命健康和健康中国建设重任的中医、中西医结合工作者，也必当首先要有善其事之利器，即过硬的诊疗技术和解除亿万民众病痛的真本领。《当代中医专科专病诊疗大系》丛书（以下简称《大系》），就是奉献给广大中医、中西医结合专科专病建设和临床诊疗工作者"利器"的载体。期望通过她的指迷导津、方向引领，把专科建设和临床诊疗效果推向一个更加崭新的阶段；期望通过向她的问道，把自己工作的专科专病科室，打造成享誉当地乃至国内外的品牌专科，实施品牌专科带动战略、促助医院跨越式发展，助力中医药事业振兴发展。

　　专科专病科室是相对于传统模式下的大内科、大外科等科室名称而言的。应当指出的是，专科专病科室亦不是当代人的发明，早在《周礼·天官冢宰》就有"凡邦之有疾病者……则使医分而治之"。"分而治之"就是让精于专科专病研究的医生去分别诊疗。因此，设有"食医""疾医""疡医"等专科医生，只不过是没把"专科专病"诊疗分得那么细和进行广泛宣传罢了。从历代医家著述和学术贡献看，亦可以说张仲景、华佗、叶天士等都是专科专病的诊疗大家。因仲景擅伤寒、叶天士擅温病、华佗擅"开颅术"等，后世与近代的医学家们更是以擅治某病而誉满华夏，如焦树德擅痹病、任继学擅脑病等。因此，诸多名医先贤大家们多是专科专病诊疗的行家里手。

　　那么，进入 21 世纪以来，为什么说加强中医专科专病建设的呼声一浪高过一浪呢？究其原由大致有四：

　　首先是振兴中医事业发展、突出中医特色优势的需要。20 世纪 80 年代以后的中医界提出振兴中医的口号，国家也制定了相应的政策，中医事业得到了快速发展。但需要做的事还有很多很多。通过专科专病建设，可以培育、造就一大批高水平的中医、中西医结合专业人才，突出中医特色，总结实用科学的临床经验，推动中医、中西医结合专科专病的深入研究，助力中医药事业振兴发展！

第二是促进中西医协同、开拓医疗新领域的需要。中医、西医、中西医结合是健康中国建设中的三支主要力量，尽管中西医结合在某些领域和某些课题的研究方面取得了一些重大成就和进展，但仍存在着较浅层次"人为"结合的现象，而深层次的基础医学、临床医学等有机结合方面还有大量工作要做。同时，由于现在一些医院因人、财、物等条件的限制，也很难全面开展中西医结合的研究和临床实践。而通过开展专科专病建设，从某些病的基础、临床、药物等系统研究着手，或许将成为开展中西医协同、中西医结合的突破口，逐步建立起基于实践、符合实际的中西医协同、中西医结合的诊疗新体系，以开拓中医、中西医结合临床、教学、科研工作的新领域，实现真正意义上的中西医协同、中西医结合。

第三是服务于健康中国建设和人民大众对中医优质医疗日益增长新要求的需要。随着经济社会的发展和现代科学技术的进步，传统的医疗模式已满足不了人民群众医疗保健的需要，广大民众更加渴望绿色的、自然的、科学的、高效的和经济便捷的传统中医药。因此，开展中医专科专病诊疗，可以引导病人的就医趋向，便于病人得到及时、精准、有效的诊治；专科专病科室的开设，易于积累临床经验、聚焦研究方向、多出研究成果，必将大大促进中医医疗、医药、器械研发的进程，加快满足人民群众对中医药日益增长的医疗保健需求的步伐。

第四是提高两个效益的需要。目前有不少中医、中西医结合医院，尤其是市、县（区）级中医院，在当代医疗市场的激烈竞争中显得"神疲乏力"、缺少建设与发展中的"精气神"，竞争不强的原因虽然是多方面的，但没有专科特色、没有品牌专科活力是其重要的原因之一。"办好一个专科，救活一家医院，带动跨越发展"，已被许许多多中医、中西医医院的实践所证实。可以说，没有品牌专科的医院，是不可能成为快速发展的医院，更不可能成为有特色医院的。加强专科专病建设的实践表明：通过办好专科专病科室，能够快速彰显医院的专业优势与特色优势；能够快速提高医院的知名度，形成品牌影响力；能够快速带动医院经济效益和社会效益的提升；能够快速带动和促进医院的跨越式发展。

有鉴于上述四点，《大系》丛书，应运而生、神采问世，冀以成为全国中医、中西医结合专科专病建设工作者的良师益友。

《大系》篇幅宏大，内容精博，内涵深邃，覆盖面广，共 30 个分册。每分册分基础篇、临床篇和附录三大部分。基础篇主要对该专科专病国内外研究现状、诊疗进展以及提高临床疗效的思路方法等进行了全面阐述；临床篇是每分册的核心，以病为纲，分列条目，每个病下设病因病机、临床诊断、鉴别诊断、临床治疗、预后转归、预防调护、专方选要、研究进展等栏目，辨证论治、理法方药一线贯穿，使中医专科专病的诊疗系统化、规范化、特色化；附录介绍临床常用检查参考值和专科建设的注意事项（数字资源），对读者临床诊疗具有重要参考价值。

《大系》新全详精，实用性强。参考国内外书籍、杂志等达十万余册，涉及方药数万种，名医论点有出处，方药选择有依据，多有临床验证和研究报告，详略有序，条理清晰，充分反映了当代中医、中西医结合专科专病的临床实践和研究成果概况，其中不乏知名专家的精辟论述、新创方药和作者的独到见解。为了保持其原貌，《大系》各分册中所收集的古方、验方等凡涉及国家规定的稀有禁用中药没有做删改，特请读者在实际使用时注意调换药物，改换替代药品，执行国家有关法规。

本《大系》业已告竣，她是国内 1000 余位专家、学者、编者辛苦劳动的成果和智慧的结晶。她的出版，必将对弘扬祖国中医药学，开展中医、中西医结合专科专病建设，深入开展中医、中西医结合之医疗、教学、科研起到积极的推动作用，并为中医药事业的传承精华、守正创新和人类的医疗卫生保健事业做出积极贡献。

鉴于该《大系》编著带有较强的系统性、艰巨性、广泛性以及编者的认知差别，书中难免存在一些问题，真诚希望读者朋友不吝赐教，以便修订再版。

庞国明

2023 年 7 月 20 日于北京

编写说明

风湿病是临床常见病，多发病，其中类风湿关节炎、强直性脊柱炎、系统性红斑狼疮、原发性干燥综合征、痛风、骨关节炎等风湿病，在我国发病率高，需长期治疗服药，给患者及家庭带来了巨大的痛苦。国外专家曾描述风湿病为"五D"，即：痛苦（discomfort）、死亡（death）、残疾（disability）、经济损失（dollar lost）、药物中毒（drug toxicity），风湿病有较高致残率和死亡率，已成为危害人类健康和生命的危险因素。随着人类寿命的延长，社会老龄化人群的不断扩大，日益成为人们高度重视的专业领域。

在医疗技术的不断创新和发展的今天，风湿病的中医、西医临床研究不断取得新进展，诊疗新思路、新技术不断涌现，临床疗效不断提高，促进了风湿病学科建设迅速发展。为了总结前人关于风湿病研究成果，促进现代风湿病诊疗事业的发展，我们在《当代中医专科专病诊疗大系》编委会的指导下，编写了这本《风湿病诊疗全书》。

该书集国内外从事风湿病专科工作的医疗、教学、科研人员的智慧于一体，从风湿病国内外研究的历史现状、前景展望、发病机制、临床治疗、专科建设等方面做了详细的阐述。本书分为基础篇和临床篇，共29章。上篇包括了风湿病的国内外研究现状与前景、诊断思路与方法、治疗原则与用药规律，以及提高临床疗效的思路方法；下篇包括了25种风湿病，介绍了每个病的中医诊断与鉴别诊断、辨证论治、外治法、单验方与新疗法、名医治疗特色，以及西医的一些基本诊疗技术。全文紧扣临床，各章节简明实用，详略得当，对于风湿病专业的临床医生处理相关专业问题有一定的参考价值，也可以作为基层医生和医务工作者学习参考之用。

由于参编的人数较多，文笔不尽一致，尽管多次校稿，但时间有限，书中难免存在疏漏和不足之处，恳请读者提出宝贵意见和建议，以便修改再版。

编委会

2023 年 6 月

目　录

基础篇

临床篇

附录

数字资源

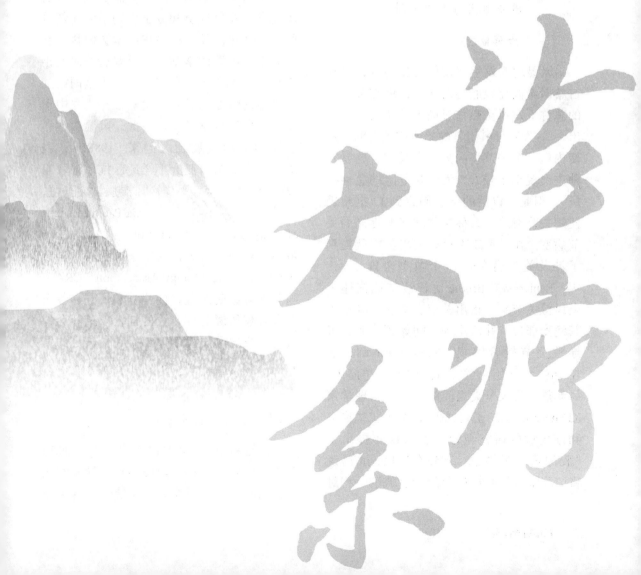

基础篇

第一章 风湿病国内外研究现状及前景

风湿病是以疼痛为主要症状，累及骨、关节、肌肉、皮肤、血管等组织的疾病之总称。其包括范围甚广，类似于西医学的类风湿关节炎、强直性脊柱炎、风湿性关节炎、痛风、系统性红斑狼疮、骨关节炎、干燥综合征等疾病。风湿 (Rheuma) 一词源于公元前 4 世纪，而中医学则早在公元前 5 世纪《黄帝内经》中即有风、寒、湿三气杂合而为痹的论述。随着基础医学的发展，对风湿病的研究不断深入，至今，中西医对这类疾病的认识越来越接近和统一。

一、研究现状与主要成就

（一）发展简况

风湿病的发生与发展历史悠久，早在古希腊希波克拉底的著作中，就在关节炎的总称下对风湿热作过简单的描述。他指出，"这发热使其附着的关节剧烈疼痛，短期内由一个关节移向另一个关节，这是一种主要侵犯年轻人，无致死危险的急性疾病"。但是，以后的学者们直到 17 世纪仍使用关节炎这一名称来称呼伴有疼痛的关节病变。在《希波克拉底文集》中就提到了涉及关节病变的 18 个典型表现。1819 年，Benjamin C Brodie 比较清楚地描述了类风湿关节炎，指出关节、滑囊、腱鞘为其病变部位，并认识到本病始于滑膜，可导致关节软骨毁损，Jean-Martin Charcot 在 1887 年开始注意类风湿关节炎与痛风、风湿热、骨关节炎之间的区别。病理学家 Klemperper 总结了自己对系统性红斑狼疮和硬皮病的研究经验，于 1942 年提出了"胶原病"的概念，1952 年，Ehrich 建议将"胶原病"更名为"结缔组织病"。相对

于其他学科，风湿病学的发展对基础医学（免疫学、分子生物学、生物遗传学）的科研水平有着更为明显的依赖性，每次基础医学的突破都能给予我们认识风湿性疾病的一种新的思路。在 1950 年前后，类风湿因子、狼疮细胞、抗核抗体的陆续发现，泼尼松和免疫抑制剂相继在临床应用，以及 20 世纪 70 年代，欧美风湿病学者对人类组织相容性抗原的研究（主要是揭示了强直性脊柱炎患者多属 HLA-B27 型）等取得系列重大进展，风湿病学的发展出现了一个前所未有的飞跃，从而使风湿病的研究进入到免疫学和分子生物学的崭新阶段。1982 年，我国在中华医学会内科学会下成立了风湿病学学组，风湿病的研究正式起步。1985 年，在南宁召开了全国第二次风湿病学专题学术讨论会，并成立中华医学会风湿病学学会。自此，风湿病学科在我国陆续发展壮大起来。1988 年，我国正式参加东南亚太平洋地区抗风湿联盟（现改称亚洲及太平洋区风湿病学会联盟，英文简称 APLAR，即 Asia Pacific League of Associations of Rheumatology），成为会员国，对外正式名称为中华风湿病学学会（Chinese Rheumatology Association，CRA），随着地方医院风湿科的建立和展开，各大医学院校风湿免疫专业的创立以及社会的重视，我国风湿病学近年得到了长足的发展，并在某些学术领域达到国际领先的水平。

（二）主要病种分类

风湿病是一大类以关节、骨、肌肉为主要症状，可累及内脏器官的异质性疾病，弥漫性结缔组织病为系统性自身免疫

病，具有以下共同特征：①常有发热、关节痛、皮疹、肌痛；②多系统受累；③抗核抗体和（或）多种自身抗体阳性；④病理上结缔组织多具有黏液样水肿、纤维蛋白样变性、血管炎、病灶处淋巴细胞或浆细胞浸润；⑤发病机制上以自身抗体或免疫复合物介导的炎症反应为主；⑥应用糖皮质激素和免疫调节剂有效；⑦病程迁延、缓解和发作交替。目前，按照1983年美国风湿病协会（American Rheumatology Association，ARA）的分类方法，分为十大类，包括100多个病种，其常见的疾病如下。

（1）弥漫性结缔组织病 系统性红斑狼疮、类风湿关节炎、多发性肌炎、皮肌炎、系统性硬化、坏死性血管炎及其他血管炎、风湿热、干燥综合征、混合性结缔组织病、风湿性多肌痛、脂膜炎、多软骨炎等。

（2）与脊柱炎相关的关节炎（血清阴性脊柱关节） 强直性脊柱炎、Reiter综合征、银屑病关节炎、炎性肠病等。

（3）迟行性关节炎 原发性和继发性骨关节炎。

（4）与感染因素相关的关节炎 病原体直接感染及反应性关节炎。

（5）伴有风湿病表现的代谢和内分泌疾病 痛风、淀粉变性、软骨钙化症、甲状旁腺功能亢进、进行性骨化性肌炎等。

（6）肿瘤 原发或继发性肿瘤，如滑膜瘤、软骨瘤、转移性肿瘤等。

（7）神经性病变 神经原性关节（Charcot关节）、腕管综合征等。

（8）伴有关节表现的骨、骨膜及软骨疾病 骨质疏松骨软化症、骨坏死等。

（9）非关节性风湿病 肌筋膜疼痛综合征、腱鞘炎、滑囊炎等。

（10）其他常伴关节炎的疾病 结节病、结节红斑等。

（三）主要病种流行特点

1. 类风湿关节炎

类风湿关节炎（RA）是一种以侵蚀性关节炎为主要临床表现的自身免疫病，可发生于任何年龄。RA的发病机制目前尚不明确，基本病理表现为滑膜炎、血管翳形成，并逐渐出现关节软骨和骨的破坏，最终导致关节畸形和功能丧失。流行病学调查显示，RA的全球发病率为0.5%～1%，在某些人群中如北美印第安披玛族人可高达5.0%，中国大陆地区发病率为0.42%，总患者群约500万，男女患病比率约为1：4。我国RA患者在病程1～5年、5～10年、10～15年以及15年以上的致残率分别为18.6%、43.5%、48.1%、61.3%，随着病程的延长，残疾及功能受限发生率升高。

2. 强直性脊柱炎

强直性脊柱炎（AS）是一种慢性炎症性疾病，主要侵犯骶髂关节、脊柱骨突、脊柱旁软组织及外周关节，并可伴发关节外表现，严重者可发生脊柱畸形和强直致患者终身残疾。男女患病比例（2～3）：1，发病高峰年龄为20～30岁。美国一项研究显示，经过年龄和性别校正后的AS发病率为7.3/10万人年，按照修订的纽约标准，在高加索人群中，AS的患病率估计为（68～197）/10万。AS见于世界各地，但患病率存在种族差异。广东省汕头大学医学院1987年调查10647人，患病率为0.197%，20世纪90年代我国与国际抗风湿病联盟合作调查，确定我国AS的发病率为0.3%。

3. 系统性红斑狼疮

SLE的全球患病率（30～50）/10万人，美国患病率（14.6～50.8）/10万人（其中黑人女性的患病率比白人女性高3～4倍），我国1985年对上海市3.2万纺织女工的调查显示，SLE的患病率为70.41/10

万人。SLE 的年发病率随地区、种族、性别和年龄等而异。有色人种显著高于白种人，女性显著高于男性，儿童男女比为 1∶（1.5～6），育龄年龄男女比为 1∶（7～9），老年男女比为 1∶2。发病年龄以青壮年为主，多见于 15～45 岁。

4. 急性风湿热

急性风湿热可发生在任何年龄，最常见于 5～15 岁的儿童和青少年。男女发病率相似。本病多发于冬春阴雨季节，寒冷和潮湿是重要的诱因。复发多在初发后 3～5 年内，复发率高达 5%～50%。流行病学研究表明，平均 3% 的患者在链球菌性咽炎后发作急性风湿热。近 30 年来，随着社会经济发展和生活水平提高，以及细菌感染后抗生素的及时使用，风湿热和风湿性心脏病发病率已显著下降。

5. 干燥综合征

干燥综合征（Sjogren syndrome，SS）是主要累及外分泌腺体的慢性炎症性自身免疫性疾病。临床除有涎腺和泪腺受损、功能下降而出现口干、眼干外，尚有其他外分泌腺及腺体外其他器官的受累，而出现多系统损害的症状。在我国人群的患病率为 0.3%～0.7%，老年人群患病率为 3%～4%。本病女性多见，男女之比为 1∶（9～20）。发病年龄多在 40～50 岁。

（四）抗风湿病药物治疗及新进展

风湿病的治疗措施包括一般治疗（教育改善生活方式、物理治疗、锻炼等）、药物治疗、手术治疗（矫形滑膜切除、关节置换等）。抗风湿病药物主要包括非甾体抗炎药、糖皮质激素、改善病情抗风湿药（DMARDs）及生物制剂，现将抗风湿病药物种类和应用原则分述如下。

1. 非甾体消炎药

非甾类消炎药是一大类具有解热、镇痛、抗炎作用的非激素类药物，代表药物有阿司匹林、吲哚美辛、布洛芬、双氯芬酸、塞来昔布等。该类药物共同的作用机制是通过抑制 COX，从抑制花生四烯酸转化为前列腺素而起作用。应用广泛，起效快，镇痛效果好，但不能控制原发病的病情进展。该类药物对消化道、肾脏及心血管系统有一定的不良反应，临床应用时需要随访，如在有消化道及肾脏基础疾病、老年患者应用时则更要谨慎，选择性 COX-2 抑制剂如塞来布等药物可减少胃肠道的不良反应，疗效与传统非甾体消炎药相似，目前已得到广泛的临床应用。

2. 糖皮质激素

该类药物具有强大的抗炎作用和免疫抑制作用，因而被用于治疗风湿病，是治疗多种结缔组织疾病（connective tissue disease）的一线药物。糖皮质激素的制品众多，根据半衰期分类：短效制剂包括可的松、氢化可的松；中效制剂包括泼尼松、泼尼松龙、甲泼尼龙、曲安西龙等；长效制剂包括地塞米松、倍他米松等，其中氢化可的松、泼尼松龙和甲泼尼龙为 11-羟化物，可不经过肝脏转化直接发挥生理效应，因此肝功能不全患者优先选择此类糖皮质激素。长期大量服用糖皮质激素不良反应非常多，包括感染、高血压、糖尿病、骨质疏松、撤药反跳、股骨头无菌性坏死、肥胖、精神兴奋、消化性溃疡等。故临床应用时要权衡其疗效和不良反应，严格掌握适应证和药物剂量，并监测其不良反应。

3. 改善病情的抗风湿药

改善病情的抗风湿药包括柳氮磺吡啶、硫酸羟氯喹、青霉氨、硫唑嘌呤、来氟米特、环磷酰胺、吗替麦考酚酯、环孢素、雷公藤等，共同特点是具有改善病情和延缓病情进展的作用，可以防止和延缓特别是类风湿关节炎的关节骨结构破坏。这类药物的特点是起效比较慢，通常在治疗 2～4 个月以后才显出效果，病情缓解后应该长期维持应用，所以这类药物又称为慢作用抗风湿药，这类药物每一个药物都有药物的不良反应，服用这类药物的患者一定要注意定期到医院复诊，定期复查血常规、尿常规、肝功以及肾功能等。

4. 生物制剂

通过基因工程制造的单克隆抗体，称为生物制剂，是近十多年风湿免疫领域最大的进展之一。生物制剂包括：① TNF-α抑制剂，如依那西普、英夫利西单抗以及阿达木单抗等，本类药物对于控制类风湿关节炎的病情进展和改善预后有着非常重要的作用。②抗 CD20 单克隆抗体，如利妥昔单抗等，可以用于多种自身免疫性疾病的治疗，如系统性红斑狼疮、类风湿关节炎等。③白介素 -1 阻断剂、白介素 -6 受体抗体、贝利单抗，以及 JAK 抑制剂如托法替布等。目前应用于类风湿关节炎、脊柱关节病、系统性红斑狼疮等的治疗。该类药物是利用抗体的靶向性，通过特异阻断疾病发病中的某个重要环节而发挥作用。到目前为止，已有十余种生物制剂上市或正处于临床试验阶段，以 TNF-α 为靶点的生物制率先在类风湿关节炎、脊柱关节病的治疗中获得成功。这类生物制剂可迅速改善病情，阻止关节破坏、改善关节功能。抗 CD20 单克隆抗体（利妥昔单抗）最早应用于非霍奇金淋巴瘤的治疗，近年来已被批准应用于难治性类风湿关节炎的备选治疗，并尝试应用于难治性系统性红斑狼疮、溶血性贫血、免疫相关血小板减少性紫癜及难治性血管炎等。此外，已上市的生物制还有 IL-1、IL-6 受体拮抗剂，共刺激分子受体 CTLA-4Ig（abatacept，阿巴西普），用于治疗类风湿关节炎；抗 B 细胞刺激因子单克隆抗体贝利单抗（belimumab），用于治疗轻、中度系统性红斑狼疮。部分生物制剂正在临床试验研究阶段，已展示一定的应用前景。生物制剂发展迅速，已

成为抗风湿病药物的重要组成部分。其主要的不良反应是感染、过敏反应，部分药物存在增加肿瘤发生率的风险。临床使用时应严格把握适应证。注意筛查感染，尤其是乙型肝炎和结核，以免出现严重不良反应。

目前认识到风湿病的发生与体内"自身抗原的释放"有着密切的关系，越来越多的研究已经证实"抗原驱动"是风湿病发病的根本原因。目前的生物制剂治疗只是针对下游的一些细胞因子（主要是一些炎症因子），因此仅是"治标"的方法。从根本上了解抗原驱动的本质，并且从抗原诱导自身免疫反应入手，才有望从源头上根治此类顽症。

（五）国内外风湿免疫病研究新进展

近年来，国内外风湿免疫病研究在发病机制、诊断和治疗方面均有不少前沿性研究、专家共识或治疗建议发表，在多个领域仍然取得了一系列重要进展。

1. 发病机制的新发现

（1）类风湿关节炎（Rheumatoid Arthritis，RA）领域已有多篇关于新型细胞、分子和通路等的突破性发现相继发表。Wei 等的研究证明，在 CD90+ 滑膜衬里下层成纤维细胞中 NOTCH3 这一通路相关基因明显上调，基因敲除或封闭 NOTCH3 信号可以抑制小鼠关节炎的发生发展。

（2）上海交通大学医学院附属仁济医院最近发表在 Nat Commun 上的研究提示，系统性红斑狼疮（systemic lupus erythematosus，SLE）发病关键通路中起重要调控作用的非编码 RNA 在免疫细胞亚群中异常表达，定位于 rs2431697 的增强子参与调控 miR-146a 表达，靶向单核细胞内 miR-146a 可阻断干扰素通路的异常活化。此外，2020 年 ACR 年会上报道对狼疮肾炎患者肾脏组织的单细胞转录组测序显示，

CD8+T 细胞的耗竭发生在外周血而非肾脏组织中，趋化因子受体 CXCR4 和 CX3CR1 广泛表达在多种肾脏细胞，肾脏组织与尿中细胞高度相关。此研究为进一步探索 SLE 的发病机制奠定了基础。

2. 诊疗建议的更新

（1）美国风湿病学会（American College of Rheumatology，ACR）在 2020 年会上发布了新版 RA 治疗指南（草案）。该指南包括改善病情抗风湿药（disease modifying antirheumatic drugs，DMARDs）在初治的中高疾病活动患者和低疾病活动 RA 患者中的用药指导、甲氨蝶呤用药选择、未达标患者治疗建议、药物减量及特殊人群用药六个方面的推荐意见。与 2015 年 ACR 指南相比，该指南增加了甲氨蝶呤用药以及合并皮下结节、肺病、非酒精性脂肪性肝病、持续性低免疫球蛋白血症、非结核分枝杆菌肺病等特殊情况的处理建议，在不同疾病活动度起始 DMARDs 单药治疗选择、DMARDs 减量时机和顺序等方面提出了不同的意见。Lancet 发表了来自 6 个共 259 例患者的多中心随机双盲平行对照临床研究，结果显示维持低剂量激素组与激素减停组患者相比，维持低剂量激素组在控制疾病活动度方面表现更优，但本研究样本量小，且对两组安全性评估的数据不充分。而刚发表的一项纳入 216159 例 RA 患者的大样本研究证明，小剂量激素与重症感染的风险呈剂量相关性，即使小于 5mg/d 的激素量也明显增加感染风险。因此，临床上小剂量激素治疗 RA 还应充分评估疗效和风险来个体化选择，尽可能达到激素减量和停药也仍然是 RA 治疗的目标，该研究发表在 Ann Intern Med。

北京大学人民医院的一项针对治疗策略的队列研究分析了持续积极治疗组对 RA 长期缓解的影响，结果显示持续积极治疗组患者累积缓解率显著高于对照组，该研究利用真实世界数据证明了 RA 持续积极治疗方案的优越性。此外，一项为期 2 年的随机双盲安慰剂对照实验研究结果显示，RA 患者达到临床缓解后，先减传统 DMARDs 组的无药缓解率高于先减生物制剂组。这一研究为减停药策略提供一些证据，但在国内的临床可行性以及能否被其他研究证实有待更多证据。

随着个体化治疗（personalized therapy）理念的提出，为了提高风湿病治疗的疗效，率先在类风湿关节炎治疗中提出了达标治疗（treat-to-target）的概念，要求按照一定的治疗目标，采取积极的治疗措施，严密随访，使病情尽快得到控制。在其他风湿病，如痛风的治疗中，达标治疗的理念也开始受到关注。

（2）欧洲抗风湿病联盟、欧洲肾病学会–欧洲透析和肾移植学会颁布了狼疮肾炎治疗推荐意见更新要点，包括 4 条首要原则，10 个方面，41 条推荐意见。新推荐意见建议治疗目标为保护肾脏功能的同时，3 个月内将尿蛋白降低至少 25%，6 个月内将尿蛋白降低至少 50%，12 个月内将尿蛋白/肌酐降至 < 0.5 ~ 0.7，即完全缓解。初始治疗：主张长期持续联合应用羟氯喹。Ⅲ型和Ⅳ型（±Ⅴ型）狼疮肾炎：仍推荐将糖皮质激素联合口服吗替麦考酚酯或静脉用小剂量环磷酰胺作为一线治疗。单纯Ⅴ型狼疮肾炎：以吗替麦考酚酯为主，酌情使用甲泼尼龙冲击治疗。如上述治疗不耐受或有禁忌，可选择替代治疗：如环磷酰胺、钙调磷酸酶抑制剂及其与吗替麦考酚酯联合。维持治疗：主张至少维持 3 ~ 5 年。首选吗替麦考酚酯，有妊娠计划的患者，可应用硫唑嘌呤与低剂量泼尼松，但缺少高级别证据。充分考虑肾毒性风险后，单纯Ⅴ型肾炎可考虑继续、改用或增加钙调磷酸酶抑制剂。辅助治疗：贝利尤单抗可作为难治性患者的联合治疗。终末期肾

病的管理：终末期肾病的免疫抑制剂应用以肾外表现为依据；肾外病变活动静止至少6个月，可以考虑移植。

（3）新药治疗证据增加：2020年ACR年会报道的JAK抑制剂治疗AS，2期随机双盲对照研究分析表明，JAK抑制剂治疗显著减少了炎症，包括脊柱后外侧和小关节的炎症。同时，JAK抑制剂治疗AS 3期随机双盲对照研究显示JAK抑制剂治疗活动性AS患者起效快速，较安慰剂显著改善多项重要指标，未出现新的安全性事件。

（4）ACR痛风指南于2020年5月发表，该指南共生成42条推荐（包括16条强烈推荐）意见，主要包括：起始降尿酸治疗（uratelowering therapy，ULT）、起始ULT药物推荐、ULT起始时机及治疗目标、ULT具体药物使用推荐、何时考虑更改ULT策略、痛风急性期管理、生活方式管理、伴随用药管理等方面。ACR新指南共识核心观念进一步强调了痛风治疗的达标治疗及长期用药控制。值得注意的是，新指南强调了别嘌呤醇一线用药的重要性，而非布司他不再作为痛风患者降尿酸一线治疗。该指南认为痛风急性发作在充分抗炎的同时应尽快给予ULT，并同时给予预防性的抗感染治疗，但缺乏大样本研究。值得注意的是，新指南不再强调碱化尿液。此外，我国使用较多且比较安全的促尿酸排泄药物苯溴马隆未在美国上市，指南中并未得到体现。

（5）2020年1月，ACR和关节炎基金会共同发布了手、髋和膝关节骨关节炎（osteoarthritis，OA）的管理指南，该指南是对2012年ACR手、髋和膝关节OA的管理建议的更新，主要为临床医生和患者制定OA治疗决策时提供指导。对于超重或肥胖的膝和/或髋部OA患者，强烈推荐进行运动、减肥。对于第一腕掌关节OA，强烈推荐自我效能和自我管理计划、太极拳、使用手杖和手矫形器，条件性建议平衡运动、瑜伽、认知行为疗法和运动挂毯。除第一掌腕关节外的其他手关节，推荐关节矫形器。此外，手部OA推荐局部非甾体类抗炎药、关节内类固醇注射和硫酸软骨素。对于胫股关节OA，强烈推荐胫股骨支撑，膝部关节OA强烈推荐使用局部非甾体类抗炎药、口服非甾体类抗炎药和关节内类固醇注射。髋股关节OA条件性推荐进行髋股骨支撑。膝部关节OA推荐针灸、热疗、射频消融术。局部辣椒素、对乙酰氨基酚、度洛西汀和曲马多条件性推荐用于膝部关节OA。

3.新型免疫治疗

北京大学人民医院课题组通过随机双盲安慰剂对照研究证明，低剂量IL-2治疗SLE疗效显著，且可降低患者的感染发生率。目前证据表明，低剂量IL-2可用于合并感染或高风险SLE患者的治疗。论文在Ann Rheum Dis发表。其他针对SLE靶向治疗的临床试验包括。

（1）奥妥珠单抗 该药物是经糖基化修饰的人源Ⅱ型抗CD20单抗。Ⅱ期临床试验发现奥妥珠单抗可介导B细胞和浆细胞耗竭，显著增加狼疮肾炎肾脏缓解率。

（2）巴瑞替尼 该药为JAK1/2抑制剂。一项Ⅱ期随机双盲对照研究发现巴瑞替尼显著降低SLE患者第12周血清IL-12/23p40和IL-6细胞因子水平。

（3）阿尼鲁单抗 该药是针对Ⅰ型干扰素受体亚基-1的人源化单抗。两项治疗SLE的Ⅲ期临床试验数据均显示：该药具有较高的BICLA应答率。

（4）外环孢素 新型钙调神经磷酸酶抑制剂。2020年欧洲抗风湿病联盟（European League Against Rheumatism，EULAR）年会上报告了Voclosporin治疗狼疮肾炎的Ⅲ期临床试验，52周肾脏缓解率显著高于安慰剂，并且能够有效减少24小时尿蛋白。

4.影像学进展

（1）ACR 年会上国际脊柱关节炎专家协作组提出了最新的骶髂关节 MRI 活动性炎症和结构损伤标准。中轴型脊柱关节炎（axial spondyloarthritis，ax SpA）活动性骶髂关节病变的 MRI 阳性标准为：在同一位置的 ≥ 3 个连续 MRI 层面的骨髓水肿或在任意位置的 ≥ 4 个骶髂关节象限的骨髓水肿。ax SpA 骶髂关节结构损伤的 MRI 阳性标准：≥ 2 个连续层面或 ≥ 3 个 SIJ 象限的骨侵蚀；≥ 3 个连续层面或 ≥ 5 个 SIJ 象限的脂肪病变；≥ 2 个 SIJ 象限有 ≥ 1cm 深度的脂肪病变。研究表明，男性髋关节受累和脊柱关节炎家族史、延迟诊断等为 ax SpA 竹节样改变高危因素。此外，ACR 年会上有报道，基线骨赘桥连会显著增加 2 年后强直性脊柱炎（ankylosing-spondylitis，AS）患者椎间强直的风险；放射学阳性 ax SpA 患者，基线骨赘会先于椎间强直出现。

（2）EULAR 会上报道的 4 项 3 期研究（MEASURE 1～4）的汇总分析结果表明，司库奇尤单抗可显著改善 AS 患者外周关节炎。Baraliakos 等的另一项对 AS 或放射学阴性 ax SpA 脊柱放射学进展的研究显示司库奇尤单抗治疗 4 年，可持续维持较低的改良斯托克 AS 脊柱评分进展率。

二、中医药研究历史、现状与前景

（一）病名

由于历代医家对风湿病认识不同，以及中医学命名依据的多样性，古医籍中记载的风湿病名繁杂不一。《素问·痹论篇》中关于痹证的论述，是中医学历史上最早对于痹证病名的定义和阐述，将风湿病归为一类，属痹病范畴，《黄帝内经》对于"痹证"命名对后世产生了巨大的影响。

"风湿病"一名首见于《神农本草经》，《汉书·艺文志·五脏六腑痹十二病方》注为："痹，风湿之病。"汉代张仲景在《金匮要略》一书中多处论述了风湿病的症状和治疗，如在《金匮要略·痉湿暍病脉证并治篇》曰"病者一身尽痛，发热，日晡所剧者，此名风湿"后世医家也有将痹病称为风湿病。从中可以看出前贤诸家对其命名及分类的认识颇不一致，据《中国痹病大全》的不完全统计，中医医籍中提到的与风湿病相关的病名共有 340 余种。西医学认为风湿病是一组疾病，可分为 10 大类 100 多种疾病。

过去的命名方法难以囊括所有风湿类疾病，在一定程度上影响了风湿病的研究进程。经过多次全国痹病学术研讨会的反复论证，确立了痹证→痹病→风湿病的风湿病病名，并在 1986 年原卫生部召开的中医证候规范学术会议上正式定以"风湿"作为病名，既有较为严谨的内涵和外延，也符合中医疾病的命名原则，避免了以"痹"为病名所引起的与其他病种交叉错杂的弊端。

同时保留传统分类尪痹、顽痹、燥痹、五脏痹、五体痹、产后痹等为二级病名，明确了概念、诊断及疗效评定标准，丰富了中医风湿病的理论内涵，为中医风湿病学的标准化、规范化奠定了基础。

（二）分类

1.病因分类

（1）风痹　风痹又名行痹，是指卫阳不固，风邪入侵，以致经络闭阻、气血运行不畅，出现以肌肤、筋骨、关节游走性疼痛为主要特征的一种病证。本病多发于春季，初次发病以青少年较多见，但临床上青年、中年、老年均可罹患。

（2）寒痹　寒痹也称痛痹，是由于正气不足，风、寒、湿三邪合邪且以寒邪为主侵袭人体，痹阻经络，气血运行不畅而引起以肌肉、筋骨、关节疼痛，痛有定处，疼痛较剧，得热痛减，遇寒痛增为主要临床表现的病证。本病一年四季均可发生，多发于冬季，发病年龄以中年为多，女性多于男性。

（3）湿痹 湿痹又名着痹，是由人体正气不足，感受湿邪，或夹风、夹寒、夹热，侵袭肌肤、筋骨、关节，导致气血痹阻而引起的以肢体关节疼痛、重着、肿胀、屈伸不利为主要特征的一种病证。本病一年四季均可发病，以长夏、寒冬季节多见，发病年龄以青壮年为多、男女差异不大。

（4）热痹 热痹系素体阳气偏盛或内有蕴热，或阴虚阳亢之体，感受外邪侵袭，邪气入里化热，流注于经络关节；或风寒湿邪侵入，日久缠绵不愈，邪留经脉，郁而化热，气血痹阻，临床表现以关节阵痛，局部灼热、红肿，痛不可触，屈伸不利，遇热痛增、得冷则舒为特点的一种病证，可涉及一个或多个关节。热邪致痹可单一出现，或热与湿相结，湿热痹阻，表现为关节或肌肉红肿热痛，屈伸不利，步履艰难，可反复发作。发病年龄以青壮年为多，女性多于男性，好发部位为膝关节、踝关节、趾（指）掌关节等。

（5）燥痹 燥痹是由燥邪（外燥、内燥）耗气伤津而致阴津耗损、气血亏虚，使肢体筋脉失养、瘀血痹阻、痰凝结聚、脉络不通，导致孔窍干燥、肌肤枯涩、肢体疼痛，甚则脏腑经络受损的病证，以心、肝、脾、肾各脏及其互为表里的六腑，以及九窍特有的阴津缺乏表现为临床特征。燥痹一年四季皆可发病，但以秋冬季多见。

2.病位分类

（1）五体痹

①皮痹：皮痹是以皮肤浮肿，继之皮肤变硬、萎缩为主症状的一种病证。外感风寒湿邪是本病主要病因，先天禀赋不足或情志失调、饮食劳倦是发病的内在因素。其病机不外邪气痹阻、气血不畅，正气虚衰、皮肤失荣。皮痹临床上除有皮肤受损表现外，还常伴有肌肉、关节及脏腑功能失调的症状。本病发病年龄以20～50岁为多，女性多于男性。

②肌痹：肌痹亦称肉痹，为风、寒、湿、热毒等邪气浸淫肌肉，闭阻脉络，气滞血瘀，出现一处或多处肌肉疼痛、麻木不仁，甚至肌肉萎缩、肢软无力、手足不遂的一种病，肌痹主要包括西医的多发性肌炎、皮肌炎、重症肌无力、流感病毒引起的肌炎、进行性肌营养不良等病。

③脉痹：脉痹是以正气不足，六淫杂至，侵袭血脉，导致血液凝涩、脉道闭阻，而引起的以肢体疼痛、肿胀无力、皮肤不仁、皮色紫暗或苍白、脉搏微弱或无脉等为主要特征的一种病证。本病一年四季均可发病，但湿热者多发于夏季，寒湿或阳虚者则好发于冬季，发病年龄以青壮年为多，老年次之，幼年一般不发病，性别差异不大。

④筋痹：筋痹是因人体正虚，风、寒、湿、热之邪客于筋脉，或外伤于筋，或痰湿流注筋脉，致气血闭阻，临床以筋急拘挛、抽掣疼痛、关节屈伸不利、腰背强直、步履艰难等为主要表现的一种病证。本病多在春季发病，发病年龄以中老年居多。

⑤骨痹：凡由六淫之邪侵扰人体筋骨关节，闭阻经脉气血，出现肢体沉重、关节剧痛，甚至发生肢体拘挛屈曲，或强直畸形者，谓之骨痹。本病一年四季均可发病。发于外周关节者以女性居多，发于中轴关节者以青年男性居多。本病与痛痹、历节病、痛风、热痹、鹤膝风等痹证的某些证型可有交错，如出现关节剧痛、肢节拘挛屈曲、强直畸形者均可列入本病范畴。

（2）五脏痹

①肺痹：肺痹是由于皮痹日久不愈，肺脏虚损，再感受风、寒、湿邪，浸淫于肺脏，致肺气痹阻、宣降失司，出现肌肤麻木不仁，如有虫行，甚则变硬，或皮肤见瘾疹风疮，搔之不痛，进而出现喘嗽气急、胸背疼痛、心胸烦闷、卧则喘促，甚则呕恶的一种病证。

②脾痹：脾痹多由肌痹日久不愈，加之脾气虚弱，复感风、寒、湿邪内舍于脾，致脾气更虚，湿浊内困，出现肌肉疼痛酸楚、麻木不仁、四肢痿软等，进而出现脘腹胀满、饮食乏味、咳嗽阵发、呕吐清水等的一种病证。

③心痹：心痹是由热痹、行痹或脉痹不已，复感外邪，内舍于心，致心脉痹阻不通而成，临证除可见热痹、行痹或脉痹的某些症状外，尚可见胸闷、心悸短气，甚或咯血、水肿、突然气喘心慌的一种病证。本病以20～40岁的青壮年最为多见，女性多于男性。

④肝痹：肝痹多由筋痹不已，复感外邪、内舍于肝所致。临床以胸胁胀满或疼痛、夜卧则惊，筋挛节痛与阴缩为主要表现。本病一年四季均可发生，中年妇女多见。

⑤肾痹：肾痹为骨痹不已，加之肾虚，复感外邪，内舍于肾，或虽无肾虚，但邪舍于肾经及肾之外府，表现为关节疼痛、骨重难举、腰背酸痛，甚则关节肿大变形、屈不得伸、步履维艰，以及兼见肾虚证候的一种病证。"肾主骨"，故肾痹与骨痹关系最密，两者可以互参。

3.其他分类

（1）历节病　历节病是以四肢多个小关节红肿热痛，痛处游走不定，渐呈两侧对称，关节僵硬、变形、活动不利等为表现的病证。《黄帝内经》中虽无"历节"病名，但已论述了"历节"的病因病机、症状特点。张机在《金匮要略》中将痹证分为历节、血痹风湿等不同病种，提出的历节是痹病中以多关节为患，以疼痛为主症，以疼痛游走不定为特点的一个特殊类型。张机对病因病机、证候、治疗等，做了详细的论述，认为本病发病除风、寒、湿三气杂合而至之外，最根本的内在因素是机体肝肾亏损、气血不足、脾胃虚弱、正气不足等。

（2）尪痹　尪痹是由于寒湿之邪侵入肾或侵袭督脉，或因湿热久郁伤及肝肾，使气血经络痹阻，筋骨失养，出现关节疼痛、变形、肿大，筋缩肉卷、难以屈伸，骨质受损的病证。

（3）鹤膝风　鹤膝风以膝、肘关节变形、肿大、疼痛，肌肉枯细，肢体形如鹤膝之状为特征，又名膝游风、膝眼风、鹤节、膝眼毒、膝疡等。鹤膝风是由调摄失宜，足三阴经亏损，风寒邪气乘虚而入引起，以致肌肉日渐消瘦、肢体挛痛，久则膝大而腿细，如鹤之膝。本病是一种慢性消耗性疾病，属于中医学"虚痹"的范畴。《灵枢·经脉》就有"膝膑肿痛"的描述。《世医得效方·鹤节》云："地黄圆治禀受不足，血气不充，故肌肉瘦薄，骨节呈露，如鹤之膝，乃肾虚得之，肾虚则精髓内耗，肤华不荣，易为邪所袭，日就枯瘁，少殆鹤脚之节乎。"《证治备要》曰："胫细而肿者，俗呼如鹤膝风。"《证治准绳》对本病有较为详细的记："两膝内外皆肿，痛如虎咬之状，寒热间作，股渐细小，膝愈肿大，名鹤膝风。"《景岳全书》谓："凡肘膝肿痛，腿臂细小者，名为鹤膝风，以其像鹤膝之形而名之。"

（4）狐惑病　狐惑病是因感受湿热毒邪，或热病后余热留恋，或脾虚湿浊内生，或阴虚内热、虚火扰动等多种因素，致湿热毒邪蕴结于脏腑，循经上攻下注，引起以口、咽、眼、外阴溃烂为主症，并见神情恍惚、干呕厌食等表现的一种病证。狐惑病始见于汉代张机的《金匮要略·百合狐惑阴阳毒病脉证治》中，对狐惑病的临床表现，狐与惑的概念和治疗方药等均作了论述，为后世医师认识、研究本病奠定了基础。

（5）痛风　痛风是由于人体阴阳气血失调，外邪乘虚而入，引起肢体游走性剧痛的一种病证。本病一年四季均可发病，发病年龄以中老年为多，男性多于女性。痛风之名，始于金元。在此之前的《黄帝内经》《金匮要略》等经典著作中均无记载。元代朱震亨明确地提出"痛风"的病名，认为痛风的病因病机有风、痰、湿、瘀之分，并指出痛风多属血虚，然后寒热得以侵之。

（6）产后痹　产后痹是妇人产后，正气虚弱之时外感风寒之邪而致肢体关节疼痛、筋脉拘挛的一种病证。产后中风身痛，首见于《素问·通评虚实论》中，隋代巢元方所撰《诸病源候论》中列有产后中风候，包括产后身痛的内容。至唐代，我国第一部产科专著《经效产宝》问世，阐述了产后中风有感受风寒，伤及皮肤、经络、筋脉，致"身体疼痛、四肢拘束、筋节掣痛"等症状，并指出产后气血耗伤未复，风寒之气易客于皮肤、经络，使机体疼痹羸乏，若不及时治之，风寒湿之邪可循经传入肌肉筋脉，甚者侵害脏腑，后世《备急千金要方》《太平圣惠方》《三因极一病证方论》《圣济总录》《妇人大全良方》《妇人良方》等著作中对产后中风的论述，皆宗《经效产宝》之旨。

（三）病因病机

对风湿病病因病机的认识，早在《黄帝内经》中即有记载，《素问·痹论》曰："风寒湿三气杂至，合而为痹也。其风气胜者为行痹，寒气胜者为痛痹，湿气胜者为著痹。"书中认为痹症状有"或痛，或不痛，或不红，或寒，或热，或燥，或湿等"。《金匮要略·痉湿暍病脉证治》载："风湿，此病伤于汗出当风或久伤取冷所致也。"《温病条辨》将痹病分为寒、热类，谓痹病"大抵不越寒热两条"，并提出"暑湿痹"之名。以上论述代表了古人对风湿病外因及其临床表现的认识。

古人也意识到外因是疾病发生发展的外部条件，内因则是疾病发生演化的根本因素。《素问·评热病论》指出"风雨寒热，不得虚，不能独伤人"，又指出"不与风寒湿气合，故不为痹"。《症因脉治》谓痹病分为外感痹、内伤痹，概括地说正气不足是风湿病发生的内因，是本；而风、寒、湿、热、燥等外邪则是风湿病发生的外在因素，是标。故分析风湿病之病因，应从内因、外因两方面考虑。充分体现了中医整体观念、辨证论治的思想。

1. 单邪致病

（1）风邪　《素问·痹论》中指出："风气胜者为行痹。"中医认为，风邪为外感病证的先导，因而《素问·骨空论》有"风为百病之长""风者，百病之始也"等生动的理论概括。风分为内风和外风，一般所讲的风邪为外风，由自然界风邪侵入而致。《素问·风论》云："风者，善行而数变，腠理开，则洒然寒，闭则热而闷……"风为阳邪，其性开泄，具有升发、向上向外的特性，故风邪常伤人上部和肌表，而见汗出恶风、头痛、面部浮肿等。风性善行而数变，具有发病急、变化快、病位行走不定、症状变幻无常的特性，故行痹表现为关节游走性疼痛。而寒、湿、燥、热等邪多可依附于风而犯人，表现为风寒、风热、风湿等。本证可见于类风湿关节炎、系统性红斑狼疮等多种风湿病。

（2）寒邪　《素问·痹论》指出："寒气胜者为痛。"寒为阴邪，易伤阳气，卫阳受损则恶寒；寒邪中里，直中脾胃或伤肺肾之阳，则出现身寒肢冷、下利清谷等症；寒性凝滞，易致气滞血瘀，使经脉不通，"不通则痛"，出现周身疼痛或腹痛等痛证。寒性收引，寒邪伤人，易使气机收敛牵引作痛。寒在皮毛腠理，则毛窍收缩、卫阳郁闭、发热恶寒、无汗；寒在肌肉经络，则拘急不伸、冷厥不仁、脉浮紧。寒邪致病与肾脏关系密切，肾中藏有真阳，为一身阳气之本。寒邪所致痛痹，又称"寒痹"，表现为关节冷病，遇寒加重，得热则减，昼轻夜重，关节不能屈伸，痛处不红，触之不热等。本证可见于类风湿关节炎、系统性硬化、肌炎、皮肌炎等多种风湿病。

（3）暑邪　凡夏至之后，立秋之前，致病具有炎热、升散特性的外邪，称为暑邪。暑邪致病的基本特征为热盛、阴伤、耗气，又多夹湿。本证多见于成人斯蒂尔病、风湿热等。

（4）湿邪　《素问·痹论》指出："湿气胜者为着痹。"湿痹是人体内的湿度不适中或超出人体的适应能力而引发的病证。湿为阴邪，性质重浊而黏腻，它能阻滞气的运动，妨碍脾的运化。外感湿邪，常见恶寒发热、虽然出汗但热不退、四肢困倦、关节肌肉疼痛等症状；湿浊内阻肠胃，常见胸闷不舒、小便不利、食欲不振、大便溏泄等症状。湿邪所致"着痹"，又称"湿痹"，现为肢体关节酸痛、沉重、肿胀或麻木，肢体重着，头身困重，痛处不移。久治不愈，易致肌肉萎缩。

（5）燥邪　关于燥邪导致的风湿病古代医家少有论及，现代中医有"燥痹"之称。燥是秋天的主气。燥邪伤人多见于气候干燥的秋天，故又称秋燥。燥邪之由来，或外受，或内生。燥邪多从口鼻而入，其病常从肺卫开始。燥邪致病干燥且易伤津液，表现为体表肌肤和体内脏腑缺乏津液、干燥不润的症状，如口鼻干燥、皮肤干燥

皲裂等。肺为娇脏，外合皮毛，外感燥邪，最易伤肺，而致干咳少痰、口鼻干燥。燥邪所致痹证称为燥痹，表现为津伤干燥，症见口干、咽干、眼干、皮肤干、大便干等。或见肌肤枯涩、瘙痒、五心烦热、盗汗、肌肉消瘦、麻木不仁，关节、筋膜、肌肉失于津液濡润。甚见燥核痹结，舌质红或红绛，或有裂痕，无苔或少苔，或花剥，或镜面舌。本证可见于西医之干燥综合征等疾病。

（6）火邪　热邪是指易导致阳热性质病证邪气的统称，与火邪没有本质区别，常常火热并称。《素问·痹论》曾指出："阳气多，阴气少，病气胜，阳遭阴，故为痹热。"清代的顾松园也指出："邪郁病久，风变为火，寒变为热。"朱震亨论痹证病因时，就提出"风热"侵袭，而火热毒邪引发痹证，在宋、明时期即有载。"风毒走注"作为痹证病因已被不少医家认可。例如，清代李用粹在《证治汇补·体外门》中记载"风流走不定，久则变成风毒，痛入骨髓，不移其处或痛处肿热或浑身化热"。《杂病源流犀烛·诸痹源流》对热毒致痹的表现描述得相当具体："或由风毒攻注皮肤骨髓之间，痛无定处，午静夜剧，筋脉拘挛，屈伸不得，则必解结疏坚，宜定痛散。或由痰注百节，痛无一定，久乃变成风毒，损骨入髓，反致不移其处，则必搜邪去毒，宜虎骨散。"

感受热邪则出现热象、伤阴、动风、动血，并引起发热、口渴喜冷饮、大便干、小便黄、烦躁、苔黄、舌质红、脉数。热甚时可出现抽搐等类风动或出血等症。由火热之邪引起的证，临床常见发热、息粗、关节红肿、疼痛、局部灼热、便干、溲赤等。本证可见于中医之骨痹、周痹及西医之系统性红斑狼疮、类风湿关节炎、风湿性关节炎、皮肌炎、硬皮病、成人斯蒂尔病等。中医之皮痹（西医称系统性硬化），

也可用以上病机解释，即风热之邪外侵，病邪在表，则阻塞经脉、发热、畏寒、身痛肌酸、皮肤肿胀，甚则筋脉失养、张口困难、五指难展。

2. 多邪致病

以上所说的外邪，可单独致病，又可相兼致病。如风寒湿三痹，只是三气杂至、一气偏胜的典型病证，如若三气之中两气偏盛，表现出的症状就复杂了。火热之邪、燥邪也可与风寒、湿邪相互协同致病。

（1）风寒痹阻　风邪与寒邪两邪偏重的情况下，表现为风寒痹阻证候，关节不仅呈游走性疼痛，同时伴有关节冷痛、屈伸不利。

（2）寒湿痹阻　寒邪与湿邪两邪偏胜，则表现为寒湿痹阻证候，即关节肢体不仅冷痛，同时伴重着、肿胀。

（3）风寒湿痹阻　风、寒、湿三邪邪气相当，合而为病，形成风寒湿阻证候，则具有关节冷痛游走不定、沉重、肿胀三邪致病的表现。由风寒湿邪引起的风湿病，除见于行寒痹、湿痹外，多见于漏肩风、肿股风、肌痹、骨痹、历节病、顽痹等。

（4）湿热痹阻　素体阳气偏盛，内有蕴热，或外受风湿之邪入里化热，或风寒湿痹经久不愈蕴而化热，或湿热之邪直中入里，均可使湿热交阻气血瘀滞经脉关节，而出现关节肌肉红肿灼痛、屈伸不利。

（5）热燥痹阻　由火热之邪与燥邪偏重而致，表现为口苦咽干、皮肤干燥无华或面色红赤、肌肤硬肿或瘦削、关节红肿热痛。

从外因来讲，在风、寒、湿三气中，哪种外邪是导致风湿病最主要的病因？历代学者认识并不一致。清代陈念祖曾指出："深究其源，自当以寒与湿为主。盖风为阳邪，寒与湿为阴邪，阴主闭，闭则郁滞而为痛。是痹不外寒与湿，而寒与湿亦必假风以为之帅，寒曰风寒，湿曰风湿，此

三气杂合之谈也。"在《时方妙用·痹》中陈念祖特别强调了寒与湿。但在寒与湿两者之中更应强调的是湿邪。汉代的《说文解字》及《神农本草经》皆云："痹，湿病也。"湿邪是风湿病的主要病因，在这一点上古今的认识基本一致。论湿邪有寒、热之别。古人多认为主要是以寒、湿为主，这可能与痹以关节冷痛为主要表现有关。实际上，不仅寒湿可引起关节痛，湿热同样可以阻滞经脉，引发气血不通而致痛。

对湿热的论述，张仲景对湿热之邪致痹有一定认识，其论及的"湿家病身疼发热""湿家之为病，一身尽疼、发热""湿家身烦痛"以及将发热的描述为"日晡所剧"等，似湿热痹证，亦似今日西医之"风湿热"症状。当然，"湿热为痹"的观点真正得以发挥还是在清代温病学派出现之后。吴瑭在《温病条辨》中指出："湿聚热蒸，蕴于经络，寒战热炽，骨骱烦疼，舌色灰滞，面目萎黄，病名湿痹，宣痹汤主之。"这是对湿热致痹的临床表现及治疗方法的具体描述和介绍，所以叶桂曾云"从来痹证，每以风寒湿之气杂感主治。召恙之不同，由于暑暍外加之湿热，水谷内蕴之湿热。外来之邪，著于经络，内受之邪，著于腑络"（《临证指南医案》），明确指出了寒湿与湿热的不同。

3. 营卫气血失调

（1）营卫失调　营是指由饮食中吸收的营养物质，有生化血液、营养周身的作用。卫是指人体抗御病邪侵入的功能。《四圣心源》曰："营卫者，经络之气血也。水谷入胃，化生气血。气之悍者，行于脉外，命之曰卫；血之精专者，行于脉中，命之曰营。"营行脉中，卫行脉外，阴阳相贯，气调血畅，养四肢百骸、脏腑经络。营卫和调，卫外御邪，营卫不和，邪气乘虚而入，故营卫失调是风湿病发病的重要原因之一。

《素问·痹论》指出："逆其气则病，从其气则愈。"若先天禀赋不足或素体不健，营阴不足，卫气虚弱，或因起居不慎，寒温不适或因劳倦内伤，生活失调，腠理失密，卫外不固，则外邪乘虚而入。外邪留注营卫，营卫失和，气血阻滞不通，则发为痹痛。营卫不和，失其固外开阖作用，可出现恶风、自汗症状，筋脉失养，则头痛、项背不舒。

《类证治裁·痹证》云："诸痹，皆由营卫先虚，腠理不密，风寒湿乘虚内袭，正气为邪气所阻，不能宣行，因而留滞，气血凝涩，久而成痹。"营卫之气在表，故风湿病初起，表现有寒热症状和肢节疼痛，多认为是由邪伤营卫所致。若受风寒之邪，营卫闭阻，可表现为恶风恶寒、关节游走疼痛、遇寒加剧。明代秦景明《症因脉治·痹证论》云："寒痹之因，营气足，卫外之阳不固，皮毛空疏，腠理不充，或冲寒冒雨，露卧当风，则寒邪袭之，寒痹作矣。"如若湿热之邪外伤营卫，则表现为发热，烦而不安，溲黄，关节红肿灼热、重着而伸屈不利。此即西医风湿病中的风湿性关节炎、类风湿关节炎、皮肌炎、系统性红斑狼疮等在早期出现的症状。

除以上疾病外，营卫失调亦常见于历节病、皮痹等风湿病。《金匮要略·中风历节脉证并治》指出："营卫不通，卫不独行，营卫俱微，三焦无所御，四属断绝，身体羸瘦，独足肿大，黄汗出，胫冷，假令发热，为历节也。"《诸病源候论·风不仁候》云："风不仁者，由荣气虚，卫气实，风寒入于肌肉，使血气行不宣流。其状，搔之皮肤，如隔衣是也。"中医认为本病初起营卫不和，气血失调，进而皮痹不已，传入内脏，故病始起者易治，病久者难愈。

（2）气血失调　气血失调，是指气或血的亏损和各自的生理功能异常，以及气血之间互根互用的关系失调等病理变化。

气的失常主要包括气的生化不足、耗损过多或气的某些功能减退，以及气的运动失常，即气滞、气逆、气陷、气闭或气脱等病理状态。

血的失常主要表现在两个方面：一为血的生化不足或耗伤太过，或血的濡养功能减退，从而形成血虚的病理状态；二为血的运行失常，或为血行迟缓，或为血行逆乱，从而导致血瘀、血热，以及出血等病理变化。气血失调有虚实之分，气血不足当属虚证，气滞应为实证，气血不足，或因素体气血两虚，或大病之后风、寒、湿热之邪乘虚而入，流注筋骨血脉，结于关节；或病日久，气血衰少正虚邪恋，肌肤失充，筋骨失养，可致关节疼痛无力，并伴气短，食少，面黄，舌淡诸症。

营卫与气血在生理功能上相互依赖，但究其理却不尽相同。营卫之气具有的营养、调节、卫外固表、抵御外邪的功能，只有在气血调和，卫气正常循行的前提下才能充分发挥出来。所以气血失调也是风湿病发病的内在原因之一。《金匮要略·中风历节病脉证并治》："少阴脉浮而弱，弱则不足，浮则为风，风血相搏，则疼痛如掣。"风湿病是以肢体关节疼痛为主要症状的一类疾病的总称，中医认为"不通则痛"，故肢体关节的原因尽管有虚实寒热之不同，但气血凝滞不通则是疼的直接病理机制。故《类证治裁》中云："诸痹……良由营卫先虚，腠理不密，风寒湿乘虚内袭，正气为邪所阻，不能宣行，因而留滞，气血凝滞，久而成痹。"

由气血不足而致的风湿病，可见脉痹、骨痹等病之中，风湿病日久，不少病中均可见到气血不足或气血不调之证。

4. 脏腑内伤

脏腑内伤，是风湿病发生、发展的重要原因，同时也是风湿病经久不愈内传入里的结果。五脏各有所主。肺主皮毛，肺虚则皮腠失密，卫外不固；心主血脉，心血虚则不能荣养筋脉；脾主肌肉，脾虚则肌肉不丰，四肢关节失养；肝主筋，肝虚则筋爪不荣，筋骨不利；肾主骨，肾虚则骨髓失充，骨质不坚。五脏内伤，血脉失畅、营卫失和，则风湿之邪乘虚而入，发为风湿之病。

脏腑内伤，因肝主筋、肾主骨、脾主肌肉，故在风湿病中，主要表现为肝、脾、肾亏损。肾为先天之本，藏精生髓，在体为骨，作强之官；肝为罢极之本，藏血主筋，统司筋骨关节；脾为后天之本，气血生化之源，主四肢肌肉。若因禀赋不足，或房劳过度、饮食劳倦、起居失常，情志刺激，或胎孕经产等，精血耗损，皆可致三脏亏损，遂使营卫气血俱虚，阴阳失调，外邪则乘虚袭人，而发为风湿之病，若以肝肾之虚为主，则见关节疼痛、筋脉拘急、腰酸软；若以脾虚为主，则见肌肉关节酸楚疼痛、肌肤麻木不仁、腹胀满、食少便溏。

《素问·痹论》认为："五脏皆有所合，病久而不去者，内舍于其合也。"风湿病初起表现在筋脉皮骨，病久而不愈则可内传入脏，古有脏痹之说，五脏伤则肢体关节之症状随之加重，形成病理上的恶性循环。

（1）肺主气，朝百脉，司皮毛 若皮痹不愈、肺卫不固，病邪循经入脏，致肺失宣降、气血闭，而成肺痹。肺痹者亦常因形寒饮冷、喜怒失节、房劳过度等，而伤及脾、肝、肾，致脾失转输、土不生金；肝气过盛，木火刑金；肾不摄纳，金水失调均可加重肺气的损伤。西医风湿病中风湿性心脏病、类风湿关节炎伴发的肺炎及胸膜炎、皮肌炎、硬皮病、系统性红斑狼疮等，均可见肺表现。

（2）心主血脉 若脉痹不已，复感于邪，内舍于心，则可形成心痹，即脉痹反复发作，重感风寒之邪，则肺病及心、心

阴耗伤、心气亏损、心阳不振，则见心悸，甚者可致心血痹、心胸烦闷、心痛心悸，进而心衰，出现心痹重证，而见胸闷气促、口唇青紫、脉结代等危候。西医风湿病中风湿性关节炎及类风湿关节炎合并心脏受损时，均可见心痹表现。

（3）脾司运化，主肌肉 脾胃素虚之人，或因饮食失节，或因劳倦内伤，或外受寒湿之邪等，均可致脾虚湿困、运化失司、气机不利，而成脾痹。亦可由肌痹不已脾气受损，复感寒湿之邪，中气闭塞不通而致脾痹，即"肌痹不已，复感于邪内舍于脾"等脾痹的表现，一方面是脾胃生化不足，气血之源缺乏，出现四肢乏力肌肉消瘦，甚则肢体痿弱不用；另一方面表现为脾湿不运、胃失和降之证，如胃痞满，食少纳呆、大便溏泄等症。脾痹可见于西医风湿病中多种疾病的并发症。

（4）肝藏血，主筋 肝脏损伤是风湿病发病原因之一。肝主疏泄，喜条达，故肝气郁结是肝痹的主要病理表现。"筋痹不已，复感于邪，内舍于肝"，肢体痹证日久不愈，反复为外邪所袭，肝气日衰，或由于情志内伤、肝气逆乱、气病及血、肝脉气血痹阻则可形成肝痹。肝痹者以两胁胀痛，甚则胁下肿块、腹胀如鼓、乏力疲倦等为主要表现。肝痹主要出现于西医风湿病中的多种疾病的并发症。

（5）肾主骨，生髓 因风湿病之主要病位在骨及关节，故肾脏受损是风湿病的主要病理表现。肾气亏损，是风湿病中多种疾病后期的主要病理形式。《素问·痹论》所谓"骨痹不已，复感于邪，内舍于肾"，是指骨痹日久不愈、肾气受损，又反复感受外邪致肾气亏损而成肾痹。实际上，不仅骨痹，其他五体痹反复不愈，最终均可出现肾痹。除五体痹不已，内伤入肾而形成肾痹外，若劳倦过度、七情内伤、久病不愈、损及肾元，亦可出现肾痹之证，其

表现主要为四肢关节和脊柱疼痛变形，肌肉萎缩，僵硬强直，活动受限，或伴面浮肢肿、眩晕耳鸣。西医风湿病的类风湿关节炎、强直性脊柱炎、骨质疏松等，均可以见到骨痹表现。

阴阳失调对风湿病的发病及转归有决定性的作用。首先，人体禀赋不同，阴阳各有偏盛偏衰，再加所感受的邪气有偏盛，因而风湿病有寒与热的不同表现，《素问·痹论》中云："其寒者，阳气少，阴气多，与病相益，故寒也；其热者，阳气多，阴气少，病气胜，阳遭阴，故为痹热。"其次，肾主骨，肝主筋，故风湿病久而不愈多有伤及肝、肾者。若伤及肝肾之阴，则会出现关节烦疼或骨蒸潮热、腰膝酸软、筋脉拘急、关节屈伸不利和（或）肿胀变形。若伤及肝肾之阳，则表现为关节冷痛、肿胀变形、疼痛昼轻夜重、足跟疼痛、下肢无力畏寒喜暖、手足不温。

5. 痰浊瘀血内生

痰浊与瘀血既是机体在病邪作用下的病理产物，也可以作为病因作用于人体。风湿病大多为慢性进行过程，疾病既久，则病邪由表入里，由轻而重，导致脏腑的功能失调，而脏腑功能失调的结果之一就是产生痰浊与瘀血。例如：风寒袭肺，肺气郁闭，则肺津凝聚成饮；寒湿困脾，脾失运化，湿聚成痰；日久伤及肾阳，水道不通，水湿上泛，聚而为痰，又伤肾阴，虚火灼津变成痰浊；肝气郁滞，气郁化火，炼津为痰。加之风湿闭阻心气，气滞血凝，风湿病日久，五脏气机紊乱，升降无序，则气血痰浊交阻。痰瘀既成，则胶着于骨骼闭阻经络，遂致关节肿大、变形，疼痛加剧，皮下结节，肢体僵硬，麻木不仁，其症多顽固难愈。

作为病因，或偏于痰重，或偏于瘀重，或痰瘀并重，临床表现亦不尽相同，若以痰浊痹阻为主，因痰浊流注关节，则关节肿胀、肢体顽麻；痰浊上扰，则头晕目眩；痰浊塞滞中焦，气机升降失常则见胸满，纳差泛酸。若以瘀血痹阻为主，则血瘀停聚，脉道阻塞，气血运行不畅。疼痛表现为肌肉、关节刺痛，痛处不移，久痛不已，痛处拒按，局部肿胀或有瘀斑。若痰瘀互结，阻塞经脉，痰瘀为有形之物，留于肌肤，则见痰核、硬结或斑；流注关节肌肉，则肌肉、关节肿胀疼痛；流注筋骨，则骨痛肌痿，关节变形，屈伸不利。由此可知，痰瘀痹阻是风湿病中的一个重要证型。该证型多出现于中医风湿病之中晚期，可见于筋痹、脉痹、骨痹、心痹、肺痹之中。西医风湿病中的类风湿关节炎、系统性红斑狼疮、皮肌炎、硬皮病、结节性多动脉炎、强直性脊柱炎等均可见之。清代董西园论痹之病因曾谓"痹非三气，患在痰瘀"（《医级·杂病》），这是对《黄帝内经》痹病病因学的一个发展。

风湿病之发生是内因与外因相互作用的结果，六淫之邪是外在的致病因素，而营卫气血失调和脏功能紊乱是风湿病形成的内在基础。六淫杂合而至，或风寒相合，或寒湿相兼，或风湿、湿热并见，或毒火、燥邪外侵，由于人体禀赋阴阳有偏盛偏衰之异，故感邪之后有寒化、热化之别。风湿病日久，复感外邪，内舍脏腑，则脏腑内伤而出现各种脏腑证候，兼之痰浊内生，流注骨骱关节，致风湿病缠绵难愈。

（四）临床常用中药、方剂

1. 常用中药

（1）人参

[性味归经] 性平、微温，味甘、微苦。归脾、肺经。

[功效] 大补元气，复脉固脱，补脾益肺。

[临床应用] 能明显提高人体的免疫功能，对细胞免疫和体液免疫均有提高作用。

对垂体－肾上腺皮质功能和性腺功能有促进作用，是通过垂体前叶促肾上腺皮质激素的释放产生的。含蛋白合成因子，能促进核酸、蛋白质和脂质的合成，长期患病非常虚弱消瘦、营养不良者，可服用人参来增强体质，改善营养状况和健康状况。

［用量用法］10～15g，大剂量可到30～90g，水煎服。

（2）过江龙

［性味］辛，温。

［功效］疏风胜湿，舒筋活络，散瘀。

［临床应用］治疗肩背疼痛，手足麻木不仁，周身肌肉疼痛或发困，寒湿作胀酸痛，可与八仙草、牛膝、全当归等浸酒服。可与川芎、羌活、续断、牛膝等配伍，治疗风湿腰痛、关节痛、跌打损伤等症。

［用量用法］5～10g，水煎服或浸酒。

（3）祖师麻

［性味］辛，温。有小毒。

［功效］祛风除湿，散瘀止痛。

［临床应用］治疗风湿病关节痛、腰腿痛，四肢麻木跌打损伤，常与防风、土青木香、羌活、独活、透骨消、乳香、小茴香、甘草等配伍，黄酒煎服，效果较佳。

［用量用法］3～6g，水煎服。

［现代报道］祖师麻作为发泡剂，使局部循环改善，起到祛瘀活血、疏通血脉的作用。现代将祖师麻制成针剂或膏剂，广泛用于临床，曾有报道用20%祖师麻药膏治疗风湿性关节炎50例，良性关节炎38例，外伤性关节炎7例，风湿关节炎5例，腰痛、肌肉痛11例。结果：治愈66例（占59.5%），好转38例（占34.2%），无效7例（占6.3%）。

（4）苏木

［性味归经］甘、咸、辛，平。归心、肝经。

［功效］行血祛瘀，消肿止痛。

［临床应用］现代研究证明苏木有良好的镇静、催眠及抗炎作用，故可用于肢体痹痛，筋急拘挛者，尤其见有瘀血证者宜之。例如以本品配伍当归、黄芪、丹参、泽兰、赤芍、杜仲、狗脊、鹿角片、地龙、苏木，以通督活血，补肝益肾，可治疗退行性腰椎管狭窄症。此外，近代研究显示苏木的免疫抑制疗效不亚于雷公藤，故特别适宜治疗类风湿关节炎。也可用于各种原因所致的瘀血肿痛，骨折筋损：苏木为伤科常用药，本品单用为细末外敷，可接断指，如《摄生众妙方》的接指方。治疗单纯瘀血肿痛，可以本品配乳香、没药、赤芍等活血药，如《伤科补要》和营止痛汤。治骨折筋损，可以本品配伍自然铜、血竭、乳香没药等，如《医宗金鉴》八厘散；若肝肾不足者，可加骨碎补、川续断等补肝肾强筋骨药。治破伤风抽搐发痉，亦可以单用苏木为末，酒调服下，如《圣济总录》独圣散，现代药理也证实苏木有抗惊厥的作用。另外也用于妇科产后病、闭经、痛经、月经不调。

［用法用量］内服：3～9g，水煎服或研末以酒调服。外用：适量。

［使用注意］孕妇慎用。

［现代报道］苏木水煎液体外对PHA或SAC诱导的人淋巴细胞增殖有明显的抑制作用，其抑制结果与雷公藤相似，且强度明显大于雷公藤，提示苏木具有良好的免疫抑制作用。

（5）羌活

［性味归经］辛、苦，温。归膀胱、肝、肾经。

［功效］祛风散寒，胜湿止痛。

［临床应用］治疗风湿痹痛，善治伏风头痛，两足湿痹腰膝酸重疼痛等症。凡有关节肌肉风湿，都可应用，尤其适用于由寒湿较重而引起的上身肌肉风湿痛，以及腰背正中部肌肉有冷感和挛缩感的患者。本品又可治与风湿有关的面神经麻痹。常

配独活、防风等，方如羌活胜湿汤。也可治疗外感风寒。对有寒热、骨痛、头痛等表证者，尤为适宜。

〔用量用法〕3～6g，大剂量可到10～15g，水煎服。

〔现代报道〕①镇痛作用：羌活挥发油能使致热性大鼠体温明显降低，具有显著的解热作用；而且连续3天给予小鼠羌活挥发油，再行腹腔注射0.5%的乙酸溶液0.2ml/kg，发现羌活挥发油能使小鼠扭体次数明显减少，具有显著的镇痛作用。②抗过敏作用：羌活挥发油经灌胃给药后，对二甲苯水肿、角叉莱胶及右旋糖酐足肿胀有抑制作用。羌活挥发油对DNCB所致小鼠迟发型过敏反应有一定抑制作用。

（6）防风

〔性味归经〕辛、甘，温。归膀胱、肺、脾经。

〔功效〕解表祛风，胜湿，解痉。

〔临床应用〕本品微温性缓，以其能发表祛风，且可胜湿止痛，常与羌活、川芎、藁本等相伍，治疗外感风湿，头身重痛，如羌活胜湿汤。防风善祛经络及筋骨中的风湿能随所引而治一身尽痛，是治疗痹痛常用之药，凡风寒湿痹，肌肉关节疼痛，以风邪偏胜者，可配羌活、秦艽、桂枝、苍术等除痹止痛；疼痛剧烈游走不定，手足屈伸不利者，可配川乌、草乌或附子等以加强祛风散寒、除痹止痛之功。用于治疗偏头痛配白芷、川芎，平素体质偏寒而头痛、头晕者，或头痛与风湿有关者更为适用。

〔用量用法〕6～9g，水煎服。

〔现代报道〕解热作用：用防风煎剂与浸剂10ml/kg分别给予用伤寒混合菌苗静脉注射所致发热的兔灌胃，半小时后出现中等度解热作用，可持续2.5小时以上。

（7）白芷

〔性味归经〕辛，温。归经肺、胃、大肠经。

〔功效〕祛风止痛，解表散寒，通鼻窍，燥湿止带，消肿排脓。

〔临床应用〕风湿痹痛，头痛牙痛。白芷辛散温通，长于止痛，用治风寒湿痹，关节疼痛屈伸不利，可与苍术、草乌、川乌等药同用，如《袖珍方》神仙飞步丹；治阳明头痛，眉骨痛，头风痛等症，属外感风寒者，可单用，即《百一选方》都梁丸；或与防风、细辛、川芎等祛风止痛药同用，如《太平惠民和剂局方》川芎茶调散；属外感风热者，可配伍薄荷、菊花、蔓荆子等药。也可用于风寒感冒。白芷辛散温通，可祛风解表散寒，用治外感风寒，头身疼痛，鼻塞流涕之证，常与防风、细辛、羌活等同用，如《此事难知》九味羌活汤。

〔用法用量〕水煎服，3～9g，外用适量。

〔现代报道〕杭白芷的主要活性成分香豆素类可抑制二甲苯所致的小鼠耳部炎症，显著提高小鼠热板法的痛值，对干酵母引起的大鼠发热有显著的解热作用。

（8）桂枝

〔性味归经〕辛、甘，温。归心、肺、膀胱经。

〔功效〕发汗解肌，温通经脉，助阳化气。

〔临床应用〕治疗风湿痹痛，尤其肩臂肢节疼痛，取其有温经止痛作用。风寒较重者，多与麻黄、附子等配用，方如桂枝附子汤。用于治疗外感风寒，周身疼痛不适者，桂枝的发汗作用较和缓，常与生姜配伍，并在服药后喝热粥，以助其发汗，方如桂枝汤。用于治疗水湿停留所致的肢体水肿、痰饮。

〔用量用法〕3～9g，水煎服。

〔使用注意〕温热病及阴虚阳盛之证，一切血证均忌服；孕妇慎用。

（9）麻黄

〔性味归经〕辛、苦，温。肺、膀胱经。

［功效］发汗、平喘、利尿。

［临床应用］治疗风湿性关节炎，可与苡仁、白术等配伍，通过发汗祛湿而消除疼痛。用于外感风寒，寒邪在表，脉浮紧，头身肌肉紧张而疼痛者，效果较佳，常与桂枝配伍，以增强发汗作用而解散风寒，方如麻黄汤。用于治疗水肿伴有表证者。

［用量用法］3～6g，水煎服。

［现代报道］现代报道较多，与风湿病关系较密切的表现为抗过敏、抗变态反应、消炎镇痛作用。

麻黄的甲醇提取物和伪麻黄碱对乙酸所致小鼠腹腔炎血管通透性增高和鸡胚肉芽形成均呈明显抑制作用。

（10）穿山龙

［性味归经］苦，微寒。肝、肺经。

［功效］祛风湿，活血通络，清肺化痰。

［临床应用］风湿关节痛及关节扭伤、腰腿痛。以其祛风除湿，通经活络，其性偏凉，治热痹为多，民间多单用。亦可与桑枝、忍冬藤、秦艽等药同用。也用于热痰咳嗽。

［用量用法］15～30g，水煎服。

［现代报道］穿山龙针剂治疗布氏菌病合并风湿性关节炎患者24例（抗"O"1∶400以上），治疗后，抗"O"下降15例，其中15例转阴，认为可能与穿山龙抑制链球菌作用及含体激素有关。用穿山龙注射液（1g/ml）深部肌内注射治疗慢性布氏菌病231例，隔日或每日1次，每次4ml，10日为1个疗程，疗程间隔5～7日，3个疗程，对关节痛、头痛、乏力、全身痛等症状有明显的缓解和消除作用，尤其对关节痛和头痛效果明显。

（11）蜂房

［性味归经］甘，平。有毒。肝、胃经。

［功效］祛风止痛，攻毒消肿，杀虫止痒。

［临床应用］治疗痛风历节、风湿性或类风湿关节炎疼痛强直，常与蜈蚣、土鳖虫、鸡血藤等配用。用于治疗痈疽疔疮、喉痹肿痛、风湿疼痛、瘾疹瘙痒、疮癣、痈疽肿毒初起等症。

［用量用法］3～5g，水煎服。

（12）马钱子

［性味归经］苦，寒。有大毒。肝、脾经。

［功效］通络止痛，散结消肿。

［临床应用］风湿顽痹，麻木瘫痪。《医学衷中参西》记载马钱子："开通经络，透达关节，远胜于它药"，故其为治风湿顽痹、拘挛疼痛、麻木瘫痪之常用药，可用治各种风湿病，包括类风湿关节炎。单用有效，也可配麻黄、乳香、全蝎等为丸服；《现代实用中药》用马钱子与甘草等份为末，炼蜜为丸服，以治手足麻木、半身不遂。用于跌打损伤，痈疽肿痛等。用散结消肿定痛，如《救生苦海》马前散、《外科方奇方》青龙丸等；若喉痹肿痛，可配山豆根等研末吹喉，如《医方摘要》番木鳖散。

［用法用量］内服0.3～0.6g，炮制后入丸、散用。外用适量，研末调涂。

［使用注意］马钱子有大毒，不宜生用及多服久服，应注意炮制；孕妇禁用；其有毒成分能被皮肤吸收，故外用时不宜大面积涂敷。

［现代报道］①风痛散（含马钱子和麻黄等量）治疗慢性风湿性关节炎58例，减轻18例，缓解17例；慢性类风湿关节炎16例，减轻9例；慢性肥大性关节炎5例，有效3例；一般性关节酸痛24例，有效13例；平均有效率61.4%。②运用中药熏洗治疗关节僵硬257例，药物组成为马钱子、川乌、草乌、独活等，煎汤熏洗，结果所有患者313个关节，痊愈189个，显效97个，有效19个，无效8个。

（13）白芍

［性味归经］平，味苦。肝、脾经。

［功效］养血柔肝，缓急止痛，敛阴收汗。

［临床应用］自身免疫性疾病出现肝损伤，或使用免疫抑制剂导致肝酶升高、黄疸的患者，如柴胡疏肝散。也可用于类风湿关节炎、强直性脊柱炎关节疼痛者，如芍药甘草汤。

［药理作用］①抑制中枢神经系统作用：小鼠腹腔注射芍药苷能减少自发活动，延长环己巴比妥钠引起的睡眠时间，抑制因腹腔注射乙酸引起的扭体反应和对抗戊四氮所致的惊厥。②扩张血管作用：芍药苷对犬的冠状血管及后肢血管有扩张作用。③对免疫的影响：白芍总苷对小鼠的迟发超敏反应有增强作用。此外，尚有降低胰蛋白酶效价、抗菌等作用。④抑制平滑肌作用：芍药苷对豚鼠、大鼠的离体肠管和在胃运动，以及大鼠子宫平滑肌均有抑制作用。⑤抗炎作用：芍药苷对卡拉胶引起的大鼠足肿胀有显著的抗炎作用。⑥抗肝损伤：白芍总苷可抑制小鼠肝损伤后血清丙氨酸氨基转氨酶的升高及血浆乳酸脱氢酶活性的增高；对肝脏病理组织改变，白芍总苷也有一定保护作用。

（14）威灵仙

［性味归经］性温，味辛、咸，有毒。膀胱经。

［功效］祛风除湿，通络止痛，消痰散积。

［临床应用］风湿痹证。威灵仙辛散温通，性猛善走，通行十二经，既能祛风湿，又能通经络而止痛，为治风湿痹痛要药。凡风湿痹痛，肢体麻木，筋脉拘挛，屈伸不利，无论上下皆可应用，尤适于风邪偏盛、拘挛掣痛者。可单用研末服，如威灵仙散（《太平圣惠方》）；与当归、肉桂同用，治风寒腰背疼痛，如神应丸（《证治准绳》）。威灵仙宣通经络止痛之功，可治跌打伤、头痛、牙痛、胃脘痛等。骨鲠噎喉：威灵仙味咸，能软坚消骨鲠，可单用或与砂糖、醋同煎后慢慢咽下。《本草纲目》中记载与砂仁、砂糖煎服。

［药理作用］①对心脏和血压的作用：狭叶铁线莲对蟾蜍离体心脏有先抑制后兴奋的作用，浸剂的药效比煎剂大 $3 \sim 5$ 倍。50% 的浸剂可使麻醉犬的血压下降、肾容积缩小，其降血压作用似与对心脏的抑制有关。②降血糖作用：威灵仙浸剂对正常大鼠有显著增强葡萄糖同化的作用（即给予大鼠大量葡萄糖后，尿糖试验仍为阴性）因此可能有降低血糖作用。③抗利尿作用：狭叶铁线莲制剂对小鼠、大鼠、豚鼠有显著的抗利尿作用。浸剂与煎剂的效果无明显差别。50% 煎剂 0.2ml 与垂体后叶素 0.1 单位的抗利尿效果相当，但其作用时间似比垂体后叶素为长。④对平滑肌的作用：狭叶铁线连煎剂对小鼠、大鼠及家兔的离体肠管有明显的兴奋作用，但对小鼠离体子宫作用不明显。

（15）雷公藤

［性味归经］性凉，味苦、辛，有大毒。肝、肾经。

［功效］祛风除湿，通络止痛，消肿止痛，解毒杀虫。

［临床应用］临床上用其治疗麻风反应、类风湿关节炎等，药理研究也表明其有抗肿瘤、抗炎、影响免疫等作用。

［药理作用］①抗炎作用：雷公藤乙酸乙酯提取物 40mg/kg 灌胃，连续 19 天，对类风湿关节炎有抑制作用；80mg/kg 灌胃，对大鼠棉球肉芽肿有抑制作用。雷公藤总苷 3mg/kg 腹腔注射，可抑制大鼠实验性关节肿、组胺引起的皮肤毛细血管通透性增高；20mg/kg 腹腔注射，可抑制大鼠棉球肉芽肿。雷公藤甲素 100μg/kg 皮下注射，对巴豆油所致的小鼠耳肿胀有抑制作用 150μg/kg 皮下注射，连续 12 天，对 5- 羟色胺所致大鼠皮肤血管通透性增高有抑制作用；$0.05 \sim 1.00$μg/ml 能抑制远志醇提取物的溶血作用，对红细胞膜有稳定作用。

②对免疫功能的影响：雷公藤提取物（萜类、总生物碱、甲素）对体液和细胞免疫均有不同程度的抑制或增强作用。萜类对细胞免疫有抑制作用。甲素连续给药15天，能明显增强小白鼠的细胞免疫功能。总生物碱对致敏后连续给药10天，小白鼠的细胞免疫呈现抑制作用。通过溶血素、血球凝集试验表明，雷公藤提取物对小鼠的体液免疫功能有显著抑制作用。

③类激素的作用，从雷公藤各种制剂治疗类风湿关节炎700多例观察得知，多数于治疗前长期依赖皮质激素等药物治疗者，经雷公藤制剂治疗后，皮质激素能成功撤除或大大减量，既避免了长期大量服用激素的不良反应，又达到了比之更有效的治疗目的。

2.临床常用方剂

（1）麻黄加术汤（《伤寒论》） 麻黄10g，桂枝10g，炙甘草6g，杏仁10g，白术12g。主治风寒湿痹初起，头痛发热，身痛腰痛，骨节疼痛，恶风寒，无汗脉紧的表实证。

（2）桂枝加附子汤（《伤寒论》） 桂枝10g，芍药10g，炙甘草6g，生姜3片，大枣7枚，熟附子10g。主治风寒湿痹初起，汗出恶风，四肢微急，难以屈伸的表虚证。

（3）桂枝附子汤（《伤寒论》） 桂枝四两（去皮），生姜三两（切），附子三枚（炮去皮，破八片），甘草二两（炙），大枣十二枚。上五味，以水六升，煮取二升，去渣。分三温服。主治风寒湿邪留着肌肉，疼痛不得屈伸之证。

（4）甘草附子汤（《伤寒论》） 炙甘草6g，熟附子6g，白术6g，桂枝12g。主治风湿留着关节证，风湿相搏，骨节疼烦，掣痛不得屈伸，近之则痛剧，汗出短气，小便不利，恶风不欲去衣，或身微肿者。

（5）葛根汤（《伤寒论》） 葛根12g，麻黄10g，桂枝6g，生姜10g，炙甘草6g，芍药6g，大枣7枚。主治风寒湿邪侵犯颈部，"项背强几几，无汗恶风者"之落枕证，或风寒湿邪凝结于肩背之肩凝证（肩周炎），或其他部位以肌肉痛为主者（肌痹）。

（6）麻黄附子细辛汤（《伤寒论》） 麻黄6g，熟附子6g，细辛3g。主治风寒湿痹初起，少阴兼太阳证（少阴病，始得之，反发热，脉沉者）。

（7）白虎加桂枝汤（《伤寒论》） 石膏30g，知母12g，甘草6g，粳米少许，桂枝10g。主治关节红肿疼痛烦热者。

（8）麻杏苡甘汤（《金匮要略》） 即《伤寒论》麻杏石甘汤去石膏加薏苡仁而成。麻黄10g，杏仁10g，甘草6g，薏米30g。主治风寒湿痹，麻木重着者，或为一身尽疼，发热，日晡所剧者。

（9）防己黄芪汤（《金匮要略》） 防己15g，甘草6g，黄芪15g，白术12g。主治风湿脉浮，身重汗出恶风者。此外，各类痹证皆可适用。

（10）白术附子汤（《金匮要略》） 白术10g，附子10g，甘草6g，生姜10g，大枣六枚。主治风湿相搏，身体痛心烦，不能自转侧，不呕不喝，脉大便坚，小便自利者（若脉浮虚而涩者，用桂枝附子汤）。

（11）桂枝芍药知母汤（《金匮要略》） 桂枝12g，芍药10g，甘草6g，麻黄6g，生姜三片，白术15g，知母12g，防风12g，附子6g。主治风寒湿痹郁久化热而见"诸肢节疼痛，身体魁羸，脚肿如脱，目眩短气，温温欲吐者"。

（12）乌头汤（《金匮要略》） 麻黄10g，芍药10g，黄芪10g，甘草6g，制川乌10g。主治寒痹疼痛，怕冷，不可屈伸。

（13）越婢加术汤（《金匮要略》） 麻黄12g，石膏30g，白术12g，生姜3片，甘草6g，大枣15枚。主治风湿热痹初起，内热，身痛汗出，下焦脚弱之证。

（14）小续命汤（《备急千金要方》） 防

风 12g，桂枝 10g，麻黄 10g，杏仁 10g，川芎 10g，白芍 10g，人参 6，甘草 6g，黄芩 10g，防己 10g，附子 5g。主治痹证兼气虚者。

（15）赶痛汤（《寿世保元》） 乳香、没药、地龙、香附、桃仁、红花、甘草节、牛膝、当归、羌活、五灵脂。主治瘀血湿痰痹痛。

（16）续断丸（《寿世保元》） 黄芪、人参、白茯苓、山萸肉、薏苡仁、续断、防风、桂心、山药、白术、熟地、丹皮、麦冬、石斛、鹿角胶。主治寒湿痹阻关节，麻木疼痛。

（17）消风饮（《寿世保元》） 陈皮、白术、当归、白茯苓、防己、独活、木瓜、秦艽、半夏、牛膝、桂枝、延胡索、羌活、防风、枳壳、甘草。主治周身疼痛，手足不能屈伸。

（18）当归拈痛汤（李东垣方） 茵陈、羌活、防风、升麻、葛根、苍术、白术、甘草、黄芩、苦参、知母、当归、猪苓、泽泻。主治湿热相搏，肢节烦痛或脚气肿痛。

（19）大防风汤（《寿世保元》） 当归、川芎、白芍、熟地、黄芪、人参、炮附子、防风、牛膝、杜仲、甘草、羌活、白术。主治一切风湿痹痛、痿软挟虚之证。

（20）养血壮筋步丸（《寿世保元》） 黄芪、山药、五味子、补骨脂、人参、白芍、熟地、枸杞子、牛膝、菟丝子、当归、白术、杜仲、虎胫骨、龟甲、苍术、黄柏、防风、羌活、防己。主治风湿血虚，麻痹痿软之证候。

（21）白花蛇散（《圣惠方》） 白花蛇 60g（酒浸，色微黄，去皮骨），白附子 30g，磁石 30g，天麻 15g，狗脊 15g，草薢 15g，白僵蚕 15g，细辛 15g，防风 15g，白芷 15、川芎 15g，白鲜皮 15g，羌活 15g。研为散，每服 3g，温酒下。主治风痹关节不利，手足顽麻。

（22）淫羊藿丸（《圣惠方》） 淫羊藿 3g，防风、天南星、木香、槟榔、桂心、白僵蚕、全蝎各 15g，天麻 30g，乌梢蛇 60g，羌活、白附子、犀角屑、羚羊角屑、乳香、虎胫骨、附子、当归、牛膝、鹿茸、石斛、麝香、海桐皮各 3g。共研为末制成如梧桐子大蜜丸，每次酒送服 30 丸。主治：风湿痹，肢节疼痛，手足不遂。

（23）草薢丸（《圣惠方》） 草薢 30g，薏苡仁 30g，川芎 15g，海桐皮 10g，羌活 10g，天雄 30g，莽草 15g（微炙），天麻 15g，蝉壳 3g，天南星 15g，白附子 15g（醋炒令干），当归 15g，牛膝 30g，川乌头 15g。研末制成如梧桐子大蜜丸，每服食前以温酒下 20 丸。主治：风湿痹，身体手足收摄不遂，肢节疼痛。

（24）痹痛汤（《中国中医秘方大全》） 络石藤 9g，鸡血藤 9g，海风藤 6g，天仙藤 6g，酒桑枝 9g，全当归 9g，川芎 6g，川牛膝 9g。水煎服。主治：风湿阻滞，肌肉筋骨酸痛。

（25）风湿丸（《伤科方药汇粹》） 羌活、独活、防风、海桐皮各 60g，当归、黄芪（生）、牛膝、川续断、木瓜、杜仲、威灵仙、防己、千年健、党参、桑枝各 90g，细辛、川芎各 30g，生地黄、茯苓、桑寄生各 120g，桂枝 18g。上药研细面，和蜜为丸，如梧桐子大。每服 6g，每日 3 次。主治：风寒湿痹，关节肿痛。

（26）风湿汤（《普济方》） 附子（炮去皮）、白术、甘草、当归、防风、桂枝、薏苡仁各一两，乳香、没药、茯苓各半两。上为细末，每服三钱，水一盏半，煎至七分，去渣温取食前，日三夜一服。主治：风寒湿痹，脚气筋挛，着床不能行走。

（27）拈痹汤（《痹证论》） 全蝎 9g，土鳖虫 12g，姜黄 12g，秦艽 24g，苍术 12g，蜣螂虫 12g，蜈蚣 3 条，僵蚕 12g，黄柏 12g，金钱白花蛇 1 条，鸡血藤 12g，防风 12g，忍冬藤 15g，天仙藤 12g，石楠藤 12g，木瓜 12g，薏苡仁 24g，甘草 6g，水煎服。主治：风寒湿痹。

（28）捉虎丸（《医部全录》）麝香二钱五分，京墨（煅）一钱五分，乳香、没药、当归各七钱四分，白胶、草乌、地龙、木鳖子、五灵脂各一两五钱。上为末，米丸芡实大，每次一丸，酒化下。功效：通经止痛。主治：治一切痛风走注，手足瘫痪麻木，白虎历节等。

（29）上中下痛风方（《丹溪治法心要》）南星二两（姜制），川芎一两，白芷五钱，桃仁五钱，神曲三钱，桂枝三钱，汉防己五钱，草龙胆五钱，苍术（米泔水浸一宿，炒）二两，黄柏（酒炒）一两，红花一钱，羌活三钱，威灵仙三钱。曲糊丸，食前汤下百粒。清热利湿，活血止痛。主治：痛风。

（30）治风寒湿痹药酒（《种福堂公选良方》）川羌活一钱，川桂枝一钱，当归身一钱五分，秦艽一钱，金毛狗脊一钱五分，防风一钱，杜仲二钱，川断一钱，川芎八钱，晚蚕沙二钱，熟附子一钱。加桑枝三钱，生姜一大片，大枣二枚，陈酒一斤浸泡，煎服。功能：祛寒湿，通痹止痛。

（五）现代中药免疫机制研究

1. 对细胞免疫的影响

（1）对单核-巨噬细胞系统的影响 单核-吞噬细胞系统是具有多种功能的重要免疫细胞群，可通过处理抗原和释放可溶性因子对免疫功能起重要的调节作用。一些中药对单核-吞噬细胞系统有增强、抑制及双向调节作用。

①免疫增强作用：大量的研究证实，银耳多糖、灵芝多糖能增加单核-巨噬细胞系统的活性，尤其是对血流中 P 标记的金黄色葡萄球菌的吞噬作用；莪术多糖可增

强巨噬细胞酸性磷酸酶的活性；猪苓多糖能使巨噬细胞内多糖含量增加，酶活性增强，促进巨噬细胞的活性，同时对外周血单核细胞有促进增殖的作用，可增强免疫杀伤力；枸杞多糖、淫羊藿多糖、黄芪多糖、柴胡多糖、鹿茸多糖、沙参多糖、牛膝多糖、茯苓多糖、人参多糖、绞股蓝多糖、党参多糖、当归多糖等都能促进巨噬细胞的吞噬功能；柴胡皂苷、黄芪皂苷、人参皂苷、绞股蓝皂苷、杜果苷、三七总皂苷、淫羊藿苷等苷类药物均可通过激活巨噬细胞系统，增强免疫调节作用。此外，大黄素具有调节巨噬细胞免疫的功能。黄芩素、小檗碱、红花黄色素、茯苓素、五加皮素等亦能促进巨噬细胞的活性，增强免疫功能。

②免疫抑制作用：青藤碱可使巨噬细胞系统活性及合成前列腺素和白三烯水平明显下降。粉防己碱能抑制巨噬细胞呼吸暴发，减少氧自由基的生成，下调多种炎症因子的合成与释放，通过下调 T 细胞蛋白激酶 C（protein kinase C，PKC）信号传导通路，抑制 T 细胞增殖及下调 T 细胞激活抗原 CD71 的表达。红花总黄素可使巨噬细胞和全血白细胞吞噬葡萄球菌的能力下降。甘草成分中甘草酸能抑制抗体生成。苦参总碱和苦参槐定碱对巨噬细胞吞噬功能有抑制作用。麻黄可降低巨噬细胞高反应性，减少巨噬细胞分泌 IL-1 及 TNF-α。

③免疫双向调节作用：雷公藤甲素可明显诱导 T 细胞凋亡，减少 T 细胞数量，可抑制外周血和淋巴结中 CD4 细胞水平，增加 CD8 细胞数量，CD4 细胞可与 HA 抗原结合，并介导黏附和相应信号传导。雷公藤甲素可通过调节机体 CD4/CD8 的平衡，纠正类风湿关节炎异常的免疫功能，从而达到治疗类风湿关节炎的目的。

（2）对 T 细胞、B 细胞的影响

①免疫增强作用：T 细胞和 B 细胞是两

种重要的淋巴细胞，在体内细胞免疫和体液免疫过程中分别担负着重要作用。中药多糖可通过促有丝分裂作用，调控 T 细胞、B 细胞功能，从而发挥免疫调节作用。枸杞多糖、女贞子多糖、淫羊藿多糖、黄芪多糖是以增强 T 细胞功能为主的 T 细胞免疫佐剂，具有类似胸腺素样的免疫调节作用，作用部位在胸腺。仙茅多糖对成熟的 T 细胞有明显促增殖作用。灵芝多糖可明显增加 T 细胞的增生、T 细胞的表面表型表达及 T 细胞诱导产生 IL-2 的能力，增强 T 细胞 DNA 多聚酶活性，增加 T 细胞亚类的数量。白芍总苷可显著促进 Th2 细胞分化。猪苓多糖对 B 细胞活化有一定的辅助作用。牛膝多糖可刺激小鼠细胞增殖，增强多克隆激发剂 LPS 诱导的 B 细胞增殖，对小鼠体液免疫具有增强作用。黄芪皂苷甲和棉毛黄芪苷 X 可明显对抗氢化可的松所致的小鼠外周淋巴细胞减少和脾重量减轻。人参皂苷能提高 T 细胞、B 细胞丝裂原反应性而增强免疫功能。菜豆中含有的植物血凝素也是一种促丝裂原，能诱导免疫活性细胞的转化、分裂与增殖。

②免疫抑制作用：大剂量苏木水提物可明显抑制 T 细胞、B 细胞转化功能。红花总黄素能减少特异性玫瑰花环细胞数，抑制病原菌诱导的 T 细胞和 B 细胞转化，而以 T 细胞更敏感。苦参碱对 T 细胞增殖及 Th 细胞产生 IL-2 的能力均有明显抑制作用。

③免疫双向调节作用：三七皂苷可降低机体超敏反应时过高的免疫功能，起到免疫抑制作用；同时三七皂苷还可使淋巴细胞受损后低下的接受抗原信息功能恢复到正常水平。

2. 对体液免疫的影响

（1）对抗体生成的影响

中药多糖可促进体液免疫。例如，黄芪多糖可促进 B 细胞增殖，促进正常机体特异性抗体生成，提高 IgG、IgM 和 IgE 的含量；淫羊藿多糖对 B 细胞有刺激增生作用，可使脾脏抗体生成提高 1 倍以上，也能显著提高血清抗体水平；香菇多糖能增加人体外周血单核细胞抗体的产生；云芝多糖能使抗体下降的患者产生抗体，使其免疫能力恢复到正常水平；枸杞多糖对小鼠脾细胞增生反应和抗体生成反应均有明显的促进作用，显著增加快速老化模型鼠（SAMP8）脾细胞中抗体生成细胞的数目，升高脾细胞产生抗体 IgG 的水平；石菖蒲多糖可提高 IgG 含量，增强迟发型超敏反应；当归多糖对体液免疫有较强的抑制作用，对 IgG、IgM 的生成有较强的抑制作用。

（2）对补体系统的影响

补体是血液中一组具有酶原活性的蛋白质系列，它能协同抗体杀死病原微生物或协助配合吞噬细胞杀灭病原微生物，补体受体的活性变化对淋巴细胞的免疫效应有重要影响。许多中药多糖均有激活补体的作用，且这些与补体活性有关的多糖大多为酸性杂多糖，如从当归、艾叶、薏苡仁、柴胡等中药中提取的多糖，它们具有激活补体活化途径的作用。中药对补体的影响可通过激活或阻碍补体激活途径，起到增强或抑制免疫的作用。中药成分通过不同的途径激活补体，如茯苓多糖通过替代途径激活补体；香菇多糖、柴胡多糖、人参多糖等则通过经典通路激活补体。而海藻中分离的岩藻依聚糖能通过两种途径调节补体系统：①通过干扰 C1 活化或抑制 C4 裂解为 C4b 和 C4a 两片段，以及 C4b 和 C2 的相互作用，阻碍经典途径中 C3 转移酶的形成；②通过影响裂解素的稳定性抑制 B 因子与 C3b 的结合，从而阻止旁路径中 C3 转移酶的形成。人参多糖可显著增强血清补体水平。石菖蒲多糖能提高血清补体 C3 含量。茯苓多糖通过激活补体 C3、C5 含量，从而增强巨噬细胞吞噬功能。薏苡仁多糖具有抗补体活性。丹皮酚能抑制补体经典途径的溶血活性。车前草黏质多糖A具有较高的抗补体活性，其中的乙酰基对激活经典补体途径有阻碍作用，而聚乙醇则有促进旁路途径作用，但又抑制其经典途径的活化。冬葵子多糖、大花葵叶多糖及秋葵木槿属植物的中药多糖也有抗补体活性的作用。

（3）对白介素IL的影响

多糖诱导产生的细胞因子在中药多糖的免疫调节作用中扮演了重要的角色。诱导产生细胞因子是中药多糖对单核–巨噬细胞与淋巴细胞免疫调节作用的结果。商陆多糖能使小鼠腹腔巨噬细胞分泌IL-1增加，也能促进T细胞产生IL-2，提高培养液上清液中粒细胞刺激因子（GSF）活性。香菇多糖于体内外均可促进腹腔巨噬细胞产生IL-1，且能提高免疫细胞对IL-2的敏感性。枸杞多糖在刀豆蛋白协同刺激下可显著增加老龄和成年小鼠脾细胞IL-2的分泌，低浓度时还可促进IL-3的分泌。灵芝多糖可增加混合淋巴细胞培养液中IL-2和IL-3的活性，体外能促进小鼠脾细胞IL-2和IL-3mRNA的表达。灵芝多糖能够提高荷瘤小鼠血清中IL-2的含量，从而提高荷瘤小鼠免疫功能。此外，甘草酸可以增加脂多糖（LPS）刺激巨噬细胞产生的IL-1，五加皮和女贞子的水提物及甲醇提取物在体外均能诱导小鼠巨细胞产生IL-1，并剂量依赖性的双向调节。冬虫夏草抑制IL-1和IL-2的合成，增强NK细胞的活性，可直接作用于淋巴细胞而起到免疫抑制作用。茜草可降低血清中IL-1、IL-6水平。商陆皂苷甲可明显抑制LPS诱导巨噬细胞合成及释放IL-1。白芍总苷对正常人的LPS诱导外周血单核细胞产生的IL-1呈浓度依赖性双向调节作用，对类风湿关节炎患者IL-1的产生则具有抑制作用。黄芩苷元通过作用于抗原递呈过程，抑制特异性诱发的IL-2反应。大黄素、茯苓素、青蒿素和青蒿琥酯均对IL-2的生成有抑制作用。淫羊藿可使慢性肾衰竭大鼠的水平及IL-2mRNA表达恢复正常。白术不仅能使低下的IL-2水平提高，并能增强T细胞表面IL-2的表达。

（4）对IFN、TNF、CSF的影响

干扰素（IFN）是最先被发现的细胞因子，具有抗病毒、抗肿瘤免疫调节、抑制细胞生成等重要作用。灵芝多糖在体外可诱导Th细胞产生IFN，在体内可增强刀豆蛋白诱导T细胞增生效应并产生IFN-α。黄芪多糖有提高白细胞再生IFN的能力。当归多糖有利于IFN的诱导产生。云芝多糖诱导淋巴细胞产生IFN。刺五加多糖及其苷类股蓝总皂苷、苦参总碱均可诱导产生IFN。黄柏可显著降低二硝基氨苯所致的迟发型超敏反应中小鼠血清中的IFN水平，从而抑制免疫反应。刺五加多糖能促进血清集落刺激因子（CSF）的活性。枸杞多糖可促进小鼠脾脏T细胞分泌GSF。商陆多糖、香菇多糖、淫羊藿苷、人参总皂苷均对CSF的生成有促进和增强作用。大黄水煎剂和大黄素对脂多糖（LPS）刺激大鼠肝巨噬细胞活化和分泌多种细胞因子均有明显的抑制作用。

当归多糖在体外能明显增强腹腔巨噬细胞分泌TNF-α作用，并表现剂量依赖关系。牛膝多糖可诱导小鼠腹腔巨噬细胞分泌TNF-α。丹参素和大黄素均可激活单核吞噬细胞分泌肿瘤坏死因子（TNF），但所产生的量显著低于内毒素诱导产生的量，同时还能抑制内毒素诱导TNF的产生。

（5）对细胞黏附分子、一氧化氮、白介素E2的影响

影响细胞黏附分子表达的因素很多，对其表达的调节有构型调节和表达数量调节两种方式。中药对细胞黏附分子表达影响机制各不相同，涉及不同的调节环节。穿心莲和穿心莲内酯在炎症反应中，对黏附分子表达上调及内皮白细胞黏附增加是

对抗炎症反应发展的重要步骤。穿心莲内酯可抑制 TNF 诱导产的内皮细胞黏附分子的表达，而高表达与内皮细胞黏附性增加有关。败酱草能明显抑制 LPS，还能使其分泌的 PGE_2 显著增。白芍总苷激活大鼠腹腔巨噬细胞产生 PGE_2，并呈现低浓度促进和高浓度抑制的双向调节作用。雷公藤对免疫状态不同个体的 PGE 有促进或抑制作用。盐酸小檗碱可明显抑制白细胞趋化性运动降低炎症组织中的 PGE。尾叶香茶菜丙素可特异性抑制核因子 B（nuclear factor-B，NF-B）活性，减少一氧化氮、PGE_2 和 TNF-α 等炎症因子的生成。在保护细胞免受或减轻活性氧（Reactive Oxygen species，ROS）损伤的过程中，谷胱甘肽过氧化物酶对诱导产生一氧化氮合成酶等具有抗氧化功能的酶起着不可忽视的作用。云芝多糖可以使小鼠腹腔巨噬细胞谷胱甘肽过氧化物酶活性及超氧化物歧化酶（Superoxi dedismutase，SOD）活性升高，在 LPS 作用下可进一步提高上述酶活性，使一氧化氮释放量有较大增加。

3. 对神经 - 内分泌 - 免疫调节网络的影响

神经、内分泌、免疫系统除了具有各自独特的功能外，还共同担负着控制机体内基本生命活动的重要作用，即对内外环境信息的感受和传递有着重要的作用。中药对机体免疫功能的影响主要通过以下两种途径实现：直接作用于免疫系统或通过免疫系统再调节神经内分泌系统；作用于神经内分泌系统，并通过其间接影响免疫系统，发挥对机体的整体调节作用。中药免疫调节剂在体内的作用不仅与免疫系统的作用有关，而且与神经内分泌系统的作用也密切相关。灵芝多糖的免疫增强作用和免疫恢复作用：一方面是其对免疫细胞直接作用的结果，另一方面可能是通过机体的神经内分泌 - 免疫系统的相互调节实

现的，如灵芝的延缓衰老或恢复应激能力的功能。下丘脑 - 垂体 - 肾上腺轴不仅是神经内分泌系统的功能轴，也是与免疫系统联系最密切的一个功能轴。枸杞多糖调节下丘脑与外周免疫器官去甲肾上腺素含量，使下丘脑去甲肾上腺素、多巴胺及 5- 羟色胺的含量降低，5- 羟吲哚乙酸升高，血浆皮质酮水平下降，明显增高脾指数及脾淋巴细胞增生反应，并通过调节下丘脑 - 垂体 - 肾上腺轴来调节免疫应答。神经肽、激素、细胞因子是神经、内分泌、免疫系统之间联系的重要物质，中药通过调节这些物质的含量产生对神经内分泌免疫调节网络的调节作用。淫羊藿多糖可调节老年大鼠下丘脑和皮质内啡肽含量，产生对神经内分泌 - 免疫调节网络的调节作用。云芝糖肽能明显增加下丘脑内侧基底部神经元放电频率，提高脾脏 T 细胞的免疫功能，而对脾脏 B 细胞的功能无明显影响。猪苓多糖通过作用于肾上腺，能增强胸腺细胞中 DNA 的合成速率，加速胸腺细胞向外周释放。柴胡皂苷通过刺激垂体 - 肾上腺皮质而使血中皮质醇含量升高。人参皂苷能明显抑制应激期动物外周血中促肾上腺皮质激素（ACTH）及皮质醇的升高，降低应激期脾细胞 ACTH 受体的表达；同时人参皂苷还能抑制促肾上腺激素释放因子，减弱对下丘脑 - 垂体 - 肾上腺轴的激活。白芍总苷在降低束缚应激大鼠血浆皮质醇、ACTH 和 β 内啡肽水平的同时，上调受抑制大鼠脾淋巴细胞刀豆蛋白 A 增殖反应和腹腔巨噬细胞释放过氧化氢（H_2O_2）的功能。秦艽甲素、东莨菪碱、银杏内酯、苦参碱等中药成分均具有调节神经内分泌免疫调节网络的作用。

（六）中西医结合临床用药

西医治疗风湿病主要药物有：非甾体抗炎药、肾上腺糖皮质激素、免疫抑制剂、

生物制剂、抗疟药、磺胺类药等。西医西药的即刻疗效和短期疗效的优势明显，是中医中药所不及的。但是部分西药有不良反应，有些中毒反应还非常严重。减量或停药以后，常常会发生病情波动反复、反跳，再次使用时，由于耐药性而疗效降低。远期疗效还远不尽如人意。中医中药起效比较缓慢，但其优势是能长期服药，远期疗效会越来越好。绝大多数中药没有或很少有不良反应，可以长期使用，甚至可以终身服用。显而易见，将中医药与西医药两者的优势结合起来，运用于治疗风湿病，是当今比较理想的治疗方法。临床已有大量的探索与实践。

1.激素类药物不良反应的中医治疗

（1）药物性库欣征 库欣征是由于服用过多的激素引起。当激素减量至15mg/d以下时，大多数患者的库欣征会逐渐减轻，但少数患者不能完全消除。对于这类的患者，中医药参与治疗后，会有较好的效果，一方面用中医药控制病情，并同时治疗库欣征。可选用沈氏经验方红斑汤，加用利水化湿中药治疗。组成：生地30g，生石膏30g，黄芩30g，忍冬藤30，金雀根30g，羊蹄根30g，牡丹皮12g，泽泻12g，车前子30g，地骨皮30g，陈皮6g，甘草3g。

（2）骨质疏松和骨坏死 具有保骨、补钙效果的中药有四类。①益肾壮骨药：川续断、杜仲、骨碎补、狗脊、鹿茸、鹿角片、炙龟甲等。②活血壮骨药：三七、接骨木、制乳香、制没药、血竭、麝香等。③含有机钙成分的中药：石决明、乌贼骨、煅瓦楞、煅牡蛎、煅龙骨、珍珠母、螺蛳壳、龙齿、紫贝齿等。④含无机钙成分的中药：生石膏、寒水石、滑石、钟乳石、阳起石等。这些中药在复方中长期使用，能起到调节钙磷代谢，保护骨质的作用。股骨头坏死的牵掣性疼痛是可以治疗并能够缓解的，可以采用针灸疗法，要注意骨坏死病灶逆转情况。

（3）肥胖、高脂血症、脂肪肝 泼尼松、美卓乐量减至15mg/d一段时期后，许多患者的体重会自行减轻，血脂也会下降，但少数患者仍然改善不大，需要结合中医药治疗。具有降脂作用的中药很多，效果也较好，如制首乌、虎杖、羊蹄根、决明子、大黄、泽泻、海藻、金银花、连翘、当归、三七、枸杞子、山楂、荷叶、莲子心、茶树根、茶叶、银杏叶等。对脂肪肝有疗效的中药有虎杖、羊蹄根、焦决明子、大黄、三七、郁金、地骨皮、柴胡。降脂的中成药，如银杏叶片、舒肝去脂胶囊等。

（4）高血压 服用大中剂量激素的患者，尤其是狼疮性肾炎的中年女性，高血压的情况是比较复杂的，可能肾性高血压、药物性高血压、原发性高血压、围绝经期高血压4种病情交叉在一起，即使四五种降压药与利尿药同用，血压也很难降下来。西医对此，只能等待病情好转，激素减量后，血压才有望降下来。若能同时结合中医药治疗，则能改善高血压导致的头晕、头痛、手麻等症状，可选用天麻钩藤饮加减。

（5）药物性高血糖 对于激素类药物引起的血糖升高，还不能诊断为糖尿病而仅是高血糖症的患者，是可以用中医药观察治疗的。临床有降糖效果，而且药理证实具有降糖作用的中药有葛根、山药、麦冬、鬼箭羽、生地黄等。由于中药的作用弱，这些中药需用大剂量才能有效，辨证选方用药临床应用中尚未见不良反应。

（6）失眠 由于风湿免疫病临床病情复杂，在治疗时必须分清轻重缓急。服用大中剂量激素的患者，易出现兴奋和失眠的问题，必要时，可以服用西药镇静剂。若患者白天精神很好，虽然失眠，但不一定需要处理。激素剂量减少后，兴奋会逐好转，而失眠会长期存在。待病情稳定后，可服用安神中药，中医对失眠的治疗理念和方法与西医不同。西药镇静剂即刻起效，晚上睡觉前服用，数分钟入睡，但次日醒后可能有头晕、精神不振等反应。失眠的中医辨证多为心火旺盛、心神不宁，故中医治以宁心安神与清心泻火，夜晚睡眠良好，次日没有头晕、精神不振等不良反应。

药理研究证实具有宁心安神功效的中药，如夜交藤、炒枣仁、炙远志、五味子、合欢皮、石菖蒲、柏子仁、茯苓等，都有镇静作用，并且对大脑是先兴奋、后抑制，即白天兴奋、夜间抑制，因此，能改善睡眠。服用激素的患者，绝大多数内热旺盛，还必须清心泻火。生地黄、生石膏、黄芩、黄连、知母、牡丹皮、赤芍、郁金等清热凉血药，都是清心安神类古方中的常用药。这些中药大多具有镇静作用。益气健脾中药如人参、西洋参、党参、黄芪、龙眼肉等也有宁心安神功效，药理研究证实其镇静作用机制也是对大脑是先兴奋、后抑制。但是由于这类药与辨证不符，故这类中药宜谨慎使用。

（7）胃痛与胃出血　对糜烂性胃炎，幽门螺杆菌 Hp 阳性，胃、十二指肠溃疡并发上消化道出血，可用西药对症处理。对于西药治疗后仍常胃痛的患者，可结合中医药治疗。左金丸、泻心汤、芍药甘草汤、藿香正气散、二陈汤等都是有效的方药，可选取其中主要药物加入到治疗风湿病的复方中。

（8）胰腺炎　长期大量使用激素，可能会导致胰腺炎，对急慢性胰腺炎宜采用中西医结合治疗，如禁食、输液、抗生素等常规治疗。中医辨证常为湿热郁积、中焦气机瘀滞，治疗以清热泻下、化瘀理气法为主，方选清胰汤、大柴胡汤、大承气汤加减。常用中药有柴胡、黄芩、黄连、蒲公英、大黄、虎杖、木香、槟榔、玄明粉、厚朴、佛手、甘草等。其他如白头翁、秦皮、金银花、连翘、焦栀子等清热解毒、清热燥湿药，赤芍、牡丹皮、丹参、当归等活血化瘀药，青皮、陈皮、枳壳、大腹皮、白芍、茯苓、泽泻、半夏等理气化湿药，也可以选用。

中医药治疗胰腺炎的药理机制并不在于抗菌，而在于消炎（增强抗生素的效果）利胆（扩张胆管、胰管，使胰液、胆液能较快排泄至腹腔）、泻下（使炎性积液、胀气随粪便排出体外，减轻肠道腹腔压力）。服用中药一般 3～7 天就能较快地将血清淀粉酶降下来，病情得到缓解。

（9）痤疮与皮肤裂纹　痤疮与皮肤裂纹会影响美观。随着泼尼松、美卓乐减量，痤疮会逐渐消退，但部分患者会长期存在。待病情稳定后，结合中医药应用清热解毒、凉血化湿，能减少或消除痤疮。中药有生地黄、牡丹皮、赤芍、郁金、黄芩、黄连、秦皮、地肤子、决明子、薏苡仁等，都可以选用。皮肤裂纹不可能重新愈合，但随着血管炎的好转，瘀滞消退，其紫红色会渐渐地变淡最后变为正常的皮肤颜色。

（10）肾上腺皮质功能减退和萎缩　使用激素过程中出现血浆皮质醇下降，激素是加量还是减量这时会出现两难的情况。从表面上看，体内激素水低下，应该加量。可是临床观察到加量的后果是 13 个月后检测血浆皮质醇，其水平继续下降。反映了加量后肾上腺皮质功能受到进一步抑制。为了减轻肾上腺皮质功能受到的抑制，较少泼尼松的用量，就有可能出现病情反跳。在这种情况下，需要综合判断病情调整用药：①泼尼松、美卓乐维持原用的剂量既不用增加，也不必减少，除非病情出现了重大变化，为了控制病情，才考虑激素加量。②可以结合中医药治疗。肾上腺皮质功能减退的中医辨证是命门衰微，肾精阴阳俱损，而不单是命门相火亢盛。治法应为益肾填精，阴阳双补，方用促激素汤，药用熟地黄、肉苁蓉、淫羊藿、鹿角片、炙龟甲。

2. 改善病情西药与中医药同用

为减停免疫抑制剂类药物，应采用中医药治疗。

治疗类风湿关节炎应用 MTX 的患者，在中医药取得效果并稳定的基础上，可以将药量减到 2.5mg/w，患者还必须配合，疼痛稍有波动时，坚持一下，注意观察随诊，以后每 1～6 个月根据病情减量一次，1～2 年完全停用。

雷公藤多苷片：长期使用的患者，毒性反应会逐渐增多增大，毒性反应明显后应立即停药。尤其是未婚女性患者服用雷公藤多苷片出现月经期紊乱应立即停药。

抗疟药羟氯喹可以长期使用，若出现视力模糊即应停药。停药后面部红斑会复发，这时宜用中医药治疗。

3. 常见西药不良反应的中医治疗

西药出现不良反应时临床上一般都考虑先使用西药解决。但有些不良反应缺少能解决问题的西药，或者效果不明显，这时需要结合中医药治疗。传统的解药中药有甘草、黑大豆、绿豆衣、茶叶等煎汤代茶频频饮服。临床使用它们不但能减轻或消除中药的不良反应，对西药的毒性反应也有减轻的效果。骨碎补有解毒功效，这在《本草纲目》上已有记载，云其"主骨中毒气""治耳鸣"。现代药理研究已证实骨碎补具有抗药毒作用，能减轻药物对肝脏和听力的损害。该药剂量为 15～30g。

治疗常见西药不良反应的中医方药归纳如下。

（1）胃肠道反应　中药有藿香、苏梗、白豆蔻、佛手、陈皮、枳壳、半夏、茯苓、黄连、吴茱萸、白芍、丁香、刀豆子、生姜等。中成药有藿香正气散。

（2）肝功能损害　具有保肝降酶效果的中药有柴胡、白芍、当归、连翘、焦栀

子、茵陈、女贞子、枸杞子、败酱草、鸡骨草、虎杖、大黄、黄连、黄芩、五味子、骨碎补等。中成药有逍遥散、垂盆草合剂等。

（3）肾功能损害与膀胱炎　具有降低肌酐、尿素氮、尿酸效果的中药有地黄、牡丹皮、车前子、桑白皮、秦皮、伸筋草、川续断、杜仲、虎杖、大黄等。CTX 引起的膀胱炎尿路刺激症状和血尿，在停药后会持续一段时间。除输液外，中医药可选用：黑大豆 30g，绿豆衣 15g，车前子 30g，秦皮 30g，骨碎补 30g，猪苓 30g，金樱子 15g，覆盆子 15g，白茅根 30g，甘草 15g。

（4）因骨髓抑制而血液细胞减少　风湿病血液细胞减少有两种情况，第一是自身抗体引起的血液细胞破坏而提前死亡，患者的骨髓是正常的；第二是由于药物引起的骨髓抑制而血液细胞减少，患者的骨髓呈增生不良。具有促进骨髓，增加血液细胞的中药有熟地黄、制首乌、山茱萸、女贞子、黄芪、党参、当归、阿胶、鹿茸、鹿角胶、龟甲胶等。

（5）发热　具有退热效果的中药有生石膏、寒水石、知母、金银花、青蒿、黄芩、黄连、淡竹叶等。如果发热持续不退，可能会加重原发的免疫病。药物热在停药后，选服用中药生石膏、知母、青蒿、黄芩等。

（6）生殖毒性　对闭经者，中药宜用当归、益母草、泽兰叶、红花、丹参、川芎、赤芍、制香附等，中成药有益母草膏。对阳痿者，药用鹿角、淫羊藿、仙茅、锁阳、蛇床子等。

（7）皮疹、荨麻疹　临床对药疹有效，并具有抗过敏作用的中药有地肤子、白鲜皮、黄芩、黄连、生地黄、赤芍、牡丹皮、荆芥、蝉蜕等。

（8）口炎、口腔溃疡　生地黄、黄芩、黄连、土茯苓、赤芍、牡丹皮、蒲黄、徐

（9）脱发　熟地黄、制首乌、山茱萸、当归、骨碎补等，对于头发新生有促进作用。

（10）手麻　天麻、白蒺藜、僵蚕、制南星及活血类中药等，对改善手麻症状可能有效。

4. 并发症与加重感染的中医治疗

激素类药物与免疫抑制剂类药物都具有免疫抑制作用。长期使用这两类药物的患者容易感冒和经常继发感染。感染会诱发和加重原有的免疫疾病，感染治愈后，激素类药物与免疫抑制剂类药物还会使体内潜在的感染性炎症病灶扩大和（或）播散严重者演变为败血症，患者甚至可因颅内感染而昏迷。

感染会直接导致患者病危甚至死亡，尤其是系统性红斑狼疮、免疫性肝病等长期使用这两类药物的患者，继发感染更为严重。常见的继发感染如下。

①细菌性感染：常见的有皮肤、肠道、胆道、呼吸道、泌尿道等的细菌性炎症。这有两种情况。一是在自身病灶的基础上继发感染；另一是与自身病灶无关的新发生的继发感染。患病时间越长，服用激素类与免疫抑制剂类药物时间越长，感染越频繁、越严重。肺间质性病变的患者，慢性继发感染性支气管肺炎，可并发呼吸衰竭。溃疡性结肠炎患者的溃疡病灶上常会发生继发细菌性肠炎。患者泌尿道的细菌感染是常见的，为疾病的临床表现之一。干燥综合征患者的腮腺常会继发细菌性腮腺炎。葡萄膜炎常会继发细菌性结膜炎。更多的患者是与自身病灶无关的新发生的细菌性感染。

②真菌性感染：以皮肤、口腔、肠道、呼吸道泌尿道真菌感染最常见。颅内隐球菌感染为严重的并发症。红斑狼疮常有指甲变化。这有两种情况：一是真菌感染引起的灰指甲，二是自身疾病引起的指甲软化。

③病毒性感染：以带状疱疹最为常见，而且不是终身性免疫，可以多次反复发生。口腔疱疹和多发性疣也时有发生。感冒和上呼吸道感染亦常见，大都是病毒或病毒和细菌的混合性感染。

④结核菌感染：体内原有的结核病灶向全肺和全身播散，发生血行播散型肺结核、严重者可结核性脑膜炎，结核性脑膜炎发生头痛昏迷。

（1）中医抗感染的治疗方法

虽然中药的抗感染作用不及西药抗生素，但中医抗感染治疗有其独特的功效，可以与西药优势互补。中医将感染性疾病归于病邪外袭，有以下四大治疗方法。

①驱邪外出：就是将细菌、病毒等致病微生物及其毒素驱逐出体外的治疗方法，称为驱邪外出。如清热化痰法、清热利尿法、疏肝清泄法、汗吐下三法等，以治疗呼吸道、泌尿道、胃肠道、胆道、皮肤等能与外界相通的器官之感染。

②攻邪解毒：有清热解毒、燥湿解毒、凉血解毒、祛风解毒、以毒攻毒等。既能攻治病邪，还有解除毒素的功效和作用。许多清热解毒药、清热燥湿药、凉血祛风药、以毒攻毒药，不但具有抗菌抗病毒作用，而且还具有抗炎、抑制血管通透性、增强炎症病灶部位的免疫吞噬作用及清除毒素的作用，从而促使炎症的吸收。

③扶正祛邪：虚人感染或感染致虚，当采用攻补兼施、扶正祛邪的治疗方法。将扶正药、补益药与清热药、活血药、利水药、祛风药配伍同用，既能较快地恢复体质，同时可以治疗病邪。常使用两类中药，用以扶正托毒，即益气药人参、黄芪，滋阴药鳖甲、天花粉，古方有透脓散、仙方活命饮、托里透脓汤等。适用于严重感染，正气衰竭。现代研究人参、黄芪、鳖

甲、天花粉都具有较强的增强机体免疫作用。

需要注意的是，补药能留邪滞邪：在患者正气未衰尚充的情况下，如果过早地使用扶正药，其效果会适得其反，反而加重病情。

免疫性疾病患者阴虚为多，肾虚为多，尤其是服用激素的患者，内火更大。因此，在自身免疫病的治疗方法中，一般情况下，扶正应以滋阴益肾，填补精血为主，用药选生地黄、麦冬、熟地黄、龟甲等。

④调药伏邪：通过中药性味的适当调节，能使体内的内环境和功能发生变化，而不适宜于病原体的生存繁殖。使用调节药性药味的方法来制伏病邪，这在《金匮要略》上已有论述。最有名的为酸甘调补法治疗肝病，酸收辛伏法乌梅丸治疗蛔厥证。这些治法可借用来治疗慢性肝病和慢性胆道感染。其他尚有酸收苦下法治疗尿路感染。

（2）中医治疗风湿免疫病继发感染

风湿免疫病易并发反复的慢性感染，抗生素耐药疗效明显下降的患者，中医药可以辨证论治。

①肺支气管继发性感染：慢性间质性肺炎常有肺支气管继发感染。在使用抗生素同时使用润肺化痰、祛邪外出类中药可增强疗效。常用的治疗药物有麻黄、黄芩、浙贝母、白毛夏枯草、炙紫菀、合欢皮、莱菔子、白芥子等。

②肠道感染：溃疡性结肠炎在溃疡病灶部位易发生继发性感染，表现为腹泻、腹痛、腹胀加重，并有里急后重的症状，中医可采用清热燥湿与通因通用的治法治则。药用土茯苓、秦皮、黄连、黄芩、苦参、羊蹄根、血见愁（铁苋菜）、徐长卿、炮姜炭、石榴皮以及理气药等。药后可能会使大便次数增多，便质更加稀薄，但患者的腹部会有轻松的感觉。

③慢性尿路感染：对待病情顽固的慢性尿路感染，如果对抗生素耐药，可以用中医药治疗。比如：用清热利尿药，如八正散，可加速细菌的排泄，驱邪外出。用白头翁汤以清热解毒，抗菌消炎。用补肾药扶正祛邪，以提高免疫功能，并改善腰酸腰痛症状；用苦涩的碱性中草药，酸收苦下，碱化尿液，从而形成不利于大肠埃希菌生存的环境；同时用味酸涩的中草药，以改善尿频、尿急的症状。经验方乌蔹莓汤就是按此机制设计的，临床对慢性泌尿性感染、尿道综合征有效。组成：乌蔹莓、白头翁、秦皮、黄连、川续断、杜仲、沙苑子、金樱子、覆盆子、车前子、茯苓等。

④慢性胆囊炎：免疫性肝病并发慢性胆囊炎，既要治疗慢性免疫性肝病，又要治疗慢性胆囊炎，清热利胆与酸收苦下的治法可两面兼顾。药用：生地黄、生石膏、黄连、黄芩、金银花、柴胡、郁金、白芍、败酱草、鸡骨草、乌梅、焦栀子、金雀根、羊蹄根、虎杖等。不但能较快地缓解疼痛，而且能快速降胆红素、转氨酶。

⑤腮腺炎：干燥综合征的腮腺肿胀疼痛，可以是缘于免疫性炎症的充血水肿，也可能是并发了腮腺感染，二者都需要治疗。腮腺感染病毒感染居多，周围淋巴结肿大。古方普济消毒饮用之有效，其中大青叶、板蓝根的剂量宜大一些。腮腺局部外敷金黄散，能较快取得效果。如果继发细菌感染，及时使用抗生素结合中医辨证论治能增效。

⑥带状疱疹：红斑狼疮患者常继发带状疱疹。中医药对于带状疱疹有很好的疗效，而且中药价格远比西药低廉。取六神丸，内服，同时用蒸馏水研末化开，局部外敷，30～120分钟后疼痛可减轻消除。内服普济消毒饮也有效。

总之，中医药对病原体的治疗，尤其是对病毒的治疗效果强于西医药。中医对病菌的治疗，虽然较之西药处于明显弱势的地位，但远没有退出历史舞台。需要加强研究如何中西医结合，与西药优势互补，提高疗效。

对于严重的细菌感染，尤其对毒性较大的菌种，如金黄色葡萄球菌、铜绿假单胞菌，深部真菌感染，隐球菌感染等，单用抗生素与单用中药都难以解决。如将上述方法综合起来，中西医结合治疗的疗效，一定能有所提高。

（七）难点与展望

近年来，中医风湿病关节病学科建设取得长足进步，专科队伍不断发展壮大，造就了一大批专业人才，既继承了历代医家诊疗风湿病学术思想和临床经验，又汲取现代中医风湿病在理论和实践方面的新成就、新技术、新进展，对本类疾病的诊断、治疗、疗效评定标准做了进一步修订，促进了风湿病的诊断、治疗和科研工作的规范化、标准化建设，从中医药领域寻求治疗风湿病更有效的药物和方法，显示出广阔的前景。

1. 名家论著不断涌现

由原全国中医学会内科学会痹病学组《痹病论治学》《实用中医风湿病学》、李济仁仝小林主编的《痹证通论》、李志铭编著的《痹证论》、陈德济主编的《中医风湿病学》、娄玉钤主编的《中国痹病大全》、刘健等编著的《雷公藤治疗风湿病研究》等专著已相继出版，丰富了中西医论治风湿免疫病的方法与思路。

2. 特色诊疗广泛运用

目前风湿病关节病的治疗仍以中医传统理论辨证施治为主，采用经方、时方、经验方，也有用单味药者；中成药益肾蠲痹丸、昆明山海棠、雷公藤制剂等药物广泛运用于临床。配合采用药浴、针灸、按摩、药棒磁疗、蜡疗、水疗、激光、音乐脉冲电疗等多种疗法。对常见的类风湿关节炎、强直性脊柱炎、风湿性关节炎、骨质增生、骨质疏松、硬皮病、皮肌炎等疾病的诊疗显示出中医药特色优势，都取得了较大进展。

3. 中药对风湿性疾病治疗的基础研究不断深入

实验研究表明，许多抗风湿中药，不论是复方或单药，均有解热、镇痛、抗风湿、抗炎、降低理化指标、改善症状等作用。具有抗炎作用的中草药，如雷公藤、青风藤、露蜂房、九节兰、昆明山海棠、秦艽、防己、木瓜、牛膝、蜂王浆、虫类药等，对多种实验性关节炎动物模型，有不同程度的抑制作用。独活、海桐皮、木瓜、五加皮、威灵仙、徐长卿、闹羊花、白花蛇舌草、全蝎、蜈蚣、延胡索、防风等均有镇痛、镇静作用。威灵仙、海风藤、乌头、独活、桑寄生、刘寄奴、防己、川芎、牛膝、桂枝、秦艽、狗脊、昆明山海棠、丹参以及虫类药等均有不同程度的扩张血管、增加血流量、抗凝等作用。利用含药血清对中药药物作用机制的探讨、药效学的研究及长期用药的毒副作用观察，进而客观地评价中医药治疗风湿病有效性；借鉴西医治疗风湿性疾病的评价标准，建立中医治疗风湿性疾病临床疗效评价体系，更加客观地评价中医药治疗的效果。另外，为突出中医辨证论治的特色，不断地规范病名，统一并简化各病的证型，规范治疗方案，并进行长期、大样本的跟踪观察，从而使中医的临床研究更加规范化。

4. 风湿病关节的动物模型研究

上海中医研究院骨伤科所从典型的类风湿患者血液中提取一种物质，先经荧光标记后注入动物血液，发现标记物在关节滑膜内停留，2周后关节肿胀，类风湿因子阳性，血沉升高，继而骨质破坏，病理与人类类风湿关节炎相似。他们还模拟自然界风寒湿环境条件，建立家兔风湿性关节炎模型。还有用甲醛、佐剂等人工建立关节炎动物模型者。中国中医科学院基础理论研究所，以Ⅱ型胶原不完全福氏佐剂注射大鼠，加上寒湿因素，7～15天后可见滑膜细胞增生、纤维素渗出、炎性细胞浸润、软骨细胞扁平层脱落，甚至全层缺损；45天后大部分动物出现软骨下骨损伤，滑膜组织中检出IgG抗体，与人类类风湿关节炎相似，并用此模型证明朱良春的益肾蠲痹丸具有显效，可使实验动物局部胶原纤维减少、软骨细胞得以修复，在临床上也取得相同的效果。这些模型的建立将可能成为研究这类疾病发病机制及药物筛选的重要环节。

风湿病关节病诊疗作为一个既古老又新兴的一门学科，近年来发展迅速，在各方面取得了显著的成绩，中西医对这类疾病的认识越来越接近和统一，同时也存在许多问题与难点。

问题与难点之一：关于病因。中医对疾病的病因常常以症状分析为依据，而西医学则是通过微生物学、生物化学和免疫学等现代科学方法进行检查化验，寻找致病的原因。因此，两者是不同的理论体系，不同的观察方法，结论不可能相同。尽管一般认为中医的病因，实际上是症状学的结论，是一组证候群，但在临床上中医的治疗，又都是根据中医的病因病机而进行的。如对痹证选择祛风、清热、温经散寒和化湿等方药，就是针对"风寒湿杂至，合而为痹"的病因结论而定的，近年来不少资料说明祛风药、清热药、化湿药和温经散寒药对细菌病毒等致病因素有一定作用，以及这些药物在调节免疫功能、改变血液生化性能方面的实验取得不少进展，中医病因学说作为传统医学理论之一，以审证求因作为临床诊治疾病的主要方法，因为目前中草药的性味分析，主治功能都

还是按中医传统病因学说进行分析归类的，有人设想中西医结合的病因学，如气候与生物学结合，天文与生物学结合，进行探讨，既保留中医传统理论又符合现代科学的病因学说，目前仍处于探讨性质，尚未得出公认的结论。

另外，由于经验积累和现代药理研究而发掘发展的一些经验方和单味药，在临床上应用取得较好的疗效，这些方药并不完全按照中医病因的观点而被选用，如现代应用较多并有一定疗效的雷公藤制剂、蚂蚁类制剂，治疗类风湿关节炎。选用雷公藤是因它能调节疫功能、消炎止痛；蚂蚁（又称玄驹）为中国古代传统的补品食品。这些都不是针对祛风、温寒、化湿的中医病因治则而用药，其他如用马钱子丸、刺人参等治疗风湿性疾病的方药很多。这方面有些发展苗头，虽不符合中医的病因学观点，却值得进一步发掘和推广。

问题与难点之二："宏观"与"微观"问题。传统中医讲求望闻问切，衡量治病的疗效亦重视证与症的转归；现代西医讲求通过临床各种检验结果，来评价病情好转与否。中医药诊疗风湿病，还需处理好"宏观"与"微观"的问题，即辨证与辨病问题。宏观辨证是中医的传统辨证方法，以中医理论为指导通过四诊进行病因、病位和病性的分析判断，实施辨证施治。微观辨证则是运用现代科学方法，对疾病进行生理、生化、病理或免疫微生物等方面的检查，以大量参数分析来进行诊断。如对痹证可辨证为风胜型、寒胜型、湿胜型和化热型，然后再对各型用现代科学和技术方法进行检查，如血沉、类风湿因子、ASO、免疫球蛋白、T细胞功能免疫复合物、微量元素、酶谱、透明质酸和各种抗体（如抗核抗体、抗平滑肌抗体、抗心肌抗体等），收集更多的数据来进行分析。吸纳西医辨病观，参考药理研究，挖掘中医

药宝库，发挥中医药特色优势。使辨证更客观、更准确这是中西医结合的一大趋势。

问题与难点之三：中医药在诊疗风湿病运用经方、经验方诊疗风湿病的过程中，是遵循其病机的动态演变规律，参照方证对应，以法统方的原则，施以相应的治法，运用中医辨证论治特色及以同病异治、异病同治的技巧，由于方合病机，故常可取得明显疗效。目前，此领域存在的主要问题是：运用经方、经验方诊疗风湿病个案报道较多，大样本临床研究较少，缺乏统一的诊断分型及疗效评定标准，没有严格合理地对照科研设计，因此，可重复性较差，说服力有限，而且有些研究缺乏系统性、连续性和中医特色。今后应在中医药辨证论治理论和方法的指导下，采取严格设计、统一标准，开展大样本随机对照临床研究，充分借助现代科学技术和手段，进行系统、深入的研究，进一步揭示有效方剂的作用机制，明确其适应证从而为经方、经验方治疗风湿病提供有益思路，探索出新的途径。

总之，传统的中医药在风湿病关节病方面诊疗历史悠久，源远流长。历代中医对风湿病的认识和治疗积累了丰富的经验，近年来又有新的进展，治疗的方法较多，疗效较好，毒性也小。从中医领域进一步寻求治疗风湿病更有效的药物和方法，其价值已为临床实践所证实，展望未来，中医药诊疗风湿病关节病大有可为，必将中西医药并存，得到快速健康地发展。

参考文献

［1］林果为，王吉耀，葛均波，等. 实用内科学［M］：15 版. 北京：人民卫生出版社，2017.

［2］刘健，万磊. 雷公藤治疗风湿病研究［M］. 北京：科学出版社，2020.

［3］姚凤祥. 现代风湿病学［M］. 北京：人民军医出版社，1995.

［4］王承德，沈丕安，胡荫奇. 实用中医风湿病学［M］：2 版. 北京：人民卫生出版社，2009.

［5］李志铭. 痹症论［M］. 广州：广东科学技术出版社，1987.

［6］国家药典委员会. 中华人民共和国药典：一部［M］. 北京：中国医药科技出版社，2015.

第二章　风湿病诊断思路与方法

一、诊断思路

风湿病，病种繁多，证候复杂，常见病证，诊断较易；疑难病症，机因错杂，常茫然失措，不知从何入手；难以明确诊断，影响疗效。兹将诊断该病之思路陈述于下。

（一）明病识证，病证结合

中医辨证是以四诊所获得的材料为依据，但有的临床表现不显著，甚则全无症状，不通过西医的诊断手段是难以确诊的，对于此类患者，中医无证可辨，因此，临床要注重辨病。但有的临床症状较著，限于条件和现的有诊断水平，一时又难以确诊，西医治疗也一筹莫展，对于此类患者，要注重辨证，按中医理论进行辨证施治，以防疾病进一步恶化。由于中医辨证与西医辨病均存在一定的局限性，因此，临床提倡辨病与辨证相结合，以扬长避短，相得益彰。

临床首先要进行辨病诊断，在此基础上，结合临床四诊所得，进行中医辨证诊断，既要明病，又要识证，若不能明病者，立足辨证，不能进行辨证者，立足辨病，尽可能做到明病识证，病证结合，中西合参。值得注意的是，由于我国特有的中西医并存之状况，致使一些中医临床接诊的患者，大部分已经西医诊治过，在这些情况下，有些中医易受西医病名之约束，重辨病而忽视辨证，重专方专药，而放弃中医辨证施治，最终导致疗效不佳，此须引起医务工作者之重视。

（二）审度病势，把握演变规律

疾病的过程，是一个不断变化的过程，但每一种病，均有其一定的变化规律，而这个规律，反过来又能指导辨证。因此，在明确疾病的同时，要把握该病的演变规律，根据不同的阶段，结合临床表现，进行辨证，更具有实用性。但是，虽同一疾病，根据个人条件不同，常有不同的变化，仅根据演变规律辨证又有一定的局限性，须审度病势，结合病情，根据临床具体表现进行辨证。我们在辨证时，应该把疾病看成是动态的，而不是静止的过程，辨证必须善于从变化中去识别，灵活地进行诊断。

（三）审证求因，把握病机

导致风湿病发生的原因很多，总的来说，不外乎六淫、七情、饮食、劳倦及外伤几方面。临床上没有无原因的证候，任何证候都是在致病因素作用下，患者机体所产生的病态反应，中医治病治"本"，"本"包括了病因与主要病机。只有了解了该病的病因与病机，方能抓住疾病的本质，据此立法遣药，疗效方捷。临床诊治，在辨病的前提下，辨证诊断当包括病因与病机诊断，通过分析患者的临床表现，结合每种病因的致病特点，来推求病因之所在及目前的主要病机，为治病求本打下坚实的基础。在审证求因及病机时，当参考以往，直至当前，综合分析，详尽收集病材，尤其注意以往之诊断治疗及用药情况，仔细分析前法为何不效，症结所在，只有这样，才能准确地把握该病的病因与病机，减少诊断的误诊率，提高临床疗效。

疾病是一个不断认识、完善的过程。过去，由于对某些疾病的认识不深入，设备条件简陋，诊断技术水平低，误诊率相当高，随着近年来科技的不断进步，以及广大医务工作者的不断探索，一些新的诊断方法应用到风湿病的诊断，如放射性核素、影像学检查，以及特殊的生化、免疫学检查，基因检测等，大大提高了疾病的诊断率，使诊断水平上升了一个新的台阶。因此，引进新的诊断技术，是提高临床诊断及治疗的重要环节，对某些疑难疾病，一般检查不能确诊者，尽可能采用新的诊断技术，从而提高确诊率。

影响风湿病预后与转归的因素很多，各种因素的强度、频率对预后与转归的影响，临床都应详加研究、分析，控制各种影响因素的发生，有助于病情向好的方面转化。因此，临床上在确诊某种风湿病后，还要考虑影响治疗的各种因素，对该病的预后与转归做出判断。明确预后与转归亦是临床诊断中不可忽视的重要环节。

二、诊断方法

（一）辨病诊断

由于风湿病多种多样，病因病机复杂，临床特点各有异同，因此，医者临证常茫然不识其名，治疗无从着手。医务工作者临床首先要明确诊断，所谓辨病诊断是指借助理化检验仪器等手段，以明确疾病的病因、发病机制，以及一些特异性非正常的临床特征的一种现代诊断方法。辨病诊断是治疗的前提和基础，是提高临床治疗水平的最重要的一个环节。但有些疾病，限于条件和现有水平，尚难以确诊，此有待于进一步研究和检查。

应详细地采集病史；全面的体检，特别要注意关节症状，皮肤和黏膜病变，有无雷诺现象、血管炎病变。根据病史可初步拟诊出不同疾病。疾病包括类风湿关节炎、系统性红斑狼疮、强直性脊柱炎、原发性干燥综合征、骨关节炎、痛风等。

临床辨病应从以下几方面综合判断。

1. 病史及病因

了解病史及病因，有助于明确引起风湿病的原因，对风湿病的诊断意义重大。如人们在工作，运动中甚至在日常生活中都难免发生意外创伤。如工作中的腰扭伤，运动中的摔伤，老年人、小孩的意外跌倒，都可能是引发风湿病的外因。很多风湿病患者都曾住在地下室或潮湿的环境中，这对于体弱多病，"血沉"速度较快的人来说，只要有一点扭伤，过劳，甚至感冒都可能诱发风湿病。据专家统计，100例类风湿患者中，因居住环境潮湿诱发者占27%。体弱多病者免疫功能差，经常感冒，发热，极易引起体内白细胞增加，血液检查，"C-反应蛋白"、抗链球菌溶血素"O"抗体单位升高，炎性反应十分敏感。如治疗不及时，就会转为经久不愈的慢性风湿病。所以，居住环境潮湿是诱发风湿病、类风湿病的不可忽视的重要因素。

风湿病有一定的遗传性，大约有17%的风湿病患者是因为遗传因素而患先天性的风湿病。因此，临床应详细询问病史及家族史，包括起病时情况，诊治经过，以前症状，及父母、兄弟、姐妹、子女等身体状况，有无遗传病史等。

2. 症状

人体是一个有机的整体，皮、肉、筋、脉、骨，经络与脏腑息息相关。身体一旦发病，局部的可影响全身，全身的亦可显现在某一个局部，内部的可牵连及外，外部的亦可涉及于里，有诸内必形诸外，各种风湿病，通常都有其不同的症状，而这些症状通常又是辨病诊断的重要线索，据此表现，做出第一判断，然后围绕第一判断进行各种检查，鉴别诊断，以资确诊。

（1）发热　是风湿免疫病的常见症状，可为低热、中等度发热，也可为高热，往往可表现为不规则的发热，一般无寒战，抗生素无效，同时血沉快，如系统性红斑狼疮、成人斯蒂尔病、急性嗜中性发热性皮病、脂膜炎等均可以发热为首发症状。

（2）疼痛　风湿免疫病的疼痛中，起源于关节及其附属结构的疼痛最为常见，然而肢体和躯干部位的疼痛也可见于内脏和神经系统病变。关节痛、颈肩痛、腰背痛、足跟痛往往是风湿病的主要表现，有时还伴有关节的肿胀。类风湿关节炎常有对称性的关节肿痛，手指关节、腕关节尤为明显；强直性脊柱炎有腰背痛，休息时加重，可伴有足跟痛、红眼；风湿性多肌痛有颈肩痛、肢带肌的疼痛及肌无力。当对一个关节疼痛的患者做出诊断时，如同其他医学学科一样，建议首先考虑排除其他继发性因素的可能，而非局限于就是某一个病。详细的病史有利于做出可靠的鉴别诊断，这一诊断常能在临床检查和简单的实验检查时得到证实。

例如：膝关节部位疼痛在临床中最为多见，但多种疾患均可导致膝关节疼痛。半月板损伤：多有外伤史，关节间隙可有压痛点，休息后疼痛消失，McMurray 征阳性，可有关节交锁。交叉韧带损伤：多有外伤史，关节不稳，试验呈阳性。软骨损伤：关节软骨损伤后可发生骨折或软骨。关节游离体：关节出现交锁现象，休息后疼痛消失，X 线可确诊或关节镜检查亦可确诊。髌骨软骨软化症：青壮年易发生膝前疼痛，久坐后站立疼痛，上、下楼梯疼痛，抗阻力试验阳性，单腿下蹲试验阳性。

（3）皮肤黏膜症状　系统性红斑狼疮、皮肌炎、多肌炎、白塞病、脂膜炎、干燥综合征可有皮疹、光敏感、口腔溃疡、外阴溃疡、眼部症状、网状青紫、皮肤溃疡等。

（4）雷诺征　患者常在受冷或情绪激动后，手指皮色突然变为苍白，继而发紫。发作常从指尖开始，以后扩展至整个手指，甚至手掌部。伴有局部发凉、麻木、针刺感和感觉减退。发病一般见于手指，也可见于足趾，偶可累及耳朵和鼻子。症状发作呈对称性为雷诺综合征的另一重要特征。例如两侧小指和无名指常最先受累，继而延及食指和中指。拇指则因血供较丰富很少累及。两侧手指皮肤颜色改变的程度、范围也是相同的。少数患者最初发作为单侧，以后转为两侧。可见于硬皮病、类风湿关节炎、混合性结缔组织病、系统性红斑狼疮。

病程一般进展缓慢，少数患者进展较快，发作频繁、症状严重、伴有指（趾）肿胀，每次发作持续 1 小时以上，环境温度稍降低、情绪略激动就可诱发。严重的即使在温暖季节症状也不消失，指（趾）端出现营养性改变，如指甲畸形脆裂、指垫萎缩、皮肤光薄、皱纹消失、指尖溃疡偶或坏疽。但桡动脉始终未见减弱。典型雷诺氏征发作时可分为三期。

苍白期：为早期表现，遇寒冷刺激后，指（趾）端皮肤苍白。此变化呈过程性发展，即首先是自指（趾）端开始，而后向指根部及以上部位发展，一般不会超过手腕。皮肤苍白先从一个手指开始，再逐渐累及其他手指，有的几乎可以累及所有手指，由于大拇指血液循环较丰富，所以只在病情较重时才会累及。发作时自觉手指、手掌、脚趾、足部有发冷的感觉，局部温度降低，低于正常人手足温度。同时可有麻木、针刺样、厚重以及僵硬等感觉，弯曲手指会感到手指憋胀，屈伸不利，故可引起运动障碍。有的患者会有多汗等现象。

青紫期：苍白期出现几分钟后，细小动脉痉挛自行解除，而细小静脉仍处于痉挛状态，阻碍血液流动，此时静脉丛和毛细血管出现缺氧性麻痹，血流缓慢或淤滞，致使血中氧含量减少，于是出现皮肤苍白后的青紫现象。此时自觉症状一般较轻。

潮红期：青紫的指（趾）得到温暖后，寒冷刺激解除，可使血管痉挛缓解或消失，此时细动脉、毛细血管和细静脉反应性充血，使皮肤出现潮红现象。此时局部温度增高，可有肿胀及轻度搏动性疼痛。当血液灌流正常后，皮肤颜色和自觉症状均恢复正常。

但也有许多"雷诺征"患者病情发作，不像上述有清楚的规律性变化，各期的表现界线不太清楚，如有的患者发病直接进入青紫期，严重患者此期可持续几个月而不缓解，发作呈持续状态，间歇期几乎消失，有局部组织营养性变化，如皮肤萎缩或增厚，指甲呈纵向弯曲畸形，指垫消瘦，末节指骨脱钙，指尖溃疡并向指甲下扩展，引起指甲与甲床分离，伴有剧烈疼痛。此外，还可能引起指端坏疽。10%～12%患者在长期患病后可出现局限的指（趾）皮肤硬化。也有的患者始终处在第一期，后二期不太明显；也有的患者不经过潮红期即由苍白和（或）青紫期后直接恢复正常。个别患者偶尔也会在鼻尖、颧颊、耳廓等头面部部位出现类似症状。

（5）肌肉的不适感觉、关节肿胀和压痛　可有肌肉疼痛、肌无力，肌酶升高、肌电图表现为肌原性损害等，如皮肌炎/多肌炎、混合性结缔组织病、系统性红斑狼疮等。往往出现在有疼痛的关节，是滑膜炎或周围软组织炎的体征，其程度因炎症轻重不同而异。可由关节腔积液或滑膜肥厚所致。骨性增生性肥大则多见于骨性关节炎。

（6）系统损害　有些风湿免疫病特别是自身免疫性结缔组织病如系统性红斑狼疮、类风湿关节炎等可有多个器官的损害，如表现为心脏损害（心包炎、心肌炎、心内膜炎）、肾脏损害（蛋白尿、血尿、浮肿、高血压、肾衰竭）、血液系统（白细胞减少、红细胞减少、血小板减少、溶血等）、呼吸系统（间质性肺炎、肺动脉高压、胸腔积液）、消化系统（肝功能损害、黄疸）等。

（7）常见自身抗体　抗核抗体、抗ds-DNA抗体、抗ENA抗体、抗血小板抗体、抗心磷脂抗体、类风湿因子等。

（8）系统性血管炎　是以血管炎症反应为主要病理改变的一类炎性疾病，包括大动脉炎、巨细胞动脉炎、结节性多动脉炎、韦格氏肉芽肿等。症状比较复杂，往往会有血沉快、发热、系统损害等症状，需要有经验的专业医生来诊断。

（9）混合性结缔组织病　在临床上往往同时有多种症状，如肿胀指，有雷诺现象，手指尖有血管炎的表现，可有肌肉疼痛、关节肿痛，吃东西时有梗噎感，还可有肺、心，甚至肾脏损害的表现，类似系统性红斑狼疮、硬皮病、肌炎和类风湿关节炎，但不能明确诊断为其中任何一种疾病，同时患者血中可检查出高滴度抗核糖核蛋白抗体，这种患者常被诊为混合性结缔组织病。

混合性结缔组织病的患者，有些患者混合性结缔组织病表现为一种独立的疾病，有些患者可逐渐演变为典型的硬皮病或系统性红斑狼疮，而混合性结缔组织病只是硬皮病或系统性红斑狼疮的前期表现。因此，有人认为混合结缔组织病不是一种独立的疾病。混合性结缔组织病的治疗主要根据某一时期的突出临床表现采用不同药物。

3. 实验室检查

单纯从病史及症状不足以确诊为某种风湿病，临床需借助实验室检查以明确诊断或进行鉴别诊断。

（1）抗核抗体（ANA）　抗核抗体是血

清中存在的一组抗多种细胞核成分自身抗体的总称。ANA 可见于多种风湿性疾病，包括系统性红斑狼疮（SLE）、药物性狼疮、混合性结缔组织病（MCTD）、类风湿关节炎（RA）、干燥综合征（SS）、系统性硬化症（PSS）、多发性肌炎（PM）/ 皮肌炎（DM）及慢性活动性肝炎等。

（2）抗双链 DNA 抗体（抗 ds-DNA 抗体）脱氧核糖核酸分为双链 DNA（ds-DNA）和单链 DNA（ss-DNA）两种。针对前者的自身抗体为系统性红斑狼疮的标记性抗体，而后者则见于多种风湿性疾病。

（3）抗组蛋白抗体（AHA）组蛋白是染色质的基本结构单位核小体的重要组成部分，含有 H_1、H_{2A}、H_{2B}、H_3、H_4 5 个单位。抗组蛋白抗体在系统性红斑狼疮中阳性率达 50% ～ 70%，在活动期可超过 80%。而在几乎所有的药物性狼疮中都可检测到。在类风湿关节炎中为 15%，在 Felty 综合征中为 80%，在 JRA 中为 50% ～ 70%。

（4）抗核小体抗体 核小体是组蛋白与 DNA 的复合物。组蛋白与 DNA 一起形成高度有序的核小体。抗核小体抗体是 SLE 的高度特异性标记性抗体。对 SLE 的敏感性为 58% ～ 71%，特异性为 97% ～ 99%，与疾病的活动性相关，多见于活动性狼疮特别是狼疮肾中。

（5）抗 Sm 抗体和抗 RNP 抗体 抗 Sm 抗体在系统性红斑狼疮中阳性率为 5% ～ 30.2%，虽然敏感性低，但特异性高，约为 92%。抗 RNP 抗体阳性的患者常有双手肿胀、雷诺现象、指端硬化、肌炎，且抗 DNA 抗体多为阴性，肾脏受累较少。高低度的抗 U1-RNP 抗体为混合性结缔组织病的标记，阳性率为 95% ～ 100%。

（6）类风湿因子（RF）类风湿因子是一种以变性 IgG 的 Fc 段为靶抗原的自身抗体，存在于类风湿关节炎及某些自身免疫病患者的血清和关节液中。RF 可分为 IgM、

IgG、IgA、IgE 四型。其临床意义在于：RF 对类风湿关节炎的诊断很有意义，阳性率为 60% ～ 80%。IgM-RF 持续阳性的患者更易发生骨侵蚀。高水平 IgM-RF 阳性的患者预后差。IgM-RF 滴度与 RA 疾病活动性的体征，如关节疼痛数和关节肿胀数相关。IgM-RF 滴度高低是评价 RA 疾病活动性可靠、敏感的指标。

（7）抗环状瓜氨酸多肽抗体（抗 CCP 抗体）抗 CCP 抗体是针对环状聚丝蛋白多肽片段的自身抗体，以 IgG 型为主。抗 CCP 抗体是类风湿关节炎高度特异性的抗体，阳性率为 51%，特异性 > 96%，与类风湿关节炎的预后有很强的相关性。

（8）抗 RA-33 抗体(anti-RA33 antibody) 抗 RA-33 抗体是对 Hela 细胞的核蛋白产生的一种特异性抗体。其靶抗原为 33kD 的核酸蛋白。在 RA 各项早期诊断指标中，抗 RA33 抗体特异性高，阳性率为 35.85%。该抗体的消长与病情及用药无关。

（9）抗角蛋白抗体（AKA）AKA 抗体的检测对 RF 阴性或抗 RA33/RA36 抗体阴性的 RA 患者提供诊断指标。抗角蛋白抗体与疾病严重程度和活动性相关，在 RA 早期甚至临床表现出现前即可出现。因此，对 RA 早期诊断和预后判断很有意义。

（10）抗链球菌壁多糖抗体（ASP）本试验系根据链球菌细胞壁抗原与人心脏瓣膜糖蛋白有共同抗原性原理设计。余步云教授等经过近十年在千例以上患者的临床应用，证明本试验对诊断风湿热具有较好的敏感性和特异性。ASP 在检测风湿热的活动性方面，所针对的靶器官是心瓣膜，即心瓣膜有无风湿性炎症。

（11）外周血淋巴细胞促凝血活性试验（PCA）本试验系根据已致敏的淋巴细胞再次接触相同抗原时，其表面可出现凝血酶样物质，可促进凝血的原理设计。余步云教授等在国内外首先研究应用 A 组 β 溶血

性链球菌胞膜作为特异性刺激原，刺激急性风湿热患者外周血淋巴细胞，发现其凝血活性增高，其增高程度在风湿热患者较其他疾病为显著。经过15年的临床研究和反复验证和临床推广应用，认为本试验可作为一项诊断风湿性心肌炎的细胞免疫学的指标。

（12）抗中性粒细胞胞质抗体（ANCA）ANCA的相应靶抗原为丝氨酸蛋白酶PR3、MPO和一些少见的抗原如弹性蛋白酶等，是系统性血管炎的血清标记物。其临床意义如下。① ANCA主要表现两种核型：胞质型（c-ANCA）主要与韦格氏肉芽肿血管炎有关；核周型（P-ANCA）主要见于显微镜下多血管炎、Churg-Strass综合征和少免疫沉积型节段坏死性肾小球肾炎和新月体肾炎。② ANCA对于血管炎疾病的鉴别诊断及预后估计均有价值，而且是疾病活动的一个重要指标。在患者发病（复发）时，ANCA滴度均升高。有研究表明，c-ANCA在血管炎复发前2～5周可升高4倍。所以，c-ANCA可作为预测病情复发的指标。c-ANCA滴度可鉴别复发与其他原因（如感染）造成的病情恶化。

（13）抗SSA和抗SSB 由于此两种抗体与干燥综合征（Sjogren syndrome，SS）相关而得名。这两种抗体虽然与SS有关，但在其他结缔组织病中亦可存在。原发性SS患者抗SSA和抗SSB抗体阳性率分别为60%和40%，抗SSB抗体在诊断干燥综合征方面较抗SSA抗体更为特异。抗SSA和抗SSB抗体可造成新生儿狼疮及婴儿心脏传导阻滞等先天性心脏病。抗SSA和抗SSB阳性的患者常有血管炎、淋巴结肿大、白细胞减少、光过敏、皮损、紫癜等临床表现。

（14）HLA-B27 HLA是人类白细胞抗原的英文缩写。血清阴性脊柱关节病大多与HLA-B27密切相关，特别是与强直性脊柱炎有很强的相关性，90%左右强直性脊柱炎患者HLA-B27阳性。故HLA-B27检查对诊断强直性脊柱炎有参考价值，尤其对临床高度怀疑病例。但因为还有10%左右强直性脊柱炎HLA-B27阴性，故HLA-B27阴性也不能除外该病。但查出HLA-B27阳性并不能确诊为强直性脊柱炎，因为HLA-B27阳性的人群中仅20%的人患强直性脊柱炎。也不能说HLA-B27阳性即会患强直性脊柱炎，因为HLA-B27仅是强直性脊柱炎的一个易发病的因素。HLA-B27对诊断未分化脊柱关节病也有重要意义。HLA-B27是从父母遗传的，终生携带，不会随治疗而转阴。

（15）自身免疫性肝炎系列 抗核抗体（ANA）、抗肝细胞膜抗体、抗平滑肌抗体（SMA）、抗肝肾微粒体抗体（LKM抗体）、抗肝胰自身抗体（抗LP）和抗可溶性肝细胞抗体（SLA）、抗线粒体抗体（AMA）。

SMA抗体的靶抗原是平滑肌细胞支架的多种成分。有35%～70%的自身免疫性肝炎（AIH）1型患者血清中可以测出高滴度的AMA，常伴有ANA阳性。ANA和SMA被认为是AIH 1型的标记性抗体。

1973年Rizzetto等报告用鼠肝和鼠肾作底物、以间接免疫荧光法检测时，发现肝细胞内和肾近端曲管内有荧光反应，他们称此抗体为KLM-1抗体，并指出它是AIH 2型的标记性抗体。后来证实细胞色素P4502D6（CYP2D6）是KLM-1的靶抗原。在体外实验中显示，此种抗体能够抑制CYP2D6的生物活性和能够激活肝内T细胞浸润。95%～100%的AIH 2型患者呈LKM-1抗体阳性。

抗肝胰自身抗体（抗LP）和抗可溶性肝细胞抗体（SLA）的靶抗原在肝胰组织匀浆上清液中。后来发现SLA抗体与LP抗体相同的靶抗原起反应，两者可能是同一种抗体，因此合并称之为抗SLA/LP抗体。

抗 SLA/LP 抗体被认为是 AIH-3 型的标记抗体。

抗线粒体抗体（AMA）为一组可同线粒体内膜或外膜上多种酶复合物成分结合的自身抗体的总称。主要出现于原发性胆汁性肝硬化患者血清中。

（二）辨证诊断

辨证诊断是指通过四诊所获得的材料，综合分析，辨为中医某病某证的一种诊断方法，它是中医立法处方的根基。有是证用是药，只有辨证准确，才能恰当施治，临床才能取得满意疗效。中医治病，立足辨证，只有诊断为某种证型，才能确立相应治法，然后依法组方，理法方药一线贯穿。若不明此理，不加辨证，治法失宜，则疗效不佳。辨证诊断是我们临床治疗的重要环节，是中医的最根本的理论与基础，临床切不可忽视。中医辨证诊断主要通过望、闻、问、切四诊，全面了解病情，以此综合分析，辨别该病之阴阳虚实，表里寒热之变化，气血津液之盛衰，为立法处方提供依据，现将风湿病有关诊察方法及辨证内容分述如下。

1. 诊察方法

（1）望诊

望诊主要通过对神、色、形、态、五官、舌象以及分泌物，排泄物等进行有目的的观察，以了解病情，测知脏腑虚、实、寒、热等变化情况。

①望神：通过望神可了解脏腑气血阴阳之盛衰，病情之轻重，预后之好坏。若患者神志清楚，语言清晰，目光明亮，精神内含，反应灵敏，动作灵活，呼吸平稳，肌肉不削，是谓有神。表示脏腑功能未衰，即使病情较重，预后亦好。若患者精神不振，倦怠乏力，动作迟缓，多是气血不足或脾肾亏虚之象。若患者目光晦暗，神志模糊，呼吸气微等，多见晚期，表示病情危重，预后不佳。

②望面色：患者面色白为虚证、寒证或血虚；面色苍白而虚浮多为气虚，枯槁多为血虚；面色淡黄属脾胃气虚，气血双亏之象；面色鲜黄多属湿热，暗黄属寒湿；面色晦暗为气滞血瘀，脉络阻滞；面色黑为阴寒水盛；面色青多为寒证、痛证。

③望形态：外形与五脏相应，一般地说，五脏强壮，外形也强壮，五脏衰弱，外形也衰弱。形体结实，肌肉充实，皮肤润泽，表示体格强壮，正气充盛；形体瘦弱，肌肉瘦削，皮肤枯燥，表示身体虚弱，正气不足。形体肥胖，气短无力，多为脾虚有痰湿；形体消瘦，多为阴虚有火。手足屈伸困难或肿胀，多为风寒湿痹；红肿疼痛，多为湿热痹阻。抽搐痉挛，多为肝风。足膝软弱，行动不灵，多为痿证。一侧手足举动不遂，多为中风偏瘫。

④望五官：眼睑浮肿，如刚卧起之状，多为风水；眼睑内膜苍白，为病日久，气血亏虚之象；双目上吊或斜视，为动风，常见晚期。

口唇色淡，为脾虚气血不足；唇色鲜红，为阴虚火旺；唇色青紫，为血瘀；唇口青黑，为冷极；环口黑色，为肾绝；口唇干焦紫黑更是恶候。

牙龈淡白，为脾虚气血不足；牙龈出血，不红不肿，为脾不统血或肾火伤络；牙齿易脱落，为肾病日久，肾精亏虚，骨失所养；牙关紧闭，为惊风之候，多见于脑病或疾病晚期。

咽喉红肿热痛，为热毒内盛，多见于各种急性感染；咽部色红娇嫩，为肾水亏虚，阴虚火旺，虚火上炎之候。

⑤望二便：尿液浑浊不清有泡沫，多见肾病蛋白尿；尿色鲜红或如洗肉水样，为血尿；尿黄而热，为湿热下注；尿清而长，为肾阳不足，属虚寒之证；尿如米泔或牛奶，为乳糜尿；尿中有脓样分泌物，

为脓尿，见于各种泌尿系感染。

大便稀溏，为脾肾阳虚，属虚寒；大便秘结，多属热盛或津亏；大便带血或黑或柏油便，见于各种出血证；或为湿热伤络，或为脾不统血。

⑥望二阴：阴囊、阴茎肿大，甚或透亮，多为肾病水肿较著时的表现；女子前阴红赤湿烂，为下焦湿热，可见尿路感染及各种性病；肛裂多为热盛，脱肛多为中气下陷。

⑦望皮肤：皮肤出现瘀点瘀斑，为瘀血内停之象，皮肤干枯、脱屑，为阴津不足；皮肤有蝶形红斑者，常见系统性红斑狼疮；皮肤出现结节，为血瘀，色红为血热，色淡暗，为气血不足；皮肤有疔肿、疮疡者，为湿热内盛。

⑧望舌象：舌质淡，多为风寒；舌质淡体胖边有齿痕，而苔白滑，为寒湿盛；舌质淡体瘦小苔薄白，为气血亏；舌质光红无苔，或苔少，为阴虚火旺；舌质红主热；舌红苔薄白而燥为风热；舌质红苔黄而厚，多为湿热证；舌质红绛，主热极，或热入营血；舌质紫暗，有瘀点、瘀斑或舌下脉络迂曲紫暗，主瘀血内停；舌体强硬，活动不灵活，为热伤津或气血两虚，或肝风内动；舌苔白厚而腻，痰湿内蕴；舌苔黄厚而腻，为湿热内蕴；少苔无苔主气阴两虚。

（2）闻诊

①听声音：语声洪亮，多言躁动，多属热证、实证；语声低怯，少言而静，多属虚证、寒证；神志昏迷，胡言乱语，声高有力，属热；神志不清，言语重复，时断时续，声音低弱是郑声，为正气衰败。出现咳嗽，咳嗽声音清高伴有清涕者，为外感风寒；咳声重浊伴有浊涕者，为外感风热；咳嗽伴有喘促气逆，不能平卧者，多为肾阳不足，水气上犯，凌心射肺所致。多见合并心力衰竭，病情危重。呼吸微弱，

气短，呼多吸少，皆为肾气不足摄纳无权之象。

②嗅气味：汗多无味，属卫阳不固；汗多有酸味，多为气分实热；汗多有"尿臊味"，甚则口腔及居室均可闻及，属肾脏精气衰败，湿热浊邪内蕴。

呕吐物气味臭秽者，多因胃热或宿食积滞化热所致；若呕吐物清稀无味，或略带腥味，属脾胃虚寒，胃气上逆；呕吐物带有血腥味者，多为胃络受损，血气上冲所为，常见于胃肠炎伴出血者。

小便腥臭，为下焦湿热；小便清长无味，多为脾肾阳虚；大便酸臭，是内有食积；大便恶臭，为湿热内蕴；大便稀溏，无臭味，为脾肾虚寒；大便带有血腥味，是湿热伤及肠络之便血证。

（3）问诊

一般项目：包括姓名、性别、年龄、民族、职业、婚否、籍贯、工作单位、住址等内容。因许多风湿性疾病与年龄、性别、职业、周围环境等密切相关，故询问上述情况，有助于判断疾病。

主诉：主诉是患者就诊时最主要的痛苦或最明显的症状，包括持续时间。准确的主诉可帮助医生判断风湿病的大致类别，也是围绕主诉进行诊断、处理的依据，因此主诉在诊断方面具有重要的作用。

现病史：现病史包括疾病从初起到就诊时整个病情演变及诊治经过，包括起病时间，当时情况，诊断治疗所用药物、效果及现在症状等。本章节注重介绍现在症状的问诊情况。

寒热：患者出现恶寒发热，谓感受外邪，其中恶寒重发热轻，是感受风寒，发热重恶寒轻，是感受风热；若但热不寒，高热不退，是里热实证；午后发热多为湿热；若低热或五心烦热，多是阴虚发热；若但寒不热，多是内寒，脾肾阳虚所致。

汗：动则汗出，活动尤甚，是谓自汗，

属阳虚，卫外不固；睡时出汗，醒则汗止，是谓盗汗，属阴虚，阴不潜阳所致；若冷汗淋漓，见面色苍白，四肢厥冷，脉微欲绝者，是阳气将绝之危象。

周身：肌肉关节疼痛，屈伸不利。若见疼痛游走，痛无定处，时有恶风发热，舌淡苔薄白，脉浮，为风邪入侵；疼痛较剧，痛有定处，遇寒加重，苔薄白，脉弦紧，为寒邪；肢体酸困重浊，肿胀，苔白腻，为湿邪；关节疼痛，局部灼热红肿，苔黄，为热邪；局部刺痛，拒按，舌暗，脉弦，为瘀血内阻。

饮食：饮食正常，虽病但脾胃功能尚健运；若纳差食少，是脾失健运；纳少便溏，是脾肾阳虚，纳差腹胀，恶心呕吐，是脾虚湿浊上逆所为。疾病过程中食欲逐渐好转是胃气渐复，病情好转的表现；若食欲渐减，是胃气渐衰，病情继续发展。口渴多饮示津伤，口淡不渴示湿困脾阳，口干而渴但饮水不多，多属阴虚或瘀血。

二便：包括大小便的次数，量的多少。便时异常感觉及时间等。小便清长量多，畏寒喜暖，属虚寒证；夜间小便量多，常是肾功能衰退的早期表现。小便短赤量少，多属热证，小便频数伴热涩刺疼，多属湿热下注膀胱；若频数清澈，多是肾气不固，膀胱失约；排尿时伴疼感是湿热下注；小便不畅，点滴而出或不通，常是肾阳虚衰，不能化气行水所致；小便失禁或遗尿，多属肾气不固，膀胱失约而为。大便秘结，排出困难，多是热盛伤津或久病阴虚；大便稀溏，或先干后稀，日行数次，是脾肾阳虚，运化失司。

月经：月经后期，量少色淡，是气血不足；夹杂有血块，是兼有血瘀；闭经多是肾病日久，瘀血内停，水邪内闭而致。

睡眠：心烦不寐，多是心肾不交，或阴虚火旺；而易醒，多是心脾两虚；嗜睡多是阳虚阴盛或湿困脾阳所致。

既往史：详细询问以往身体状况，曾患疾病，尤其与本病有密切相关的，了解这些情况，有助于疾病的诊断。

家族史：询问患者父母、兄弟、姐妹及子女的健康情况，尤其注意有无遗传性疾病，对于与遗传因素有关的疾病诊断意义重大。

（4）切诊

脉诊：正常脉象是和缓有力，从容有节，不快不慢。对肾脏病患者，若脉见沉弱无力，多见肺、脾、肾气虚或阳虚；脉见沉细，多是阴阳两虚，或气血双亏，或气阴不足；脉见弦滑或滑数，是内有湿热；脉见洪数，是阳热亢盛；脉弦细，是肾阴亏，或阴虚阳亢；脉见沉弦或沉涩，多为气滞血瘀；脉见浮数或浮紧，是外感风热或风寒；脉大空虚，重按无力，是脏器衰竭，阴阳离决之象。

按诊：肌肤濡软喜按，为虚证，硬痛拒按，属实证；肌肤干燥，是阴血不足；重手按压，按之凹陷，不能即起，是水肿，多为肾阳虚所为；手足俱冷，是阳虚阴盛，属寒；手足俱热，多是阳亢或阴虚，属热。

2. 辨证内容

（1）风寒痹阻辨证要点　关节疼痛，游走不定，遇寒加重等。

（2）寒湿痹阻辨证要点　关节肿胀疼痛，重着，痛有定处，昼轻夜重等。

（3）风寒湿痹阻辨证要点　关节疼痛、沉重、痛处肿胀，游走不定等。

（4）湿热痹阻辨证要点　关节红肿、灼热、疼痛、重着、屈伸不利，遇热加重等。

（5）热毒痹阻辨证要点　关节或肌肉灼热疼痛，肌肤出现紫红的斑疹或结节，关节屈伸不利等。

（6）痰浊痹阻辨证要点　关节肿胀，呈现漫肿，麻木，疼痛较轻等。

（7）瘀血痹阻辨证要点　肌肉关节刺

痛，痛处固定，拒按，局部有硬结等。

（8）肝肾亏虚辨证要点　关节疼痛入夜尤甚，筋脉拘急，腰膝酸软，头晕目眩等。

（9）脾肾阳虚辨证要点　关节冷痛，肿胀，足跟痛，怕冷畏寒，腹泻等。

（10）气血两虚辨证要点　肌肉关节酸痛，活动后加重，麻木，乏困无力等。

第三章　治疗原则与用药规律

风湿病是一类侵犯多种组织多系统和内脏器官的自身免疫性疾病。程度不同的免疫性炎症反应，可造成各种组织和器官损伤，严重影响其正常功能。甚至造成致命性损害。每个患者，同一种疾病，不同病程都有其特殊性。应该仔细评价，以制订出其个人的治疗计划。治疗目标应包括缓解症状，改善病情，恢复功能，提高生活质量，尽可能延续患者的生命。由于目前大部分风湿性疾病还不能根治，因此要争取患者的合作，长期坚持治疗。治疗的方法包括药物、理疗、休息及锻炼、矫形及手术。要教育患者了解自己的病情，配合治疗。

一、治疗法则

治法是辨清证候，审明病因、病机之后，有针对性地采取的治疗方案，是治疗疾病成败的关键。由于风湿病证型各异，治法众多，因此，在治疗风湿病时，为了提高临床疗效，尤其应注意治法的选择。临床可从以下几方面考虑。

1. 据证选法，随证而变

治法是在辨证基础上确立的，因此，每种治法都有一定适应证。如祛风散寒法适应于风寒痹阻型，清热利湿法适应于湿热痹阻型等等。据证选择针对性的治疗方法突出了中医特色，也是中医治病之精髓。我们临床在治疗风湿病时，首先要立足辨证，通过对四诊所获得的材料，进行综合分析，辨为某病某证，然后据证立法，才有可能达到满意的效果。由于患者体质、地区、时令、病程等因素的影响，同一种疾病，每个患者又有各自不同的特点，因此，在选择治法时又要有个体化的原则，

注意证型之间的转化，随着证型的转化，选择不同的治法，随证而变之。

2. 标本缓急，治有先后

风湿病多虚实夹杂，本虚标实，因此在选择治法时，要分清标本，权衡轻重缓急，或寓攻于补，或寓补于攻，或攻补兼施。一般情况下，若正气虚弱而致病者，应先治其虚，治法以补虚为先。但若标实较重，如不及时解决，可危及患者生命或影响疾病治疗时，又当急则治其标，治法以祛邪为先。临床对于虚实夹杂的风湿病患者，当根据病性轻重、标本缓急，选择恰当的治疗方法。

3. 证型兼加，分清主次

一些风湿病，临床证型复杂，证型多有兼加，临证之时，要分清主症，据主症立法。对所发生的兼症，待主症解决后再予以解决，或立法时以主症为中心，对兼症予以兼顾，主症是代表疾病的主要病机，是临床需要立即解决的问题，若不分主次，立法失当，常延误病情，或加剧病情恶化程度，因而医者临床要善抓主症，据主症立法，方可获得良效。

（一）常规治疗

1. 辨证论治

辨证论治是中医治病之精髓。中医治疗风湿病最常规的手段，亦是辨证治疗，其总的治疗原则不外乎治病求本，扶正祛邪，调理脏腑功能，使之阴阳平衡。但由于每种疾病临床表现各异，阴阳寒热虚实之不同，脏腑阴阳气血盛衰之多少，夹湿、夹热、夹瘀、夹痰等不同，因此治疗法则各有所异，现将常用的治疗法则简介如下。

（1）祛风散寒法　适用于风寒痹阻之

痹证。临床特点：肢体关节冷痛，游走不定，遇寒痛剧，得热痛减，局部皮色不红，触之不热，关节屈伸不利，或恶风畏寒，舌质淡红或暗红，苔薄白，脉弦紧或弦缓或浮。

（2）散寒祛湿法　适用于寒湿痹阻之痹证。临床特点：肢体关节冷痛，重着，痛处固定，屈伸不利，昼轻夜重，遇寒痛剧，或痛处肿胀，寒冷和阴雨天则加重，舌体胖，质淡，苔白腻，脉弦紧或弦缓。

（3）祛风散寒除湿法　适用于风寒湿痹阻之痹证。临床特点：肢体关节冷痛沉重，痛处游走不定，局部肿胀，屈伸不利，气候剧变则疼痛加重，恶风畏寒，舌质淡红或暗红，苔薄白或白腻，脉浮紧、沉紧或弦缓。

（4）清热除湿法　适用于湿热痹阻之痹证。临床特点：关节或肌肉重着，局部红肿、灼热疼痛，发热，口渴不欲饮，烦闷不安，尿黄，舌红，苔黄腻，脉滑数或濡数。

（5）清热解毒法　适用于热毒痹阻之痹证。临床特点：关节疼痛，灼热红肿，痛不可触，触之痛甚，得寒则舒，关节屈伸不利，或肌肤出现紫红色斑疹及皮下结节，高热烦渴，面赤咽痛，尿频便秘，甚则神昏谵语，舌红或绛，苔黄，脉滑数或弦数。

（6）行气化痰法　适用于痰浊痹阻之痹证。临床特点：关节肿胀，甚至关节上下漫肿，肢体疼痛麻木，皮下可见硬结，伴见头晕，头重如裹，胸脘满闷，恶心纳呆，泛吐痰涎，舌体胖，色暗，苔白腻，脉沉弦滑。

（7）活血化瘀法　适用于瘀血痹阻之痹证。临床特点：肌肉关节刺痛，部位固定不移，痛处拒按，日轻夜重，局部肿胀或有硬结、瘀斑，肌肤甲错，口干不欲饮，舌质紫暗或有瘀斑，苔薄白，脉沉涩或细涩。

（8）益气补血法　适用于气血两虚之痹证。临床特点：关节肌肉酸痛无力，活动后加重，或肢体麻木，筋脉肌肉抽搐，肌肉萎缩，关节变形，少气懒言，自汗，心悸，面黄少华，舌淡苔薄白，脉细弱。

（9）滋补肝肾法　适用于肝肾亏虚之痹证。临床特点：肌肉关节烦痛，入夜尤甚，肌肤麻木不仁，步履艰难，筋脉拘急，屈伸不利，腰膝酸软无力，日久关节变形，形体消瘦，或头晕目眩，咽干口燥，耳鸣，盗汗，五心烦热，男子遗精，女子月经量少，舌红少苔，脉细数。

（10）温补脾肾法　适用于脾肾阳虚之痹证。临床特点：关节冷痛，肿胀，昼轻夜重，屈伸不利，足跟疼痛，畏寒喜暖，手足不温，口淡不渴，毛发脱落或早白，齿松或脱落，或面浮肢肿，或小便清长，或纳呆，舌淡胖，边有齿痕，苔白滑，脉沉弱无力。

2.病证结合治疗

中西医属于不同的医疗体系，治法上亦各有千秋，中医治疗注重整体，西医治疗注重病因。因大多数风湿病是病因作用与机体整体功能紊乱两方面作用的结果，因而，在治疗上应把辨病与辨证有机地结合起来，取长补短、相互补充，中西合璧以提高疗效。近年来，西医学对风湿病的发病机制、功能改变及检查诊断技术等方面进展很快，大大提高了风湿病的诊断率，亦相应提高了治疗水平。但是，仍有很多风湿病虽然诊断明确，但无确切有效的治疗方法。而中医于此，以自己特有的理论体系为指导，采取辨证施治，则能明显减轻患者的临床症状，控制病情的发展。再则有些风湿病，西医药虽控制症状很好，但患者病情易反复或复发，应用抗生素杀灭细菌，控制症状很好，但由于患者抵抗能力不强，长期应用上述药物反会减弱疗效，使病情缠绵难愈或愈而复发，因此，若在急性期积极控制感染后，再配合中医清利余邪，扶助正气之品，则能明显提高疗效，减少复发机会。因而，临床医务工作者，应尽可能做到既辨病又辨证，不可只重辨病忽视辨证，或只重视辨证而忽视辨病，病证结合，才能提高治疗效率。

辨病与辨证相结合尚包括微观辨证之意，即借助西医理化指标，把中医辨证与西医辨病有机地结合起来，以提高风湿病辨证的准确性。微观辨证是近年来风湿病中医临床与科研的热门课题，许多学者对此进行了大量有益的探索，据此，在辨病治疗的同时，配合相应证型的中药予以治疗，则大大提高治疗效果。但是，由于风湿病众多，临床辨证标准不一致，加之其他一些因素的影响，影响了微观辨证的准确性，此有待于临床进一步研究。

所谓病证结合治疗，即指中西医结合治疗，中西医结合治疗风湿病的原则，以减少毒副作用，防止病情恶化或复发，提高临床疗效为目的。目前在以下几个方面中西医结合取得了较为满意的成果。

（1）中医辨证施治对抗激素、免疫抑制剂等药物的毒副作用。

（2）减少疾病的复发率。

（3）提高西药药物的敏感性。

（4）对危重症患者，以西医药为主，待病情缓解后配合中药治疗，提高临床疗效。

许多患者早期阶段可能局限于关节疼痛、腰痛、身痛等几个症状，化验指标正常或轻度异常，没达到某些风湿病的诊断标准，西药选择治疗有困难时，可选用中药治疗，能有效改善患者临床症状，减轻患者痛苦。已确诊的慢性风湿病如类风湿关节炎、强直性脊柱炎等，可根据病情采取以中医药辨证论治为主的治疗原则，分别采用疏风祛湿、温经散寒、温寒祛湿、清热凉血、活血通络、补肾壮骨等不同治疗方法。或散风寒于外，或清热除湿于内，或活血以祛瘀，或温经以通络，邪去络通，"通则不痛"，故能迅速减轻患者痛苦。研究表明，临床常用祛风除湿类中药，大多具有与西药非甾体类抗炎镇痛药同样的抗炎镇痛作用，其减轻患者临床症状之力虽稍逊于西药，但不良反应很少，临床可结合辨证酌情选用。若属寒者，可选用桂枝、麻黄、乌头、附子、羌活、独活、细辛等；属热者，可选用忍冬藤、青风藤、海桐皮、秦艽、牛膝、黄柏、丹皮等；属瘀者，可选用桃仁、红花、乳香、三七、丹参、蒲黄、血竭；属虚者，可选用人参、黄芪、当归、熟地、鸡血藤、淫羊藿、巴戟天、杜仲、骨碎补等。中药还能通过调节人体的免疫功能，有效地缓解病情，改善体质，减少激素撤减过程中复发的危险性，减少发作次数和发作严重程度，从而能有效地减缓甚至阻止疾病的进程。

3.一般调护

（1）饮食　可能加重类风湿关节炎症状的食物主要有如下几类。高脂肪类：脂肪在体内氧化过程中，能产生酮体，而过多的酮体，对关节有较强的刺激作用，因此患者不宜多吃高脂肪类食物，如牛奶、肥肉等，炒菜、烧汤也宜少放油。海产类：患者不宜多吃无鳞鱼及海产品，如鲶鱼、泥鳅、黄鳝、海带、海参、海鱼、海虾等，因其中含有嘌呤较高，被人体吸收后，能在关节中形成尿酸盐结晶，使关节症状加重。过酸、过咸类：如花生、白酒、白糖以及鸡、鸭、鱼、肉、蛋等酸性食物摄入过多，超过体内正常的酸碱度值，则会使体内酸碱度值一过性偏高，使乳酸分泌增多，且消耗体内一定量的钙、镁等离子，而加重症状。同样，若吃过咸的食物如咸菜、咸蛋、咸鱼等，会使体内钠离子增多，而加重患者的症状。

（2）休息　过度劳累，正气易损，风

寒湿邪可乘虚而入。因而，做到劳逸结合，饮食有节，起居有常，不妄劳作，活动与休息适度是很重要的。

（3）锻炼增强身体素质　经常参加体育锻炼或生产劳动，强健体魄，提高抗病能力及防御风寒湿邪侵袭的能力。患者的日常生活活动训练的目的，是为了使病残者无论在家庭或社会都能够不依赖他人而独立生活。日常生活活动包括起床、穿脱衣服、清洁卫生、饮食、上厕所、上下楼梯或乘坐轮椅、收拾床铺、开关电灯、平地步行等等，这些动作的完成是维持独立生活不可缺少的。当患者经过努力能完成这些动作时，在心理上就可以建立起独立生活的信念，从而对康复治疗充满信心，最后取得治疗的成功。

日常生活活动，应根据患者不同的情况进行训练，如尚无明显关节活动功能障碍时，应做活动幅度较大的生活上的自我服务动作；如已有明显的功能障碍时，要重点保持洗漱、吃饭、步行、上厕所等功能；已有支撑或行走困难时，应首先教患者学会正确地使用拐杖、轮椅等其他工具；在日常生活活动训练有困难时，还可配合使用自助装置。

（4）对症治疗　某些风湿病在疾病发生发展过程中，常有许多症状发生，而这些症状反过来除加重原有病情外，又是致死的重要原因。因而，在积极进行病因治疗外，常配合对症治疗，方能提高疗效，缩短病程，以早期治愈。

（5）护理　中医历来重视疾病的调养与护理工作。调养与护理的好坏，直接影响临床疗效的高低。中医护理还包括病室环境起居，情志等内容，根据不同的病情，给予正确的护理，能调理阴阳，保养精气，为病者创造良好的条件，使其心情舒畅，安心接受治疗，促使病情尽快痊愈。

（二）新进展与新疗法

1. 中药气雾经皮渗透疗法

中药汽雾的温热刺激使皮肤温度升高，皮肤毛细血管扩张，促进血液及淋巴液的循环，促进机体新陈代谢，使周围组织营养得以改善，药汽的温热刺激还使毛孔开放，全身出汗，让体内"邪毒"随汗排出体外，既扶元固本又消除疲劳，给人以舒畅之感；同时又能刺激皮肤的神经末梢感受器，通过神经系统形成新的反射，从而破坏了原有的病理反射联系，达到治愈疾病的目的。药气在由下至上循行的途径上，还同时渗透穴位、疏通经络（所谓"通则不痛，痛则不通"），故能益气养血，调节机体阴阳平衡。

采用合适的汽疗设备，可使治疗过程成为"桑拿"一般的享受过程，有助于消除患者的紧张感、不适感，提高对药物治疗的接受度，从"心理"和"意识"的层面上调动患者"正气"的自主性抗病祛病能力。真正实现了"让良药不再苦口，让治疗成为享受"的梦想。

2. 干细胞移植治疗风湿免疫病

造血干细胞移植。人类造血干细胞形态上类似于小淋巴细胞，在骨髓中仅占有核细胞的1%左右。人类造血干细胞来自于胚胎期卵黄囊的间皮细胞，是人体内最独特的体细胞群。具有极高的自我更新、多向分化与重建长期造血的潜能及损伤后自我修复的能力。另外还具有广泛迁移和特异的定向（所谓"归巢"）特性，能优先定位种植于适当的微环境（如骨髓等处）内，并以非增殖状态和缺乏系列相关性抗原的方式存在。

干细胞（stem cells，SC）是一类具有自我复制能力（self-renewing）的多潜能细胞，干细胞是一种未充分分化，尚不成熟的细胞，具有再生各种组织器官和人体的潜在功能，医学界称为"万用细胞"。

3. 免疫吸附法

操作方法：将患者血液引出体外，建立体外循环并抗凝，血液流经血浆分离器分离出血浆，将血浆引入免疫吸附器与免疫吸附剂接触，以选择性吸附的方式清除致病物质，然后将净化的血浆回输患者体内，达到治疗目的。或不分离血浆，直接进行血液灌流式免疫吸附治疗。

适应证：多种风湿免疫疾病，尤其是系统性红斑狼疮和系统性血管炎等；免疫相关性皮肤病；肾脏疾病，与免疫相关的肾炎，包括紫癜肾、IgA 肾病等。

4. 中医现代灸法治疗

《黄帝内经》中指出"药之不及，针之不到，必须灸之"，非常准确地阐明了灸法治疗的不可替代性。灸法，是借助艾火的纯阳热力给人体以温热性刺激，通过经络腧穴的传导，打通经脉，调节脏腑的阴阳平衡，增强新陈代谢，活化细胞，以达到治病的目的。

二、用药规律

（一）辨病用药

西医药治疗风湿病因病而异，但已有其一定的规律性，兹简介如下。

1. 非甾体抗炎药（NSAIDs）

此类药物的作用主要通过解热、消炎和镇痛，而达到减轻炎症反应的目的。最早应用的阿司匹林，至今仍为治疗急性风湿热及风湿性关节炎的有效药物。后来研发出各种水杨酸类药物，常用的有布洛芬、双氯芬酸、吲哚美辛、吡罗昔康、萘普生等，但各种药物的药代动力学及不良反应各不相同，主要对胃肠、肾、肝和血液系统，使用时一定要注意剂量、用法、不良反应等。

2. 肾上腺皮质激素

主要是指糖皮质激素，因为这类药物有抗炎和免疫抑制作用，有较强和快速的消除炎症及炎症反应带来的各种症状，如发热、关节肿胀和疼痛。所以对各种风湿性疾病，常被用为第一线药物。临床上应用的有短效、中效和长效等制剂。用法有口服、肌内或关节腔内注射，静脉注射，可根据病种、病情作不同的选择。但由于其并非根治药物，长期大量使用可诱发感染、骨质疏松、股骨头坏死、糖尿病、消化性溃疡、高血压、精神异常等；且如停药过快易产生病情反跳现象，故应注意根据病种和病情，调节使用药物的种类和剂量。除重症患者外，原则上以小剂量，短疗程为宜。

3. 改善病情的抗风湿药物（DMARDs）

DMARDs 又称为慢作用抗风湿药物，此类药物包括许多种类结构不同，作用各异的药物。它们的共性是起效比较慢，有一定蓄积作用，故停药后，作用消失也较慢，仍可维持一段时间。它们并无直接消炎止痛作用，但通过不同的机制可以起到抗炎及免疫或免疫抑制作用。因而，也可以改善关节肿胀，疼痛，僵直和减轻系统性症状，降低急性期 C- 反应蛋白、血沉。如使用时间较长，也可改善其他免疫指标，如 RF、ANA 等。有的尚可使放射影像得到改善。DMARDs 类的药物包括有抗疟药氯喹、羟氯喹、柳氮磺胺吡啶、甲氨蝶呤、硫唑嘌呤、环磷酰胺、青霉胺、金制剂、环孢素 A 及来氟米特等。

4. 生物制剂

生物制剂是通过生物工程方法制造的生物大分子，能拮抗特定致病性靶分子，从而靶向性地阻断疾病的发生和发展进程。从第一个 TNF-α 抑制剂的上市，到目前已经出现的十多种生物制剂，用于治疗各种风湿免疫性疾病。常见的有依那西普、阿达木单抗、英夫利西、利妥昔单抗、贝利尤单抗、托法替布片等。

以上各种药物对人体重要的脏器（肝，肾，膀胱，肺，胃肠，生殖腺）和组织（骨髓）各有不同的毒性作用，应注意适应证的选择。

（二）辨证用药

（1）祛风散寒　代表方防风汤、乌头汤、当归四逆散等。常用药物有：桂枝、防风、乌头、羌活、细辛等。

（2）祛湿散寒　代表方附子汤、乌头汤等。常用药有：羌活、独活、秦艽、附子、肉桂、防风等。

（3）祛风散寒除湿　代表方羌活胜湿汤、蠲痹汤等。常用药有：羌活、独活、肉桂、防风、防己等。

（4）清热除湿　代表方四妙散、桂枝芍药知母汤等。常用药有：苍术、黄柏、薏仁、知母等。

（5）清热解毒　代表方四妙勇安汤、犀角地黄汤等。常用药有：生地、丹皮、公英、黄连、黄芩、连翘等。

（6）化痰行气　代表方二陈汤、导痰汤等。常用药有：半夏、茯苓、白术、陈皮、胆南星等。

（7）活血化瘀　代表方桃红四物汤、身痛逐瘀汤等。常用药有：当归、桃仁、红花、川芎、姜黄、没药等。

（8）益气养血　代表方八珍汤、黄芪桂枝五物汤等。常用药有：黄芪、党参、茯苓、白芍、当归等。

（9）滋补肝肾　代表方独活寄生汤、左归丸等。常用药有：熟地、龟甲、杜仲、牛膝、川断等。

（10）温补脾肾　代表方金匮肾气丸、右归丸等。常用药有：附子、肉桂、仙茅、淫羊藿、狗脊等。

（11）通络药　海风藤、青风藤、丝瓜络、忍冬藤、蜈蚣、地龙等。

（三）中西药合用

中西药合用目前仍以减少毒副作用、防止病情恶化或复发、协同提高疗效为原则，临床较为成功的中西药合用规律简介如下。

（1）激素协同中药治疗风湿病　在应用大剂量激素过程中，患者常表现为阴虚内热或阳热亢盛之候，此时配合中药养阴清热解毒之品，能减轻激素所引起的不良反应。在撤减激素时，适当配合温阳之品，既能巩固疗效，又能阻止撤减激素所引起的"反跳"现象，撤减后根据脏腑阴阳偏盛偏衰的具体情况，可分别采用温阳益气、益气养阴之品，以调理脏腑功能，巩固疗效，防止复发。

（2）免疫抑制剂配合中药治疗　应用免疫抑制剂治疗风湿病，临床主要引起胃肠道反应，此时可配合调中和胃降逆、解毒化瘀之品，以减轻或预防胃肠道等不良反应，使治疗得以顺利实施或进行。若后期出现脱发、头晕耳鸣等，则可采用滋阴补肾之品解决上述不良反应。

（3）感染性风湿病的治疗　西药以抗生素为主，配合中医辨证施治，能明显提高疗效，缩短病程，减少复发机会。

（四）特殊用药方法

内科治疗以口服或静脉给药为主要途径，随着近年来广大医务工作者的共同努力，发现了一些新的用药方法，并取得了满意疗效，现介绍如下。

1. 水针

水针即是把药物注射到一定穴位，从而达到治疗作用的一种治疗方法。如血海、足三里穴位注射川芎嗪用于气滞血瘀型的以下肢关节疼痛为主要表现的风湿病患者，可以达到活血化瘀、通络止痛的目的；或足三里穴位注射甲氧氯普胺，用以治疗伴有恶心、呕吐症状的风湿病患者。

2. 蜡疗

先将蜡袋加温软化，放到发病的部位，每日 1 次，每次 15~20 分钟。适应证：主要用于风寒型风湿病患者，表现为关节肿痛、肢体麻木、畏寒怕冷、遇冷加重、得温痛减。由于石蜡加热后可塑性强，能够包裹人体各个关节，适用范围较广。

3. 按摩疗法

可以先用推、理、揉手法，轻轻按摩，先使患部肌肉松弛，气血畅行；继而使用点、按、捏、拿手法，达到舒筋活络止痛的目的，最后用摇、搓、揉等手法。每次治疗时间 15 ～ 30 分钟，2 ～ 3 天一次。具有疏通经络，调和气血、消肿止痛的作用。适应证：外可用于筋脉、筋肉、骨骼、关节损伤，气滞血瘀型的风湿病患者，表现为肢体肿胀、麻木、酸困等，内可调节脏腑气血、虚实、阴阳，如脾胃运化不良，

脘腹胀满等。老年体弱者注意手法宜轻柔。

4. 药浴

药浴始源于《内经》，近年来医务工作者将此法用于风湿病的治疗，取得了一定效果。

5. 泥炭疗法

将泥土块在火中烧成黑黄色，研成粉末与水调和，涂抹全身或患处，亦可将粉末倒入浴盆浴洗。这种疗法对风湿有显著疗效，在欧洲已有几百年的历史，其中德国就有用泥炭疗法治疗风湿病。适应于风寒湿痹，以畏寒肢冷、怕风、怕凉，肢体麻木、胀痛为主要表现的风湿性疼痛，应用中注意有皮肤溃疡、过敏者慎用。

以上疗法可以单独使用，也可以相互结合使用。采用蜡疗时，要注意温度及时间，以免烫伤皮肤。外敷药物时，要注意及时更换，不可以久敷。按摩时手法要轻柔，不可以使用猛力、暴力，以免引起骨折等。

第四章　提高临床疗效的思路方法

许多风湿病，迄今为止尚没有比较好的治疗方法，中医虽然通过数十年临床及实验研究，对一些风湿病在理论上和实践上都有一定提高，但临床疗效则有很大差距，如何提高中医药临床疗效，可以从以下几方面予以重视。

一、辨证准确，临证不误

中医治病是以辨证施治为原则，但辨证之法最为讲究，辨证准确与否，直接影响立法遣药，亦是治疗成败之关键。临床辨证首先审证入微，全面分析，尽可能详细收集病材，不可因某些材料之遗漏而致辨证不准，甚至误诊，尤其注意以往诊断治疗及用药情况，仔细分析前法何以不效，症结何在。其次，临证不惑，对临床繁杂的症状进行去伪存真，透过现象，抓住疾病的本质，尤其善抓主症，切中病机，对病情兼夹之证，可适当予以兼顾。只有辨证准确，才能采取针对性治疗措施，而获得良好的治疗效果。

二、知常达变，圆机活法

每种风湿病均有一定的生理、病理变化规律，临床在掌握证候病机动态变化规律时，要突出治疗个体化特点，做到因病治宜、因时制宜、因动制动、因势利导等原则。疾病本身就是一个动态发展的过程，我们临证之时切不可一成不变、一法到底，当随病情变化而随时改变立法处方；做到证型改变，立法亦变，处方亦随之改变，知常达变，圆机活法，才能提高临床疗效。

三、遣药精当，平稳为上

辨证准确，立法无误前提下，精当遣药亦为疗效发挥之关键。于此，首先要熟识药性，对于某证，何药为首选，何药可用可不用，何药决不可用，对有毒副作用之品，应随机佐入他药，以制约其不良反应；其次，要注意用药平稳，大毒攻邪，衰半即止。不可过量，矫枉过正，后患无穷。迫不得已，必须选用时，应注意随机加入扶正之品，寓攻于补，方致不谬。再次，选药之时，应优先选用一药多用，一举多得之药。如是精妙配伍，参机佐使，以达良效。

四、参考微观辨证，提高宏观辨证准确性

近年来许多学者在探索中医证型与实验室指标的内在联系，众多研究表明，风湿病不同的中医证型，其临床及生化常规检查指标的变化不尽相同，临床通过参考微观辨证，可大大增加宏观辨证的准确性，无疑对提高临床疗效具有十分重要意义。

五、参考实验室检查及现代中药药理研究

中医治疗虽以辨证施治为原则，但临床若能结合实验检查及现代中药药理研究成果，则能明显提高临床疗效。如实验室检查全血黏度增高，在辨证基础上，适当选加一些活血化瘀之品，临床疗效明显提高。

六、内外结合，双管齐下

内服药物虽是治疗风湿病的主要手段，但内服药首先要通过消化道吸收，才能发挥作用，对于一些风湿病很难直达病所，外治法则可扬长避短，直达病所，发挥作用。因此，临床当中在注重内服药物治疗的同时，还应注意外治疗法的应用，把二者有机地结合起来，协同发挥作用，此亦是提高临床疗效的又一途径。

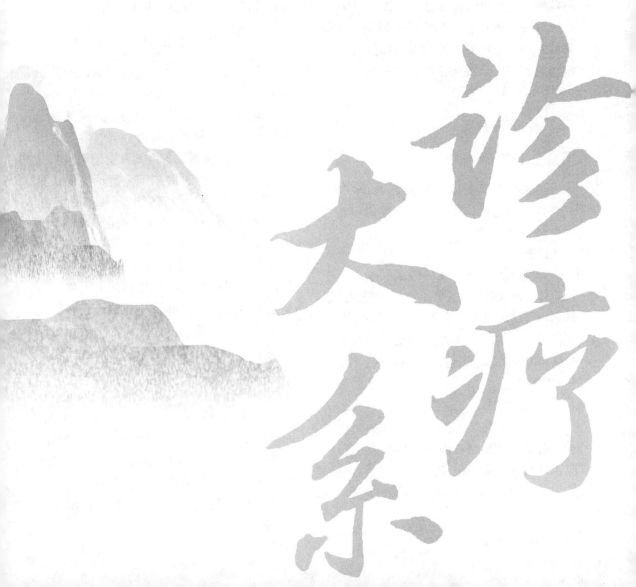

临床篇

诊疗大系

第五章　类风湿关节炎

类风湿关节炎（rheumatoid arthritis, RA）是一种以慢性侵蚀性关节炎为特征的全身性自身免疫病。类风湿关节炎的病变特点为滑膜炎，以及由此造成的关节软骨和骨质破坏。其主要临床表现为对称性关节肿痛，晚期可出现关节强直或畸形，功能严重受损。如不经过正规治疗，约75%的患者在3年内会出现残疾。类风湿关节炎患者遍布世界各地，不同人群的患病率为0.18%～1.07%，其发病具有一定的种族差异，印第安人高于白种人，白种人高于亚洲黄种人。在我国该病总患者数逾500万。类风湿关节炎在各年龄段皆可发病，发病高峰在30～50岁，女性发病高于男性。该病属于中医风湿病范畴，中医可诊断为"尪痹""历节""痹证"。

一、病因病机

（一）西医学认识

类风湿关节炎的发病原因尚不明确，一般认为与遗传、环境、感染等因素密切相关。

1. 遗传因素

类风湿关节炎患者一级亲属中患病的风险较普通人群高1.5倍。孪生子研究结果显示，与类风湿关节炎相关的各种因素中，遗传因素占50%～60%。与类风湿关节炎发病相关的易感基因包括HLA-DR、PADI4和PTPN22等。

2. 感染因素

某些病毒和细菌感染可能作为始动因子，启动携带易感基因的个体发生免疫反应，进而导致类风湿关节炎的发病。与类风湿关节炎发病相关的病原体包括EB病毒、细小病毒B19、流感病毒及结核分枝杆菌等。

3. 性激素

类风湿关节炎发病率男女之比为1：（3～4），提示性激素可能参与发病。另外，女性类风湿关节炎患者在怀孕期间病情可减轻，分娩后1～3个月易复发，提示孕激素水平下降或雌-孕激素失调可能与类风湿关节炎的发病有关。

4. 其他因素

吸烟、寒冷、外伤及精神刺激等因素可能与类风湿关节炎的发生有关。

（二）中医学认识

中医对类风湿关节炎病因病机的认识最早见于《内经》。《素问·痹论》指出"风、寒、湿三气杂至，合而为痹，其风气胜者为行痹，寒气胜者为痛痹，湿气胜者为着痹也""所谓痹者，各以其时重感于风寒湿者也"。除此之外，《素问·痹论》还认为"所谓饮食居处，为其病本"，痹病的产生又与饮食和生活环境有关。而在《素问·评热病论》中曰"风雨寒热，不得虚，不能独伤人""不与风寒湿气合，故不为痹"，概括地说，风、寒、湿、热邪是类风湿关节炎发生发展的外部条件，而诸虚内存，正气不足才是其发病的内部原因。正如巢元方所著《诸病源候论》云："风湿痹病之状，或皮肤顽厚，或肌肉酸痛。风寒湿三气杂至，合而成痹，其风湿气多，而寒气少者，为风湿痹也；由血气虚则受风湿，而成此病。久不瘥，入于经络，搏于阳经，亦变令身体手足不随。"由此可见，类风湿关节炎的发病既有外因，又有内因，外因为标，内因为本，内外相互联系，相互作用，使类风湿关节炎在中医的病因病机中表现复杂多变。其发病及病机特点主要有以下几个方面。

1. 外感六淫

外感六淫是类风湿关节炎发病的外部因素。《内经》所谓"风寒湿三气杂至，合而为痹"的论点，是中医对类风湿关节炎六淫致病最早论述，目前多将其分为感受风寒湿邪而发的风寒湿痹，以及因感受湿热之邪或风寒湿邪化热而发的湿热痹。

2. 正气不足

正气不足是类风湿关节炎发病的根本原因。类风湿关节炎发病的基础首先是人体禀赋不足，素体气虚，或因饮食不节，涉水冒雨，起居失于调节，引起气血不足，肌肤失养，腠理空虚，卫外不固，外邪易于入侵，阻塞气血经络，流注于经络、关节、肌肉，而致本病。或因房劳过度，肾气亏耗，精气日衰，则邪易妄入；或过逸之人，缺少锻炼，正气渐虚，筋骨脆弱，久致肝肾虚损，气虚血亏，后天失于濡养，稍有外感，邪易乘虚而入，与血相搏，阳气痹阻，经络不畅，瘀痰内生，流注关节。还有既病之后，无力驱邪外出，以至风、寒、湿、热之邪逐渐深入，流注于筋骨血脉，使气血不畅而成痹病。由此可见正虚于内是发病的根本因素。

3. 瘀血痰浊

瘀血痰浊使类风湿关节炎病因病机纷繁复杂，瘀血痰浊可以是诱发类风湿关节炎的病因，也可以是病邪作用人体的病理性产物。一方面，中医认为类风湿关节炎的发病为正气不足，脏腑气血阴阳失调，并会产生瘀血与痰饮。而另一方面，类风湿关节炎又具有迁延不愈的特点，内虚与外邪相合，又可以加重瘀血和痰浊。

总之，类风湿关节炎的发病是内因与外因相互作用的结果，外感六淫是致病的外在因素，或风寒合病，或寒湿杂病，或风湿相兼，或湿热相合，使气血运行不畅而发病。正气不足，人体禀赋阴阳各有偏盛偏衰，使人体容易被外邪所伤，是类风湿关节炎发病的根本原因，也是发病的内在基础。病邪作用于人体产生瘀血痰浊，而瘀血痰浊也是类风湿关节炎发病的病因之一，瘀血痰浊既阻滞气血经脉，又相互影响，相互作用，使瘀血痰浊互相交结，胶着于经络血脉和肌肤筋骨关节，使类风湿关节炎顽固难愈，成为顽痹，迁延时日，久痹入络，经久不愈。痹证日久，首先是风寒湿痹或热痹久病不愈，气血阻滞逐渐加重，瘀血痰浊阻痹经络，临床可表现为关节肿大、屈伸不利、皮肤瘀斑或结节；其次是外邪入侵，日久不去，使气血伤耗，而造成不同程度的气血亏虚的证候，严重者甚至可以表现出阴阳俱损的证候；最后因其气血阴阳亏虚，卫外不足，又容易复感于邪。因病邪所伤及脏腑不同，又分为心痹、肺痹、脾痹、肝痹、肾痹之五脏痹。也可根据病邪所犯人体部分的不同，形成皮痹、肉痹、筋痹、脉痹、骨痹之五体痹。

综上所述，正气不足，使人体易感受六淫之邪，形成瘀血痰浊，而使类风湿关节炎发病；反之外感六淫之邪以及瘀血痰浊又可伤及正气，正气更虚，由此互相影响，加重病情，难以根除。主要病机是风、寒、湿、热之六淫邪气，侵犯人体，留注关节，闭阻经络，气血运行不畅导致。临床分型如吴鞠通所言"大抵不外寒热两端，虚实异治"，按寒热大体可分为风寒湿痹和热痹两大类。类风湿关节炎病程日久，又可见关节肿大、屈伸不利，皮肤红斑结节，气血阴阳耗损，又易复感外邪使病情加重。由于类风湿关节炎病因繁乱，病机复杂，临床表现纷繁复杂，病程缠绵日久，所以临床用药当仔细辨证，谨慎用药，标本兼顾，才可取得良好的治疗效果。

二、临床诊断

（一）辨病诊断

1. 临床诊断

类风湿关节炎常表现为对称性、持续性肿胀和压痛，晨僵常持续 1 小时以上。最为常见的关节畸形是腕和肘关节强直、掌指关节的半脱位、手指向尺侧偏斜和呈"天鹅颈样"及"纽扣花样"表现。重症患者关节呈纤维性或骨性强直，并因关节周围肌肉萎缩、痉挛而失去关节功能，致使生活不能自理。除关节症状外，还可出现关节外或内脏损害，如类风湿结节，心、肺、肾、周围神经及眼等病变。

（1）美国风湿病学会 1987 年修订的 RA 分类标准如下 ①晨僵至少 1 小时（≥6 周）。②3 个或 3 个以上的关节受累（≥6 周）。③手关节（腕、掌指关节或近端指间关节）受累（≥6 周）。④对称性关节炎（≥6 周）。⑤有类风湿皮下结节。⑥X 线片改变。⑦血清类风湿因子阳性。以上 7 条，满足 4 条或 4 条以上可以确诊 RA。

（2）病情分三期 ①早期：有滑膜炎，无软骨破坏。②中期：介于上、下之间（有炎症、关节破坏、关节外表现）。③晚期：已有关节结构破坏，无进行性滑膜炎。

（3）关节功能分级 ①Ⅰ级：功能状态完好，能完成日常任务无碍（能自由活动）。②Ⅱ级：能从事正常活动，但有 1 个或多个关节活动受限或不适（中度受限）。③Ⅲ级：只能胜任一般职业性任务或自理生活中的一部分（显著受限）。④Ⅳ级：大部分或完全丧失活动能力，需要长期卧床或依赖轮椅，很少或不能生活自理（卧床或轮椅）。

（4）活动性指标 ①关节疼痛≥4 个。②晨僵＞30 分钟。③ESR≥30mm/h。④CRP 增高。⑤血小板（PLT）增高。⑥贫血。⑦RF（+）1∶20 以上。⑧有关节外表现（发热、贫血、血管炎等）。

2. 相关检查

（1）实验室检查

①一般检查：血常规、尿常规、血沉、C- 反应蛋白、生化（肝、肾功能、A/G）、免疫球蛋白、蛋白电泳、补体等。

②自身抗体：类风湿因子（RF-IgM）、抗环状瓜氨酸（CCP）抗体、类风湿因子 IgG 及 IgA、抗核周因子、抗角蛋白抗体，以及抗核抗体、抗 ENA 抗体等。

③遗传学标记：HLA-DR4 及 HLA-DR1 亚型。多数活动期患者有轻至中度正细胞低色素性贫血，白细胞计数大多正常，有时可见嗜酸性粒细胞和血小板增多，血清免疫球蛋白 IgG、IgM、IgA 可升高，血清补体水平多数正常或轻度升高，60%～80% 患者有高滴度类风湿因子（RF），但 RF 阳性也见于慢性感染（肝炎、结核等）、其他结缔组织病和正常老年人。其他如抗角质蛋白抗体（AKA）、抗核周因子（APF）和抗环瓜氨酸多肽（CCP）等自身抗体对类风湿关节炎的诊断有较高的诊断特异性。

（2）影像学检查

①X 线片：关节 X 线片可见软组织肿胀、骨质疏松及病情进展后的关节面囊性变、侵袭性骨破坏、关节面模糊、关节间隙狭窄、关节融合及脱位。胸部 X 线片可见肺间质病变、胸腔积液等。

X 线分期：Ⅰ期，正常或骨质疏松；Ⅱ期，骨质疏松，有轻度关节面下骨质侵袭或破坏，关节间隙轻度狭窄；Ⅲ期，关节面下明显的骨质侵袭和破坏，关节间隙明显狭窄，关节半脱位畸形；Ⅳ期，上述改变合并有关节纤维性或骨性强直。

②CT 检查：胸部 CT 可进一步提示肺部病变，尤其高分辨 CT 对肺间质病变更敏感。

③MRI检查：手关节及腕关节的 MRI 检查可提示早期的滑膜炎病变，对发现类风湿关节炎患者的早期关节破坏很有帮助。

④超声：关节超声是简易的无创性检查，对于滑膜炎、关节积液以及关节破坏有鉴别意义。有研究认为其与 MRI 有较好的一致性。

（3）特殊检查

①关节穿刺术：适用于关节腔积液的关节。关节液的检查包括：关节液培养、类风湿因子检测、抗 CCP 抗体检测、抗核抗体等，并做偏振光检测鉴别痛风相关的尿酸盐结晶。

②关节镜及关节滑膜活检：对 RA 的诊断及鉴别诊断很有价值，对于单关节难治性的 RA 有辅助的治疗作用。

（二）辨证诊断

望诊：四肢关节正常或有肿胀变形，舌苔腻。

闻诊：无特殊声音改变或气味改变。

问诊：肢体关节疼痛、运动障碍。

切诊：脉濡或滑。

1. 风湿痹阻证

临床证候：肢体关节疼痛、重着，或有肿胀，痛处游走不定，关节屈伸不利，舌质淡红，苔白腻，脉濡或滑。

辨证要点：游走不定，舌质淡红，苔白腻，脉濡或滑。

2. 寒湿痹阻证

临床证候：肢体关节冷痛，局部肿胀，屈伸不利，关节拘急，局部畏寒，得寒痛剧，得热痛减，皮色不红，舌胖，舌质淡暗，苔白腻或白滑，脉弦缓或沉紧。

辨证要点：关节冷痛，得寒痛剧，得热痛减，舌质暗淡，苔白腻或白滑，脉弦滑或沉紧。

3. 湿热痹阻证

临床证候：关节肿痛，触之灼热或有热感，口渴不欲饮，烦闷不安，或有发热，舌质红，苔黄腻，脉濡数或滑数。

辨证要点：关节肿痛，有灼热感，舌质红，苔黄腻，脉濡或滑数。

4. 痰瘀痹阻证

临床证候：关节肿痛日久不消，晨僵，屈伸不利，关节周围或皮下结节，舌暗紫，苔白厚或厚腻，脉沉细涩或沉滑。

辨证要点：日久不消，或有皮下结节，舌暗紫，苔白厚或厚腻，脉沉细涩或沉滑。

5. 气阴两虚证

临床证候：关节肌肉酸痛无力，活动后加剧，或肢体麻木，筋惕肉瞤，肌肉萎缩，关节变形；少气乏力，自汗，心悸，头晕目眩，面黄少华，舌淡苔薄白，脉细弱。

辨证要点：活动后加剧，肌肉萎缩，少气乏力，面黄少华，舌淡苔薄白，脉细弱。

6. 肝肾不足证

临床证候：关节肌肉疼痛，肿大或僵硬变形，屈伸不利，腰膝酸软无力，关节发凉，畏寒喜暖，舌红，苔薄白，脉沉弱。

辨证要点：腰膝酸软无力，畏寒喜暖，舌红，苔薄白，脉沉弱。

三、鉴别诊断

（一）西医学鉴别诊断

1. 骨关节炎

多见于中、老年人，起病过程大多缓慢。本病好发于膝、髋、手（远端指间关节、第一腕掌关节）、足（第一跖趾关节、足跟）、脊柱（颈椎及腰椎）等负重或活动较多的关节，而掌指关节、腕关节及其他关节较少受累。病情通常随活动而加重或因休息而减轻。晨僵时间多小于半小时。双手受累时查体可见 Heberden 和 Bouchard 结节，膝关节可触及摩擦感。不伴有皮下结节及血管炎等关节外表现。类风湿因子多为阴性，少数老年患者可有低滴度阳性，伴有滑膜炎的患者可出现 CRP 和 ESR 轻度升高。

2. 银屑病关节炎

银屑病关节炎的多关节炎和类风湿关节炎很相似。但本病患者有特征性银屑皮疹或指甲病变，或伴有银屑病家族史。常累及远端指间关节，早期多为非对称性分布，血清类风湿因子等抗体为阴性。

3. 强直性脊柱炎

本病以青年男性多发，以中轴关节如骶髂及脊柱关节受累为主，虽有外周关节病变，但多表现为下肢大关节，为非对称性的肿胀和疼痛，并常伴有棘突、大转子、跟腱、脊肋关节等肌腱和韧带附着点疼痛。关节外表现多为虹膜睫状体炎、心脏传导阻滞及主动脉瓣闭锁不全等。X 线片可见骶髂关节侵袭、破坏或融合，患者类风湿因子阴性，并且多为 HLA-B27 抗原阳性。本病有更为明显的家族聚集倾向。

4. 系统性红斑狼疮

本病患者在病程早期可出现双手或腕关节的关节炎表现，但患者常伴有发热、疲乏、口腔溃疡、皮疹、血细胞减少、蛋白尿或抗核抗体阳性等狼疮特异性、多系统受累表现，而关节炎较类风湿关节炎患者程度轻，一般不出现关节畸形。实验室检查可发现多种自身抗体，RF、CCP 抗体多阴性。

5. 反应性关节炎

本病起病急，发病前常有肠道或泌尿道感染史。以大关节（尤其下肢关节）非对称性受累为主，类风湿关节炎则表现为对称性手指近端指间关节、腕关节等小关节受累。反应性关节炎可伴有眼炎、尿道炎、龟头炎及发热等，HLA-B27 可呈阳性而类风湿因子阴性，患者可出现非对称性骶髂关节炎的 X 线改变。

（二）中医学鉴别诊断

1. 大偻

本病可见腰骶、胯疼痛，僵直不舒，继而沿脊柱由下而上渐及胸椎、颈椎（少数可见由上而下者），或见生理弯度消失、僵硬如柱，俯仰不能；或见腰弯、背突、颈重、肩随、形体羸弱；或见关节肿痛、屈伸不利等临床表现，甚还可见"尻以代踵，脊以代头"之征象。尪痹则以四肢多关节对称性肿痛为主，可有关节变形。

2. 阴阳毒

本病是机体由于感受毒邪致使阴阳失调，引起的一种以面部红斑、咽痛口疮、关节疼痛，并可伴有脏腑损伤等全身病变的疾病。

四、临床治疗

1. 提高临床疗效的要素

早期、规范、合理用药。

2. 辨病治疗

（1）非甾体抗炎药（NSAIDs）　这类药物主要通过抑制环氧化酶（COX）活性，减少前列腺素合成而具有抗炎、止痛、退热及减轻关节肿胀的作用，是临床最常用的治疗 RA 药物。

（2）改善病情抗风湿药（DMARDs）　这类药物较 NSAIDs 发挥作用慢，需要 1～6 个月，故又称慢作用抗风湿药（SAARDs）。这些药物不具备明显的止痛和抗炎作用，但可延缓或控制病情的进展。

（3）糖皮质激素　糖皮质激素（简称激素）能迅速改善关节肿痛和全身症状。重症 RA 伴有心、肺或神经系统等受累的患者，可给予短效激素，其剂量依病情严重程度而定。激素治疗的原则是小剂量、短疗程。使用激素必须同时应用 DMARDs。在激素治疗过程中，应补充钙剂和维生素 D。

（4）生物制剂 可治疗 RA 的生物制剂主要包括肿瘤坏死因子（TNF-α）拮抗剂、IL-1 和 IL-6 拮抗剂、抗 CD20 单克隆抗体以及 T 细胞共刺激信号抑制剂等，该类制剂主要针对中、重度 RA，或对传统 DMARDs 药物反应不佳，伴有预后不良因素的患者；其特点有起效快，耐受性相对较好，但一般仍需配合 DMARDs 药物联合应用；价格昂贵一定程度限制了其使用率，使用疗程仍在探索中，且停药后有复发风险。

（三）辨证治疗

1. 辨证论治

（1）风湿痹阻证

治法：祛风除湿，通络止痛。

方药：蠲痹汤加减。

组成：羌活 15g，独活 15g，防风 10g，杜仲 30g，桂枝 10g，鸡血藤 30g，络石藤 20g，桑枝 10g，当归 15g，川芎 10g，乳香 6g，木香 6g，甘草 6g，砂仁 10g，白豆蔻 10g。

加减：本证多见于 RA 病程的早期，多以邪（风、寒、湿）实为主，且病位较浅，多在肌表经络之间，以关节肌肉游走性疼痛为主要表现。关节肿胀明显者，加生薏苡仁 15g，防己 10g，萆薢 10g，以利湿消肿；疼痛剧烈者，加制附片 10g，细辛 3g，以通阳散寒；疼痛以肩、肘等上肢关节为主者，加片姜黄 10g；疼痛以膝、踝等下肢关节为主者，加川牛膝 10g。

（2）寒湿痹阻证

治法：温经散寒，祛湿通络。

方药：乌头汤合防己黄芪汤加减。

组成：羌活 10g，薏苡仁 15g，赤芍 15g，黄芪 30g，制川乌 6g（先煎 30 分钟），桂枝 10g，白术 10g，当归 10g，防己 10g，甘草 10g。

加减：关节肿胀明显者加白芥子 9g；

关节痛甚者加细辛 3g，乌梢蛇 10g，露蜂房 5g；关节僵硬者加莪术 9g，丹参 15g。

（3）湿热痹阻证

治法：清热除湿，活血通络。

方药：宣痹汤加减。

组成：青风藤 10g，鸡血藤 30g，防己 15g，杏仁 10g，滑石 15g，连翘 10g，山栀 10g，薏苡仁 15g，蚕沙 10g，法半夏 10g，赤小豆 10g。

加减：本证是 RA 的主要证型之一，多见于疾病的活动期，伴发热者加青蒿 30g，生石膏 50g；关节肿甚者加土茯苓 15g，猪苓 15g 以化湿消肿；关节痛甚者加海桐皮 15g，延胡索 15g，片姜黄 10g，以宣痹通络。

（4）痰瘀痹阻证

治法：活血行瘀，化痰通络。

方药：小活络丹合白芥子加减。

组成：全蝎 10g，制川草乌各 6g，当归 10～15g，川芎 10g，白芍 10g，白芥子 10g，胆南星 10g，地龙 10g，乳香 6g，没药 6g。

加减：关节肿胀，局部发热者可加虎杖 15g，山慈菇 9g；关节不温者，可加干姜 6g，细辛 3g；皮下结节者，加连翘 15g，土贝母 15g；关节肿痛日久，加用破血散瘀搜风之品，如蜈蚣 2 条，乌梢蛇 10g 等。

（5）气阴两虚证

治法：益气养阴，活血通络。

方药：四神煎加减。

组成：生黄芪 30g，石斛 30g，金银花 30g，远志 15g，川牛膝 15g，秦艽 15g，生地 15g，赤芍 15g，川芎 15g，僵蚕 10g。

加减：气虚明显，动则汗出者，加红参 15g，白术 10g；阴虚明显，口干不欲饮，加麦冬 10g，五味子 10g，女贞子 20g；关节灼热者加草河车 10g，络石藤 15g；症见皮下结节或瘀斑者，酌加当归 15g，鸡血藤 15g。

（6）肝肾不足证

治法：补益肝肾，蠲痹通络。

方药：独活寄生汤加减。

组成：独活15g，桑寄生15g，炒杜仲10g，怀牛膝15g，秦艽10g，肉桂10g，细辛3g，茯苓15g，当归15g，川芎15g，白芍15g，生熟地各15g，补骨脂10g，生甘草6g。

加减：偏于肾阴不足，症见潮热盗汗，五心烦热，选加知母10g，黄柏10g，炙龟甲20g，菟丝子10g；偏于肝阴不足，症见肌肤麻木不仁，筋脉拘急，屈伸不利，重用白芍30g，加枸杞子10g，沙参10g；四末不温者，加制附片9g，鹿角胶10g。

2. 外治疗法

（1）中药熏洗　肢体关节畏风、怕凉，偏寒湿痹阻者，酌情选用祛风散寒除湿、温经通络药物，可用药物全身熏洗疗法，每次30分钟，1日1次。肢体关节肿胀热甚，偏湿热痹阻者，酌情选用清热除湿，宣痹通络之品，可用药物全身熏洗疗法，每次30分钟，1日1次。

（2）中药热敷　对于风寒湿痹予以散寒止痛类方药，风湿热痹予以清热止痛类方药；对于痰瘀痹阻予以化瘀止痛类方药。将药物在锅内煮热，用纱布包好。根据病情，让患者取坐位或卧位，充分暴露患病部位，且患者感到舒适。将药包放置在患病部位上。一般每次热敷30分钟，每天1次。

（3）中药穴位注射　关节肿痛明显者，根据病情可选用此疗法，正清风痛宁注射液每次2ml，每日1次，选取阿是穴进行注射，能够祛风通络止痛。

（4）小针刀　有关节粘连者，根据病情可选用此疗法，隔3日1次，5次1疗程。

（5）康复疗法　关节活动不利，肌肉萎缩者，根据病情，可进行关节康复治疗，每日1次，每次20分钟。

（6）拔罐疗法　重要选取肌肉丰厚部位，疼痛部位用3～5个火罐，每次留罐5分钟。用于肩背部、腰腿肌肉酸困、胀痛、麻木表现的患者。

（7）火针疗法　就是针用火烧热后刺入穴位，每天1次，应该说是针刺和灸法的巧妙结合。主要用于寒湿较重的患者，畏寒肢冷，关节冷痛。实践证明，这一治疗方法能够起到温经通络，扶正祛邪，祛风除湿，消瘀散结的作用。

3. 中成药应用

（1）痹痛宁胶囊　适用于寒湿阻络所致的痹病，症见筋骨关节疼痛、肿胀、麻木、重着，屈伸不利，遇寒加重者，湿热瘀阻证不可使用。口服，2粒/次，2次/日。

（2）湿热痹颗粒　祛风除湿，清热消肿，通络定痛。用于湿热痹证，症见肌肉或关节红肿热痛，有沉重感，步履艰难，发热，口渴不欲饮，小便淡黄。口服，1包/次，3次/日。

（3）正清风痛宁缓释片　祛风除湿，活血通络，利水消肿。用于风湿与类风湿关节炎属风寒湿痹证者，症见：肌肉酸痛，关节肿胀，疼痛，屈伸不利，麻木僵硬等。口服，1片/次，2次/日。

（4）白芍总苷胶囊　用于类风湿关节炎常规治疗，腹泻者慎用。口服，2粒/次，3次/日。

（5）雷公藤多苷片　祛风解毒，除湿消肿，舒筋通络，有抗炎及抑制细胞免疫和体液免疫等作用，本品主要用于风湿热瘀，毒邪阻滞所致的类风湿关节炎。口服，1～2片/次，3次/日。

4. 单方验方

虎杖根，洗净切碎，浸白酒，泡半月后，每次饮药酒20ml，日2次。适用于关节红肿疼痛者，脾胃虚弱者不宜应用。

（四）名医诊疗特色

1. 朱良春

朱老认为顽痹的发生、发展与肝、肾、督脉的关系至为密切。《经》云"肾为水火之脏，督统一身之阳"，顽痹的发生与卫阳空疏，屏障失固，病邪乘虚而入有关，而"卫出下焦"，故肾督亏虚乃本病的关键。又"肾主骨、肝主筋"，筋骨既赖肝肾精血的充养，又赖肾督阳气的温煦，若肝肾精亏，肾督阳虚，不能充养、温煦筋骨，则使筋挛骨弱，邪留不去，痰浊瘀血逐渐形成，终使关节变形，活动受限，而成顽痹。故曰："久病多虚，久病多瘀，久痛入络，久必及肾。"治疗特点：益肾壮督以治本，蠲痹通络以治标，尤善用虫药；辨证、辨病结合；辨治重点痛肿僵挛；活动期以三型分治；热痹佐用热药。通过益肾壮督，提高机体抗病能力，使正胜邪却，此即所谓"不治之治，正妙于治也"。创制"益肾蠲痹丸"，组成：①熟地黄100g，当归90g，鹿衔草90g，炙露蜂房45g，炙乌梢蛇60g，炙全蝎25g，炙蜈蚣25g，淫羊藿80g，千斤拔90g，甘草40g，寻骨风90g，伸筋草60g，炙地龙50g；②鸡血藤100g，老鹳草100g，苍耳子100g。先将①组药共研极细末，再将②组药中鸡血藤、老鹳草、苍耳子等煎取浓汁注丸。每服6g，1日2次。益肾壮督，蠲痹通络。用于治疗类风湿关节炎、风湿性关节炎、颈腰椎骨质增生等属肾虚顽痹之关节肿胀、变形、僵硬者。症见身体羸瘦，汗出怯冷，腰膝酸软，关节疼痛反复发作，经久不愈，筋挛骨松，关节变形，甚至尻以代踵，脊以代头，苔薄质淡，脉沉细软弱等。

2. 焦树德

焦老提倡具有中医特色的创新，在诊治类风湿关节炎方面颇有心得。1981年他对具有关节变形、骨质受损、肢体僵曲的痹病（包括西医学类风湿关节炎、强直性脊柱炎等病），创立了"尪痹"这一新的病名，提出了初步诊治规律。

3. 路志正

路老辨证立足于正邪对比，痹证的发生主要责之于正气不足和感受风、寒、湿、热诸邪。素体虚弱、正气不足、腠理不密、卫外不固是引发痹证的内因。痹证的发生还与气候条件、生活环境、个体体质、产后、外伤等因素有密切关系，其感邪部位的深浅，治疗的恰当与否，以及是否复感外邪等，对病情转归和预后都有直接影响。因此，分清RA正邪的孰强孰弱，对决定其立法方药有重要意义。正邪对比主要立足于正气虚弱、邪淫杂感、痰浊血瘀等几个方面。根据痹证所患的部位不一，中药性味和归经不同特点，在治本的同时，治标常配合使用以下药物，以发挥更好的疗效，尽快改善症状，减轻患者痛苦，缩短病程。手臂疼痛者加姜黄、桑枝、秦艽、桂枝；下肢疼痛者加松节、木瓜、牛膝（风寒者用川牛膝，肾虚者用怀牛膝）；属风湿证者加汉防己、黄柏、蚕沙；颈背部疼痛者加羌活、独活、葛根、蔓荆子、防风；腰部疼痛加独活、狗脊、杜仲、桑寄生；小关节疼痛郁久化热者加丝瓜络、忍冬藤、鸡血藤、天仙藤；痰阻者加白芥子、白僵蚕、胆南星、黄芩；有瘀血者加桃仁、红花、乳香、没药、姜黄、赤芍、泽兰；骨质破坏、关节变形者加骨碎补、自然铜、生牡蛎、补骨脂等。

五、预后转归

类风湿关节炎患者的预后与病程长短、病情程度及治疗有关。对具有多关节受累、关节外表现重、血清中有高滴度自身抗体和HLA-DRI／DR4阳性，以及早期出现骨破坏的患者应给予积极的治疗。大多数RA患者经规范内科治疗可以临床缓解。

六、预防调护

（一）预防

1. 精神调节和康复训练

（1）避寒湿　几乎大部分的类风湿关节炎患者都对气候的变化十分敏感，尤其是在寒冷气温或者阴雨天更要采取保护措施，注意关节处的保暖。

（2）睡眠充足　部分患者因为疼痛剧烈而睡眠障碍，必要时应用镇静催眠药物，能够使受损关节更好的康复。

（3）精神治疗　部分患者由于精神刺激、劳累过度或者心情郁闷而使病情加重，注意加强心理疏导，使患者能乐观地生活，保持愉悦的心情，这样更有利于类风湿关节炎的康复。

（4）预防和治疗感染　病原微生物的感染可诱发或加重疾病活动，且由于大多数患者需要应用免疫抑制剂或糖皮质激素控制病情，容易诱发机会性感染，所以积极控制感染可一定程度避免疾病加重。

（5）温热浸泡　将受损关节置于40℃左右的温水中进行浸泡，同时活动关节。浸泡时间一般为15～20分钟，高血压、心脏病患者及老年人一般5分钟为宜。

2. 自我推拿和自我调护

（1）摇法　每天晨起后坚持自我摇动腕、指掌、指间关节以达到消肿定痛的作用，维护和帮助恢复关节的正常功能。

（2）按揉捻指法　坚持每天双手交替捻动十指关节，按揉各关节和相关穴位，以达到缓解痉挛、疼痛、消肿的作用。

（3）保暖　由于手部经常暴露于外，易感受风寒湿邪。所以患者平时应注意手部的保暖、防风、防湿。还应注意保持各关节的正常功能姿势，以免发生强直畸形。

（二）调护

1. 心理调摄

抑郁是RA患者最常见的精神症状，严重的抑郁有碍疾病的恢复。故应减轻患者精神负担，帮助患者增强战胜疾病的信心，保持心情愉快。抑郁严重时须配合抗抑郁药物治疗。

2. 饮食起居调摄

关节肿胀热甚者，饮食宜清淡，忌食肥甘厚味及辛辣之品，禁饮酒，应多食清淡蔬菜、水果；居住环境寒冷潮湿、季节交替、过度劳累是疾病发作的重要诱因，日常起居应避风寒、勿劳累；有骨质疏松者，应当多食牛乳，注意保证充足的营养。

3. 护理

（1）活动期关节护理　病情活动期应注意休息，减少活动量，尽量将病变关节固定于功能位，如膝关节、肘关节应尽量伸直。

（2）缓解期关节功能锻炼护理　病情稳定时应及时注意关节功能锻炼，避免关节僵硬，防止肌肉萎缩，恢复关节功能。慢步、游泳可锻炼全身关节功能；捏核桃或握力器，锻炼手指关节功能；双手握转环旋转，锻炼腕关节功能；脚踏自行车，锻炼膝关节；滚圆木，踏空缝纫机，锻炼踝关节等。

七、专方选要

桂枝芍药知母汤：桂枝12g，生甘草9g，白芍9g，知母9g，生麻黄9g，白术9g，附子（先煎）15～30g，防风9g，生姜9g。水煎至400ml，1剂/天，分早晚服用，各200ml。祛风除湿、清阳散寒、清热。主要用于四肢疼痛、身体虚弱、脚肿、头晕、气短的类风湿关节炎患者。有发热者，加生石膏30g，薏苡仁15g；有血虚肢节肿大者，加鸡血藤30g，鹿含草12g，白芷 9g；湿气盛关节肿大者，加萆薢 30g，泽泻 12g，汉防己 15g；气虚者，加生黄芪 15g。(《中国现代名医验方荟海》)

八、研究进展

(一)病因病机

目前，关于 RA 病因病机的探讨呈现百家争鸣的氛围。解泽文等认为 RA 的病因病机多由正气虚弱，而致机体卫外不固，腠理不密，风湿之邪乘虚侵袭，日久蕴而化热，湿热交阻，壅遏于骨节经脉，引发风湿热痹；高雪娇等人认为类风湿关节炎可从脾虚探讨，脾虚可致营卫不足，外邪易侵犯关节肌肉，或脾虚失运，产生湿邪痰瘀，结聚关节，多因相合，变生痹证。病性属湿热，病位由表入里，由浅入深，由肌肤到筋骨。

(二)辨证思路

1. 辨疼痛

分主风、寒、湿、热、瘀五型辨治，但又各有侧重，故施治应以一痛为主，兼顾他痛。风痛轻者常用独活、海风藤，重者用蕲蛇；寒痛用川乌、草乌、附子、细辛，或用穿山龙、徐长卿；湿痛用生白术、苍术、薏苡仁、制附子，或用钻地风、千年健；热痛用羚羊角粉，可加知母、寒水石，外用可用芙黄散或加透骨草；瘀痛用蜈蚣、全蝎、水蛭、僵蚕、天南星、白芥子，其中天南星能燥湿化痰，祛风定惊，消肿散结，尤善止骨痛，使瘀阻易化，经络易通，疗效显著。

2. 辨肿胀

湿胜则肿，肿胀早期，常用二妙散、防己、泽泻、泽兰、土茯苓等祛湿消肿。中后期则需参用化痰软坚的半夏、南星、白芥子和消瘀剔邪的全蝎、土鳖虫、乌梢蛇等。

此外，七叶莲长于祛风除湿，活血行气，消肿止痛，并有壮筋骨之效；刘寄奴、苏木、山慈菇均擅消骨肿，亦可选用。

3. 辨僵直拘挛

僵直、拘挛乃痹病晚期之象征，不仅疼痛加剧，而且功能严重障碍，甚至生活不能自理，十分痛苦。此时均应着重整体调治，细辨其阴阳、气血、虚实、寒热之偏颇，而施以相应之方药。

(三)分型证治

近 20 年来中医药杂志及风湿免疫病相关书籍对 RA 的辨证分型共提及约 30 多个证型。又有文献根据 RA 病情特点分为活动期和缓解期，或按病程分为早、中、晚期。RA 中医辨证论治的关键是辨证分型，各医家临证经验不同，分证论治亦存在差异。当前医者多在总结临床经验的基础上分证治疗，辨治思路各异。国家中医药管理局《中医病证诊断疗效标准》将 RA 分为风湿寒阻、风湿热郁、痰瘀互结、肝肾阴虚、肾虚寒凝、气血亏虚 6 型。娄多峰教授创新提出"虚、邪、瘀"理论，分为"正虚候""邪实候""瘀血候"三候。陈光耀则将患者分为湿热痹阻证、肝肾亏虚证、寒湿痹阻证、痰瘀痹阻证 4 大证型。岳跃兵对 TPO 抗体升高类风湿关节炎患者则将其分为寒湿阻络、湿热痹阻、气血两虚以及肝肾阴虚四型。

(四)外治疗法

(1) 中药外洗方 2 号 雅安市中医院自制方，由独活、羌活、杜仲、牛膝、细辛、秦艽、当归、骨碎补、大黄、姜半夏、生川乌等组成，上述药物浸泡 1 小时，煮沸 10 分钟后滤出熏洗、浸泡相关关节，每次 30 分钟，每天 2 次，连续治疗 12 周。适应证：用于寒湿痹阻型类风湿关节炎、骨关节炎的治疗，临床表现为怕风、怕冷，关节肿痛，遇寒加重，有皮肤过敏者慎用。

(2) 封包治疗 可选用毛叶巴豆叶

（摆沙梗）、大车前（芽英热）、除风草（芽沙板）、木胡椒叶（摆沙干顿）、蔓荆叶（摆管底）等傣药等量切碎捣烂，加祛风止痛药酒（劳雅拢梅兰申）拌均匀，烧热或炒热外包患处进行治疗。每日外包治疗1次，包6～8小时，5～7天为1个疗程。适应证：用于类风湿关节炎肢体关节肿痛反复发作，经久不愈的患者，也可用于骨关节炎、腰肌劳损的治疗。

（五）评价及瞻望

在当今，类风湿关节炎不能被根治的情况下，防止关节破坏，保护关节功能，最大限度地提高患者的生活质量，是治疗的最高目标，因此，治疗时机非常重要。早期积极、合理使用DMARDs治疗是减少致残的关键。尽管，NSAIDs和糖皮质激素可以减轻症状，但关节炎症和破坏仍可发生或进展。现有的DMARDs有可能减轻或防止关节破坏的作用。治疗类风湿关节炎的原则是立即给予NSAIDs缓解疼痛和炎症，尽早使用DMARDs，以减少或延缓骨破坏。必须指出，药物的选择要符合安全、有效、经济和简便原则。

大多数类风湿关节炎患者病程迁延，类风湿关节炎最初2～3年的致残率较高，如不及早合理治疗，3年内关节破坏达70%。积极、正确的治疗可使80%以上的类风湿关节炎患者病情缓解，只有少数最终致残。

目前尚无准确预测预后的指标，通常认为：男性比女性预后好；发病年龄晚者较发病年龄早者预后好；起病时关节受累数多或有跖趾关节受累，或病程中累及关节数大于20个预后差；持续高滴度类风湿因子阳性、持续血沉增快、C-反应蛋白增高、血中嗜酸性粒细胞增多均提示预后差；有严重周身症状（发热、贫血、乏力）和关节外表现（类风湿结节、巩膜炎、间质性肺病、心包疾病、系统性血管炎等内脏

损伤）预后不良；短期激素治疗症状难以控制或激素维持剂量不能减至10mg/d以下者预后差。

参考文献

[1] 胡水寒，乔晨曦，于宗良，等. 类风湿关节炎发病机制研究概述 [J]. 世界最新医学信息文摘，2019，19（98）：52-53.

[2] 解泽文，付新利. 从虚邪痰瘀浅谈类风湿关节炎 [J]. 湖南中医杂志，2019，35（07）：117-118.

[3] 高雪娇，汪悦. 以脾虚论类风湿关节炎 [J]. 环球中医药，2017，10（12）：1484-1486.

[4] 贾波. 自拟补肾祛湿通络汤联合美洛昔康分散片治疗类风湿关节炎的疗效观察 [J]. 中国实用医药，2019，14（35）：154-156.

[5] 胡静平，张弘韬，李文新，等. 四藤一草汤溻渍联合甲氨蝶呤、柳氮磺吡啶治疗类风湿关节炎的临床研究 [J]. 中国实用医药，2018，13（34）：16-18.

[6] 曹玉举，娄多峰. "虚、邪、瘀"理论论治类风湿关节炎 [J]. 中华中医药杂志，2018，33（02）：569-571.

[7] 陈光耀，胡琪，徐愿，等. 不同中医证候类风湿关节炎患者28关节肌肉骨骼超声表现差异分析 [J]. 中国全科医学，2019，22（21）：2616-2620.

[8] 岳跃兵，洪梦婕. TPO抗体升高类风湿关节炎患者的中医辨证分型 [J]. 河南中医，2019，39（03）：368-371.

[9] 李肖. 中药外洗方2号治疗寒湿痹阻型类风湿关节炎疗效观察 [J]. 四川中医，2016，34（07）：108-111.

[10] 潘立文，杨先振，李光富，等. 傣医外治法治疗慢性风湿类疾病的特色探析 [J]. 浙江中医药大学学报，2017，41（02）：146-149.

第六章 幼年型类风湿关节炎

幼年型类风湿关节炎（Juvenile Rheumatoid Arthritis，JRA）是以慢性关节炎为主要特点的常见的儿童风湿免疫性疾病，常累及全身多个系统，包括皮肤、肌肉、关节、肝脏、脾脏、淋巴结等。年幼儿往往先有持续性不规则发热，其全身症状较关节症状更为显著。年长儿较多限于关节症状。本病临床表现差异较大，可分为全身型、多关节型及少关节型3种。

迄今为止，在世界范围内并未统一使用幼年类风湿关节炎这一诊断术语，对此病的分类也不尽相同，在北美使用该名词，而在欧洲所称的幼年型慢性关节炎（Juvenile Chronic Arthritis，JCA），与JRA大致是同一疾病。在我国使用幼年型类风湿关节炎一词。

中医学虽无幼年型类风湿关节炎的特别命名，但按其不同的病理阶段和主要临床表现，可归入中医"痹证"的范畴。

一、病因病机

（一）西医学认识

幼年型类风湿关节炎（JRA）是儿童时期较常见的结缔组织病，是发生在 2～16 周岁儿童的一种慢性自身免疫性疾病，以慢性关节滑膜炎为特征，与成人类风湿关节炎相比，全身症状更加明显。随着免疫学研究进展，已确认本病为一种免疫调节机制失常引起的自身免疫病。

本病病因尚不清楚，可能与多种因素如感染、免疫及遗传有关。发病机制：可能由于感染刺激机体产生 IgG，IgG 又成为抗原，促使产生自身抗 IgG 抗体（主要是 IgM），形成免疫复合物，沉积于关节滑膜或血管壁，引起炎性组织损伤。近年来发现少发性关节炎型病儿中与组织相容性抗原（HLA）B27相关，故认为遗传亦参与了发病。

（1）感染因素　曾有报道指出细菌如链球菌、沙门菌属等，病毒如风疹、EB病毒等，支原体和衣原体感染与本病有关，但并不能证实是诱发本病的直接原因。

（2）免疫因素　①血清中存在抗核抗体、类风湿因子和隐匿型类风湿因子、抗T淋巴细胞抗体；②血清及滑膜中出现 TNF-α、IL-1、IL-2、IL-4 和 IL-6；③外周血 CD4$^+$T 细胞克隆扩增。

（3）遗传因素　研究最多的有 HLA-DR4、DR5、DR6 和 DR8。

（4）其他因素　寒冷、潮湿、疲劳、关节外伤、心理因素可能与本病有关。

（二）中医学认识

幼年型类风湿关节炎属于中医"痹证"的范畴。可因正气亏虚，外邪则乘虚而入，正虚邪实，无力驱邪外出，迁延日久，生痰成瘀，瘀久化热，痰热瘀互结则变生多端，如肌肤麻木、关节肿胀疼痛、屈伸不利，甚至骨与关节变形等。即痹证的发生与先天禀赋不足、内脏亏虚、外感湿热毒邪、久病血瘀痰结密切相关。本病久痹不愈，正虚邪恋，肾虚在先。肾虚髓枯则痰瘀胶结，肾阳虚不能温煦血脉，肾阴亏则水道滞涩，阳虚血必瘀，阴虚血必滞，肾之阴阳俱损，元气周流不畅，瘀血痰浊流注关节深入骨骱，致使肿痛畸形。此外，脾虚则气血不足、营卫不和，生内痰湿，亦可导致本病。

1. 病因

（1）感受风寒湿邪　久居潮湿之地、贪凉露宿、雨水淋漓、冻伤、汗出过多等，外邪侵袭肌腠经络，留滞于筋骨关节，致使气血痹阻而发为风寒湿痹。因感风寒湿邪各有偏盛，而有行痹、着痹、痛痹之分。若素体阳盛，内有郁热，复感外邪，又可从阳化热；或风寒湿痹经久不愈，蕴而化热。

（2）感受风湿热邪　久居炎热潮湿之地，或外感风湿热邪，邪气侵袭皮肤，壅于经络，痹阻气血经脉，滞留于关节，发为风湿热痹。

另外，先天禀赋不足，肝肾亏损，御邪能力低下，易感外邪。贪食肥甘厚味，导致脾失健运，湿热痰浊内生；或跌打外伤，影响气血运行，亦与痹证发生有关。

2. 病机

风、寒、湿、热、痰、瘀等邪气滞留肢体筋脉、肌肉、关节，闭阻经络，不通则痛，是痹证的基本病机。平素体虚，阳气不足，卫外不固，腠理空虚，易为邪气乘虚侵袭，痹阻筋脉，经络不通，发生肌肉关节疼痛、肿胀、酸楚、麻木，或肢体活动受限。外邪侵袭机体，可因人的先天禀赋的不同而有寒热转化。素体阳气偏盛者，感风寒湿邪，易从阳化热，而成为风湿热痹。素体阳气虚衰者，寒自内生，复感风寒湿邪，从阴化寒，而成为风寒湿痹。

二、临床诊断

（一）辨病诊断

1. 临床诊断

本病的诊断主要依靠临床表现。凡16岁以下儿童不明原因的全身症状或关节炎症状持续6周以上，能排除其他疾病者，即应考虑为本病。目前国际上尚无统一的幼年类风湿关节炎的诊断标准。美国风湿病学会于1989年修订的诊断标准如下。

（1）发病年龄在16岁以下。

（2）1个或几个关节炎症，表现为关节肿胀或积液，以及具备以下两种以上体征，如关节活动受限、关节活动时疼痛或触痛及关节局部发热。

（3）病程在6周以上。

（4）根据起病最初6个月的临床表现确定临床类型。①多关节炎型：受累关节5个或5个以上。②少关节炎型：受累关节4个或4个以下。③全身型：间歇发热、类风湿皮疹、关节炎、肝脾肿大及淋巴结肿大。

（5）排除其他类型幼年关节炎。

如果只有典型发热和皮疹，而不伴随关节炎者，考虑可能为全身型幼年类风湿关节炎；如果合并关节炎，则可确定为全身型幼年类风湿关节炎。

2. 相关检查

（1）类风湿因子（RF）　RF阳性提示严重关节病变及有类风湿结节。RF阴性患者中约75%能检出隐匿型RF，对JRA的诊断有一定帮助。

（2）抗核抗体（ANA）　部分患者为阳性。

（3）关节滑膜渗出液　外观浑浊，白细胞增高，可达（5～8）$\times 10^9$/L，以多形核白细胞为主，蛋白增高，糖正常或降低，IgG、IgM增高，补体减低，细菌培养阴性。

（4）血常规　在活动期常有贫血、白细胞计数常增多及血沉明显增快。白细胞计数最高可达60$\times 10^9$/L，并有核左移。血小板增高，严重的全身型，白细胞可高达100$\times 10^9$/L。

（5）X线　早期X线仅显示软组织肿胀，关节周围骨质疏松，关节附近呈现骨膜炎。晚期则能见到关节面骨破坏，以手腕关节多见。

（二）辨证诊断

望诊：神情欠佳，或乏力，舌红或紫黯，苔薄白或黄腻。

闻诊：语言及气味无明显异常。

问诊：四肢关节疼痛或酸楚或发热或寒冷或游走。

切诊：脉浮缓或数或弦紧、涩。

痹证的辨证，首先应辨清风寒湿痹和风湿热痹。风湿热痹以关节红肿热痛为特征，风寒湿痹，虽关节酸楚疼痛，但无红肿灼热之感，其中又以疼痛游走不定者为行痹；疼痛固定剧烈者为痛痹；疼痛重着，麻木不仁者为着痹。病程长者，尚须辨其兼挟证，以及有无气血亏虚和脏腑亏损的证候。

1. 风寒湿痹

（1）行痹

临床证候：肢体关节、肌肉酸楚疼痛，屈伸不利，可涉及全身多个关节，其疼痛呈游走性，初期可见恶风发热等表证。舌质淡，苔薄白，脉浮或浮缓。

辨证要点：疼痛游走不定。

（2）痛痹

临床证候：肢体关节疼痛剧烈，位置固定，遇寒痛甚，得温则减；关节屈伸不利，局部皮肤或有寒凉感。舌淡苔薄白，脉弦紧。

辨证要点：痛势较甚，痛有定处，遇寒加重。

（3）着痹

临床证候：肢体关节酸痛、重着，散漫肿胀，关节屈伸不利，肌肤麻木不仁。舌淡苔白腻，脉濡缓。

辨证要点：关节酸痛、重着、漫肿。

2. 风湿热痹

临床证候：关节疼痛呈游走性，可涉及一个或多个关节，活动不利，局部红肿灼热，痛不可触，得冷则舒，可有红斑或皮下结节，常伴有恶风、发热、汗出、口渴、烦躁不安等全身症状。舌质红，舌苔黄腻，脉浮数或滑数。

辨证要点：关节肿胀，灼热疼痛，肌肤焮红。

3. 痰瘀痹阻

临床证候：痹证日久，肌肉关节刺痛，固定不移，或肌肤关节紫暗、肿胀，按之较硬，肢体麻木或重着，或关节屈伸不利，僵硬变形，有瘀斑、硬结，眼睑浮肿，或痰多胸闷。舌质紫暗或有瘀斑，舌苔白腻，脉弦涩。

辨证要点：关节疼痛日久，肿胀局限，皮下结节为痰；关节肿胀、僵硬、疼痛不移，肌肤紫暗或瘀斑为瘀。

4. 肝肾亏虚

临床证候：痹证日久不愈，关节屈伸不利，形体消瘦，腰膝酸软，或畏寒肢冷，或骨蒸潮热，心烦口干。舌质淡红，苔白少津，脉沉细或细数。

辨证要点：病程缠绵不愈，关节屈伸不利，形体消瘦，腰膝酸软，舌淡红，苔少，脉沉细或细数。

三、鉴别诊断

（一）西医学鉴别诊断

（1）银屑病关节炎　有1个或者多个关节炎症表现外，本病患者有特征性银屑皮疹或指甲病变，或伴有家族一级亲属有银屑病家族史。常累及远端指间关节。

（2）强直性脊柱炎　强直性脊柱炎（AS）主要累及骶髂关节和腰背关节，有足跟痛，多伴有家族史，HLA-B27阳性，往往出现眼炎的症状。

（3）其他疾病　全身型应与感染性疾病、败血症、骨髓炎、化脓性关节炎、创伤性关节炎、病毒性关节炎、亚急性细菌性心内膜炎、肝炎、结核等相鉴别。

（二）中医学鉴别诊断

痹证与痿证的鉴别：痹证是有风、寒、湿、热之邪侵袭肌表，流注经络，痹阻筋脉关节而致。鉴别要点首先在于痛与不痛，痹证以关节疼痛为主，而痿证则为肢体无力，无疼痛症状；其次要观察肢体的活动障碍，痹证是因疼痛而影响活动，痿证则是无力运动；另外，部分痿证发病初期即有肌肉萎缩，而痹证则是由于疼痛甚至关节僵直，活动受限，日久废而不用导致肌肉萎缩。

四、临床治疗

（一）提高临床疗效的要素

1.慎重选药，安全第一

由于儿童对一些抗风湿药物的不良反应要比成年患者更加敏感，因而在用药以前，应该慎重选择，用药以后应密切观察。治疗宜先从简单、安全和比较保守的疗法开始，如未见效再选用其他治疗。除用非甾体类抗炎药对症治疗外，应尽早开始用慢作用抗风湿药，一种不足以控制病情时，在密切观察下，也可采用联合疗法。毒性较大的免疫抑制剂只在严重情况下才谨慎使用。

2.辨证论治，用法灵活

痹症以风、寒、湿、热、痰、瘀痹阻气血经脉为基本病机，其治疗应以祛邪通络为基本原则，根据邪气的偏盛，分别予以祛风、散寒、清热、除湿、化痰、行瘀。另外，痹症的治疗，治风宜重视养血活血，即所谓"治风先治血，血行风自灭"；治寒宜结合补火温阳，即所谓"阳气并则阴凝散"；治湿宜结合健脾益气，即所谓"脾旺能胜湿，气足无顽麻"。久痹正气虚损者，应重视补肝肾、益气血。

（二）辨病治疗

1.一般治疗

（1）急性期应卧床休息，注意加强营养。

（2）采用物理疗法及适当的体育疗法，减轻关节功能障碍。

（3）注意预防感染。

2.药物治疗

（1）非甾体抗炎药　阿司匹林片，80～100mg/kg，分3～4次口服，症状好转后减为维持量，疗程可持续半年以上或数年之久。萘普生10～15mg/kg，分2次服，每日最大剂量1.0g，不良反应较轻，口服易吸收。扶他林0.5～3mg/kg，分3次服，药效强，吸收快，不良反应少，无蓄积作用。

（2）糖皮质激素　仅适用于全身型并发心肺受累或有虹膜睫状体炎的患者。泼尼松1～2mg/kg，症状缓解后1～2周逐渐减量至0.5mg/kg。

（3）免疫抑制剂　环磷酰胺，每日2～3mg/kg口服。硫唑嘌呤，每日1～2.5mg/kg口服。甲氨蝶呤，2.5～7.5mg/w，口服、肌内注射或静脉注射均有效。此类药物不良反应大，应慎用。

（4）金制剂　硫代苹果酸金钠每周1mg/kg，可以从0.25mg开始逐渐增加剂量。近1/3患儿可能有严重副反应。如白细胞、粒细胞减少、血尿、蛋白尿、肾脏功能损害等，此时必须停药。

（5）生物制剂　生物制剂已经成为治疗RA的里程碑。目前，美国批准用于RA的生物制中，TNF-α抑制剂研究最为深入。其中，依那西普已批准应用于2岁以上儿童JIA。阿达木单抗注射液用于4岁以上儿童。

（6）其他　雷公藤多苷30～60mg/d，分2～3次饭后服。丙种球蛋白400mg/kg静脉滴注，隔日1次，连用3次后每月一次。

（三）辨证治疗

风寒湿痹之行痹以祛风通络为主，佐以散寒除湿；痛痹治以温经散寒为主，佐以祛风除湿；着痹以除湿健脾为主，佐以祛风散寒。热痹治以清热通络，佐以疏风胜湿；热痹者由风寒湿痹郁久化热而成，邪初化热，而风寒湿邪未尽者，并不是属寒热夹杂，治当温凉并用。痹证者迁延日久，出现肝肾阴虚证候者，又当从滋养肝肾着手。

1. 辨证论治

（1）行痹

治法：祛风通络，散寒除湿。

方药：防风汤加减。

组成：防风9g，麻黄6g，桂枝6g，葛根9g，当归6g，茯苓6g，生姜6g，大枣6g，甘草3g。

加减：腰背酸痛甚者，加杜仲、桑寄生、淫羊藿、续断、巴戟天等补肝肾、壮筋骨；若见关节肿大，舌苔黄，有化热之象，应寒热并用，桂枝芍药知母汤加减。

（2）痛痹

治法：祛风除湿，散寒通络。

方药：乌头汤加减。

组成：制川乌9g，麻黄9g，芍药9g，甘草9g，蜂蜜20g，黄芪9g。

加减：若寒湿甚者，制川乌可改用生川乌或生草乌；关节发凉，疼痛剧烈，遇冷更甚，加附子、细辛、干姜、桂枝、当归，以温经散寒，通络止痛。

（3）着痹

治法：祛风散寒，通络除湿。

方药：薏苡仁汤加减。

组成：薏苡仁20g，甘草3g，苍术6g，麻黄6g，桂枝6g，制川乌9g，防风9g，羌活6g，独活6g，当归6g，川芎6g。

加减：若肌肤麻木不仁，加海桐皮以祛风通络；关节肿胀甚者，加五加皮、萆薢以利水通络；小便不利，肢体浮肿，加茯苓、泽泻、车前子以利水祛湿；痰湿偏盛，加半夏、南星。

（4）风湿热痹

治法：清热除湿，祛风通络。

方药：白虎加桂枝汤合宣痹汤加减。

组成：石膏20g，知母12g，黄柏6g，连翘12g，桂枝9g，杏仁6g，薏苡仁20g，防己12g，滑石20g，蚕沙6g，赤小豆20g。

加减：恶风发热、咽痛，有表证者加荆芥、桔梗、薄荷、牛蒡子疏风清热，利咽解毒；皮肤有红斑者，加赤芍、丹皮、紫草、生地以活血凉血；热盛伤阴者加生地、麦冬以滋阴生津；如热毒炽盛，关节红肿灼热，疼痛剧烈，壮热烦渴，舌红少津，可用五味消毒饮。

（5）痰瘀痹阻证

治法：祛痰通络，活血化瘀。

方药：双合汤加减。

组成：当归尾6g，川芎9g，白芍6g，桃仁6g，红花6g，陈皮6g，半夏9g，茯苓9g，竹沥6g，姜汁12g，白芥子15g。

加减：痰浊壅盛者，加南星、天竺黄；瘀血明显，肢体关节肿胀、疼痛、强直、变形、活动受限，舌质紫暗，脉涩，加三棱、莪术、三七、土鳖虫。

（6）肝肾亏虚证

治法：补益肝肾，通络止痛。

方药：独活寄生汤加减。

组成：独活6g，细辛5g，秦艽6g，防风9g，肉桂3g，人参9g，当归6g，茯苓9g，甘草3g，白芍6g，桑寄生15g，杜仲12g，牛膝6g。

加减：肾气虚者，加狗脊、续断；肾阳虚者，加干姜、附子、巴戟天；阴虚发热者，加龟甲、女贞子、熟地。

2. 外治疗法

（1）针刺　取合谷、外关、曲池、肩

髃为主穴，采用平补平泻法，用于本病上肢关节肿痛者；取昆仑、环跳、阳陵泉、足三里为主穴，采用平补平泻法，用于本病下肢关节肿痛者；取曲池、合谷、外关、大椎为主穴，采用泻法，不留针，用于本病初期，发热较甚者。

（2）推拿按摩　可以先用推、理、揉手法，轻轻按摩，先使患部肌肉松弛，气血畅行；继而使用点、按、捏、拿手法、达到舒筋活络止痛的目的，最后用摇、搓、揉等手法。每次治疗时间15～30分钟，2～3天一次。适用于关节肌肉疼痛酸困表现的患者，对于急性发作期，疼痛较重者，按揉不宜过重。

（3）刮痧　能通过刺激络脉，达到调节机体功能、恢复生理状态。

（4）艾灸　选取肾俞、足三里、三阴交为主穴，根据不同关节疼痛部位选择相应配穴，以及阿是穴，艾灸每天1～2次，每次20分钟，对于虚证、寒证患者疗效俱佳。

（5）中药外洗　选用艾叶30g，红花20g，桃仁20g，川芎20g，透骨草30g，伸筋草30g，花椒20g，威灵仙20g，木瓜30g，水煎外洗，每天1～2次，能够化瘀通络，消肿止痛。

3. 中成药应用

（1）风湿寒痛片　祛风散寒，除湿活络，滋补肝肾。用于风寒湿痹，肝肾不足，关节肿痛，四肢麻木，腰膝酸痛的患者。每次4～6片。每日2～3次。

（2）五味麝香丸　祛风、消炎止痛，本品用于扁桃体炎，咽峡炎，流行性感冒，炭疽病，风湿性关节炎，神经痛，胃痛，牙痛。每服2～3丸，甚者5丸。睡前服用，每日1次。孕妇忌用。

（3）昆明山海棠片　祛风除湿，舒筋活络，清热解毒。适用于类风湿关节炎，系统性红斑狼疮。每次2片，每天3次，饭后服。

（4）益肾蠲痹丸　温补肾阳，益肾壮督，搜风剔邪，蠲痹通络。用于症见发热、关节疼痛、肿大、红肿热痛、屈伸不利、肌肉疼痛、瘦削或僵硬、畸形的顽痹（类风湿关节炎）。每服4g（症重者可加至10g），每日3次，食后服用。

4. 单验方

（1）蚂蚁丸　补肾健脾，壮筋骨，益气血功效，适用于慢性类风湿关节炎。蚂蚁30g，何首乌30g，熟地黄30g，人参30g，五味子30g。上药碾碎过筛，以水调和为丸，每丸2.5g，每3日服1丸，10丸为1疗程，共2个疗程。

（2）牛蒡二羌汤　用于历节肿痛，风热攻手指，赤肿麻木。牛蒡子90g，新豆豉（炒）、羌活、独活各30g，研末，每服6g，白汤下。

（四）名医诊疗特色

1. 张恩霖

张老采用雷公藤配合中医辨证的方法治疗幼年型类风湿关节炎。治疗方法除予雷公藤煎剂同时按中医辨证分型如下。①邪毒郁阻型，治以清热凉血，解毒通络，基本药物：生地、丹皮、赤芍、石膏、知母、紫草、桑枝、忍冬藤、连翘；②湿热郁阻型，治以清热祛湿通络，基本药物：苍术、黄柏、苡仁、秦艽、桑枝、忍冬藤、当归、赤芍；③寒湿郁阻型，治以散寒除湿通络，基本药物：羌活、独活、防风、桂枝、灵仙、川芎、当归、赤芍、鸡血藤、川乌；④久病虚损瘀滞型，治以补肝益肾，益气养血，基本药物：黄芪、鸡血藤、桑寄生、牛膝、枸杞、川续断、淫羊藿。

2. 马玉琛

马老提出："痹病内外因相合，体痹和脏腑痹互存和相传……外邪在正气虚弱或气机失调或内邪壅盛时乘虚而入，表气虚邪易客表，为五体痹，里气虚邪可中里，为脏腑痹。"治疗上以汗法为主导，自拟发汗除湿方（麻黄、桂枝、白芍、白术、葛根、甘草），起到了良好的临床效果。

3. 张鸣鹤

将本病分为三型：①邪痹少阳，枢机不利，治以和解少阳，清热利湿，方用小柴胡汤合土茯苓饮加减，基本方：柴胡、黄芩、金银花、板蓝根、薏苡仁、土茯苓、海风藤、甘草。②热毒炽盛，痹阻关节，治以清热解毒，利湿通络，方用四妙散加减，基本方：金银花、玄参、板蓝根、丹皮、黄柏、羌活、海风藤。③余邪未尽，气虚血瘀，治以清热益气，活血通络，方用虚痹方（经验方）：双花、连翘、黄芪、土茯苓、川牛膝、威灵仙、远志、独活、鹿含草、猫爪草、苏木、红花。

4. 谢海洲

谢海洲将痹证的临证要点归纳为：祛邪尤重除湿，治痹勿忘外感，散寒每兼温阳，清热酌增养阴，寒热错杂宜通，气血亏虚从补，久病虫类搜剔，顽痹谨守温肾。可谓句句中肯，堪为临证指南。

五、预后转归

70%～90%的幼年型类风湿关节炎患者可以基本康复而无严重的功能障碍，少数患儿病情可复发。疾病早期病程很难预测，当疾病确定形式后，未消退的多关节炎预后最差，少关节炎患者从关节病的角度来看预后较好。

1/3的少关节炎患儿可保持或变为单关节炎，或局限在起病时发作的关节，另外1/3单关节起病会侵犯1～2个其他关节，其余患儿在起病4～6个月发展为多关节炎。

本病死亡率为2%～3.5%，其主要死亡原因是感染、血管炎、肺间质纤维化及肾衰竭；失明率可达60%，如早期发现慢性葡萄膜炎，应及时有效治疗。

六、预防调护

（一）预防

（1）加强体育锻炼 增强儿童体质：少年儿童应坚持体育锻炼，如做广播体操、跑步、打球、太极拳，通过活动肢体，使全身气血运行通畅，达到增强体质、提高抗御外邪的能力，减少发病机会。

（2）防范风寒潮湿 本病的病因为风寒湿邪侵袭机体所致，多数患儿发病前有汗出当风、接触冷水、受凉等病史。因此，日常生活中要注意避风、御寒、防潮湿。

（3）保持精神愉快 西医学认为机体免疫功能受神经和内分泌因素的调节，保持精神愉快对维持机体的正常免疫调节有重要作用。中医认为七情内伤可引起人体气血阴阳失调，易为外邪入侵而发病。可见，保持愉快的心情对预防本病有一定意义。

（4）防治感染 一些患者是在患咽喉炎、扁桃体炎、鼻窦炎等感染性疾病后而发病，因此应预防和控制体内感染灶。

（5）早期诊治 尽管本病可以致残，但如能早期诊治，仍可控制病情的发展，甚至治愈。

（二）调护

（1）指导患儿进行适当的恢复性的肢体活动，应注意避免过度疲劳而加重关节疼痛。

（2）不能盲目进食补品，应多食青菜、水果、香菇、黑木耳等食品，满足人体对维生素及各种微量元素的需求。

（3）被动体位者，应予以翻身、叩背、按摩，防止发生压疮。

（4）对患儿及其家长进行心理指导，减轻心理压力。

（三）食疗

（1）生姜粥　粳米 50g，生姜 5 片，连须葱数根，米醋适量。将生姜捣烂与粳米同煮作粥，粥将熟加葱、醋。食后覆被取汗。适用于风寒湿闭阻型。

（2）苡仁汤　薏苡仁 30g，薄荷 10g，荆芥 10g，葱白 10g，豆豉 10g，生姜 5g。先水煎薄荷、荆芥、豆豉、葱白、生姜，取滤液加入苡仁煮粥，空腹服用。适用于风湿痹证，湿邪较重者。

七、专方选要

（1）风湿冲剂　石家庄市第三医院针对多数患者已应用过多种方法治疗，或正在服用多种抗风湿药物。不少患者对消炎镇痛药和激素产生依赖性。以中医扶正祛邪法具有调节免疫作用为理论依据，着眼于幼年型类风湿关节炎的免疫发病机制。应用中西医结合的方法。研制出抗风湿一、二、三号冲剂，应用于临床获得了较好的疗效。抗风湿一号冲剂（羌活、独活、桑寄生、秦艽、防风、鸡血藤、桂枝、生地、党参、杜仲、茯苓、白术、泽泻、甘草）具有祛风除湿、消肿止痛、养血活络、调节免疫的作用。抗风湿二号方（羌活、独活、秦艽、防风、桑寄生、桂枝、制附子、生地、鸡血藤、茯苓、泽泻、川续断、甘草）具有温经通脉、祛风除湿、祛寒止痛、调节免疫作用。抗风湿三号方（生地、熟地、骨碎补、鸡血藤、丹参、桑寄生、秦艽、桂枝、杜仲、川续断、肉苁蓉、鹿衔草、甘草）具有补肾健骨、养血活络、疏风止痛、抑制体液免疫、调节免疫紊乱、拮抗激素不良反应、保护肾上腺等作用。

（2）疏风通络方　赵心波教授依据"风寒湿三气杂至，合而为痹"的理论，制定本方。桑枝 10g，青风藤 10g，海风藤 10g，南红花 6g，生侧柏叶 10g，川牛膝 10g，桃仁 6g，伸筋草 10g，松节 6g，桂枝 6g，威灵仙 6g，寻骨风 6g，秦艽 6g，水煎服。若关节肿痛而皮色不变，按之软绵绵者，多属虚证，应加用益气之品；若肿痛色赤，焮热作痛者多实证，应于上方中加清热解毒疏散之品。（《儿科临床经验选编》）

（3）养阴通络糖浆　湖北洪湖市中医院根据小儿生理、病理特点采用养阴通络糖浆治疗幼年型类风湿关节炎，疗效显著，其机制在于独特的中药配方及传统制剂相结合。配方：西洋参、鸡血藤、雷公藤、陈皮、冰糖。其中西洋参补气养阴；鸡血藤养血活血，舒筋活络；雷公藤祛风除湿、活血通络；陈皮行气止痛，健脾和中之功。四药配合，相互为用，疗效显著。

（4）九味蠲痹通络汤　王静安老师治疗幼年型类风湿关节炎的有效验方。黄柏 20g，防己 12g，当归 9g，苍术 3g，蜈蚣 2 条，乌梢蛇 12g，牛膝 9g，薏苡仁 30g，紫苏叶 9g，水煎服。方中薏苡仁、苍术胜湿健脾、祛风通痹；防己祛风利水、消肿止痛；黄柏善清热除湿，治足膝疼痛；当归活血化瘀止痛；牛膝补肝肾、强筋骨、祛风湿，导邪下行；蜈蚣、乌梢蛇祛风通络、止疼痛、解痉挛，二药为治"顽痹"要药。用于治疗因浊邪流注经络，浸淫关节、客于肌肤、瘀阻气血而致手足关节疼痛、肿胀、晨僵等诸症。

八、评价及瞻望

幼年型类风湿关节炎在临床上属于疑难杂症，是一个很棘手的疾病，西医目前没有特效的治疗方法。中医药学源远流长，博大精深，是中华民族优秀的文化瑰宝，其中蕴含的丰富的养分，通过我们不断地挖掘，与时俱进，一定能攻克这座医学上的"碉堡"。

参考文献

[1] 邓茜. 浅析小儿风湿性疾病与TGF-β1、IL-1β、IL-12水平的关系 [J]. 当代医药论丛, 2017, 15 (10): 90-91.

[2] 林言华. 38例幼年型类风湿病临床分型与免疫学研究 [J]. 齐齐哈尔医学院学报, 2015, 36 (25): 3757-3759.

[3] 肖臻. 中医药治疗幼年类风湿关节炎临床随机对照试验的质量评价 [J]. 中华中医药学刊, 2013, 31 (06): 1395-1397.

[4] 肖臻. 基于中医脾虚理论探析幼年类风湿关节炎发病内因 [J]. 辽宁中医药大学学报, 2013, 15 (06): 13-14.

[5] 张文华, 佟丹. 清热利湿通络法治疗幼年类风湿关节炎关节疼痛的疗效观察 [J]. 四川中医, 2017, 35 (10): 155-157.

第七章 系统性红斑狼疮

系统性红斑狼疮（systemic lupus erythematosus，SLE）是自身免疫介导的，以免疫性炎症为突出表现的弥漫性结缔组织病。血清中出现以抗核抗体为代表的多种自身抗体和多系统受累是 SLE 的两个主要临床特征。

系统性红斑狼疮临床以乏力、发热、面部红斑、口腔溃疡、脱发、关节肿痛、泡沫尿等为主要症状。中医学虽无系统性红斑狼疮的病名，但对于红斑狼疮复杂的临床表现，中医文献中有阴阳毒、红蝴蝶斑、鬼脸疮、鸦陷疮、茱萸疮等类似的记载。首见于《金匮要略》："阴阳毒，阳毒之为病，面赤斑斑如锦纹，咽喉痛，唾脓血，五日可治，升麻鳖甲汤主之；阴毒之为病，面目青，身痛如被杖，咽喉痛，五日可治，七日不可治，升麻鳖甲汤去雄黄、蜀椒主之。"今人根据临床经验出发，认为近似阳毒发斑、红蝴蝶斑，也有医家认为该病始终有关节疼痛，故隶属于痹。不论以何命名，皆代表系统性红斑狼疮某一临床特点，而系统性红斑狼疮的病情是复杂多变的，因此，对不同病情的主要临床表现用简单的痹证、红蝴蝶斑或红斑痹、斑痹等名称尚不能完全概括，还应根据相应临床表现提出对应的中医病证名称。

一、病因病机

（一）西医学认识

SLE 是以全身免疫异常而致多器官受累为特征的疾病。病理表现为自身抗体产生和免疫复合物沉积。抗体产生和免疫复合物清除调节的缺陷而导致的组织的损伤。

SLE 的发病机制很复杂，为多种基因和环境因素相互作用的结果。这种相互作用激活 T 细胞，活化的 T 细胞反过来再激活 B 细胞，导致过多的自身抗体产生。被自身抗体损伤的组织和异常凋亡的细胞所产生的自身抗原进一步驱使 T 细胞活化。

1. 遗传因素

基因易感性是 SLE 重要的危险因素。有关的证据如下：①SLE 患者的所有亲属中约 27% 患一种自身免疫病；②SLE 患者的一级亲属中 1.7%～3% 发生 SLE，而健康者的一级亲属中仅有 0.25%～0.3% 患SLE；同卵双生比异卵双生的患病一致率高 10 倍；③同卵双生之间及父母和子女之间的临床表现相似。

目前的研究提示，SLE 是一多基因的疾病，虽然小于 5% 患者的发病也许是单基因在起作用，后者是补体级联反应中初始成分纯合子缺陷的患者。其他与 SLE 相关的候选基因座位有 MHC-Ⅱ类抗原等位基因，包括甘露糖结合凝集素（MBL）在内的其他补体相关蛋白基因、Ro/SSA、CRI、免疫球蛋白 Gm 和 Km 同种型、T 细胞受体、一些细胞因子、Fc 受体、热激蛋白（HSP）-70 和尚未定位的与疾病相关的基因候选区。

一般说来，根据功能可把能增加 SLE 易感性的各种 MHC 和非 MHC 基因分为 3 类：①控制对特定自身抗原产生自身免疫应答的基因；②调节淋巴细胞或其他细胞凋亡发生的基因；③影响免疫复合物处理以及炎症性疾病在特殊器官中表达的基因。

2. 环境因素

这些因素包括感染、药物、毒素、精神压力、饮食和物理化学因素等。感染可通过分子模拟诱发特异性免疫反应，并扰乱免疫调节；药物或毒物可影响细胞性免疫应答和自身抗原的免疫原性；精神压力使神经内分泌系统失调或波动，从而影响免疫细胞功能；饮食可影响炎症介质的产生；如紫外线等物理或化学因素可引起炎症，诱导细胞凋亡和组织损伤。这些环境因素对易感患者的影响可能差别很大，这可进一步解释疾病的异质性及复发与缓解的交替过程。这也可解释相似种族人群中发病率的差异。

SLE疾病阶段和发病机制概述。按照SLE免疫异常的表现分为五个阶段。第一阶段，由于遗传、性别和外部环境因素影响抗原递呈和免疫应答，使个体易感SLE。具有足量易感因素的个体将发展到第二阶段，其特征为持续存在异常的抗原表达，包括DNA/抗DNA复合物中低甲基化的DNA（CpG-DNA）以及其他DNA/蛋白和RNA/蛋白自身抗原，这些抗原通过Toll样受体（TLR）活化参与先天免疫的细胞（树突状细胞）和获得性免疫的细胞（B细胞），活化的细胞随之激活T淋巴细胞。当抗原递呈细胞（APC）将自身抗原递呈给T和B淋巴细胞时获得性免疫系统同时发挥作用，其后B淋巴细胞成熟为浆细胞并分泌自身抗体。与此同时，抑制性网络（调节和抑制性T细胞、吞噬细胞、独特型网络）也已就位以抑制有害的免疫反应。第三阶段，临床上健康的个体血清中开始出现自身抗体，免疫复合物形成。第四阶段是临床疾病期，平均发生在第三阶段3年后。自身抗体和免疫复合物攻击组织引起补体活化和其他致炎反应，出现SLE症状和体征，包括图中所列出的一些表现。第五阶段发生在慢性炎症和慢性氧化损伤数月和数年之后，出现肾和肺瘢痕组织形成、动脉斑块沉积和血栓形成，组织发生不可逆转的损害。很可能在每一个阶段只有部分个体进展到下一阶段，而另一些则不发展。

（二）中医学认识

本病的基本病因病机为素体禀赋不足，肝肾亏虚，复感六淫外感之邪，或因劳累、情志所伤、生产等，以致真阴不足，瘀热内盛，痹阻脉络，外侵肌肤，内损脏腑。病位在经络血脉，以三焦为主，与心、脾、肾密切相关，可及心、肝、肺、脑、皮肤、肌肉、关节、营血，遍及全身多个部位和脏腑。

（1）素体不足、真阴本亏　本病多属先天素体禀赋不足，阴阳失调，肾阴本亏。

（2）外感六淫　外感六淫之邪，常引发或加重狼疮。内有真阴不足，外有六淫化火，外火引动内火，则狼疮发作，或壮热，或虚热，外能伤肤损络，内传损及营血、脏腑、三焦，病情渐深渐重。

（3）瘀血阻络　血热则瘀，血寒则凝。不论真阴不足，水亏火旺，还是外感六淫，郁而化热，血与热结而成瘀热。故本病瘀热为多，瘀寒为少。急性发作期、慢性活动期患者大多有火旺内热之象，其瘀亦必为血热，约有90%。至后期脾肾两虚者可有瘀寒的表现。

（4）经络痹阻　经脉痹阻，气血运行不畅而致血脉瘀滞，阴阳失调，脏腑痹阻而成五脏之痹、六腑之痹，久则五脏虚损，六腑为患。

本病的性质是本虚标实，脾肾阴虚血虚为本，晚期则五脏与气血阴阳俱虚。郁热、火旺、风湿、瘀滞、积饮、水湿为标。

本病初起在表，四肢脉络痹阻，先表后里，由表入里，由四肢脉络入内而损及脏腑之脉络，再损脏腑之本体。在内先在上焦由上而下，渐至中焦再及下焦，由轻渐重，由浅渐深，在表在上较为轻浅，在里在下较为深重，若表里上下多脏同病，当为重症，如再由下而上弥漫三焦，五脏六腑俱虚，上入巅脑最为危重。

二、临床诊断

（一）辨病诊断

1.临床诊断

（1）全身临床表现 发热、乏力、体重减轻等。

（2）皮肤黏膜表现

①颊部红斑：蝶形红斑是急性皮肤红斑狼疮的典型表现，也可以作为疾病的首发症状。其特点为在面颊部出现蝶形的水肿性红斑，日光或紫外线照射可以诱发并加重皮损。皮疹最初发生在颊部，逐渐可扩展到鼻梁，一般不累及鼻唇沟，表现为融合成片的红斑，少数可以扩展至整个面部。皮疹有的边缘清楚，有的较模糊，可伴有表面糜烂、渗出、鳞屑和结痂，皮疹较重的患者可伴有眶周水肿和受累的皮肤水肿。

②盘状红斑：典型的盘状红斑起初表现为扁平或稍隆起的紫红色斑疹或丘疹。皮疹外周出现水肿和色素沉着，而病变中心则色素缺失，毛细血管扩张，萎缩性瘢痕形成，可以融合为较大的、形状不规则的斑块，边缘清晰，表面覆有少至中量的鳞屑。这些早期皮疹通常发展成散在的、边缘清晰的钱币状的红斑，其上黏附着突起的鳞片，可以遮挡住扩张的毛孔。毛孔受累是这种损害的突出特征，剥去覆盖的鳞片可见毛囊内角化栓的突起。盘状红斑多见于面部、头皮、耳、颈部和上肢的伸侧。面部的每个部分均可以受累。盘状红斑很少出现在手掌，这种情况一旦发生，则可能意味着病情的加重。皮疹的出现可以早于也可以伴随或晚于SLE的诊断，日光或紫外线照射可诱发皮疹。

③脱发：脱发是普遍而有特征性的临床表现，不仅可发生于头发，也可发生于眉毛、睫毛及体毛。临床表现为梳理时头发大量脱落，头发脆性增加，失去光泽、枯黄和易折断，剩余的头发长几毫米至3厘米，呈不规则排列，无法与其他部分头发梳理在一起。外观混乱。以前额、顶部的头发尤为明显。

④黏膜损害：开始时在颊黏膜、上腭或牙龈出现出血点，继而发展成浅的痛性溃疡，直径 $1 \sim 2cm$，底部不光滑，呈浅灰色，周围伴有红晕。有时溃疡部位疼痛显著，可使患者感到吞咽困难，甚至有些SLE患者最初的主诉就是反复发作的咽喉疼痛。

⑤光过敏：日光照射可导致SLE患者出现皮疹或使原有的皮疹加重，大多数患者再次经日光暴晒后皮疹可复发。

⑥色素改变：SLE患者可出现皮肤色素沉着或色素脱失，以前者多见。

⑦紫癜：瘀斑和出血点的出现多与血小板减少有关。

⑧皮肤血管炎、溃疡和坏疽：伴有活动性血管炎的SLE患者可以出现坏死性溃疡、手指和末梢坏疽以及皮肤梗死，这些患者一般伴有高滴度的ANA和抗ds-DNA、IgG水平升高及补体水平降低。

⑨雷诺现象：典型的雷诺现象包括3个时期。首先，小至中等大小动脉痉挛引起甲床、手指、脚趾苍白，并伴有疼痛。第二时期，血管痉挛使局部组织缺血，上述部位皮肤变为紫色。第三时期，如果缺血持续，局部 CO_2 积蓄增多，到一定程度时，引起血管扩张，则原来发绀皮肤变为红色并伴疼痛。寒冷、吸烟和情绪变化等因素常可诱发雷诺现象。发作时间自数分钟至数小时不等。

（3）骨骼肌肉系统表现

①关节病变：SLE的关节表现主要包括僵硬、疼痛和关节肿胀。累及部位以近端指间关节、腕关节和膝关节最为常见，其次为踝关节、肘关节和肩关节，再次为跖趾关节和髋关节。受累的关节常为对称性，

但也有25%的患者为非对称性。SLE关节症状的特点是关节疼痛明显，但在较长时期内没有阳性体征。

②肌肉病变：广泛的肌痛和肌肉压痛可见于40%～80%的SLE患者，症状主要累及近端肌肉，以三角肌和股四头肌为主，通常在疾病加重时明显。

③骨病变：常见无血管性骨坏死，又称无菌性骨坏死或缺血性骨坏死，是SLE患者的常见并发症之一，也是SLE患者致残、严重影响生活质量的重要因素。发病率5%～10%，但有许多无症状的患者未被统计在内。据估计，无症状但放射学阳性的骨坏死在SLE患者中发病率高达25%。骨坏死是由于骨的血供中断，继之邻近的骨组织充血，引起骨的矿物质丢失，骨小梁变细。当受压力影响时，出现骨萎缩。造成骨供血障碍的原因可能与SLE的血管病变及糖皮质激素治疗有关。无血管性骨坏死可发生于多个部位，尤其以股骨头最为多见。其他部位如肱骨头、股骨髁、胫骨平台、舟状骨、距骨、月状骨也可累及。最主要的临床表现为受累关节疼痛。疼痛常为隐匿性，呈进行性加剧，可伴有关节僵硬，活动范围受限。

（4）心血管系统表现

①心脏病变：心脏病变是SLE最重要的临床表现之一。根据不同的研究，心脏受累的发病率为52%～89%，临床诊断心脏受累者远较实际少。SLE可累及心脏各个部分，包括心包、心肌、心内膜及冠状动脉。

心包病变中以心包炎最为常见，狼疮性心包炎的临床表现主要为胸骨后或心前区疼痛，疼痛在体位改变及呼吸、咳嗽、吞咽时加剧，坐位或前倾体位时减轻，有时放射到左肩、背部、颈部或上腹部；患者常伴有发热和心动过速；仅有少数患者可闻及心包摩擦音。多数患者的心包积液

量较少，少数患者为中量或大量，积液量大时，患者可出现呼吸困难及相应的体征。临床症状在几年内可反复出现。

SLE患者出现心功能不全相当多见，国外不同研究表明，4%～71%的患者可出现不同程度的左室功能障碍，5%～10%的患者表现为充血性心力衰竭。

SLE患者合并有血管炎。当供应心脏传导系统的血管受累时，可引起传导系统功能障碍，出现各种心律失常。

冠状动脉病变包括冠状动脉血管炎和冠状动脉硬化。长期的冠状动脉血管炎可以导致冠状动脉硬化。引起冠状动脉病变的原因可能是多方面的：免疫损伤导致的血管炎、抗磷脂抗体阳性、糖皮质激素的使用。

约50%SLE患者可伴有高血压，近年来高血压的患病率呈上升趋势。引起高血压最常见的原因是SLE肾脏病变，而高血压又可加重肾脏病变，二者形成恶性循环。

②血管病变：SLE血管病变的临床表现多样，血管病变可发生于病程的任何阶段，各组织器官均可受累，其中以皮肤血管病变最为常见，包括瘀斑、紫癜、荨麻疹、大疱性病变、坏疽、甲周红斑、网状青斑及雷诺现象等。其他器官病变主要表现为血管原因导致的组织失去正常功能。

（5）呼吸系统表现

①胸膜受累：胸膜炎的主要症状是胸痛和胸腔积液。其胸痛可以是单侧或双侧，以双侧多见，多位于肋膈边缘，疼痛随呼吸运动或体位变化而加重，可持续数天，当出现胸腔积液时，疼痛会有所减轻。胸腔积液一般在400～1000ml，大量积液较少见，积液可发生于单侧或双侧。

②横膈受累：表现为双侧膈肌抬高，肺容积减小，同时常感到呼吸困难，平卧时症状加重，抬高头部可减轻。

③肺实质受累：表现为急性狼疮肺炎，

临床表现主要有急性起病，发热、严重呼吸困难、干咳、咯血、呼吸急促及胸痛；体检可发现发绀和双下肺湿啰音；胸片可见弥漫性肺泡浸润，以下肺为主，约50%出现胸腔积液。所有患者均发生低血氧症，狼疮肺炎可并发肺出血。慢性狼疮肺炎起病分为2种类型，大部分患者缓慢起病，起始症状不特异，小部分患者由急性狼疮肺炎发展而来。临床表现为持续的运动时发绀，胸痛、无诱因的咳嗽和双下肺湿啰音。

④肺血管受累：肺出血、肺动脉高压、肺栓塞。

（6）肾脏表现　肾脏病变是SLE发病及住院的主要原因，见于40%～70%的患者。肾脏病变通常在SLE前两年内发生，而在5年后发生率明显减低。疾病在临床和组织学表现上具有显著的异质性。几乎一半的患者表现为无症状的尿液异常，如血尿和蛋白尿。30%的患者可见肾病和（或）肾炎综合征。少数患者（<5%）会出现慢性肾功能不全、快速进展的肾小球肾炎或肺-肾血管炎综合征。

（7）神经系统表现　神经系统的各个部分均可受累，临床表现多种多样，包括头痛、头晕、注意力下降、各种运动障碍、颅内压增高、癫痫、中风，甚至昏迷状态。

（8）血液系统表现

①贫血：贫血常见，可发生于多数SLE患者的疾病过程中。SLE出现贫血的机制多样，包括慢性病性贫血、溶血（免疫或微血管病性）、失血、肾功能不全、药物、感染、脾功能亢进、骨髓增生异常、骨髓纤维化和再生障碍性贫血。其中一个常见原因是慢性炎症引起。

②白细胞减少：在SLE中常见，可为其主要临床表现，且通常与疾病活动相关。据报道，约50%的患者白细胞计数低于4500/mm^3，多见于活动性疾病的患者，但重度白细胞减少（中性粒细胞计数<500/mm^3）罕

见。约20%的SLE患者发生淋巴细胞减少。

③血小板减少：据报道，25%～50%的狼疮患者有轻度血小板减少。

（9）消化系统表现　SLE可出现肠系膜血管炎，急性胰腺炎，蛋白丢失性肠炎，肝脏损害等消化系统受累。

（10）其他　包括眼部受累，如结膜炎、葡萄膜炎、眼底改变、视神经病变等。SLE常伴有继发性干燥综合征，有外分泌腺受累，表现为口干、眼干，常有血清抗SSB、抗SSA抗体阳性。

附：美国风湿病学会1997年推荐的SLE分类标准。

（1）颧部红斑　固定红斑，扁平或高起，在两颧突出部分。

（2）盘状红斑　隆起的红斑上覆有角质性鳞屑和毛囊栓塞，旧病灶可有萎缩性瘢痕。

（3）光过敏　患者自述或医生观察到日光照射引起皮肤过敏。

（4）口腔溃疡：医生检查到口腔或鼻咽部溃疡，通常为无痛性。

（5）关节炎　非侵蚀性关节炎，常累及2个或2个以上的周围关节，以关节肿痛和渗液为特点。

（6）浆膜炎　①胸膜炎：胸痛、胸膜摩擦音或胸膜渗液；②心包炎：心电图异常，心包摩擦音或心包渗液。

（7）肾脏病变　①持续性蛋白尿，大于0.5g/24h；②管型：可为红细胞、血红蛋白、颗粒管型或混合性管型。

（8）神经病变　癫痫发作或精神病，除外药物或已知的代谢紊乱，如尿毒症、酮症酸中毒或电解质紊乱所致。

（9）血液系统异常　①溶血性贫血伴网织红细胞增多；②白细胞减少：至少2次测定少于4×10^9/L；③淋巴细胞减少：至少2次测定少于1.5×10^9/L；④血小板减少：少于100×10^9/L（除外药物影响）。

（10）免疫学异常　抗 ds-DNA 抗体阳性，或抗 Sm 抗体阳性，或抗磷脂抗体阳性（包括抗心磷脂抗体，或狼疮抗凝物，或至少持续 6 个月的梅毒血清试验假阳性三者中具备一项阳性）。

（11）抗核抗体　免疫荧光抗核抗体滴度异常或相当于该法的其他试验滴度异常，排除了药物诱导的"狼疮综合征"。

该分类标准的 11 项中，符合 4 项或 4 项以上者，在除外感染、肿瘤和其他结缔组织病后，可诊断 SLE。其敏感性和特异性分别为 95% 和 85%。需要强调的是，11 条分类标准中，免疫学异常和高滴度抗核抗体更具有诊断意义，一旦患者免疫学异常，即使临床诊断不够条件，也应密切随访，以便尽早做出诊断和及时治疗。

2. 相关检查

（1）抗核抗体谱　①抗核抗体（ANA）：SLE 患者中 99% 阳性，常见的 ANA 的荧光染色模型有 5 种，在 SLE 中以均质型、斑点型和周边型多见。ANA 的滴度与疾病的活动性无关，不能以 ANA 作为监测治疗效果和疾病活动的方法。②抗双链 DNA 抗体（抗 ds-DNA）：具有诊断特异性，与病情活动有关。③抗 Sm 抗体：为 SLE 标记性抗体，抗 Sm 抗体的滴度可能与 SLE 的活动有关，滴度升高可能预示着 SLE 的复发。抗 Sm 抗体对早期、不典型的 SLE 或经治疗后 SLE 的回顾性诊断有很大帮助。④其他：抗 nRNP（U1RNP）、rRNP、抗 SSA、抗 SSB、抗组蛋白、抗 PCNA 等也可出现阳性，抗组蛋白抗体效价的高低与病情活动性相关。

（2）抗磷脂抗体（aPL）　aPL 的阳性率与年龄有关，在大于 50 岁的 SLE 患者中可有 60%aPL 阳性。aPL 与血栓形成有密切关系，其阳性患者易患各种栓塞性疾病、反复流产或血小板减少。主要抗磷脂抗体有抗心磷脂抗体（ACL）、狼疮抗凝物（LAC）及抗 β$_2$- 糖蛋白 -1（β$_2$-GP1）抗体。

（3）补体　若 C3、C4、CH50 水平降低，提示可能存在补体消耗过度，说明 SLE 活动。该指标与病情活动相关。

（4）其他　肾脏受累时常有蛋白尿、血尿、管型尿等。血液系统受损常有白细胞、血小板的降低等。

（二）辨证诊断

望诊：面部红斑，或下肢红斑，或指端溃疡，关节肿胀，或神疲发疏，舌红，或淡红，苔薄白或黄腻。

闻诊：口气秽臭，或语言及气味无明显异常。

问诊：发热，口干喜饮，或畏寒，或四肢关节疼痛，或胸闷心慌，或泡沫尿，或月经量多，淋漓不尽，龈衄、鼻衄。

切诊：弦数或弦滑或弦细。

1. 阴虚内热

临床证候：长期低热或自觉内热、手足心热，面部蝶形红斑，光敏感；或面红充血，或暗红斑点，皮疹，口渴多饮并喜冷饮；时有咽干咽痛，目赤齿衄，关节疼痛，心烦急躁，少寐不眠。舌质红，苔少或薄黄，脉细数或濡数。

辨证要点：长期低热或自觉内热、手足心热，口渴多饮并喜冷饮，心烦急躁，少寐不眠，舌质红，苔少或薄黄，脉细数或濡数。

2. 气营热盛

临床证候：高热，满面红赤，蝶形红斑，手足红斑，皮疹，关节肌肉疼痛，口腔溃疡，咽干口渴喜冷饮，舌红绛，苔薄或薄白、薄黄，脉滑数或洪数。

辨证要点：高热，满面红赤，咽干口渴喜冷饮，舌红绛，苔薄或薄白、薄黄，脉滑数或洪数。

3. 瘀热痹阻

临床证候：四肢关节疼痛，晨僵，雷

诺现象、面红、蝶形红斑隐隐可见，下肢片状紫斑，舌红，苔薄，脉细数或濡数。

辨证要点：四肢关节疼痛，晨僵，雷诺现象，舌红，苔薄，脉细数或濡数。

4. 血热瘀阻

临床证候：手足掌面、背面瘀点累累、肿胀，肢端有溃疡，重者有干性坏死，两小腿有片状紫斑，双大腿网状青斑，面赤，关节痛。舌红，苔薄，脉细数或弦数。

辨证要点：手足瘀点累累、肿胀，肢端有溃疡，可见片状紫斑和网状青斑，舌红，苔薄，脉细数或弦数。

5. 热郁饮积

临床证候：胸闷、胸痛，心慌，内热或低热，咽干口渴，舌红，苔薄白或厚腻，脉细数、滑数，也可出现结代脉。

辨证要点：胸闷、胸痛，心慌，咽干口渴，舌红，脉细数或滑数。

6. 血虚瘀热

临床证候：时有面赤升火，口渴饮冷，四肢不温，下肢酸软乏力，头晕，四肢皮下紫癜不易消散，月经量多，淋漓不尽，龈衄、鼻衄。舌红，苔薄，脉濡数或细数。

辨证要点：口渴饮冷，四肢不温，皮下紫癜不易消散，齿衄、鼻衄，舌红，苔薄，脉濡数或细数。

7. 气阴两虚

临床证候：面色不华，乏力，少寐，既怕冷又怕热，月经量多，淋漓不尽，雷诺现象，头发稀少易折。舌红，苔薄净或中剥，脉细弱。

辨证要点：面色不华，乏力，少寐，舌红，苔薄净或中剥，脉细弱。

8. 瘀热损肾

临床证候：泡沫尿，尿检中有蛋白和红细胞，伴有腰酸、高血压，面部有红斑，或头晕。舌红，苔薄，脉弦数或细数。

辨证要点：泡沫尿，伴有腰酸，头晕。舌红，苔薄，脉弦数或细数。

9. 脾肾两虚

临床证候：畏冷，面色苍白，或午后有烘热感、面部潮红，小便短少，下肢轻度浮肿，神疲乏力，腰酸，舌红淡，苔薄白腻，舌体或胖或瘦，或有齿痕。脉弦细或弦滑或沉细。

辨证要点：畏冷，面色苍白，小便短少，下肢轻度浮肿，神疲乏力，腰酸，舌淡，苔薄白腻，脉弦细。

10. 瘀热入脑

临床证候：头痛头晕，耳鸣，听力下降，视物模糊，舌暗红，苔薄，脉弦细或沉细。

辨证要点：头痛头晕，听力下降，舌暗红，苔薄，脉细。

三、鉴别诊断

（一）西医学鉴别诊断

1. 类风湿关节炎

SLE 较类风湿关节炎发病年龄为早。多为青年女性，关节病变的表现如疼痛、肿胀、晨僵等均较类风湿关节炎患者轻且持续时间短，SLE 患者的关节病变一般为非侵蚀性，不遗留关节畸形。SLE 患者具有特征性的皮疹，绝大多数患者有肾脏病变，ANA 阳性率很高，而类风湿关节炎患者则不具备这些特点。免疫学检查可发现抗 ds-DNA 抗体、抗 Sm 抗体则高度提示 SLE 的诊断。

2. 混合性结缔组织病

SLE 应与混合性结缔组织病（MCTD）相鉴别。MCTD 临床表现有雷诺现象、关节痛或关节炎、肌痛，肾脏、心、肺、神经系统均可受累，ANA 呈现高滴度斑点型，但与 SLE 相比，MCTD 双手肿胀、肌炎、食管运动障碍和肺受累更为多见，抗 U1RNP 抗体呈高滴度，而严重的肾脏和中枢神经系统受累较 SLE 少见，抗 ds-DNA

抗体、抗 Sm 抗体和 SLE 细胞通常阴性。血清补体水平不低。

3.结节性多动脉炎

结节性多动脉炎患者有皮肤、关节病变，中枢神经系统和消化系统也常被累及，需与 SLE 相鉴别。结节性多动脉炎的病理表现多见于中等大小的动脉，小动脉少见，而 SLE 引起的血管炎则以小血管为主。结节性多动脉炎患者的皮肤改变多为皮下结节，关节病变多表现为大关节肿痛，外周血白细胞计数常升高，ANA 与 RF 阳性者极罕见，也与 SLE 不同。

（二）中医学鉴别诊断

1.尪痹

尪痹主要因寒湿邪重，深侵入肾，久致肝、肾、脾皆虚，风、寒、湿邪深入脏腑筋骨，精髓生化乏源，筋骨肌肉失养，痰浊、瘀血凝滞，而出现上述关节肌肉的病变，因其脏腑虚衰，故同时伴有肝肾阴阳不足的全身症状。

2.燥痹

燥痹是由燥邪（外燥、内燥）损伤气血津液而致阴津耗损、气血亏虚，使肢体筋脉失养，瘀血痹阻，痰凝结聚，脉络不通，导致肢体疼痛，甚至肌肤枯涩、脏腑损害的病证。以心、肝、脾、肺、肾各脏及其互为表里的六腑和九窍特有的阴津匮乏的表现为其临床特征。

四、临床治疗

（一）提高临床疗效的基本要素

中西合璧，辨证与辨病相结合，治病不忘固护脾胃。

（二）辨病治疗

1.一般治疗

（1）患者宣教 正确认识疾病，SLE 是一种长期存在的慢性疾病，目前尚不能根治，随着医学的发展，该病的预后也日趋改善。患者应树立战胜疾病的信心，明白规律用药的意义，学会自我认识疾病活动的征象，配合治疗、遵从医嘱、定期随诊，懂得长期随访的必要性。一些 SLE 患者患病后过分担心而出现焦虑或抑郁，应给予相应安慰、心理治疗或药物治疗。本病的复发和活动与劳累、情绪紧张、阳光照射、吸烟等有关，应尽量避免上述因素。

（2）对症治疗 对症治疗，减少感染机会、控制高血压等并发症的发生等。SLE 患者应给予平衡、健康、营养的膳食。

2.药物治疗

目前尚无根治的方法，强调早期诊断、早期治疗。SLE 是一种高度异质性的疾病，临床医生应根据病情的轻重，制定不同的治疗方案。

（1）轻型 SLE 的药物治疗 患者虽有疾病活动，但症状轻微，仅表现为光过敏、皮疹、口腔溃疡、脱发、关节炎，无明显的内脏损害。药物治疗包括如下。

①非甾体抗炎药：双氯芬酸钠、美洛昔康、塞来昔布、尼美舒利等。主要作用为抗炎、止痛和退热，为对症治疗，主要用于控制关节炎，应注意消化道等方面的不良反应。

②抗疟药：常用药物有氯喹 0.25g，每日 1 次，或羟氯喹 0.2 ～ 0.4g/d。主要用于治疗皮疹和减轻光过敏。注意眼底病变等方面的不良反应，用药超过 6 个月者，应每半年检查一次眼底，有心动过缓或有传导阻滞者禁用抗疟药。

③糖皮质激素：小剂量糖皮质激素（泼尼松 ≤ 10mg/d）有助于控制病情。也可短期局部使用糖皮质激素治疗皮疹，但面部应尽量避免使用强效激素类外用药。

（2）中度活动型 SLE 的药物治疗 对于此期的患者，个体化剂量的糖皮质激素治疗是必要的，通常泼尼松剂量0.5～1mg/（kg·d）。需要联用其他免疫抑制剂，具体如下。

①甲氨蝶呤：常用剂量7.5～15mg，每周1次，主要用于关节炎、肌炎、浆膜炎和皮肤损害为主的SLE。不良反应主要有胃肠道反应、口腔黏膜炎、肝功能损害、骨髓抑制等。

②硫唑嘌呤：标准用法1～2.5mg/（kg·d），常用剂量50～100mg/d。不良反应主要有：骨髓抑制、胃肠道反应、肝功能损害等。用药起始4周内应每周复查血常规，因少数对硫唑嘌呤极敏感者用药短期内就可出现严重脱发和造血危象，引起严重粒细胞和血小板缺乏症。

（3）重型SLE的药物治疗 治疗主要分两个阶段，即诱导缓解和巩固治疗。诱导缓解目的在于迅速控制病情，阻止或逆转内脏损害，力求疾病完全缓解，但应注意过分免疫抑制诱发的并发症，尤其是机会性感染。

对于此型患者，糖皮质激素的治疗是必需的，糖皮质激素的标准剂量是泼尼松1mg/（kg·d），病情稳定后2周或疗程8周内，开始以每1～2周减10%的速度缓慢减量，减至泼尼松0.5mg/（kg·d）后，减药速度按病情适当调慢。维持治疗的激素剂量尽量小于泼尼松10mg。SLE的激素疗程较漫长，主要不良反应有：感染、高血压、高血糖、高血脂、低钾血症、骨质疏松、无菌性骨坏死等。此型患者应联合应用免疫抑制剂以便更快地诱导病情缓解和巩固疗效，并避免长期使用较大剂量激素导致的严重不良反应。常用的免疫抑制剂如下。

①环磷酰胺：该药是治疗重型SLE的有效药物之一，尤其是用于狼疮肾炎和血管炎患者时。标准的环磷酰胺冲击疗法是：0.5～1.0mg/m²体表面积，加入生理盐水250ml中静脉滴注，每3～4周1次，多数患者6～12个月后病情缓解，而在巩固治疗阶段，常需要继续环磷酰胺冲击治疗，延长用药间歇期至约3个月一次，维持1～2年。在使用过程中，一定注意定期复查血白细胞，使白细胞不低于3.0×10^9/L。环磷酰胺的主要不良反应有：感染、白细胞减少、性腺抑制、胃肠道反应、脱发、肝损伤、出血性膀胱炎，少见的远期致癌作用等。

②霉酚酸酯：治疗狼疮肾炎（尤其是对Ⅳ型狼疮肾炎）有效。常用剂量1～2g/d，分2次口服，主要不良反应：感染等。

③环孢素：治疗狼疮肾炎（尤其是对Ⅴ型狼疮肾炎）和（或）有血液系统损害的SLE有效，常用剂量3～5mg/（kg·d），分2次口服。用药期间注意检测肝肾功能、血压、血钾等。

3.其他治疗

国内外研究提示利妥昔单抗（抗CD20单克隆抗体）对部分难治性重症SLE有效，并有望成为新的SLE诱导缓解的药物。血浆置换、自体干细胞移植不宜列入SLE诊疗常规，应视患者具体情况选择应用。

（三）辨证治疗

1.辨证论治

（1）阴虚内热证

治法：养阴清热，活血通络。

方药：红斑汤加减。

组成：生地黄30g，生石膏（先煎）30g，玄参30g，黄芩30g，生苡仁30g，知母12g，忍冬藤30g，羊蹄根30g，川牛膝12g，绿豆衣15g，生甘草3g，陈皮6g，大枣5枚。

（2）气营热盛证

治法：清气凉营。

方药：三石退热汤。

组成：生石膏（先煎）30g，寒水石

30g，滑石 30g，生地 30g，玄参 30g，金银花 15g，黄芩 30g，知母 12g，生苡仁 30g，丹皮 15g，赤芍 9g，人中黄 12g，羚羊角粉（冲服）0.6g。

（3）痰瘀痹阻证

治法：养阴清热，祛风通络。

方药：忍冬藤汤合红斑汤加减。

组成：生地黄 30g，忍冬藤 30g，岗稔根 30g，虎杖根 30g，生苡仁 30g，生石膏（先煎）30g，黄芩 30g，川芎 9g，羊蹄根 30g，海风藤 30g，川牛膝 12g，生甘草 3g，陈皮 6g，大枣 5 枚。

（4）血热瘀阻证

治法：养阴清热，活血化瘀。

方药：紫斑汤合红斑汤加减。

组成：生地黄 30g，玄参 30g，生石膏（先煎）30g，黄芩 30g，忍冬藤 30g，鬼箭羽 15g，槐花米 12g，生藕节 15g，水牛角（先煎）15g，川牛膝 12g，生甘草 3g。

（5）热郁饮积证

治法：养阴清热，利水蠲饮。

方药：蠲饮汤合红斑汤加减。

组成：生地黄 30g，生石膏（先煎）30g，知母 12g，黄芩 30g，玉竹 15g，葶苈子（包煎）15g，白芥子 12g，生苡仁 30g，桑白皮 12g，猪苓 12g，茯苓 12g，广郁金 9g，五加皮 15g，枳壳 9g，甘草 3g，大枣 5 枚。

（6）血虚瘀热证

治法：养阴清热，凉血生血。

方药：紫斑汤加减。

组成：生地黄 30g，生石膏（先煎）30g，知母 12g，黄芩 30g，羊蹄根 30g，虎杖 30g，生藕节 15g，墨旱莲 15g，水牛角（先煎）30g，炙龟甲 12g，槐花米 12g，陈皮 6g，生甘草 3g。

（7）气阴两虚证

治法：益气养阴，健脾生血。

方药：生血汤加减。

组成：生地黄 30g，熟地黄 30g，山萸肉 12g，女贞子 15g，枸杞子 12g，制首乌 15g，黄芪 12g，白术 12g，猪苓、茯苓 12g，知母 12g，黄芩 30g，白及 9g，佛手 6g，陈皮 6g，甘草 3g，大枣 5 枚。

（8）瘀热损肾证

治法：补肾养阴，活血利水。

方药：清肾汤合红斑汤加减。

组成：生地黄 30g，炙龟甲 12g，知母 15g，生石膏（先煎）30g，黄芩 30g，落得打 30g，接骨木 30g，六月雪 30g，猪苓、茯苓 12g，泽泻 12g，杜仲 12g，川断 12g，苦参 30g，赤小豆 15g，甘草 3g，大枣 5 枚。

（9）脾肾两虚证

治法：健脾滋肾，利水蠲饮。

方药：清肾汤合蠲饮汤加减。

组成：黄芪 12g，白术 12g，生地 30g，炙龟甲 12g，杜仲 9g，川断 12g，菟丝子 12g，葶苈子（包）15g，猪苓、茯苓 12g，桑白皮 15g，泽泻 12g，落得打 30g，接骨木 30g，川牛膝 12g，甘草 3g，陈皮 6g，大枣 5 枚，黑大豆 30g，赤小豆 15g。

（10）瘀热入脑证

治法：养阴清热，平肝活血。

方药：清脑汤合红斑汤加减。

组成：生地黄 30g，菊花 12g，枸杞子 12g，天麻 9g，白蒺藜 15g，川芎 9g，蔓荆子 15g，炙鳖甲 12g，生石膏（先煎）30g，黄芩 30g，全蝎 3g，僵蚕 15g，半夏 12g，陈皮 6g，茯苓 12g，甘草 3g。

2. 外治疗法

（1）针灸 根据病情，可辨证选取肩髃、肩髎、曲池、尺泽、手三里、外关、合谷、环跳、阳陵泉、昆仑、太溪、解溪等穴位；或根据关节疼痛肿胀部位采取局部取穴或循经取穴。针刺时根据寒热虚实不同配合针刺泻法、补法，或点刺放血、穴位注射。主要用于伴有关节肌肉疼痛、活动不利表现的狼疮患者，通过针刺穴位，达到通经活络止痛的效果。

（2）中药熏蒸　根据病情证候选用中药进行熏蒸治疗，每次30分钟，每日1～2次，根据患者体质情况及病情进行中药辨证加减，充分体现中医个性化治疗原则。有皮肤红斑，关节肌肉肿痛表现者，均可应用，注意有皮肤过敏者慎用。

3. 成药应用

（1）雷公藤多苷片　祛风解毒、除湿消肿、舒筋通络。用于风湿热瘀，毒邪阻滞所致的关节炎，以及狼疮性肾炎的治疗。每次2片，每日3次，口服。

（2）昆明山海棠　祛风除湿，舒筋活络，清热解毒。用于类风湿关节炎的治疗以及系统性红斑狼疮的治疗，肾功能不全者慎用。每次2片，每日3次，口服。

（3）白芍总苷胶囊　用于类风湿关节炎的常规治疗，也可用于伴有关节炎表现的狼疮患者，脾胃虚弱，便溏者慎用。每次0.6g，每日3次，口服。

（4）正清风痛宁片　祛风除湿，活血通络，消肿止痛。用于风寒湿痹证。症见肌肉酸痛，关节肿胀、疼痛，屈伸不利，麻木僵硬等及风湿性与类风湿关节炎具有上述证候者。一次1～4片，一日3次，口服。

4. 单方验方

（1）养阴益气解毒方　北沙参、太子参、黄芪、女贞子、青蒿、鸡血藤、秦艽、白花蛇舌草。适用于气阴两虚型的狼疮患者，症见神疲乏力，气短懒言，咽干口燥，烦渴欲饮，斑疹暗红，常伴有不规则发热或持续低热，自汗，盗汗，手足心热，午后颧红，关节痛，心悸失眠，月经量少或闭经，小便短少，大便干结。阴虚内热重者，加生石膏、生地黄、天花粉、石斛等；气虚明显者，重用黄芪，加黄精、山药等。

（2）三黄固本汤　黄芪30g，骨碎补15g，桑椹子15g，黄精15g，熟地黄15g，

枸杞子15g，菟丝子15g，女贞子10g，当归10g。随症加减：皮疹严重者加紫草10g；关节疼痛严重者加乌梢蛇10g；气虚严重者加茯苓10g；腰膝酸软者加杜仲10g。适用系统性红斑狼疮肾阴亏虚、阴虚火旺证。表现为高热不退，手部或面部红斑，腰膝酸软、乏力、脱发、头晕耳鸣，烦躁口渴，潮热盗汗者。

（四）名医治疗特色

1. 周翠英

狼疮活动期出现肾损害时，属热毒蕴肾证，以清热解毒，补肾固精为主。方药：金银花24g，白花蛇舌草24g，茜草20g，生地榆15g，仙鹤草30g，赤白芍各20g，芡实30g，枸杞15g，山萸肉12g，金樱子15g，五味子10g，墨旱莲15g，女贞子15g，生炙甘草各9g。狼疮活动以皮肤损害为主，以清热解毒，凉血化瘀护阴为主。方药：金银花24g，白花蛇舌草24g，茜草20g，生地榆15g，仙鹤草30g，山萸肉12g，枸杞15g，牡丹皮15g，紫草15g，当归15g，川芎15g，甘草6g，高热不退者用羚羊角粉适量冲服；阴虚内热者加青蒿或鳖甲以滋阴退热；关节疼痛者加忍冬藤、虎杖等清热通络止痛。

2. 顾伯华

顾老对系统性红斑狼疮的分型为阴虚气滞、气虚肺热、阳虚水湿三型，主张找出主要证候群，解决主要的矛盾。用药上重视培补为本。常用药物：黄芪、党参、白术、生地、玄参、麦冬、淫羊藿、锁阳、菟丝子、枸杞子、女贞子等，佐以解毒，喜用白花蛇舌草。

3. 丁济南

丁老将本病分为风痹损及肌肤脉络、风痹损肾、风痹损心、风痹损肝、风痹损脾、风痹损肺等六型。强调温阳、散寒、除湿。即使出现阴虚内热之证仍坚持要用

乌头、桂枝，仅对不同的兼症加用清热解毒或养阴生津之品，以防止辛温药伤津之弊。故用玄参监制，防川草乌之毒性。用甘平的甘草解毒，调和诸药。

五、预后转归

SLE 的预后和过去相比已有显著改善，1 年存活率 96%，5 年存活率 90%，10 年存活率已超过 80%。急性期患者的死亡原因主要是 SLE 的多脏器严重损害和感染，尤其是伴有严重神经精神性狼疮和急进性狼疮性肾炎者，慢性肾功能不全和药物（尤其是长期使用大剂量激素）的副反应，包括冠状动脉粥样硬化性心脏病等，是 SLE 远期死亡的主要原因。

六、预防调护

（一）预防

由于 SLE 的病因尚未完全探明，因此，对于正常人群，目前无必要的预防措施。而对于已经患病的人群，则应注意做到以下几方面，以免诱发或加重病情。

（1）避免阳光的直接照射。

（2）避免使用有刺激性的或有过敏史的化妆品，包括面霜、染发剂等。

（3）避免经常出入人群较多的公共场所，减少病原体的接触。

（4）季节变化时应注意防寒保暖，避免感冒等常见、多发病的发生。

（5）正视疾病，保持乐观的情绪，尽量避免精神刺激。

（6）改变不利于疾病的不良生活、饮食习惯。

（二）调护

1. 休息

充分的休息是治疗系统性红斑狼疮的重要措施。

2. 饮食

（1）注意事项　患者处于活动期时，饮食应以清淡饮食为主，多吃富含维生素的蔬菜和水果。对有肾脏损害表现者如少尿、高血压、水肿或有氮质血症者应采用低盐低蛋白饮食，并限制水的摄入。待水肿消退，血压正常，氮质血症消失，可进食普通饮食。

（2）忌口　①海鲜：有些红斑狼疮患者食用海鲜后会出现过敏现象（系统性红斑狼疮患者大多为高过敏体质）诱发或加重病情。②羊肉、狗肉、鹿肉、桂圆，性温热，红斑狼疮患者表现为阴虚内热现象者，食后能使患者内热症状加重。③香菜、芹菜久食引起光过敏，使患者面部红斑皮损加重，故不宜食用。④辛辣食物，如辣椒、生葱、生蒜等能加重患者内热现象，不宜食用。⑤绝对禁止吸烟、饮酒。

3. 护理

（1）皮肤的护理　保持皮肤清洁、干燥，鼓励摄入足够的水分和营养。指导患者避免接触某些易敏性化学制品，必要时须戴手套。

（2）皮疹的护理　指导患者避免接触紫外线，如在太阳下使用遮阳伞、戴上保护性眼罩、禁日光浴等。指导患者正确使用护肤品。正确使用外用药。

（3）口腔护理　指导患者用过氧化氢漱口，每日 3 次。避免食用辛辣的刺激性食物。保持溃疡处干燥，遵医嘱使用表面收敛剂。

（4）水肿的护理　轻度水肿者应限制活动，重度水肿者应卧床休息。下肢水肿应抬高下肢。控制水分和钠盐的摄入，如有肾功能低下，则不宜高蛋白饮食。准确记录 24 小时出入量，入量包括饮入量、食物量，出量包括排泄量、呕吐量及出汗量。定时测量体重、腹围。应用利尿剂期间，需观察尿量、体重的变化，注意有无电解质素乱及脱水现象。长期卧床者，应按时更换体位，同时给予局部按摩。

（5）透析的护理　有许多患者的病情是需要进行透析的，比如腹膜透析以及血液透析等。需要做到以下这些：注意个人卫生，保持皮肤清洁。如出现体温升高、腹痛、引流不畅或透析管脱出，要及时就诊。加强营养，增加优质蛋白质如瘦肉、鱼、鸡蛋、奶类等。临时血管通路要保持局部清洁、干燥。保持情绪稳定，生活有规律，及时增减衣服，防止着凉。

（6）心理护理　①安慰患者，保持心情乐观开朗，让患者了解 SLE 虽然不能根治，但只要及时、正确治疗，是可以缓解的，忧郁反而会加重病情。②正确指导患者配合治疗和日常保养，向患者介绍病情，使之了解病情，树立战胜疾病的信心。③经常与患者家属沟通，说明病情及可能出现的后果，并请家属签字。

七、专方选要

（1）凉血化瘀方药　水牛角 12g（先煎），生地黄 15g，赤芍 15g，牡丹皮 10g，制大黄 6g，紫草 10g。本方凉血化瘀，适用于系统性红斑狼疮瘀热痹阻证。并可随症加减：热毒炽盛，加大青叶 10g；阴虚内热者，加青蒿 25g，白薇 15g；合并口腔溃疡，加玄参 10g；合并关节肿胀灼热，加苍术 10g，黄柏 10g；若关节痛甚，加青风藤 15g，广地龙 10g；合并皮疹瘙痒，加秦艽 10g，白僵蚕 10g。每日 1 剂，水煎至 300ml，分早晚 2 次服用。

（2）红花紫草活血方　鱼腥草 30g，益母草 20g，土茯苓 20g，丹参 15g，紫草 15g，红花 5g，青蒿 9g，黄精 9g，银花 9g。用于阴虚火旺型狼疮治疗，能凉血活血，滋阴清热。高热烦躁，斑疹紫红者加水牛角、山栀子、黄柏、大青叶；潮热、斑疹鲜红者加生地、知母、地骨皮、麦冬；

骨节肿痛，心烦，胸闷，斑疹红暗加当归、川芎、桃红、络石藤；头晕目眩，少气懒言，加人参、黄芪、当归、熟地，去益母草、土茯苓。（《中国中医秘方大全》）

（3）清营凉血汤　生地 30g，黄芪 30g，白花蛇舌草 30g，太子参 15g，制首乌 15g，草河车 12g，雄黄 1.5g（拌天花粉 12g），青黛 1.5g（拌黑山栀 9g），玄参 9g，牡丹皮 9g，生甘草 6g。用于治疗红斑狼疮，功可益气养阴，清营凉血。神识昏迷加紫雪丹；便秘加生大黄 9g；蛋白尿加金樱子 9g，玉米须 20g；关节痛加秦艽、威灵仙各 9g。（《中国现代名医验方荟海》）

（4）肝肾不足方　滋养肝肾为主，清热解毒为辅，治疗肝肾不足型红斑狼疮。表现为精神不振，不耐烦劳，稍微活动即疲乏无力，腰膝酸软，或低热，或关节酸痛。生地 15g，熟地 15g，黄芪 15g，白芍 15g，当归 10g，牛膝 10g，枸杞子 12g，首乌 12g，茯苓 12g，丹皮 9g，山栀 9g，青黛 0.3g，雄黄 0.5g。（《中国现代名医验方荟海》）

八、治疗共识

（一）辨证思路

按系统损害分型：关彤等提出 SLE 是多系统受累的疾病，不能按一般疾病的辨证方法进行辨证，应按系统损害分型，如分为无系统损害型、关节损害型、皮肤损害型、肾脏损害型、肺脏损害型、精神神经损害型、多系统损害型等，然后再按中医辨证方法分为若干亚型。

（二）治法探讨

以 SLE 作为病名诊断进行中医辨证论治（即西医辨病中医辨证）是目前最基本的诊疗思路。詹青等提出不以 SLE 作为笼统的病证结合点，而是以各器官、各系统常见的临床表现作为病证结合依据，例如以 SLE 发热，SLE 性神经系统损伤，狼疮性肾炎（LN）、SLE 性血小板减少性紫癜等临床表现作为病证结合的基础。卜绿萍等提出将本病分为 13 个证候进行论治，主张在疾病初期，宜以西药类固醇激素为主，中药为辅；急性发作阶段热毒炽盛，以凉血解毒药物为主加用激素，使临床症状能迅速得到控制，并有利于阻断病情的恶化；若出现阴虚内热，即逐渐以中药为主，以激素作辅助，而且要逐渐递减激素用量，使病情趋于稳定，减少反复。

（三）分型论治

系统性红斑狼疮中医分型各家不同，总结起来约分为六型：热毒炽盛型、阴虚火旺型、脾肾阳虚型、脾虚肝旺型、气滞血瘀型、气阴两虚型。然辨病与辨证相结合，选择治疗角度上各有侧重，如中医治疗 SLE 可从痹证、分期等论治，并配以专药专方分证治疗。

褚国维用西药结合补肾法，辨病与辨证结合治疗 SLE，将 SLE 分为热毒炽盛、阴虚内热、脾肾阳虚 3 型，以六味地黄汤加青蒿、益母草为基础随症加减治疗，疗效显著。赵团结将本病分为热毒炽盛、耗伤气阴型、阴虚内热、热毒留恋型，气阴两虚、风毒痹阻型，脾肾阳虚、血瘀水停型，分别以清透血热、益气养阴，补肝肾之阴、祛风解毒，清除湿热、温阳益肾，补肾健脾、活血利水等法，治疗 SLE 48 例，疗效显著。张志礼将 472 例 SLE 患者按照中医辨证分毒热炽盛、气阴两伤、脾肾阳虚和脾虚肝郁 4 型施治。潘肇荣将 SLE 分为热盛型、脾肾阳虚型、肝肾阴虚三型，并通过化验指标来定性中医证型，检验项目有血沉、血常规、血清总补体，对中医的治疗具有一定的科研和临床参考价值。王萍等治疗 1029 例 SLE 患者，分脾肾阳虚、肝肾阴虚、热毒炽盛、气阴两伤、脾虚肝郁等 5 型进行辨证论治，并使用小剂量激素，有效率及 10 年以上存活率明显高于纯西药组。

（四）评价及瞻望

系统性红斑狼疮病情复杂多变，涉及全身多个脏器，西医学治疗虽已取得了显著的成效，但相关药物仍存在不良反应大、不良反应多等不足，严重影响患者的生活质量和生存期。中医药在治疗系统性红斑狼疮，在专方专药治疗、辨证分型治疗及实验研究上都获得了巨大的成就。在增加疗效、抑制西药毒副作用、有效撤减激素量、改善患者症状、提高生存质量及延长生命方面，显示出独特的疗效。加用运脾和胃及扶正养血类中药，可减少西药毒副作用。中西医结合治疗可改善症状、提高疗效、降低死亡率、减少病情波动和提高患者生存质量。但中药何以发挥疗效，其有效成分、药理作用尚未完全清楚，有待进一步研究。传统中医学的认识已经不足以解决当今的许多医学难题。现代中医学应兼容现代成功的西医学理论和优秀的传统中医哲学理论，在飞速发展的西医学基础上，建立起现代中医学，使中医学更好地发挥作用。因此，我们应引进先进的西医学技术加强中医对 SLE 的实验研究，探讨 SLE 的病理生理机制，结合传统中医理论，争取中医在理论上对 SLE 的发病机制获得突破，为制定最佳治疗方案而奠定基础；其次，利用现代技术从微观水平如分子、基因水平上使中医辨证客观化和定量化，统一 SLE 的中医辨证分型标准和疗效评价标准；最后，对治疗 SLE 疗效确切的中药复方或单体制剂，进行药理学和毒理学研究，从临床和实验方面深入探讨其有效的化学成分及其作用方式、途径、环节和靶点，为在 SLE 治疗中拓展新的中医药治疗途径与创制新药提供科学依据。

参考文献

[1] 朱盈，翟建昭，罗娟，孟妍明，李益洲，武永康. 系统性红斑狼疮致病基因研究进展 [J]. 国际检验医学杂志，2020，41（09）：1126-1131.

[2] 李光宇. 王萍中医辨治系统性红斑狼疮经验 [J]. 环球中医药，2014，7（7）：552-554.

[3] 秦颖，孙素平. 周翠英治疗系统性红斑狼疮经验 [J]. 实用中医药杂志，2016，32（05）：499-500.

[4] 黎其龙，陈维广，林德. 扶正解毒汤治疗系统性红斑狼疮的临床研究 [J]. 内蒙古中医药，2014，33（15）：44.

[5] 王福祖，马辉中，周春言，等. 狼疮I号方治疗系统性红斑狼疮 37 例 [J]. 中国实验方剂学杂志，2013，19（23）：278-281.

[6] David S.Pisetsky.Evolving story of autoantibodies in systemic lupus erythematosus [J]. Journal of Autoimmunity, 2020, 110.

第八章　干燥综合征

干燥综合征（Sjogren's syndrome，SS）是一种以外分泌腺大量淋巴细胞浸润为特征的自身免疫性结缔组织病，主要侵犯泪腺和唾液腺，以眼和口腔干燥为主症。本病有原发性和继发性两类：前者有干燥性角膜结膜炎和口腔干燥，不伴其他结缔组织病；后者则伴发结缔组织病或其他疾病。其发病机制尚不清楚，免疫紊乱是本病的基础。原发性干燥综合征属全球性疾病，用不同的诊断标准在我国人群的患病率为 0.29% ～ 0.77%。在老年人群中患病率为 3% ～ 4%。本病女性多见，男女比为 1∶（9 ～ 20）。发病年龄多在 40 ～ 50 岁，也见于儿童。本病预后取决于病变的累及范围及严重程度；若是继发性者，则取决于伴发的结缔组织病，发生恶性淋巴瘤者预后差。本病属于中医学的"燥病"范畴。

一、病因病机

（一）西医学认识

1. 免疫因素

外周血 T 细胞减少，B 细胞过度增殖是原发性干燥综合征病人免疫异常的突出特点，异常增殖的 B 细胞分化为浆细胞，产生大量的免疫球蛋白及自身抗体，尤其是抗 SSA 和 SSB 抗体，通过多种细胞因子和炎症介质造成组织损伤。

2. 病毒感染

在人体和实验动物中发现宿主对病毒的自身免疫反应，因而怀疑病毒是某些自身免疫疾病的主要诱发因子。巨细胞病毒可能感染唾液腺，在干燥综合征患者的血清中发现有 IgG 和 IgM 类抗 CMV 抗体，因而颇受关注。EB 病毒是一个可能性更大的

病毒因素，初次感染的 EB 病毒可在腮腺中复制。在一些干燥综合征患者中发现 EB 病毒抗原在唾液腺上表达，唾液中 EBV–DNA 含量增多。逆反录病毒也可能是干燥综合征的病因，30% 的干燥综合征患者体内有抗 HLV 衣壳 P24 糖蛋白抗体。

3. 遗传因素

与正常人群相比，干燥综合征患者的家庭成员血清学自身免疫异常的发生率高。文献报道干燥综合征与 HLA–B8、DR3、D52 相关，但这种相关性可能因种族不同而有差异。大部分患者都携带 DQA1 *0501 等位基因，提示在某些人的原发性干燥综合征中它可能是一个决定性促发因素。

（二）中医学认识

中医学认为干燥综合征属于燥证范畴，对该病认识始于《内经》。燥邪侵犯人体"内舍于肺，外在于皮肤"。"燥胜则干"，其病机以伤津液为特征。明清以后，各家对燥证的论述颇多，他们从不同角度对燥证进行了较系统的探讨和详细的阐发。虚、燥、毒、瘀等因素在本病的发生发展过程中起到了重要作用，因虚致瘀，瘀血阻络，燥蕴成毒，毒损脏腑，从而导致了津液亏耗、分布受阻、代谢失调。本病病理特点为本虚标实，本虚可见阴虚、气虚、血虚，以阴虚多见，脏腑亏虚以肺、脾、胃、肝、肾为最常见，而以脾之气阴亏虚为其根本，标实以燥毒、瘀、热为主，三者相互交结为患，导致本病缠绵难愈。

近代学者认为内燥之证候有三方面的特点：燥胜则干，燥易开裂，伤阴动血，燥易化热生火。干燥综合征的本质是阴虚津亏，其治疗多以辨证论治，以滋阴生津

为治疗大法，佐以清燥解毒、益气生津、活血通络等方法。养阴润燥解毒为本病的基本治则，辅以补气、行气、养血、活血等。临床用药需辨脏腑病位，病在肺则润肺、开肺、清肺，常用药物有南沙参、北沙参、百合、贝母、黄精、连翘、山栀子、黄芩、桔梗、紫菀、杏仁等；病在脾胃则健脾益胃生津，常用药物有麦冬、玉竹、石斛、甘草、生扁豆、天花粉、梨皮等；病在肝肾则补肝肾阴，常用药物有生地黄、熟地黄、山茱萸、山药、枸杞子、女贞子、何首乌、墨旱莲、桑椹子、龟甲、鳖甲等。

二、临床诊断

（一）辨病诊断

1.临床诊断

2002年干燥综合征国际分类（诊断）标准。

（1）口腔症状 3项中有1项或1项以上 ①每日感口干持续3个月以上；②成年后腮腺反复或持续肿大；③吞咽干性食物时需饮水帮助。

（2）眼部症状 3项中有1项或1项以上 ①每日感到不能忍受的眼干持续3个月以上；②有反复的砂子进眼或砂磨感觉；③每日需用人工泪液3次或3次以上。

（3）眼部体征 下述检查任1项或1项以上阳性。① Schirmer（滤纸）试验（+）（≤5mm/5min）；②角膜染色（+）（≥4 van Bijsterveld 计分法）。

（4）组织学检查 下唇腺病理示淋巴细胞灶≥1（指4mm组织内至少有50个淋巴细胞聚集于唇腺间质者为1灶）。

（5）唾液腺受损 下述检查任1项或1项以上阳性。①唾液流率（+）（≤（1.5ml/15min）；②腮腺造影（+）；③唾液腺同位素检查（+）。

（6）自身抗体 抗SSA抗体或抗SSB抗体（+）（双扩散法）。

原发性干燥综合征无任何潜在疾病的情况下，有下述2条则可诊断：①符合上述4条或4条以上，但必须含有条目（4）（组织学检查）和（或）条目（6）（自身抗体）；②条目（3）、（4）、（5）、（6），4条中任3条阳性。

继发性干燥综合征患者有潜在的疾病（如类风湿关节炎），而符合上述的（1）和（2）中任1条，同时符合条目（3）、（4）、（5）中任2条。

必须除外颈、头面部放疗史、丙型肝炎病毒感染、艾滋病、淋巴瘤、结节病、格雷夫斯病，抗乙酰胆碱药的应用（如阿托品、莨菪碱、颠茄等）。

2.相关检查

（1）25%的患者有轻度正细胞正色素贫血，30%的患者有白细胞减少，25%有轻度嗜酸性粒细胞增多症，90%以上的患者有血沉增快，抗人球蛋白试验（Coombs试验）可阳性，70%以上病例类风湿因子（RF）阳性，免疫复合物（CIC）增高，血清补体正常或增高，如合并血管炎时可降低。

（2）组织病理以皮肤作直接免疫荧光检测，示表皮基底层下有IgG沉着。从唇、腭或鼻黏膜做活组织检查，其特征性病理改变为泪腺、腮腺和颌下腺内呈大量淋巴细胞浸润，以B淋巴细胞为主，重度病例B细胞可形成淋巴结生发中心，腺体萎缩，导管的上皮细胞增殖形成上皮–肌上皮细胞岛，腺管狭窄或扩张，后期被纤维组织替代。其他部位的小唾液腺和呼吸道、消化道等黏膜腺体中具有同样变化，腺外的淋巴细胞浸润可累及肺、肾或骨骼肌等，引起相应组织的功能障碍。

（二）辨证诊断

望诊：可见皮肤干燥，龋齿，舌红苔

少少津，有裂纹。

闻诊：可因干燥而声音嘶哑，口腔可有龋齿导致的异味。

问诊：口眼干燥，关节疼痛。

切诊：脉细。

1. 毒热阴虚

临床证候：眼干，口干喜饮，唇焦燥渴，关节、肌肉酸痛，毛发干燥、稀少而脆、易落，兼身热恶风，偶有壮热，舌质红，苔少，脉细数。

辨证要点：唇焦燥渴，毛发干燥、稀少而脆、易落，偶有壮热，舌质红，苔少，脉细数。

2. 阴虚燥热

临床证候：口眼干燥，渴不欲饮或饮不解渴，低热，涎腺肥大，面色潮红，五心烦热，头晕失眠，或有干咳，或痰黏不易咯出，舌质红，苔薄而干，或少苔，脉细数。

辨证要点：渴不欲饮，低热，五心烦热，舌质红，苔薄而干，或少苔，脉细数。

3. 湿热蕴阻

临床证候：涎腺肥大，口眼干燥，口苦，口臭，口中黏腻不适，口角有白色分泌物，可伴有胸闷腹胀，尿涩痛难解，或有低热，舌质红，苔白腻或黄腻，脉滑数。

辨证要点：口苦口臭，口中黏腻不适，伴有胸闷腹胀，舌质红，苔白腻或黄腻，脉滑数。

4. 气阴两虚

临床证候：病程较长，多系晚期症状，少气懒言，倦怠乏力，双目干涩，视物不明，口干唇燥，咽干少津，五心烦热，形体干瘦，牙齿色枯欠润，皮肤干燥发痒，关节酸痛，大便秘结，阴门干涩，舌质红，边有齿痕，苔少或无苔，脉虚细且数。

辨证要点：少气懒言，五心烦热，形体干瘦，舌质红，边有齿痕，苔少或无苔，脉虚细且数。

5. 痰瘀壅滞

临床证候：口鼻干燥，颈项处可触及大小不等的痰核，腮部肿硬，关节、肌肉酸痛，肢端冰冷，舌色泽紫暗而失红活，苔少，脉细涩。

辨证要点：颈项处可触及大小不等的痰核，腮部肿硬，色泽紫暗而失红活，苔少，脉细涩。

三、鉴别诊断

（一）西医学鉴别诊断

1. 系统性红斑狼疮

干燥综合征多见于中老年妇女，发热，尤其是高热的不多见，无颧部皮疹，口眼干明显，肾小管性酸中毒为其常见而主要的肾脏损害，高球蛋白血症明显，低补体血症少见。狼疮患者则以青年育龄女性多见，多有红斑、肾炎等表现，无明显口干、眼干症状。

2. 类风湿关节炎

干燥综合征极少有关节骨破坏、畸形和功能受限。类风湿关节炎者很少出现抗SSA和抗SSB抗体，且类风湿关节炎患者以对称性小关节疼痛为主，关节肿胀明显，后期会出现关节破坏变形，抗CCP多为阳性，口眼干表现不明显。

3. 非自身免疫病的口干

如老年性外分泌腺体功能下降、糖尿病性或药物性口干则有赖于病史及各个病的自身特点以鉴别，并且抗核抗体多为阴性。

（二）中医学鉴别诊断

（1）消渴 消渴是以多饮、多食、多尿，身体消瘦，或尿浊、尿有甜味为特征的病症，一般不伴有关节疼痛，且血糖检查偏高。

（2）秋燥 秋燥是秋季感受时令燥气

之邪，以肺系症状表现为重点的外感疾病，有明显的季节性，可资鉴别。

四、临床治疗

（一）提高临床疗效的要素

治疗原发病、对症处理、替代治疗。

（二）辨病治疗

本病目前尚无根治方法。主要是采取措施改善症状，控制和延缓因免疫反应而引起的组织器官损害的进展以及继发性感染。

1. 改善症状

（1）减轻口干症状，保持口腔清洁，勤漱口，减少龋齿和口腔继发感染的可能。

（2）干燥性角、结膜炎可给以人工泪液滴眼，以减轻眼干症状，并预防角膜损伤。

（3）肌肉、关节痛者可用非甾类消炎药以及羟氯喹。

2. 系统损害者应以受损器官及严重度进行相应治疗

对合并有神经系统疾病、肾小球肾炎、肺间质性病变、肝脏损害、血细胞低下，尤其是血小板低下、肌炎等则要给予肾上腺皮质激素，剂量与其他结缔组织病治疗用法相同。对于病情进展迅速者可合用免疫抑制剂，如环磷酰胺、硫唑嘌呤等。出现有恶性淋巴瘤者宜积极、及时地进行联合化疗。

（三）辨证治疗

1. 辨证论治

本病以肝肾阴虚，精血不足为本，不能濡润脏腑、四肢百骸，故有以燥象为主相伴而生的全身性阴虚内热诸症的出现。治疗原则应以滋补肝肾，养阴润燥为主。

（1）毒热阴虚证

治法：清营解毒，养阴润燥。

方药：犀角地黄汤加减。

药用：水牛角（先煎）30g，赤芍15g，生地黄20g，玄参20g，丹参15g，石膏（先煎）30g，北沙参15g，山药20g，黑豆20g，赤小豆20g，桔梗10g等。

加减：关节、肌肉酸痛，加秦艽15g，鸡血藤20g以活血通络止痛。

（2）阴虚燥热证

治法：养阴清热，生津润燥。

方药：一贯煎加减。

药用：生地黄30g，石斛15g，天花粉12g，太子参20g，浮小麦20g，枸杞子15g，墨旱莲15g，女贞子20g，黄柏10g，知母10g，山茱萸12g，五味子10g。

加减：干咳，加北沙参20g，杏仁10g，麦冬15g以宣肺养阴止咳。

（3）湿热蕴阻证

治法：化湿清热，解毒通络。

方药：龙胆泻肝汤加减。

药用：龙胆草6g，栀子12g，黄芩10g，柴胡10g，夏枯草15g，生地黄15g，天花粉10g，泽泻15g，川木通6g，板蓝根20g，僵蚕10g，甘草10g。

加减：湿偏重，胸闷腹胀明显，加苍术10g，厚朴10g，广藿香15g，陈皮10g以理气芳香化湿。

（4）气阴两虚证

治法：益气养阴，凉血润燥。

方药：七味白术散加减。

药用：党参15g，白术10g，茯苓15g，木香6g，山药15g，生地黄20g，白芍15g，天冬15g，麦冬15g，山茱萸12g，白花蛇舌草15g，甘草6g，牡丹皮9g，赤芍9g。

加减：关节疼痛，加鸡血藤15g，首乌藤15g，秦艽10g以活血通络止痛；皮肤干痒，加乌梢蛇15g，全蝎5g，蜈蚣5g以搜风止痒。

（5）痰瘀壅滞证

治法：活血化瘀，化痰散结。

方药：血府逐瘀汤加减。

药用：当归尾 10g，桃仁 10g，红花 5g，赤芍 15g，牡丹皮 15g，玄参 15g，土贝母 15g，山慈菇 10g，茯苓 15g，夏枯草 15g，连翘 10g，甘草 6g。

加减：胁肋胀痛，加郁金 15g，白芍 15g，延胡索 15g 以理气疏肝止痛；颈部淋巴结硬肿，加猫爪草 15g，土鳖虫 5g，浙贝母 10g 以化痰软坚散结。

2.外治疗法

（1）针刺　气海、关元、曲骨、肾俞、命门。针用补法，2日1次。此法对治疗和预防阴道干涩效果良好。

（2）外涂　唇燥、鼻干、阴道干涩可任意选用皲裂膏、生肌玉红膏、胡桃仁油、蛋黄油外涂，1日2～3次。凡见皮肤干燥发痒，选用复方蛇脂软膏等外涂患处，1日2次。

（3）中药药浴　当归 30g，川芎 60g，防风 60g，川牛膝 90g，桂枝 60g，赤白芍各 60g，续断 90g，羌活 30g，水煎后加入青盐 200g，加入浴池水中，水温 42℃左右，每天一次，每次 30 分钟。适用于肢体关节疼痛表现的干燥综合征患者，能够疏风通络、养血活血，同时可改善皮肤干燥症状。

3.成药应用

（1）白芍总苷胶囊　适用于类风湿关节炎、干燥综合征。2粒/次，3次/日。脾胃虚弱者慎用，如有明显腹泻表现，应当减量或者停药。

（2）虎力散胶囊　祛风除湿，舒筋活络，行瘀，消肿定痛。用于风湿麻木，筋骨疼痛，跌打损伤，创伤流血。一次1粒，一天2次。

4.单验方

（1）鲜芦根 30g，甘草 10g，加水适量煎汤，代茶时时饮之，有生津润燥的功效。适用于因阴液不足，虚火内扰引起的干燥综合征者。

（2）山药粉 30g，每日早晨空腹用温开水送服，晚上临睡前取蜂蜜 60ml，温开水送服。有平补脾胃之功效，适用于脾胃不和的干燥综合征患者。

（四）新疗法选粹

（1）间充质干细胞治疗　通过静脉输注其他人的胚胎或者骨髓里的间充质干细胞来稳定患者的调节免疫系统，发挥疗效。适用于对传统治疗药物没有效果的干燥综合征患者。

（2）B 淋巴细胞靶向疗法　对于难治性、重症系统性干燥综合征，可考虑利妥昔单抗（rituximab）治疗。

（五）名医治疗特色

1.卢芳

卢教授认为本病的病机为湿邪中阻脾胃，脾胃为后天之本，失健运致使水液代谢异常，津液不能上承于口，输布于全身外达至皮肤，故而造成口干、眼干、皮肤干等一系列干燥症状。治疗以健脾燥湿为主，加减运用加味平胃散，方药：炒苍术、厚朴、陈皮、葛根、炙甘草、乌梅、青葙子。于清热之中又能鼓舞脾胃清阳之气上升，而有生津止渴的功效。

2.金实

金教授认为干燥综合征是因为人体素体阴虚、后天失养或六淫外邪灼伤津液，阴津亏虚，肺失宣降而致，从三焦理论而言，此可看作三焦"主气"失职，水道不通。以增液布津汤及生津颗粒治疗干燥综合征之上焦为病，药用：南北沙参、二冬、乌梅、紫菀、石膏、知母、桃仁等，以养阴润燥，宣肺布津；增液汤加减以滋阴润燥治疗中焦；针对下焦方用六味地黄丸加减，若双目干涩，可加枸杞、菊花以清肝明目，腰膝酸软者，加何首乌、沙苑子以加强滋补肝肾之效。

3. 吴斌

燥之来源广泛，且有内外之分，阴虚、津伤、热毒、瘀血、痰湿、气机失调及六淫致病损耗津液者均可致燥，病机多不止一端。但不论何种原因致燥，总以阴虚为本，燥热为标，阴虚则燥，燥甚则干。应抓住燥热阴虚这一关键病机，总结出撤热存津方进行论治。药用石膏、知母、芦根、夏枯草、桑叶、菊花、黄芪、北沙参、麦冬、生地黄、葛根、牛膝组成撤热存津方，重在清泻肝胃燥热以留存津液。

4. 章琴韵

章琴韵等以舌诊为依据将本病分为四型：阴虚内热型舌红或红绛起刺，苔薄而干，或中剥、少苔、无苔，治予养阴清热，生津润燥，方用一贯煎加减；湿热型舌红，苔白腻、薄黄腻、黄厚腻，治予化湿清热，方用平胃散合二妙散加减；气阴两虚型舌淡胖、边有齿印或瘀斑、舌尖稍红、苔薄白，治予益气健脾，滋阴补肾，方用六味地黄丸合八珍汤加减；风热型舌偏红或舌红、苔薄白或薄白腻。治予疏风清热、宣布生津，方用桑叶汤加减。共治疗 32 例，舌象转为正常者 18 例，舌象有效率为 59.4%。

五、预后转归

本病发展缓慢、预后较好，有严重脏器功能损害和合并淋巴瘤预后差。死因有并发肾衰竭、感染，合并淋巴瘤等。

六、预防调护

（1）眼睛护理 使用人造泪液滴眼和改善环境可以缓解眼干症状，减轻角膜损伤和不适，减少感染机会。

（2）口腔护理 口干患者应禁烟酒，避免使用抑制唾液腺分泌的抗胆碱能作用的药物，如阿托品、山莨菪碱等。注意口腔卫生和做好口腔护理，餐后一定要用牙签将食物残渣清除，并勤漱口，减少龋齿和口腔继发感染。发生口腔溃疡时，可先用生理盐水棉球擦洗局部，再用 5% 甲硝唑涂擦，避免使用甲紫，以免加重口腔干燥症状。对口腔继发感染者，可采用制霉菌素等治疗常见的含念珠菌感染；对唾液引流不畅发生化脓性腮腺炎者，应及早使用抗生素，避免脓肿形成。

（3）皮肤护理 勤换衣裤、被褥，保持皮肤干燥。有皮损者应根据皮损情况予以清创换药，如遇感染可适当使用抗生素。有阴道干燥瘙痒、灼痛，应注意阴部卫生，可适当使用润滑剂。

（4）呼吸道护理 将室内湿度控制在 50% ～ 60%，温度保持在 18 ～ 21℃，可以缓解呼吸道黏膜干燥所致干咳等症状，并可预防感染。对痰黏稠难以咳出的患者可做雾化吸入。必要时可加入抗生素和糜蛋白酶，以控制感染和促进排痰。

（5）心理护理 由于本病病程较长，患者往往情绪低落，因此在做好基础护理的同时做好患者的心理辅导，改善其忧虑情绪，消除悲观心理和精神负担，以积极态度对待疾病。此外对患者进行健康教育也十分重要，倡导健康的生活和学习自我护理是提高患者生活质量重要因素之一。

七、专方选要

（1）石斛玉女煎 石斛 10g，石膏 10g，熟地 15g，麦冬 9g，知母 9g，川牛膝 9g，500ml 凉水浸泡 1 小时后开始水煎，煎至 100 ～ 150ml 药液，煎煮 2 次，混匀后，每次服用药液 100 ～ 150ml，每日 2 次，凉服。该方有清热滋阴并举，虚实兼顾、治实为主、使胃热得清，肾水得补的功效。用于治疗胃热阴虚型的干燥综合征患者。（石斛玉女煎出自山西中医大学郑世江教授。）

（2）益胃汤 沙参 15g，麦冬 15g，生地黄 12g，玉竹 10g，玄参 8g。益胃汤出自《温病条辨》，有养阴生津、润燥养胃之功效。用于治疗阴虚津亏型的干燥综合征患者。

（3）滋阴润燥汤　玉竹25g，生地15g，熟地15g，知母12g，天冬12g，麦冬12g，枸杞子12g，白芍12g，玄参12g，葛根15g，太子参15g，女贞子15g。补益肝肾，养阴生津。治疗干燥综合征及肝肾阴虚血虚的其他口腔疾病。（《中华痹病大全》）

八、评价及瞻望

干燥综合征本病发展缓慢、预后较好，但是临床表现轻重不一，有单纯表现为口干、眼睛干，也有表现为内脏系统损伤的表现。因此治疗是因人而异的，需要讲究个体化治疗，目前缺乏安全有效的治疗方法。中医辨证论治特色鲜明，可进行多方面辨治，做到标本兼治，分期论治。但是中医药治疗方案的多样性导致有效率存在差异，想要最大限度地体现出中医药治疗本病的优势，还需确立统一的诊疗标准及优化其疗效评价体系。应该遵从循证医学方法，采用随机对照、多中心、大样本的临床研究，为探讨中医药在本病治疗中的临床疗效、作用机制及对西药的减毒增效机制提供新的思路和依据。

参考文献

［1］齐堉潼，朴勇洙.国医大师卢芳从脾论治干燥综合征［J］.长春中医药大学学报，2019，35（5）：858-860.

［2］鲁璐，王静宇，魏刚.金实从三焦论治干燥综合征经验探析［J］.江苏中医药，2019，51（8）：18-20.

［3］黄巧丽，吴斌.吴斌主任医师从燥热阴虚论治干燥综合征的临床经验［J］.风湿病与关节炎，2019，8（12）：39-42.

［4］顾明年，郑世江.石斛玉女煎联合艾拉莫德治胃热阴虚型干燥综合征疗效及安全性观察［J］.临床合理用药杂志，2020，13（5）：104-106.

［5］吴志红，杨惠琴，谢沛霖.益胃汤对干燥综合征NOD小鼠颌下腺的保护及抗炎作用研究［J］.中国中西医结合杂志，2019，39（9）：1078-1083.

［6］李飞燕，吴绍萍.中医外治法治疗干燥综合征研究进展［J］.风湿病与关节炎，2018，7（2）：72-73+80.

第九章　多发性肌炎与皮肌炎

多发性肌炎（polymyositis，PM）是一种骨骼肌弥漫性炎症性的自身免疫性疾病，临床上以四肢近端肌肉如上、下肢带状肌群对称性无力、疼痛为特征，合并皮疹者称皮肌炎（dermatomyositis，DM）。多发性肌炎-皮肌炎（polymyositis-dermatomyositis，PM-DM）是一组亚急性或慢性起病的获得性炎症性疾病，其主要病理特征是肌纤维坏死、再生及肌间质内炎性细胞浸润。PM-DM的病因未明，到目前为止仍属排除性诊断，凡是找不到明确感染因子（如病毒、细菌、寄生虫等）的炎症性疾病均属此病范畴，故又称为特发性炎症性疾病（idiopathic inflammatory myopathy，IIM）。由于本组疾病对类固醇皮质激素治疗反应良好，推测其发病机制可能与自身免疫异常有关。多发性肌炎与皮肌炎是同一疾病的两个方面，但以肌炎为基本改变。本病有15%～20%与恶性肿瘤并存，部分与其他风湿性疾病（如系统性红斑狼疮、类风湿关节炎）并存，称为重叠综合征。多发性肌炎-皮肌炎肾损害见于少数患者。本病属于中医"肌痹""皮痹""痿证"等证的范畴。

一、病因病机

（一）西医学认识

本病各年龄组均可发生，儿童一般在4～10岁内发病，16岁以下儿童的发病率目前估计为19/10万，中位发病年龄为6.8岁，成人病例好发于40～60岁，男性的平均发病年龄大于女性。女性发病率明显多于男性，一般男女比例为1∶5。中国人确切的发病率目前尚不清楚。国外报道发病率为0.5～8.4/100万人，黑人发病率最高，是白人的2倍；日本人最低。但发病年龄呈双峰分布倾向，儿童的发病高峰为10～14岁，成人为45～54岁。DM发病率高于PM。

1. 感染

细菌和病毒感染为本病的致病原因，但目前尚无确切的证据。部分患者在上呼吸道感染或其他感染之后发病，似乎支持细菌感染的说法。有些患者在乙肝病毒感染后出现肌痛，并有肌炎的组织学改变，说明本病与病毒感染有关。

有报道弓形体和螺旋体感染的患者可出现多发性肌炎-皮肌炎的某些表现，特别是肌肉病变。而且患者针对这些病原体的抗体效价增高。但从这些患者的肌肉组织中难以培养出病原体。由于一些肌炎的患者具有急性炎性疾病的早期组织学改变特点，因此，尚不能排除皮肌炎和（或）多发性肌炎是弓形体或螺旋体感染的晚期表现。有报道，用抗弓形虫药物治疗后，患者临床症状得到改善，抗体滴度下降，也有人持相反意见。感染学说尚处于探究阶段。

柯萨奇病毒可诱导动物实验性病毒性肌炎。人类感染流感病毒和柯萨奇病毒后可出现轻度炎性肌病，常见于儿童，一般是自限性的，成人少见。一种埃可病毒综合征表现类似于皮肌炎，可见于X连锁的丙球蛋白缺乏症的男童。但是，在皮肌炎或多发性肌炎的肌纤维中用电镜观察到的病毒样颗粒并没有通过病毒分离或升高的病毒抗体效价所证实。通过将骨骼肌提取物注射给动物，结果并未将疾病传播给动物。

2. 免疫异常

（1）细胞免疫 本病的病理改变显示浸润细胞为淋巴细胞和单核细胞，有研究证实，致敏的淋巴细胞可以释放淋巴激活素而损伤肌肉组织，这表明细胞免疫对致病有重要的作用。

（2）体液免疫 部分患者类风湿因子和抗核抗体呈阳性，提示体液免疫的免疫复合物可能是肌肉损害的启动因子。

3. 遗传因素

本病有一家多人发病的报道，而且本病患者 HLA-138、HLA-DR3、HLA-DRW52 出现频率高，提示发病有遗传因素的参与。一般认为 HLA-DR3 和 HLA-DRW52 与成人和青少年肌炎相关。而且伴有肌炎特异性抗体阳性的肌炎与 HLA 基因呈现强相关。有报道 HLA-B14 在成人伴发胶原血管炎的患者多见，C4 无效基因与儿童皮肌炎明显相关。

4. 药物、毒物和其他

某些药物可引起相似于肌炎的疾病，如西咪替丁、氯喹、秋水仙碱、皮质类固醇、乙醇、依米丁（吐根碱）、海洛因、洛伐他汀、青霉胺、齐多夫定等。在一些病例中可见到秋水仙碱引起空泡性肌病，AZT（齐多夫定）引起线粒体性肌病，这些特点有助于鉴别。其他药物与肌病的关系是明确的，但组织学改变不具特征性，区分较为困难。最明显的例子是皮质类固醇性肌病，它使早期肌炎的治疗变得复杂化。诊断主要依据泼尼松减量后（而不是增加剂量）可使症状明显改善。有一组药物，以 D-青霉胺为代表，可引起肌病，其临床和组织学改变与特发性肌炎，如皮肌炎或多发性肌炎无法区分。所以毒物及药物导致肌病的机制仍不清楚。

本病肌肉活检的主要病理改变为受累肌肉组织有炎症细胞的浸润和肌纤维的退行性或坏死性病变，所出现的炎症细胞主要为淋巴细胞，但其他细胞亦可见到，在 PM 时它们多聚集在肌细胞内或肌内膜周围，而在 DM 它们多出现在小血管周围。肌纤维的退行性病变，如肌纤维束的大小不等及肌纤维坏死和再生，往往较炎症细胞浸润更为多见。这种肌纤维的病变在靠近肌束膜处更为多见。在 DM，尤其是儿童期 DM，除间质小血管周围有淋巴细胞浸润外，尚有血管内皮细胞的增生，血管腔内出现栓塞。在病程较长的慢性肌炎，则炎症性改变往往不太明显而主要表现为肌纤维和间质的纤维化，甚至是脂肪性变。国外材料显示在 118 例肌炎的肌肉病理结果中，65% 出现肌纤维破坏和再生，同时有炎症细胞的浸润，8% 只有肌纤维的改变，11% 只有肌萎缩的改变，17% 呈正常组织。

包涵体肌炎的主要特点为肌组织中出现空泡或包涵体。合并恶性肿瘤的肌炎常常看不到肌肉有肌炎的病变。

（二）中医学认识

本病属于中医"肌痹""皮痹"等范畴，中医对本病的病因病机的论述见于历代医籍的"肌痹""皮痹""痿证"之中。《素问·长刺节论》曰："病在肌肤，肌肤尽痛，名曰肌痹，伤于寒湿。"《素问·四时刺逆从论》曰："少阴有余，病皮痹隐疹。"《素问·痹论》曰："……以致阴遇此者，为肌痹。"《素问·痿论》提出了"肺热叶焦""湿热不攘"为痿证的主要病机。《诸病源候论·风身体手足不随候》曰："脾主一身之肌肉，为胃通行水谷之气，以养身体四肢。脾气虚，即肌肉虚，受风邪所侵，故不能为胃行水谷之气，致四肢肌肉无所禀受，而风邪在经络，搏于阳经，气行则迟，关节缓纵，故令身体手足不随也。"《丹溪心法》提出"痿之不足，乃阴血也"的观点。《景岳全书·痿证》认为："元气衰败，则精血不能灌溉，血虚不能营养者，亦不少矣。"围绕本病的临床证候，当代医家通过"审证求因"对其病机的研究日趋深刻。范永升认为正气亏虚，复因湿热毒邪侵袭而致病，总属虚实夹杂之证；病机以正虚、湿热、血瘀贯穿始终。马云枝认为内因责之于五脏亏虚，肺胃阳气亏损、肝肾阴血不足、营卫失和；外因主要为风、寒、湿、热诸邪；病机主要为营卫失和，外邪内侵，阴阳两虚。陈湘君认为脾胃虚弱为该病之本，湿、热、瘀、毒为该病之标，病变脏腑与脾、胃、肺、肾有关。李学增认为邪毒外侵或内生是主要致病因素，瘀毒互结、痹损脉络为主要病机。陈学荣认为本病病久阴阳气血失调，脏气受损。陆春玲等认为，络脉病变是本病反复发作、迁延难愈的主要因素；病机转化由表入里、由实转虚，由肌肤阳络沿经脉内传而至脏腑阴络，最后诸湿、热、瘀、虚交结为患而变病百出。至此，历代医家对本病的病因病机的认识逐渐完善，根据临床表现，本病的病因病机概括为以下几点。

1. 寒湿浸渍

起居不慎，久卧湿地，冒雨涉水，感受寒湿之邪；或贪凉饮冷，损伤脾胃，脾失健运而寒湿内生，均可致寒湿浸渍肌肤筋脉而成。

2. 湿热浸淫

感受外来湿邪，久积不去，郁而化热，湿热互结；或饮食不节，贪食肥甘厚味，损伤脾胃，脾失健运。酿成湿热，浸淫皮肉筋脉而成。

3. 肺热津伤

外感温热邪气，伤于肺金；或燥邪伤肺，致津液枯涸；或温病后期，余邪未清，热邪犯肺，肺热叶焦，津液无以输布，皮肉筋骨失养而成。

4. 瘀血阻络

跌打损伤，气血运行不畅；或久病气亏血少，脉络滞塞；或妇人产后恶露不尽，以致瘀血阻络，肢体失养所致。

5. 脾胃亏虚

素体脾胃虚弱，或饮食不节，或久病失治，伤及脾胃，气血津液生化不足，致使皮肉筋脉失养。

6. 肾阳亏虚

素体阳虚，或房事不节而伤肾，或久病伤阴，阴损及阳，阳虚则肢体失其温煦濡养而致本病。

7. 肝肾阴虚

平素肝肾不足，或久病体虚、房劳过度，伤及肝肾，精血不足。阴虚内热，又更灼伤津液，筋脉失养致成本病。

二、临床诊断

（一）辨病诊断

1. 临床诊断

（1）肌肉病变　表现为肌无力、肌痛、肌压痛和肌肉萎缩。其中，以对称性进行性肌无力最为突出。近端肢带肌、颈肌和咽肌为常见受累肌群，表现为步行障碍，举臂抬头困难，严重者不能梳头和穿衣。若动眼、咽、喉、食管、膈、肋间肌肉受累，可发生复视、斜视、声嘶、吞咽困难、呼吸困难。心肌受累可发生心律失常和心力衰竭。

（2）皮肤病变　皮损可与肌肉症状同时或较早或较晚出现。皮疹包括：Gottron征：掌指关节和近端指间关节伸面红色鳞状斑丘疹，日久后中心萎缩，色素减退。本征为 DM 特异性皮疹，具诊断价值，发生率约为70%。向阳性皮疹（heliotrope rash）：眶周出现淡红色水肿性斑疹，以上睑为主，约50% 早期即可出现此征，也为 DM 特征性皮疹之一。暴露部位皮疹：30% 出现面、颈、胸部 V 字区、颈后披肩状以及四肢暴露部位红色皮疹，伴毛细血管扩张，部分对光敏感。技工手：1/3 患者双手外侧和掌面皮肤出现角化、裂纹、脱屑，与职业性技工操作者的手相似。

（3）其他表现　不规则低热，可为初发症状或在病程中发生。20%伴关节病变，主要为关节痛。继发于邻近肌肉挛缩，可致关节畸形和活动受限。有20%～30%出现雷诺现象，少数颈部淋巴结可肿大。累及心脏者出现，心动过速、房颤、心肌损害、心脏扩大和心力衰竭。严重病例出现胸膜炎、间质性肺炎和肺功能下降，其中肺功能损伤常为主要致死原因。约1/3病例出现肝脏轻至中度肿大，消化道钡餐可示食管蠕动差、扩张及梨状窝钡剂滞留。视网膜出现渗出、出血、脉络膜炎等。

附　联合国世界卫生组织（WTO）对本病的诊断标准

1. 主要表现

（1）典型的皮肤损害　眼睑周围向光性紫红色红斑，周围水肿，周围血管扩张和手指伸侧鳞屑状红斑或暴露部位红斑。

（2）肌肉表现　肌无力，肌肉压痛，四肢近心端肌群显著萎缩。

（3）肌肉活检　肌纤维变性、空泡坏死、粗细不等，肌纤维新生，间质细胞浸润，纤维化。

（4）血清酶　SGPT、SGOT、CPK、LDH、醛缩酶超过正常上限的50%。

（5）肌电图：呈肌炎所见（皮质激素、抗痉剂应用，影响检查结果）。

2. 次要表现

（1）吞咽困难。

（2）钙盐沉着。

主要表现中具备3项或主要和次要表现各具2项即可诊断为皮肌炎（如无皮肤症状者诊断为多发性肌炎）。单纯具备主要表现中的第一项，或具备主要表现2项，或具备主要表现1项和次要表现2项者，可能为皮肌炎或多发性肌炎。

2. 相关检查

（1）血常规及血沉　可有轻度贫血，白细胞略高或正常，血沉加快或正常。

（2）生化检查　肌酸磷酸激酶、转氨酶、乳酸脱氢酶、醛缩酶等在疾病活动期多升高。在疾病过程中，这些酶升高的程度依次递减，这与在肝脏病中所观察到的情况不同。其中肌酸磷酸激酶的改变对肌炎最为敏感，其升高的程度反映肌肉损伤的程度，肌酶高则损伤重，预后差，病情好转后可下降。在病程中连续多次检测，可观察肌炎进展过程。但在疾病晚期，由于出现肌萎缩，肌酸磷酸激酶不再进一步释放，血清中水平可不高。另外，糖皮质激素治疗亦可使其水平下降，但并不一定伴有肌力的改善。醛缩酶还可存在于肝脏，乳酸脱氢酶和转氨酶分布更广，它们对多发性肌炎的诊断并不特异。碳酸酐酶Ⅲ是唯一存在于骨骼肌中的同工酶，在多发性肌炎及其他骨骼肌病变中均增高，对肌肉病变的诊断较有价值。

25%的包涵体肌炎患者血清肌酸磷酸激酶可正常，多数患者可有轻度升高，肌酶水平的高低与疾病的严重性或急、慢性无关。血清肌酶活性升高是PM/DM的生化特征之一，以肌酸磷酸激酶（CPK）最敏感，其他如乳酸脱氢酶（LDH）、转氨酶（ALT和AST）、醛缩酶（ALD）等也可升高。

尿肌酸（正常＜200mg/24h）和肌红蛋白含量常增加。

（3）免疫学检查　25%的患者类风湿因子阳性；5%的患者狼疮细胞阳性；抗核抗体、抗DNA抗体也可呈阳性；Jo-1抗体、PM-1抗体对本病具有特异性。抗Jo-1抗体，阳性率为25%～45%，特别是在有间质性肺病变者中阳性率高。其抗原为组氨酰tRNA合成酶。抗nRNP及抗Sm抗体见于多发性肌炎伴发SLE者，抗Scl-70抗体出现在伴发有系统性硬化病患者，抗 SSA 和抗 SSB 抗体见于伴发干燥综合征或系统性红斑狼疮者，抗 PM-Scl 抗体见于 10% 的肌炎患者，其中一半合并有硬皮病。

（4）其他　X 线钡餐可见食管运动异常，肠管扩张或狭窄。心电图可有心肌损害。本病肌电图改变有以下特点：①松弛时，可有纤颤电位、正锐波及插入激惹，出现紊乱和高频的反复放电；②轻收缩时，呈现多相、短时限、低电压的运动单位电位；③最大收缩时，呈现干扰相。肌肉活组织检查以选择中等度病变的肌肉活检为宜。在常规光镜和电镜下可见肌纤维的变性、坏死和再生，炎性细胞浸润和血管改变。但肌活检阴性者也不能完全排除本病。

（二）辨证诊断

望诊：面部、颈部、上胸和四肢伸侧皮肤有淡紫红色斑疹。

闻诊：病变累及咽喉、食管、横膈、肋间等肌肉时，可出现声音嘶哑、失音。

问诊：肢体痿软无力、疼痛、运动障碍。

切诊：脉细数或沉迟。

1. 寒湿内浸

临床证候：肢体痿软不温，下肢尤甚，重者不能站立行走，腰膝沉重，皮肤可见暗红色斑疹，局部肿胀，胸闷纳差，口淡不渴，大便稀溏，苔白腻，脉缓或沉迟。

辨证要点：肢体不温，腰膝重着。

2. 湿热浸淫

临床证候：四肢痿软、沉重或微肿，以下肢为甚，喜凉恶热，或有低热，皮肤可见水肿性紫斑，胸脘痞闷，小便赤涩热痛，苔黄腻，脉濡数。

辨证要点：四肢沉重，喜凉恶热，小便赤涩热痛，舌苔黄腻。

3. 肺热津伤

临床证候：肢体痿软不用，肌肉松弛、消瘦，皮肤枯燥、色白或有红斑，心烦口渴，呛咳少痰，咽喉不利，小便短赤涩痛，初期多伴发热或低热，舌红苔黄，脉细数。

辨证要点：皮肤色白，毛枯脱落，发热，口干，脉细数。

4. 瘀血阻络

临床证候：肢体痿软无力，手足麻木不仁，四肢青筋暴露，肌肤甲错，唇紫舌青，或有瘀斑，脉细涩。

辨证要点：手足麻木，肌肤甲错，唇紫舌青伴有瘀点，脉涩。

5. 脾胃虚弱

临床证候：肢体痿软无力，日渐加重，甚则肌肉萎缩，手不能握物，足不能步履，面色无华，皮肤色黄，气短乏力，食少纳呆，腹胀便溏，舌淡苔薄白，脉细弱。

辨证要点：皮肤色黄，肌肉萎缩，气短乏力，食少便溏，脉细弱。

6. 肝肾阴虚

临床证候：下肢痿软，肌肉渐脱，不能久立，甚者步履全废，皮肤变硬，肤色晦暗，头晕目眩，发枯脱落，咽干耳鸣，腰膝酸软，潮热盗汗，手足心热，舌红少苔，脉细数。

辨证要点：腰膝酸软，肌肉脱失，遗精早泄，潮热盗汗。

7. 肾阳虚衰

临床证候：肢体痿软无力，局部肌肉萎缩，畏寒肢冷，小便清长，大便稀溏或五更泄泻，阳痿遗精，舌淡，脉沉细或沉迟。

辨证要点：畏寒肢冷，五更泄泻，阳痿早泄，脉沉细。

三、鉴别诊断

（一）西医学鉴别诊断

1. 重症肌无力

两者都可出现四肢无力的表现，各自

又有不同特点。重症肌无力表现为全身弥漫性肌无力，活动后加重，休息后可恢复，无自发肌痛和压痛，无皮损，血清酶正常。肌炎则以对称性进行性肌无力最为突出。近端肢带肌、颈肌和咽肌为常见受累肌群，表现为步行障碍，举臂抬头困难，严重者不能梳头和穿衣。若动眼、咽、喉、食管、膈、肋间肌肉受累，可发生复视、斜视、声嘶、吞咽困难、呼吸困难。实验室检查心肌酶增高。

2. 进行性肌营养不良

为遗传性疾病，病情进展缓慢。表现为四肢远端无痛性肌无力，无皮肤及咽喉肌受累。肌炎则以近端肢带肌、颈肌和咽肌为常见受累肌群，四肢近端无力明显，进行性加重，并且存在心肌酶和肌电图异常表现。

3. 周围神经炎

两者都可出现肌无力表现，周围神经炎可表现为肢体远端肌无力和感觉障碍、自主神经功能障碍和远端反射消失。肌肉活检和肌电图均无肌炎特征。肌炎则以近端肢带肌为常见受累肌群，四肢近端无力明显，心肌酶和肌电图异常表现，提示有肌肉损害。

4. 风湿性多肌痛

两者都可出现肌肉僵硬、疼痛，风湿多肌痛表现为近端肌肉关节僵痛，特点是全身疼痛及肩、髋、躯干及四肢近端晨僵，无肌无力和肌酶异常；多在 50 岁后发病，平均年龄 70 岁，女性与男性比为 2∶1，实验室检查血沉增快、中度贫血。肌炎有肌无力和肌酶异常表现。

5. 内分泌肌病

甲状腺功能亢进或减退，糖尿病均可伴发肌肉损害，但一般无自身抗体异常发现，肌电图和肌活检缺乏肌炎的表现。前者发病较急，全身症状较重，肌肉或皮肤症状都可与 PM 或 DM 相似；后者缓慢起病，远端肌肉症状明显。内分泌学检查可资区别。

6. 多中心网状组织细胞增生症

又称类脂质皮肤关节炎。多中心网状组织细胞增生症的特点是好发于手（尤其是指背关节）和面部的质地较硬的棕红或黄色的丘疹或结节（2～10mm），丘疹多时可融合呈苔藓样变，发于面部的甚至可似毛发红糠疹；可致关节畸形的对称性多关节炎。该病的血清学检查仅有轻度的胆固醇升高和白球比倒置。

（二）中医学鉴别诊断

1. 肌痹

两者以肌肤症状为主，但肌痹病变主要在肌肉，表现为肌肉疼痛无力，酸楚麻木，肢体怠惰，严重者可见肌肉瘦削、四肢痿软，而无皮肤坚硬等损害。

2. 脉痹

可见皮肤红肿疼痛，皮下有硬结，或见指端冷痛，肤色苍白或紫黯，后期会出现皮肤萎缩。

四、临床治疗

（一）提高临床疗效的要素

（1）去除感染，早期诊治。
（2）树立信心，积极配合。

（二）辨病治疗

多发性肌炎-皮肌炎确诊后定期随访十分重要。一旦发现有伴发巨细胞动脉炎迹象者，应立即行相应检查包括颞动脉活检，以排除颞动脉炎。一般治疗主要是鼓励患者做适当肌肉运动，以免引起肌肉失用性萎缩和关节运动障碍。药物治疗目的有二：缓解症状和阻止潜在血管炎并发症。

1. 一般治疗

（1）休息及护理　急性期应卧床休息，

注意患者口腔、会阴、皮肤清洁，以防继发感染。因患者抵抗力低下，易并发细菌、病毒、霉菌等感染，可应用提高免疫力的药物。避免日晒和紫外线照射，以防病情加重或复发。可适当增加肢体被动运动，以防止肌肉挛缩。在恢复期鼓励患者进行速度缓慢的主动运动，还可配合按摩、推拿等物理疗法，以防肌肉萎缩。

（2）饮食　以高蛋白、高热量、低盐饮食为主。有吞咽困难者进流质饮食易反呛，发生吸入性肺炎，因此饮食以软食为主，少进流质饮食，此类患者睡觉时头部宜抬高。

2. 药物治疗

（1）糖皮质激素　短效糖皮质激素如泼尼松乃为本病首选。

对症状轻微的 PM，经上述治疗 2～4 周病情仍无改善即可开始应用 5～10mg 泼尼松或相当剂量的其他糖皮质激素治疗。如果诊断正确，其临床症状一般在使用激素后即可迅速缓解，此点常用来判断诊断是否正确，如治疗后无反应，则需要进一步排除其他疾病。

小剂量糖皮质激素不能抑制伴发的血管炎症状，因此即使疼痛显著缓解仍需要密切观察病情变化。对初始症状严重者，一般可根据治疗前血沉、C- 反应蛋白和血清 IL-6 水平以及对首次治疗的反应，将患者分成不同亚型实施不同治疗方案。激素剂量由病情严重程度和是否伴有巨细胞动脉炎而确定，疗程可分为起始治疗、减量治疗和维持治疗 3 个阶段。对不伴有巨细胞动脉炎的患者，泼尼松常规推荐剂量为15～30mg/ 天，一般 4 天左右骨骼肌肉疼痛与僵硬可迅速缓解，血沉和 C- 反应蛋白恢复正常。一旦症状减轻及血沉降至正常可考虑减量。激素减量必须在周密的监测下缓慢进行，否则病情易复发。泼尼松开始剂量超过 15mg/d 者，可每周减 5mg 直至 15mg/d，并每 2～3 周监测血沉 1 次。15mg 以后每月减 2.5mg，一般在 6～12 个月内可达到维持剂量 2.5～7.5mg。因无实验室检查可预测什么时候可以停用激素，故维持治疗时间随病情严重程度而定，一般认为当 2.5mg 维持治疗 6～12 个月后，无任何临床症状且血沉正常者可停止治疗。停药后约一半患者可恢复正常，其余可在随后的数月内复发，复发早期再服10～15mg 泼尼松龙又可控制病情。

维持治疗一般须持续 3～6 个月，部分患者须达 1～2 年，过早停药易导致复发。

当上述常规治疗无效，或患者为严重的急性肌炎，或患者出现严重的吞咽困难、心肌受累或有活动性肺泡炎时，可采用甲泼尼龙冲击治疗。方法是甲泼尼龙每日800～1000mg，静脉滴注，连用 3 天。接着改用泼尼松每日 60mg，维持治疗。

反复应用糖皮质激素治疗最常见不良反应主要有椎体压缩性骨折、髋部骨折、糖尿病、消化性溃疡和白内障等。由于这些不良反应发生率在不同研究中报道不一，而且这些并发症本身在老年人中就较为常见，故要确定它们一定是激素的不良反应颇为困难。为了尽可能减少激素的不良反应，推荐采用最小有效剂量，早晨 1 次顿服，并辅以钙剂以防骨质疏松的发生。

（2）免疫抑制剂　对严重病例单用大剂量糖皮质激素治疗的方法已被早期应用免疫抑制剂与糖皮质激素联合治疗所取代。一方面可有效改善症状，减少复发，另一方面还能减少激素用量，从而减轻不良反应。一般用于激素治疗无效的病例，激素有效但因不良反应较大不能耐受的病例，以及激素减量易复发的激素依赖性病例。常用药物为甲氨蝶呤，每次 2.5～10mg，每周 1～2 次，3 周为 1 疗程，应注意毒性反应，加用叶酸可减轻不良反应。也可用环磷酰胺、硫唑嘌呤等以及其他慢作用抗风湿药（如抗疟药、青霉胺、氨苯砜）等也可协助激素减量，减少复发，但由于缺乏系统研究，资料有限，经验不多，故临床应用有较大争议。

（3）非甾体抗炎药　适用于对激素治疗后肌痛、关节痛未明显改善者，可用此类药物辅助治疗。对症状轻微或不伴血管炎的多发性肌炎–皮肌炎尤其是颞动脉活检阴性者，可先试用非甾体抗炎药，如肠溶吲哚美辛（25mg，每日2～3次）、双氯酚酸（扶他林）（25mg，每日2～3次）等，可控制肌痛和头痛等症状。有报道10%～20%患者单用阿司匹林或非甾体抗炎药足可控制病情，而无须加用糖皮质激素。非甾体抗炎药虽可部分缓解症状，但无阻止血管炎并发症的疗效。

（4）对症治疗　对吞咽困难的患者，为了预防吸入性肺炎，必须给予鼻饲以补充营养，且在应用激素时，应同时给予大量抗生素。对出现呼吸困难的患者，可应用气管插管或气管切开人工辅助呼吸。

在制订治疗计划前，一般均强调多发性肌炎–皮肌炎诊断的准确性。因为炎性肌病的近端肌无力表现、主要体征和肌酸磷酸激酶水平的升高亦可由其他原因引起，这使其诊断比其他结缔组织病更为困难。而且，有时肌炎与其他结缔组织病相关，所以确定疾病的亚类又不容忽视。对肌活检结果的正确评估是很重要的，可以帮助区分对治疗反应不好的炎性肌病，如包涵体肌炎。一般治疗开始得越早，治疗效果越好。应根据患者肌无力的程度、肌肉萎缩和废用情况、血中肌酸磷酸激酶水平的高低及其他功能受损情况选择合理的治疗，强调个体化的治疗原则。总的来说，①多发性肌炎–皮肌炎在病程中可有疾病的突然发作；②与其他结缔组织病相关（Ⅴ型）的肌炎对治疗反应很好，很少复发；③皮

肌炎总的治疗反应尚好，肌力可恢复，复发少；④多发性肌炎可有病情突然加重，肌力经常不易恢复。

（三）辨证治疗

1. 辨证论治

（1）寒湿内浸证

治法：健脾除湿，温经通络。

方药：甘姜苓术汤加味。

组成：干姜9g，茯苓15g，白术15g，甘草6g，桂枝10g，当归10g，牛膝10g，防己10g。

加减：肢冷甚者加制附子；肢体沉重明显者加萆薢；胸脘痞闷加陈皮、厚朴；关节疼痛加威灵仙。

（2）湿热浸淫证

治法：清热利湿，通利经脉。

方药：加味二妙散。

组成：黄柏10g，苍术10g，防己10g，萆薢10g，薏苡仁10g，牛膝12g，秦艽12g，木瓜12g。

加减：胸脘痞闷甚者加陈皮、茯苓、厚朴；肢体肿胀甚者加蚕沙、冬瓜皮；关节活动不利加赤芍、丝瓜络。

（3）肺热津伤证

治法：清热润肺，养阴生津。

方药：清燥救肺汤加减。

组成：冬桑叶15g，生石膏25g，白人参15g，生甘草5g，胡麻仁15g，麦冬15g，枇杷叶15g，阿胶15g，杏仁15g。

加减：发热者加青蒿、连翘；皮肤症状明显者加紫草、葛根、蝉蜕；气血不足者加当归。

（4）瘀血阻络证

治法：活血化瘀，疏经通络。

方药：身痛逐瘀汤。

组成：秦艽3g，川芎6g，桃仁9g，红花9g，甘草6g，羌活3g，没药6g，当归9g，五灵脂6g，香附3g，牛膝9g，地龙

6g。

加减：身体重着、舌苔厚腻，瘀而化热，湿热偏重者，可加苍术、黄柏；病久气虚，而致气虚血瘀，可于方中加黄芪，以益气化瘀。

（5）脾胃虚弱证

治法：健脾益气。

方药：补中益气汤加减。

组成：黄芪18g，党参15g，白术10g，茯苓10g，当归10g，升麻6g，陈皮6g，麦芽10g，甘草6g。

加减：面色少华，少气懒言者，重用黄芪、党参，加麦冬、五味子。

（6）肝肾阴虚证

治法：补益肝肾，舒筋通络。

方药：一贯煎合四物汤加减。

组成：北沙参15g，麦冬15g，当归身15g，生地黄25g，熟地黄15g，枸杞子15g，川楝子15g，川芎15g，白芍25g。

加减：若肌肉萎缩明显加蜈蚣、僵蚕、黄芪；手足拘挛者加钩藤、珍珠母。

（7）肾阳虚衰证

治法：益肾壮阳，强筋健骨。

方药：金匮肾气丸。

组成：干地黄20g，山药12g，吴茱萸12g，泽泻9g，茯苓9g，丹皮9g，桂枝6g，制附子3g。

加减：便溏者加白术；阳痿者加阳起石、菟丝子、仙茅；遗精、早泄者，加覆盆子、金樱子。

2.外治疗法

（1）针灸　早期针合谷、外关、曲池、手三里、足三里、阴陵泉、阳陵泉等穴，并配艾灸。中、晚期针百合、曲池、足三里、阴陵泉、阳陵泉、承山等穴，并配艾灸。

（2）推拿　病变肌肉无力、疼痛时，可配合推拿手法，以促进血液循环，防止肌萎缩，减轻疼痛。

（3）中药熏洗　络石藤30g，透骨草30g，红花10g，苏木10g，桂枝10g，加水煎熬趁热先熏后洗，温经通络，活血消肿。

（4）中药外敷　芙蓉花稍烘令干，研细末过筛，掺入松花粉、滑石粉，外敷皮损处。

（5）中药药浴　初期炎性肿胀，肌肉疼痛者，用伸筋草、透骨草各30g，红花10g，煎水温浴。如有红斑皮疹，可以外用黄连膏。

3.成药应用

（1）补中益气丸　口服，一次8丸～10丸，一日3次。功效：补中益气，升阳举陷。主治：脾胃虚弱、中气下陷所致的体倦乏力、食少腹胀、便溏久泻、肛门下坠。

（2）血府逐瘀丸　口服，每次1～2丸，每日2次，空腹用红糖水送服。功效：活血祛瘀，行气止痛。主治：瘀血内阻之头痛或胸痛，内热瞀闷，失眠多梦，心悸怔忡，急躁善怒。可用于瘀血阻络型多发性肌炎及皮肌炎。

（3）雷公藤多苷片　口服，一次1片～2片，一日2～3次。功能主治：抗炎及免疫抑制作用。本品用于治疗类风湿关节炎等免疫疾病，注意其对肝脏及对生殖系统的损伤。

4.单方验方

（1）参芪补气活血方　黄芪15g，党参15g，生地15g，红藤15g，紫草9g，鸡血藤15g，白芍9g，水煎服，日1剂。有益气养阴、活血化瘀之功效。用于治疗气虚血瘀型皮肌炎患者。（《中国中医秘方大全》）

（2）参术健脾除湿方　党参12g，苍术10g，白术10g，山药15g，茯苓10g，薏苡仁30g，黄柏10g，丹参15g，红花9g，牛膝10g，秦艽9g，鬼箭羽12g，鲜茅根30g，威灵仙19g，草薢10g，土茯苓12g。水煎服。功效：健脾益胃，清热除湿，治疗皮肌炎脾虚湿热型或多发性肌炎。（《中华痹病

大全》)

（3）全蝎、蜈蚣各等份，研粉冲服，每次1.5g，每日3次。有息风止痉，攻毒散结，通络止痛之功效，适用于风湿痹痛久不愈者。

（四）新疗法选粹

（1）γ球蛋白治疗　静脉输注γ球蛋白治疗［0.4g/（kg·d），连用5天］。适应证：严重或顽固性激素治疗无效的皮肌炎患者。

（2）血浆置换　利用血细胞分离机，在体外将患者的血液分离成血浆和血细胞成分（红细胞、白细胞、血小板）。然后弃去含有害致病物质的血浆，用等量的置换液代替，再把血细胞成分和血浆置换液一起回输到患者的体内。适应证：用于对糖皮质激素及免疫抑制剂疗效不佳及病情反复发作的多发性肌炎和皮肌炎患者。

（五）名医诊疗特色

1. 王萍

王萍教授认为正气不足，外邪侵袭，闭阻脉络，肌肉失养是肌痹发生的基本病机。外因归责于风寒湿邪侵袭，内因则为七情内伤，其病位在脾在肌，涉肺和脾，日久及肾。毒热型，用解毒清营汤加减，羚羊角粉或水牛角、金银花、连翘、生地、丹皮、赤白芍、川黄连、白茅根、生薏苡仁、赤苓皮、延胡索等。寒湿型，用温经通络汤，黄芪、党参、白术、炙甘草、干姜、山药、茯苓、丹参、当归、川芎、怀牛膝、淫羊藿、鸡血藤、鬼箭羽、乌梢蛇、秦艽、桂枝等。阴阳失调，气血两虚证，用四藤八珍汤，首乌藤、鸡血藤、钩藤、海风藤、当归、赤芍、白芍、丹参、黄芪、党参、白术、茯苓、熟地。肺脾气虚，肾炎不足证，用补中益气汤合金匮肾气丸，黄芪、太子参、白术、山药、茯苓、车前子、陈皮、熟地、当归、丹皮、肉桂、淫

羊藿、巴戟天、紫石英、女贞子、秦艽等。

2. 张鸣鹤

张老认为多发性肌炎应该属于中医的肌痹和痿证范畴。《素问·长刺节论》云："病在肌肤，肌肤尽痛，名肌痹。"肌痹又称肉痹。《中藏经》曾经对肉痹有这样的描述："肉痹者，饮食不节，膏粱肥美之所为也……肉痹之状，其先能食而不能充悦，四肢缓而不能收持者是也。"这正说明肌痹既有肌肉疼痛的症状也有肌无力的症状。《诸病源候论》还认为肌痹与风湿有一定的关联："人腠理虚者则风湿之气伤之，搏于气血，血气不行则不宣，真邪相击，在于肌肉之间，故其肌肤尽痛；然诸阳之经，宣行阳气，通于身体，风湿之气，客在肌肤，初始为痹，若伤诸阳之经，阳气行则迟缓，而机关瘫痪，经脉不收摄，故风湿痹而复手足不随也。"另外，《黄帝内经》又对肌痹的病情发展有所记载，论曰："肌痹不已，复感于邪，内舍于脾，发为脾痹。""脾痹者，四肢懈堕，发咳呕汁，上为大塞。"这与多发性肌炎的食管肌炎所引起的吞咽障碍极为相似。至于痿证的论述，张老认为素体亏虚、腠理空虚是多发性肌炎、皮肌炎发病的必要条件，热毒、湿热在本病发生发展变化过程中起到重要作用，所以治疗本病应以清热解毒法为主，兼以健脾益气、活血化瘀，验之于临床，功效显著。

五、预后转归

本病病情多为进行性，很少自主缓解，但早期诊断并及时治疗可以完全缓解，使5年死亡率下降到20%左右。

（1）有皮肤血管炎者易同时有系统性血管炎，往往症状较重，治疗不及时预后差；有皮肤钙沉着者往往重要脏器损害轻，预后较好。

（2）吞咽困难严重、高热伴白细胞增

多、胃肠道溃疡、血管炎严重者，对皮质类固醇治疗不敏感，需加用细胞毒药物，预后较差。

（3）中老年女性DM患者的首发症状为皮肤出现水疱或大疱的预后较差。极少数患者因心肌病变而出现心力衰竭、严重的心律失常，则预后较差，此类患者多合并有系统性硬皮病。

（4）并发肾损害及呼吸系统肺部病变的如间质性肺炎（发生率＞40%），肺泡炎（＞30%）和支气管肺炎引起的通气障碍（20%），病程多呈缓慢发展，可出现不同程度的呼吸系统及肾损害表现，并易继发感染。

六、预防调护

（一）预防

（1）未病先防　本病的发生多与素体虚弱，感受风寒湿热等邪气有关，故平素应加强体育锻炼，增强体质，提高机体抗病能力，防治外邪侵袭。应慎起居、适寒温、调饮食，特别是四季变更之时，更应注意调摄。

（2）既病防变　本病急性发作者多因并发感染而加重病情，甚至死亡，故应预防感染。对有重度炎症的患者，应卧床休息，但同时应作适当的关节和肌肉的被动运动，以防肌肉萎缩。有皮损现象者应防止暴晒，禁食辛辣刺激的食物，以免皮损加重。长期应用激素的患者应注意预防消化道出血及胃肠穿孔。此外，及早发现和治疗体内隐藏的恶性肿瘤，对本病的缓解和预后有重要作用。

（二）调护

（1）急性期应卧床休息，以避免肌肉损伤。缓解期应适当活动，但不宜做剧烈运动，从短距离散步开始，逐渐锻炼肌力。

每日可进行温水浴，轻轻按摩肌肉，尽量料理个人的生活，以减慢肌力下降速度，提高协调能力，延缓肌肉萎缩的发生。同时，避免日光直射暴晒或受冻。

（2）饮食　应给予营养丰富易消化的高蛋白、高维生素，尤其含维生素C、E较高的饮食，以促进蛋白的合成，加强肌力恢复。对于有吞咽困难者，予以半流质或流质饮食，采用少食多餐方法进食，或予以鼻饲。有呛咳者要注意进食不可过快，以免呛入气管，引起吸入性肺炎等，必要时给予鼻饲。

（3）对发热患者要定时测体温，多饮水、避免受凉；疼痛较重者给予局部按摩、热疗等。

（4）皮肤护理　皮肌炎急性期皮肤红肿或出现水疱但无渗出时，可局部使用炉甘石洗剂或单纯粉剂处理。渗出多时局部使用3%硼酸溶液或1：8000高锰酸钾溶液等进行冷湿敷处理。皮损出现，防止皮肤感染是重要环节，注意环境清洁，每日更换衣裤及床被单，减少感染机会。对于皮损局部，每日清洁，尽可能保持干燥，尽量暴露皮损部位，不予包裹，以防加重皮肤损伤。如出现感染时，则可根据局部温度，分泌物的颜色、气味等，必要时进行细菌培养，给予对症处理。

（5）本病病情复杂，患者的心理压力较大，多有恐惧、失望、焦虑等不良情绪，医护人员及家属要关心同情患者，给予心理上的疏导，劝解保持良好情绪的重要性，鼓励患者积极配合治疗，树立信心。

七、专方选要

（1）参芪沙参方　益气养阴，凉血通络，用于气阴两虚型皮肌炎。黄芪20g，党参15g，生地15g，北沙参15g，丹皮15g，紫草12g，鸡血藤30g，络石藤30g。水煎服。发热，红斑显著加大青叶、银花、蒲公英；肌肉疼痛为主，伴有畏寒加附片、淫羊藿、羌活、独活；病久加丹参、红花；合并癌症加白花蛇舌草。(《中国中医秘方大全》)

（2）二圣白薇方　滋补肾阴，清热解毒。用于治疗阴虚内热型皮肌炎。生地15g，熟地15g，南北沙参各15g，黄精30g，女贞子9g，墨旱莲15g，党参9g，黄芩9g，白薇15g，大青叶30g，木香9g，陈皮9g。水煎服。皮疹、四肢关节酸痛者，可加丹皮、茜草、红花、鸡血藤、海风藤、桑枝；面部皮损潮红肿胀者可加连翘、金银花、白茅根、紫草。(《中华痹病大全》)

八、研究进展

（一）辨证思路

金相哲以风湿热毒入营入血及肝肾阴虚余邪痹阻为纲将本病分四型辨治：①风热炽盛证，治宜疏风清热、凉血解毒；②热入营血证，治宜清热解毒、凉血活血；③脾虚湿热证，治宜清热利湿、健脾益气；④肝肾阴虚证，治宜滋补肝肾、养阴清热。

常贵祥以肌肉疼痛无力为主症，临床主要分四型辨治：①热邪郁肺型，清肺解肌、和胃去湿为法；②寒湿阻滞型，温阳化湿解肌为法；③肝气郁结型，疏肝理气、和营解肌为法；④气血不足型，益气养血为法。

王承德等分六型辨治本病：①风热犯肺证，治宜清热解表润肺；②热毒炽盛证，治宜清肺解毒、凉血通络；③内陷心营证，治宜清肺解毒、清心凉营；④寒湿入络证，治宜散寒化湿、温阳通络；⑤脾虚湿困证，治宜健脾益气、化湿通络；⑥肝肾阴虚证，治宜滋补肝肾、养阴合营。

程绍恩认为，毒邪内蕴，治法应以解肌、排毒为主，清热解毒、宣肺祛湿，毒退则疹消，肌肤症状随之好转；机体虚衰症状较突出，则以养血益气兼祛风湿为主治本，养血解肌、活血润肤、解毒止痒。

（二）治法探讨

袁国强从中医奇经和络病理论探析多发性肌炎的诊治思路。指出内源奇经亏损，八脉失养，络气虚滞，外感风寒湿或风湿热之邪痹阻肌络是基本病机。确立扶元起痿、养荣生肌、健脾益肾为主，祛邪除痹、化瘀通络为辅的治疗方法。

（三）评价及瞻望

多发性肌炎与皮肌炎是一种病情复杂、危害性较大的疾病，目前缺乏安全有效的治疗方法。单纯的中药治疗不能完全代替激素疗法，但中医药可减轻患者症状及激素的不良反应，有利于激素的撤减，减少疾病的复发率。目前临床研究中本病中医证候分型、临床分期及疗效评价尚无确切统一的标准，多为医家经验和自定标准，想要最大限度地体现出中医药治疗本病的优势，还需确立统一的诊疗标准及优化其疗效评价体系。可遵从循证医学方法，采用随机对照、多中心、大样本的临床研究，为探讨中医药在本病治疗中的临床疗效、作用机制及对激素的减毒增效机制提供新的思路和依据。

参考文献

[1]张艺，孙丽蕴，陈维文，等．王萍教授中医治疗皮肌炎经验［J］．中国中西医结合皮肤性病学杂志，2019，18（05）：487-491．

[2]杨峰，付新利．张鸣鹤教授辨治皮肌炎验案2例［J］．风湿病与关节炎，2016，5（02）：31-32．

第十章　硬皮病

硬皮病（scleroderma，Scl）是一种临床上以局限性或弥漫性皮肤增厚或纤维化为特征，并影响心、肺、肾和消化道等多器官的全身性自身免疫性疾病。硬皮病病情复杂，表现多样，现多认为其是一个病谱性疾病。根据皮肤受累的程度和病变侵犯的部位大致将本病分为两类：系统性硬皮病（systemic scleroderma SSc）和局灶型硬皮病。根据患者皮肤受累的情况将SSc分为5种亚型：①局限性皮肤型SSc（limited cutaneous SSc）：皮肤增厚限于肘（膝）的远端，但可累及面部、颈部；②CREST综合征（CREST syndrome）：局限性皮肤型SSc的一个亚型，表现为钙质沉着（calcinosis），雷诺现象（Raynaud's phenomenon），食管功能障碍（esophageal dysmotility），指端硬化（selerodactyly）和毛细血管扩张（telangiectasia）；③弥漫性SSc（diffuse cutaneous SSc）：除面部、肢体远端外，皮肤增厚还累及肢体近端和躯干；④无皮肤硬化的SSc（SSc sine scleroderma）：无皮肤增厚的表现，但有雷诺现象、SSc特征性的内脏表现和血清学异常；⑤硬皮病重叠综合征（scleroderma overlap syndrome）：弥漫或局限性皮肤型SSc与其他诊断明确的结缔组织病同时出现，包括系统性红斑狼疮、多发性肌炎/皮肌炎或类风湿关节炎。

硬皮病以局限性或弥漫性皮肤增厚等为主要症状，本病属中医痹证范畴，局限性硬皮病属皮痹，系统性硬皮病除皮痹外，尚有脉痹、五脏痹之征象，现代多称为"皮痹病"。

硬皮病是一种获得性、非传染性的少发病，此病在世界范围内呈散发性，分布于世界各地，各种族均可发生，与季节、地理和社会经济状况无关。发病高峰年龄为30～50岁，女性高于男性，男女之比为1：（7～12）。局灶性硬皮病多见于儿童及中年人。据估计，该病的发病率为每年（9～19）/1000000，有研究表明，硬皮病常被误诊，其实际患病率可能高于既往的估算。

我国硬皮病发病率仅次于类风湿关节炎和红斑狼疮而居风湿免疫类疾病的第3位。发病年龄大多在30～50岁之间，女性比男性多3～4倍。该病的病因和发病机制不明，多数同遗传、自身免疫、血管病变及结缔组织代谢异常等因素有关，也可能同内分泌障碍、接种因素、外伤及感染等因素有关。

一、病因病机

（一）西医学认识

1.病因和发病机制

本病病因与发病机制尚不清楚，目前认为可能与下列因素有关。

（1）遗传因素　在重症患者中HLA-B8高携带率；部分患者有家族病史，一级亲属中有染色体异常。显示本病发生可能与遗传有关，其遗传特征可能在X染色体的显性等位基因上，提示本病发生可能与遗传有关。

（2）环境因素　几种环境因素与硬皮病的发生有关。职业调查发现接触粉尘较多的煤矿或金矿工人和接触聚氯乙烯的化工工人可发生类似本病的疾患，出现雷诺现象、肢端骨质溶解、硬皮病样皮肤损害，以及硬皮病患者所具有的甲皱毛细血管异常。这些工人还可出现肝纤维化和血管肉瘤。1981年在西班牙，2000多人由于摄入了掺假的食用油（菜油）而出现了一种多系统疾病。开始先表现为间质性肺炎、嗜酸性粒细胞增高、关节痛、关节炎和肌炎，接着出现关节挛缩、皮肤增厚、雷诺现象、肺动脉高压、舍格伦综合征和指端骨质吸收等。在日本有关于行硅胶乳房隆起术后发生本病的报道，在植入的硅胶周围可发生局部纤维化。

与硬皮病发病有关的物质已被逐渐认识。某些化学物如氯乙烯、苯、甲苯、环氧树脂、三氯乙烯、聚氯乙烯、二氧化硅、六氯己烷、芳香烃等，还有某些药物如抗癌药博来霉素（Bleomycin）、非麻醉性镇痛药喷他佐辛（Pentazocine）、含 L- 色氨酸的药物、西班牙毒油等均与硬皮病的发病有关。

在这些化学物中与硬皮病最相关的是有机溶剂。这些溶剂可诱导血管内皮损伤和血小板活化。这些损伤形式是否由免疫系统介导还不清楚。

药物中的博来霉素，当用来治疗睾丸癌时（特别是当与顺铂联合用药时）可引起雷诺现象、肺纤维化和与特发性硬皮病组织学改变相似的皮肤损害。雷诺现象的发生说明此药可能具有损伤内皮细胞的作用并引起皮肤硬化。

这些环境因素的发现对预防本病有一定的参考价值，但通过它们来揭示病因尚需进行深入的研究。

（3）感染因素　不少患者发病前常有咽峡炎、扁桃体炎、肺炎、猩红热、麻疹、鼻窦炎等。在患者的横纹肌和肾脏中曾发现副黏病毒样包涵体。近年来有人提出布氏疏螺旋体感染可能与本病有关。

（4）结缔组织代谢异常　患者皮肤中胶原含量明显增多，在病情活动期皮肤损害内存在较多的可溶性胶原和不稳定的分子间侧链。对患者的成纤维细胞培养显示胶原合成的活性明显增高。

（5）血管异常　患者多有雷诺现象，不仅限于肢端，也可发生于内脏血管；组织病理显示皮损及内脏多有小血管（动脉）挛缩及内膜增生，故有人认为本病是一种原发性血管病，但血管病变也并非在所有患者中都能见到。内皮细胞损害多样性，有肿胀、增生，继之血栓形成造成管腔变窄，组织缺血。这些血管病变见于皮肤、骨骼肌、消化道、肺、心、肾及脑等多系统血管。本病早期虽有显著的血管病变，但在血管壁很少找到免疫球蛋白、补体和免疫复合物，所以也说明内皮损伤是本病发生的基础。

（6）免疫异常　这是近年来最为重视的一种看法。在患者体内可测出多种自身抗体，如抗核抗体、抗 DNA 抗体、抗内皮细胞抗体以及抗 I 型胶原、IV 型胶原抗体等。本病在血清中存在多种自身抗体，且往往存在多细胞株高丙种球蛋白血症、免疫复合物等，提示为自身免疫性疾病。这些自身抗体包括：Scl-70 又称抗局部异构酶 I 抗体、抗着丝点抗体、抗核仁抗体（包括对不同核仁成分）、抗 PM/SSc 抗体等，这些自身抗体的作用机制尚不是很清楚，但其相应的靶抗原都是细胞核代谢的重要成分，因此有人提出本病是由于分子模拟所致。T 淋巴细胞在 SSc 的周围循环和组织中也有明显异常。在周围血中 T 细胞减少，T 辅助淋巴细胞与抑制 T 细胞比值升高；皮肤真皮层淋巴细胞主要为 T 辅助淋巴细胞，局部分离出的淋巴细胞经刺激后可以出现能活化皮肤成纤维细胞的细胞因子。总之，本病中有明显的体液免疫异常和细胞免疫异常。

总之，在上述众多致病因素中，目前多数认为本病可能是在一定遗传背景基础上再加持久的慢性感染而导致免疫功能紊乱的一种自身免疫性疾病。

2. 病理

主要病理改变是结缔组织炎性细胞浸润、血管内膜增生、血管闭塞、纤维组织增生与硬化萎缩。早期，胶原纤维束肿胀和均一化，胶原纤维间和血管周围有以淋巴细胞为主的浸润；晚期，真皮明显增厚，胶原纤维束肥厚、硬化，血管壁增厚，管腔变窄，甚至闭塞。皮脂腺萎缩，汗腺减少。内脏损害主要为间质及血管壁胶原纤维增生及硬化。

内脏病变与皮肤病变基本一致。呈多系统性硬化：平滑肌（包括食管肌纤维束）呈均一性硬化和萎缩，肠壁肌、心肌也发生广泛萎缩和纤维变性；心内膜、心包膜发生纤维样蛋白变性、炎症浸润及胶原增生；肺间质及肺泡广泛纤维化，并有囊性变；肺小动脉壁增厚，肺泡与微血管基底膜增厚；肾小叶间动脉内膜增生，肾小球基底膜增厚，纤维蛋白样坏死。严重时可见肾小球硬化和肾皮质梗死；甲状腺也可出现间质萎缩与纤维变性等。

（二）中医学认识

中医无硬皮病这一病名，根据其症状表现，多归属于"皮痹""脉痹""五脏痹""血痹"等范畴。

本病起病隐秘，病程绵长，易反复发作，治疗棘手。其病因为正气虚衰，外邪乘虚侵犯，客于肌肤，阻于脉络，或先天不足，脾肾阳虚，或外感湿热，湿重于热，湿邪伤阳，或内有沉寒痼冷，或卫外不固，外感风寒湿邪，邪阻卫阳，邪阻脉络，而导致营卫不和，气血不通，进则累及心、肺、食管、胃、肾等多个脏器或脏腑功能失调，阳气虚衰，又可产生痰凝水聚等病理产物。

1. 正虚邪侵

正虚即素体禀赋不足、脾肾气血匮乏。硬皮病好发于中青年女性，因气血不足，脾肾阳虚致卫外不固，腠理不密，风寒湿三邪乘虚而入，凝于腠理，客于肌肤，致肌肤肿胀，活动不利。病邪日久不去，则深入至络脉、经脉，致脉络痹阻，血瘀不通。久之则肌肤失养，脏腑失调。

2. 血瘀致痹

《景岳全书》谓："盖痹者，闭也，以气血为邪所闭，不得通行而为病也。"现代研究证明，SSc患者血管病变如微循环障碍、血管内皮损伤及血液流变学改变等常出现在疾病早期，随后出现皮肤甚至内脏的硬化，故有血管起因说。《素问·五脏生成》认为皮痹形成与血行瘀滞有关，"卧出而风吹之，血凝于肤者为痹"。皮肤板硬，关节不利，亦可压迫血管致血流不畅，所谓"瘀血致痹，痹证致瘀"，病况日甚。

3. 情志劳倦

过度劳累、精神创伤是SSc发生或发展的常见诱因。气虚阳衰，外邪阻络之体，如复加情志郁结，气机不畅，气滞血瘀。又烦劳过度，脾伤胃损，水谷失运、气化无力，气虚血瘀，则瘀上加瘀，气血闭阻，病情更甚。

4. 热毒致瘀

正气虚衰，外感风热或血瘀痰阻，日久化热均可致津伤液耗，血涩凝滞。肌肤失养而皮硬色黯，脏腑血瘀则痹而失能。临床上本病患者易感染发热，发热后病情愈甚。

总之，硬皮病基本病机为本虚标实，本虚即气血不足，脾肾阳虚，标实则为血瘀。因正气虚弱，风寒湿热之邪乘虚而入，或因寒湿阻络致气血不畅，脉络痹阻，或因热毒伤津，血涩凝滞而致血瘀。久之肌肤失养，脏腑功能失调而发病。

二、临床诊断

（一）辨病诊断

硬皮病最常见的首发症状是雷诺现象、疲劳和骨骼肌痛。这些症状可持续数月，难以确诊，这类患者常被诊为"未分化结缔组织病"（UCTD）。但如这类患者伴有以下特点则对硬皮病的诊断有早期提示作用：雷诺现象出现于年龄较大的患者、雷诺现象较严重、甲皱毛细血管检查异常，硬皮病相关抗核抗体阳性（如抗拓扑异构酶或抗着丝点抗体）。通常提示硬皮病诊断的第一个线索是皮肤增厚，常从手指和手的肿胀开始。系统性硬化病的诊断主要依据硬皮、雷诺现象、内脏受累及特异性抗核抗体阳性的出现。

1. 临床诊断

目前临床上常用的是 1980 年美国风湿病学会（ACR）制定的分类标准，具体如下。

（1）主要标准　近端皮肤硬化有手指及掌指关节或跖趾关节近端皮肤对称性增厚、变紧和硬化，皮肤改变可累及全部肢体、面部、颈部和躯干（胸部和腹部）。

（2）次要标准　①指硬化：皮肤改变局限于手指。②指尖凹陷性瘢痕或指腹消失（缺血所致指端凹陷区或指垫组织的萎缩）。③双侧肺基底部纤维化：胸部 X 线示双肺呈线性网状纹理或线性结节密度增高影，以肺基底部最为明显，可呈弥漫性斑点样表现，称为"蜂窝"肺。肺部改变应除外其他肺部疾病所致。

凡具备主要标准或两条或两条以上次要标准者即可诊断为 SSc。雷诺现象，多发性关节炎或关节痛，食管蠕动异常，皮肤活检示胶原纤维肿胀和纤维化，血清有 ANA、抗 Scl-70 抗体和抗着丝点抗体阳性均有助于诊断。

但是该标准的敏感性较低，无法对早期的硬皮病做出诊断，为此欧洲硬皮病临床试验和研究协作组（EULAR scleraderma trial and research group，EUSTAR）提出了"早期硬皮病"的概念和诊断标准，即如果存在：①雷诺现象；②手指肿胀；③抗核抗体阳性，应高度怀疑早期硬皮病的可能；应进行进一步的检查；如果存在下列 2 项中的任何一项就可以确诊为早期硬皮病：①甲床毛细血管镜检查异常；②硬皮病特异性抗体，如抗着丝点抗体阳性或抗 Scl-70 抗体阳性。但早期硬皮病可能与未分化结缔组织病、混合性结缔组织病不易鉴别。

2. 相关检查

（1）实验室检查

①抗核抗体（ANA）：阳性率可达 90% 以上，核型为斑点型、核仁型和抗着丝点型，抗核仁型抗体对本病的诊断有特异性。

②抗拓扑异构酶 I（Scl-70）抗体：是与 SSc 相关性较强的抗体，约 30% 的阳性率，该抗体阳性与弥漫性皮肤硬化、肺纤维化、指趾关节畸形、远端骨质溶解相关。

③抗着丝点抗体（ACA）：在 SSc 中阳性率 15% ～ 20%，是 CREST 综合征较特异性的抗体，常与严重的雷诺现象、指端缺血、肺动脉高压相关。

（2）组织病理检查　纤维化和微血管闭塞是系统性硬化病患者所有受累组织和器官的特征性病理改变。

①皮肤病理检查：早期，真皮间质水肿，胶原纤维束肿胀，胶原纤维间和真皮层的小血管周围有淋巴细胞浸润，以 T 细胞为主。晚期，真皮和皮下组织胶原纤维增生，真皮明显增厚，胶原肿胀、纤维化，弹性纤维破坏，血管壁增厚，管腔狭窄，甚至闭塞。以后出现表皮、皮肤附属器及皮脂腺萎缩，汗腺减少，真皮深层和皮下组织钙盐沉着。

②肾脏病理检查：光镜下可见特征性

的小弓形动脉和小叶间动脉受累，表现为内膜增厚伴内皮细胞增生，呈"洋葱皮"样改变，严重时可部分或完全阻塞血管腔。肾小球常呈缺血性改变，出现毛细血管腔萎缩，血管壁增厚、皱折，甚至坏死。肾小管萎缩、肾间质纤维化。

（3）免疫荧光检查　发现血管壁存在纤维蛋白原，有免疫球蛋白，主要是 IgM 以及补体 C3 沉积。电镜显示肾小球轻度系膜增生和上皮细胞足突融合，小动脉内皮下颗粒状沉淀，肾小球基底膜分裂、增厚、皱折，小叶间动脉内膜纤维蛋白原沉积。

（4）X 线检查　两肺纹理增强，或有小的囊状改变，亦可在下叶出现网状－结节状改变。食管、胃肠道蠕动减弱或消失，下端狭窄，近侧增宽，小肠蠕动亦减少，近侧小肠扩张，结肠袋可呈球形改变。指端骨质吸收，软组织内有钙盐沉积。

（二）辨证诊断

望诊：皮肤硬肿，指、趾青紫，或皮硬贴骨，或神疲乏力，舌质淡或紫，苔薄白或黄腻。

闻诊：口气秽臭，或语言及气味无明显异常。

问诊：畏寒肢冷，或雷诺现象，或心悸气短，或纳呆腹胀。

切诊：肌肤发热，或皮肤板硬，或皮硬贴骨；脉沉细涩或细弱。

1. 寒凝腠理，脾肾阳虚

临床证候：面、手肿胀发紧，晨起握拳受限，皮肤硬肿，按之无痕。畏寒肢冷，腰腿酸软，纳呆便稀，耳鸣脱发，口不渴。舌胖嫩边有齿印，舌质淡，苔薄白，脉沉细濡。

辨证要点：皮肤硬肿，畏寒肢冷，腰腿酸软，纳呆便稀，舌质淡，苔薄白，脉沉细濡。

2. 气滞血瘀，脉络痹阻

临床证候：指、趾青紫，雷诺现象，肤色黧黑，黑白斑驳，皮肤板硬、麻痒刺痛，关节僵化，活动不利；心烦意乱，女性月经不调，进食哽噎，纳差腹胀。舌紫，舌下青瘀，苔薄，脉细涩。

辨证要点：指、趾青紫，雷诺现象，皮肤板硬，大便溏而不爽，舌紫，舌下青瘀，苔薄，脉细涩。

3. 热毒痰湿，瘀血阻滞

临床证候：手足溃疡、痛楚难当，皮肤硬肿，发热，咳嗽，气短心慌，关节肿痛，乏力肌痛，身热肢冷。舌红，苔黄，脉细数。

辨证要点：皮肤硬肿，发热，身热肢冷，舌红，苔黄，脉细数。

4. 气血两虚，瘀血阻络

临床证候：皮硬贴骨，活动不利，体瘦形槁，面色无华，神疲乏力，心悸气短，头昏肌痛，纳呆腹胀。苔薄、舌淡嫩、脉细弱。

辨证要点：皮硬贴骨，活动不利，神疲乏力，苔薄、舌淡嫩、脉细弱。

三、鉴别诊断

（一）西医学鉴别诊断

1. 肢端硬皮病（包括 CREST 综合征）

本病皮肤病变仅局限于手指，而 SSc 则出现近端皮肤增厚。雷诺现象出现后，本病缓慢发展，晚期才出现内脏损伤，而 SSc 很快发病，会伴有明显的内脏疾病。本病 ACA 大多阳性，而 SSc 则出现 ANA 阳性，ACA 一般阴性，本病预后较好，10 年存活率 ≥ 70%。而 SSc 预后差，10 年存活率 40% ～ 60%。

2. 混合性结缔组织病

本病有雷诺现象、手指肿胀及食管运动功能减低，肺、心、肾脏等多系统损害，二者有相似之处，但本病为手指腊肠样肿胀，无指端溃疡及末节指（趾）骨吸收现象，无弥漫性皮肤硬化，抗 RNP 抗体呈高滴度阳性，抗着丝点抗体及抗 Scl-70 抗体阴性。

3. 硬肿病

起病突然，弥漫性皮肤发硬，但手足不受累，无雷诺现象，不侵犯内脏，预后良好，可自行缓解。抗 Scl-70 抗体及 ANA 阴性。

4. 嗜酸性筋膜炎

多见于青年男性，本病特征为上下肢突然出现肿胀、压痛，肌肉样硬结，面部、手足一般不受累，无雷诺现象及内脏受累，受累组织及外周血嗜酸细胞明显增高，ANA 阴性。

（二）中医病证鉴别诊断

1. 肌痹

肌痹病变主要在肌肉，表现为肌肉疼痛无力，酸楚麻木，严重者可见肌肉瘦削，肢体倦惰，四肢痿软，但无皮肤坚硬等损害。

2. 脉痹

脉痹可见皮肤红肿疼痛，皮下有硬结，或见指端冷痛，肤色苍白或紫暗，后期有皮肤萎缩；皮痹皮肤主要表现为拘硬，但皮下无硬结。

3. 尪痹

尪痹与皮痹均可以见到关节屈伸不利、关节僵硬或畸形，但皮痹伴有皮肤坚硬或萎缩，皮肤有蜡样光泽；而尪痹则无皮肤的改变，尪痹关节僵硬或畸形可见于四肢诸关节，而皮痹多见于手指关节。

四、临床治疗

（一）提高临床疗效的基本要素

（1）时刻不忘开肺窍。

（2）活血通络化瘀贯穿始终。

（二）辨病治疗

SSc 的治疗一直是一个棘手的问题。因为其疾病谱广，皮肤受累范围及程度、内脏器官受累的情况决定它的预后。早期治疗的目的在于阻止新的皮肤和脏器受累，而晚期的目的在于改善已有的症状。治疗措施包括抗炎及免疫调节治疗，针对血管病变的治疗及抗纤维化治疗三个方面。

1. 抗炎及免疫调节治疗

（1）糖皮质激素　对本病效果不理想，通常对于皮肤病变的早期（水肿期）、关节痛、肌肉病变、浆膜炎及间质性肺病的炎症期有一定疗效。剂量为 30～40mg/d，连用数周，逐渐减量至 5～10mg/d 维持。对于硬皮病晚期的患者，特别是有肾功能不全者，糖皮质激素应慎用。适用于伴有炎性肌病或心包炎的硬皮病患者。

（2）免疫抑制剂　常用的有环磷酰胺、环孢素 A、硫唑嘌呤、甲氨蝶呤等。有报道对皮肤、关节或肾脏病变可能有效，与糖皮质激素合并应用，常可提高疗效和减少糖皮质激素用量。甲氨蝶呤可能对改善早期皮肤的硬化有效，而对其他脏器受累无效。

2. 血管病变的治疗

（1）SSc 相关的指端血管病变（雷诺现象和指端溃疡）　应戒烟，手足避冷保暖。常用的药物为二氢吡啶类钙通道阻滞剂，如硝苯地平（每次 10～20mg，每日 3 次），可以减少 SSc 相关的雷诺现象的发生和严重程度，常作为 SSc 相关的雷诺现象的一线治疗药物。改变血小板功能的阿司匹林、双嘧达莫（潘生丁）收效甚微。酮色林（Ketanserin）是一种组胺拮抗药，能减少雷诺现象发作的频率并减轻其严重程度，能改善指端溃疡的预后，但该药对皮肤增厚或内脏器官损伤的改善无效。静脉注射伊洛前列素 0.5～3ng/（kg·min）连续使用 3 ～ 5 天，或口服 50 ～ 150μg，每天 2 次，可用于治疗 SSc 相关的严重的雷诺现象和局部缺血。

（2）SSc 相关的肺动脉高压主要措施包括如下　①氧疗：对低氧血症患者应给予吸氧。②利尿剂和强心剂：地高辛用于治疗收缩功能不全的充血性心衰，此外，右心室明显扩张，基础心率大于 100 次 / 分，合并快速房颤等也是应用地高辛的指征。对于合并右心功能不全的肺动脉高压患者，初始治疗应给予利尿剂，但应注意肺动脉高压患者有低钾倾向，补钾应积极且需密切监测血钾。③肺动脉血管扩张剂：目前常用的血管扩张剂有钙离子拮抗剂、前列环素及其类似物、内皮素 -1 受体拮抗剂及 5- 型磷酸二酯酶抑制剂等。

3. 抗纤维化治疗

虽然纤维化是 SSc 病理生理的特征性表现，但目前尚无一种药物被证实对纤维化有肯定的效果。纤维化一旦出现，难以治疗。因为目前还没有安全有效的方法既能除去过度生长的不可溶性的交联的胶原纤维，又不损伤器官或组织的结构支架。有人主张尽可能在疾病早期采用抗纤维化治疗，但这类药物起效缓慢，一般主张与免疫抑制药联合应用，以增进疗效。转化生长因子 β（TGF-β）在 SSc 的纤维化发病机制中起重要作用，但 TGF-β 拮抗剂对 SSc 纤维化是否有效尚需进一步研究。

青霉胺和秋水仙碱连用数月到数年，对皮肤硬化、雷诺现象和食管病变可能有效。

青霉胺治疗硬皮病具有两方面的作用：其一，是影响胶原的生物合成，因为胶原分子上存在许多醛基，相邻胶原分子的醛基缩合，使胶原链之间发生交联，形成胶原纤维。青霉胺可与这些醛基结合，阻断胶原链之间的交联作用，从而抑制新胶原的成熟和稳定，并能激活胶原酶，使已形成的胶原纤维降解，减少可溶性胶原向不可溶性胶原的转化。其二，是青霉胺具有免疫抑制作用，在体外可抑制 T 淋巴细胞的活性。美国的 Steen 1993 年和 1982 年分别报道了对 152 例和 73 例硬皮病患者用青霉胺治疗的对照研究结果，发现治疗 2 年时可明显改善皮肤硬化，5 年生存率明显高于对照组，达 80%。另有学者进行了 15 年的治疗观察，亦报道了相似的结果。青霉胺的使用宜从小剂量开始，逐渐加量，开始每天 250mg，以后每 2 ～ 4 周，日剂量增加 125mg，直至 750 ～ 1000mg/d，一般维持每天用药量在 500 ～ 1000mg，为达最佳吸收效果，应在餐前 1 小时或餐后 2 小时服药，持续用药 2 ～ 3 年，效果较好。可使皮肤增厚、硬化和营养状态得到明显改善，亦能减少肺等器官受累的发生率，提高存活率。青霉胺常见的副反应有骨髓抑制、肾脏损害、口腔溃疡、食欲不振、皮疹、发热。用药期间患者应每月查血、尿常规检查。

秋水仙碱通过影响胶原代谢而治疗硬皮病。一方面它可通过破坏成纤维细胞骨架中微管的形成而抑制胶原的产生；另一方面通过增加胶原酶的活性，来阻止胶原的堆积。每天用量为 0.5 ～ 1.5mg，连用 3 个月至数年，对雷诺现象、皮肤硬化及食管病变有一定疗效。主要不良反应有腹痛、腹泻、脱发、性腺抑制、恶心、呕吐等。如腹泻明显可减量或给半乳糖苷酶（β-galactosidase），以减轻症状。

积雪苷（Asiaticoside）：这是从植物积雪草中提取的一种有效成分，在国外的商品名为 Madecassol。它能抑制成纤维细胞的增殖和活性，对结缔组织的基质和纤维成分具有抑制作用，可软化结缔组织。用法为每天 20 ～ 40mg，分次口服，亦可用 20mg 肌内注射，每周 2 ～ 3 次，用药 1 ～ 3 个月见效，可消除组织浮肿，使硬化的皮肤变软，缓解关节疼痛，促进溃疡愈合。

4. 内脏器官受累的治疗

（1）肺部病变　肺间质纤维化和肺动脉高压仍是系统性硬化病的主要死因之一。

①肺间质纤维化：糖皮质激素与环磷酰胺联合用药可改善肺功能。有学者对30例经肺活检证实为纤维性肺泡炎的患者进行分组对照治疗，一组单用大剂量泼尼松（60mg/d），用药1个月后减量；另一组用小剂量泼尼松（20mg/隔天），同时用环磷酰胺联合治疗。对患者随访1年，发现两组中均有一半的患者对治疗有反应，表现为用力肺活量（FVC）或一氧化碳弥散功能（DLCO）比治疗前改善了15%。但应用大剂量泼尼松治疗的某些患者，几年后出现了肾衰竭。目前不提倡大剂量激素疗法。免疫抑制药联合血浆置换治疗可以改善肺功能。另外，用青霉胺维持治疗一定时期亦可控制肺纤维化。一旦出现广泛的肺病变及纤维化，治疗常难以使肺功能得到明显改善，如果治疗能使病变稳定则已是对治疗的最好反应，而不应看作是治疗无效。

②肺血管病变：肺血管病变包括2个方面：一个是可逆性的肺血管收缩，另一个是不可逆的闭塞性病变。后者对任何血管扩张药的治疗都很难奏效。有短期观察报道认为维拉帕米（异搏定）、肼屈嗪（Hydralazine）、酮色林和硝苯地平对肺血管病变治疗有效，中期观察认为硝苯地平和卡托普利比较有效。有报道证明24小时连续静脉应用PGE1，对严重的原发性肺动脉高压有治疗效果，前列环素的治疗效果亦在观察之中。有人主张每4~8周用卡前列环素冲击治疗5天，可保持肺动脉压稳定，24小时连续静脉应用卡前列环素可能对晚期肺病变有一定疗效。但其潜在的并发症是可能加重由于系统血管阻力下降所导致的心输出量不足。吸氧疗法对有低氧血症和肺动脉高压的患者可暂时缓解症状，并可改善肺血管阻力。有报道华法林（Warfarin）治疗可提高原发性肺动脉高压患者的生存率。

（2）肾脏病变　肾脏病变在某些情况下仍然是威胁硬皮病患者生命的最严重的并发症。如能进行早期合理的治疗，仍可取得较好的预后。硬皮病患者最特征性的肾脏表现是急性或亚急性高血压性肾危象。大剂量糖皮质激素治疗可增加硬皮病患者肾危象的危险性。因此，泼尼松每天剂量以不超过20mg为宜。对高血压的患者应控制血压，适当降压，避免急剧的血容量改变，维持肾灌注压至关重要。控制血压可用较大剂量血管紧张素转化酶抑制药，如卡托普利、依那普利或奎诺普利（Quinopril）。还可用钙通道阻滞药或多沙唑嗪（Doxazosin），以达到在头48小时内使收缩压和舒张压都下降2.68kPa（20mmHg），最后将舒张压维持在10.66~12kPa（80~90mmHg）。静脉滴注前列环素有助于微血管损伤的治疗，而且不加重高血压。肾脏活检有助于确定诊断、估计损伤程度和排除同时存在的肾小球肾炎等病变。对不可逆的肾脏危象或缓慢发生的完全性终末期肾衰可采用血液透析、腹膜透析或肾移植治疗。有时急性肾危象经治疗后肾功能可以恢复，且可维持2年以上，并可停止透析治疗。有报道肾危象经治疗后，皮肤硬化亦随之减轻，特别是那些经透析治疗的患者，其原因可能是循环中免疫介质的清除或失活，亦可能是疾病的自然好转。

（3）心脏病变　有研究显示反复冠状动脉痉挛可引起心脏纤维化改变。应用尼卡地平（Nicardipine）、双嘧达莫和卡托普利可改善心肌灌注情况，长期应用能否减少或预防心功能不全的出现还有待进一步验证。因为血管紧张素Ⅱ亦可导致心肌肥厚，并通过刺激胶原的合成而导致间质纤维化，使心肌收缩力和弹性下降。因此，血管紧张素Ⅱ受体拮抗药可用于治疗系统性硬化病的心脏并发症。

（4）胃肠道病变 对有食管蠕动减弱伴反流性食管炎的患者，嘱其一次不要进食过多，餐后避免平卧。使用质子泵抑制药，如奥美拉唑（Omeprazole），每次20mg，每天2次，口服，可减轻症状。亦可用增加食管蠕动的药物，如甲氧氯普胺（Metaclopramide）。这些药物可增加下段食管括约肌张力并促进食管排空，从而减轻食管反流。肠道蠕动减弱可用长效生长抑素（somatostatin）类似物，醋酸奥曲肽（Octreotide acetate）治疗，或用胃动素（motilin）兴奋药，红霉素（Erythromycin）治疗。小肠功能异常可选用有效抗生素治疗。对有小肠吸收不良的患者给予营养补充，包括维生素、残渣少的食物、中链三酰甘油等。便秘的患者应多摄入富含纤维素的食物。

（5）关节、肌肉病变 肌肉骨骼受累的对于常见的关节和腱鞘受累可选用非甾体抗炎药，但疗效较其他结缔组织病差，SSc的早期，腱鞘炎引起的筋膜摩擦非常疼痛，并限制了关节的活动，有时需要加入小剂量的氢化可的松（皮质醇）激素或止痛类麻醉药。对于有腱鞘炎的患者，早期加强体育锻炼结合物理治疗非常重要。因为这种治疗非常疼痛，有时需要镇痛药帮助患者参加最大限量的活动。腕管综合征常在SSc的早期就出现，用腕部静止夹治疗效果好，有时还可行局部皮质醇封闭注射，可用皮质醇激素治疗肌炎，小剂量糖皮质激素可有效地控制关节、肌肉的炎症和疼痛，对于炎性肌病（与多发性肌炎不同），可单用糖皮质激素或与甲氨蝶呤、硫唑嘌呤等免疫抑药剂合用。

（6）皮肤病变 患者皮肤应少接触水，使用含羊毛脂的润肤剂，以保持皮肤润泽。毛细血管扩张较明显者可用激光治疗。对皮下钙质沉积可用丙磺舒（Probecid）或依地酸钙钠（Calcium disodium edetate, EDTA）治疗，可溶解和预防皮下钙质沉积。目前，有人认为盐酸地尔硫䓬（Diltiazem）治疗亦有效。如皮肤局部出现溃疡，要注意预防感染，抗炎治疗。

（三）辨证治疗

1. 辨证施治

（1）寒凝腠理，脾肾阳虚证

治法：温肾健脾，活血化瘀。

方药：二仙汤合桃红四物汤加减。

组成：仙茅15g，淫羊藿15g，鹿角霜15g，桂枝9g，黄芪30g，当归15g，丹参30g，桃仁12g，鸡血藤15g，炒白术15g，生地黄20g，茯苓皮12g，炙甘草10g。

加减：畏寒肢冷显著者加熟附子30g；硬肿显著者加马鞭草30g；雷诺现象严重者加土鳖虫6g，川芎10g。

（2）气滞血瘀，脉络痹阻证

治法：益气活血，祛风通络。

方药：四君子汤合血府逐瘀汤加减。

组成：黄芪30g，党参15g，白术15g，丹参30g，当归15g，鸡血藤15g，桃仁10g，川芎10g，炙土鳖虫6g，落得打30g，乌梢蛇9g，灵芝15g，茯苓皮12g。

加减：纳差、腹胀者加炒麦芽15g，香橼皮10g，枳壳10g；月经不调者加益母草30g；雷诺现象严重者，炙土鳖虫加至9～15g；皮肤麻痒刺痛加荆芥12g，防风12g，地肤子12g，白鲜皮12g，延胡索15g。

（3）热毒痰湿，瘀血阻滞证

治法：清热凉血，活血通络。

方药：清热地黄汤加减。

组成：水牛角30g，蒲公英30g，生地黄30g，牡丹皮10g，赤芍15g，白芍15g，白花蛇舌草30g，威灵仙30g，制乳香9g，制没药9g，丹参30g，黄芪20g，鸡血藤

15g，桃仁 9g，炙土鳖虫 6g。

加减：关节疼痛加羌活、独活各 9g，怀牛膝 20g；低热加地骨皮 12g，青蒿 12g；高热加生石膏（先煎）30g；肌痛无力加垂盆草 30g，苦参 15g，炒白术 20g；伴血管炎者加徐长卿 15g，金雀根 15g，紫草 10g，生槐花 10g；咳嗽痰黄加鱼腥草 30g，桑白皮 12g，川贝母 6g。

（4）气血两虚，瘀血阻络证

治法：益气补血，活血通络。

方药：归脾汤合桃红四物汤加减。

组成：黄芪 30g，党参 10g，当归 10g，首乌 15g，丹参 30g，鸡血藤 30g，桃仁 10g，炙土鳖虫 6g，落得打 10g，乌梢蛇 10g，灵芝 15g，淫羊藿 10g，炒白术 10g。

加减：纳呆腹胀者加炒麦芽 15g，香橼皮 10g，苏梗 10g；干咳、气急者加桑白皮 10g，天冬 10g，麦冬 10g；动则心悸、下肢浮肿者可将党参改为野山参 10g，并加茯苓皮、泽泻、车前子各 15g。

2. 外治疗法

（1）针刺疗法　①毫针法：选用合谷、曲池、大椎、血海、足三里、三阴交。方法：中度刺激，留针 30 分钟，2 日针 1 次，15 次为 1 疗程。能够温经通络，益气健脾活血，改善皮肤硬化程度，对雷诺现象疗效明显。②围刺法：阿是穴（硬化皮损），在皮损周围呈对称方向各斜刺四针，留针 30 分钟，2 日针 1 次，10 次为 1 疗程。主要用于局限性硬皮病的治疗。

（2）中药熏洗法　中药熏洗方选用桂枝、苏木、羌活、艾叶、地骨皮、侧柏叶、千里光、枫球、苦参、苍术各 60g。选用中草药熏蒸治疗机，将熏洗方药倒入治疗机内的药罐中加热煮沸，把机内温度控制在 30℃ 左右，患者裸露只穿短裤坐于治疗机中，机内温度从 30℃ 开始，逐渐增至 50℃，每次熏蒸 15 分钟（冬天可适当延长时间，以患者感觉适宜为度），然后将已煮沸的药水去渣取液，倒入准备好的药浴池内，加入食醋 200ml，患者全身浸入药液中，同时用药液浸湿毛巾敷面，水温保持在 40～50℃ 之间，每次浸浴 15～30 分钟。对全身皮肤硬化、指端硬化有一定改善作用。有皮肤溃疡者慎用。

（3）中药外敷法　皮肤溃破者可用 0.5% 甲硝唑液加适量庆大霉素注射液湿敷，待创面清洁后改敷生肌散，有利于溃疡的修复。无创面溃破者，可用积雪苷霜外敷患处，每日 1～2 次。能够改善局部皮肤硬化症状。

（4）中药渍渍法　伸筋草、艾叶、桑枝各 30g，透骨草、刘寄奴、官桂各 15g，草红花、苏木各 9g。上药碾碎装纱布袋内，用桑叶架锅上蒸，蒸后趁热渍渍于患处。温阳通络，用于寒湿痹阻、气血凝滞表现的风湿疾病。

（5）蜂蜡热敷法　取蜂蜡 500g 熔化，涂于绢布上，制成蜂蜡饼。在用蜂蜡饼热敷前，病灶先用温热水洗 1 次，再用醋涂 1 次，最后才用蜂蜡饼贴敷患处，时间 20 分钟左右。能够改善局部循环，促进皮肤软化的作用。对风寒阻络、湿邪痹阻的风湿痹痛有一定疗效。

（6）外涂法　红灵酒药方（生当归 60g，红花 30g，花椒 30g，肉桂 60g，樟脑 15g，细辛 15g，干姜 30g），用 50% 酒精 1000ml，浸泡 7 天备用，每天涂 2 次，每次 10 分钟。能够活血消肿、温经通络，临床用于治疗血栓闭塞性脉管炎、闭塞性动脉硬化症、冻疮、寒冷型多形红斑等病症。

3. 中成药运用

（1）积雪苷片　由积雪草（又名落得打）提取物制成片剂，每片含积雪苷 6mg，每日 3～4 次，每次 3 片。口服，一次 2 片，一日 3 次；用于治疗瘢痕疙瘩及硬皮病，一次 2～4 片，一日 3 次。功能主治：有促进创伤愈合作用。用于治疗外伤，手术创伤，烧伤，瘢痕疙瘩及硬皮病。

（2）丹参注射液 丹参注射液16～20ml，加入5%葡萄糖注射液250ml中静脉滴注，每日1次，14日为1个疗程，可用3～6个疗程。功能主治：本品用于有血瘀表现明显的患者，如伴有冠心病胸闷，心绞痛者，疗效更佳。

4. 单验方

虫草鸡汤 冬虫夏草15～20g，龙眼肉10g，大枣15g，鸡1只。将鸡宰好洗净，除内脏，大枣去核与冬虫夏草和龙眼肉，一起放进瓦锅内，加水适量，文火煮约3小时，调味后食用。用于肺脾肾虚之患者，阴虚内热者忌用。

（四）名医治疗特色

1. 邓铁涛

邓铁涛认为治疗本病宜补肾为本，健脾养肺为辅。宜补肾健脾养肺、活血散癥以治皮。方用软皮汤：熟地、丹皮、泽泻、山药、云茯苓、山萸肉、阿胶、百合、太子参。本方以六味地黄丸为主方，针对脾肾亏损之病机而设，补肾益精，配伍太子参护养脾胃，脾肾双补，中下兼顾，虽以中下损为主，但并非忽视上损，故配伍阿胶、百合益肺养血以治皮，加阿胶养肺阴，以其为"血肉有情之品"填阴塞隙，痛在肌肤用阿胶寓有中医学"以形养形"之意。如心血不足加熟枣仁、鸡血藤。胃阴虚加石斛。痰湿壅肺加橘络、百部、紫菀、五爪龙，兼瘀血加丹参、牛膝。补肾益精还可加鹿角胶、鳖甲的血肉有形之品。

2. 康文娣

康文娣认为本病是由于脾肾阳虚，不能温煦，卫外不固，遇风寒湿外邪侵犯机体，阻滞皮肤肌肉之间，致血行不畅，气血凝滞，经脉不适，久则肌肤失养而致，治疗以温补脾肾、散寒化湿、活血祛瘀为原则，常采用阳和汤化裁。

3. 张怀亮

张怀亮认为硬皮病论治多从调理气血入手，认为气滞血瘀为主要病机，治疗以调畅气机为先，治从少阳入手，以柴胡之升散、黄芩之降泄来通调三焦之气机，半夏、陈皮、厚朴、木香等燥湿化痰、理气散结，大剂量黄芪益气行血，共起调畅气机、疏理三焦之效。兼以补益气血、活血化瘀、平补阴阳，肺、脾、肾三脏同治，从整体调理，取得了良好效果。

五、预后转归

腕、踝、肘、膝关节活动时疼痛加重，并可出现较粗糙的摩擦音，这是因腱鞘和邻近组织的纤维化及炎症所致。这种摩擦音多见于弥漫性硬皮病，提示预后不佳。约29%的患者可出现侵蚀性关节病变。硬皮病患者病程中亦可出现继发于食管病变而导致的吸入性肺炎，由呼吸肌无力而导致的呼吸衰竭、肺出血、胸膜反应、气胸、肺动脉高压所致右心衰竭等。由肺间质纤维化或肺血管病变引起，如果其下降至低于预定值的40%，或有DLCO快速下降和（或）肺容量快速下降则提示预后不良。心脏病变可表现为心肌炎、心包炎或心内膜炎，各种心脏病的明显临床征象均提示预后不良。高血压常以舒张压升高为主。高血压的出现常提示预后不良。出现肾衰竭的患者预后较差。

硬皮病的预后与其临床分型、内脏受损及病程有关。硬皮病病死率高于一般人群。弥漫性者10年存活率为50%，预后差，而局限性者10年存活率为70%。前者的主要死因为硬皮病相关的肾、肺和心病变，后者则为肺动脉高压。伴心、肺、肾受损者预后不佳，主要死亡原因为肺部感染及肾衰竭等。心肺病变为硬皮病的主要死因。发病年龄较大者预后差。总之，生存率取决于早期诊断及早期积极治疗。

六、预防调护

（一）预防

1. 人群预防

高危人群是指接触煤矿、金属矿、硅矿、化工等工作人员的人群，应加强这类人员的防护意识，做好劳动保护，定期查体。

2. 个人预防

（1）一级预防　现在多数人认为本病很可能与遗传因素有关，再加持久的慢性感染而造成的一种自身免疫病。部分病例常与系统性红斑狼疮、桥本甲状腺炎、类风湿关节炎、舍格伦综合征等相重叠，因而有上述危险因素更应注意预防。①去除感染病灶，注意卫生，加强身体锻炼，提高自身免疫功能。②生活规律，劳逸结合，心情舒畅，避免强烈精神刺激。③加强营养，禁食生冷，注意温补。

（2）二级预防　①早期诊断，可根据典型的皮肤硬化及系统性损害做出诊断。②早期治疗，可用糖皮质激素或其混悬液等作皮损内注射。坚持体疗和物理治疗，如音频、蜡疗等，以改善肢体挛缩，增加肢体功能，或长期口服维生素E。

（3）三级预防　①进行性系统性硬皮病进展缓慢，有些有自行缓解倾向，不要轻易停止或放弃治疗；②注意锻炼身体，合理的生活规律，避免情绪刺激及变化；③目前无特效药物治疗本病，在整个病程中，应积极配合中医药疗法，对该病的控制很重要；④有雷诺现象患者，应注意保温，避免冷刺激；⑤禁止吸烟。

（二）调护

1. 调摄

（1）精神创伤、过度劳累及反复感染是促进本病发生发展的三大诱因，故患者应在家属的配合下保持心情愉快，注意休息，睡眠充足，不宜过度操心及劳累。本病目前虽不能根治，但大多数患者经过治疗能控制病情，减轻症状，提高生活质量。故应鼓励患者克服恐病情绪，保持战胜疾病的信心。

（2）注意保暖，避免受凉，避免和感冒患者接触，以防风寒湿邪之侵袭。

（3）饮食　宜食易消化食品，保持充足营养，进食高蛋白、高维生素、高纤维素食物，忌食高脂饮食，禁食酒类、辛辣厚味，以防损伤脾胃及引起血管舒缩异常，食管、胃肠功能减退者宜进软食如面条、稠粥、鸡蛋、鱼汤等，不宜过度忌口，以免营养不良。

（4）体位疗法　保持良好的体位，尽量在功能位，防止肩关节内收内旋，肘关节屈曲，前臂旋前，腕关节屈曲，手指屈曲，下肢髋关节外旋、膝关节伸展、踝关节内翻、下垂等姿势及体位。睡觉时取仰卧位，头面向正面方向，肩胛带尽量向前伸出，肩关节外展外旋，在上臂与躯干之间放一个毛巾卷，防止肩关节内收内旋，肘关节保持在伸展位，上肢放在软枕上，手的高度要超过心脏的位置，膝关节伸直，以免发生屈曲畸形。

2. 护理

（1）一般护理　注意休息，劳逸结合，冬天忌入冷水，注意保暖，谨防感冒。对皮肤僵硬，活动不便者协助其做生活护理，为帮助患者进食、服药等，定时测体温、脉搏、呼吸、血压。

（2）心理护理　精神创伤和情绪波动常是促进本病发展的重要原因，应开导患者正确面对疾病，保持良好心态，树立战胜疾病的信心。

（3）皮肤护理

①有雷诺现象者：手足要以棉手套、厚袜子保护，多着衣以防寒冷刺激诱发雷

诺现象，手部皮肤谨防损伤、刺破，以免发生溃疡，不易愈合。

②硬化皮损的护理：皮肤硬化严重处因局部皮神经受刺激常有瘙痒、刺痛、蚁行感等异常感觉，因皮肤硬化，韧性下降，搔抓等易致皮肤破溃、感染，故不宜搔抓。忌用热水烫洗，皮肤瘙痒者可用滋润、止痒的药膏外涂，继发感染者可外涂莫匹罗星软膏、林可霉素利多卡因凝胶等，肘部伸侧，内踝、外踝，指间关节伸侧等关节面皮肤尤易破溃，需注意保护。必要时可用纱布包裹，夏季忌用竹席，宜用质地较软的床席。

③关节训练法：包括被动运动、主动运动、辅助主动运动，对已发生挛缩的关节，应加入主动牵引、徒手牵引、持续牵引。进行训练时要注意：确定施加外力的部位；被动运动时要充分考虑到患者肢体的固定位置及方法；手法要逐渐加重，并在活动受限的位置持续用力，以维持和扩大活动度，然后逐渐减力充分放松；初起红肿期，力度要减小；手法不宜粗暴，一般应在无痛范围进行。

七、专方选要

（1）二仙乌蛇蝉衣汤　黄芪30g，党参30g，仙茅10g，淫羊藿30g，补骨脂18g，土鳖虫9g，丹参15g，蜈蚣2条，乌梢蛇15g，蜂房9g，蝉蜕9g，砂仁6g，红花9g。温补脾肾，调和气血，化瘀软坚。用于治疗硬皮病表现为面色苍白，颈背、前胸及上肢皮肤肿胀僵硬，肌肤麻痹，不知痛痒，光滑如涂蜡，肤色淡褐，四肢不温，呼吸困难，纳差，舌淡、苔白，脉沉细者。（《中国现代名医验方荟海》）

（2）当归四逆汤加味　当归12g，桂枝9g，白芍9g，细辛3g，鸡血藤12g，淫羊藿15g，仙茅10g，丹参10g，炙甘草5g，水煎服，分上下午2次温服。该方有养血通脉、温经散寒的功效。用于治疗血虚寒凝证的硬皮病患者。

（3）乌枝方　祛邪化痰，补益肝肾。治疗系统性硬皮病。制川乌、草乌各9g，桂枝9g，羌活4.5g，独活4.5g，秦艽6g，炒防风6g，汉防己9g，伸筋草12g，连翘12g，白芥子1.5g，生黄芪12g，当归9g，桑寄生9g，川牛膝9g，玄参9g。水煎服。雷诺病者去玄参，加附子、丹参、泽泻、漏芦；肌肉关节酸麻痛者加泽兰、丹参、白薇、贯众；咳嗽加麻黄、前胡、桔梗；尿蛋白阳性加白术、玉米须；肝功能不全者加黄芩、香附、丹皮。（《中国中医秘方大全》）

（4）壮阳活血汤　仙茅9g，淫羊藿15g，丹参12g，白芍15g，巴戟天15g，桂枝9g，生地黄15g，当归9g，川芎9g，益母草30g，雷公藤15g，鸡血藤30g，甘草6g。有补肾壮阳，活血化瘀之功效。适用于肾阳不足，卫外不固，风寒外侵，气血凝滞之阳虚血瘀证。

（5）参附回阳汤　人参10g，制附子10g，龙骨30g，牡蛎30g，淡豆豉50g。先将制附子、龙骨、牡蛎加水煎煮，去渣取汁，加入豆豉煮至软烂，人参另煎，合并两液服用。有温补脾肾、散寒化瘀之功效。用于治疗脾肾阳虚、寒凝瘀阻之患者。

八、研究进展

（一）辨证思路

1. 调畅气机

气为血之帅，气行则血行，气滞则血瘀，气机逆乱则血行无序。气机调畅对机体正常的生命活动至关重要，先天之气、水谷精微以及精血、津液都必须经过升降出入才能布散、濡养全身，各脏腑、经络、形体、官窍的生理活动和相互联系也需要通过气机的运动才能实现和完成。若因外邪阻滞或者脏腑功能失调导致气机不畅，失去其推动、温煦及防御的作用，进而影响气血的流通和濡润，则会引起脏腑官窍、肌肤、筋脉失养，气血不畅，久之成瘀，气滞痰凝，痰瘀互结而生本病。张怀亮在临床治疗硬皮病的过程中，常以调畅气机为首法，治从少阳入手，以柴胡之升散、黄芩之降泄来通调三焦之气机，半夏、陈皮、厚朴、木香等燥湿化痰、理气散结，大剂量黄芪益气行血，共起调畅气机、疏理三焦之效。医之用药如将之用兵，此调畅气机之法如行军之先锋，气机畅达，一可使气血通畅、筋脉濡养，二可使药力直达病所、增强药效。

2. 活血化瘀

瘀血不仅是该病的病理产物，也是其主要病机之一。该病三期发展过程中，瘀血无时无刻不在形成，且瘀血是本病导致机体功能障碍的最重要原因。故治疗本病贵在活血不嫌早，必须贯穿全程。艾儒棣教授采用桃红四物汤治疗本病，收效甚好。

（二）治法探讨

根据硬皮病的病因病机特点，传变发展规律，脏腑受累情况，各医家从多个角度加以阐述：钟以泽认为瘀、虚是病机关键，将本病分为血瘀和血虚2个证型，治疗上血瘀型治以养血活血，通络散结，方以消瘰丸合桃红四物汤加减；血虚型治以益气养血，补益肝肾，通络散结，自拟三黄固本汤加减。陈学荣按病情发展阶段，将本病分为3期4证型，早期多为寒凝经脉证，治宜温阳散寒，调和营卫，方用阳和汤合当归四逆汤加减；中期以寒凝血瘀证常见，治宜温阳散寒，活血通络，方用桃红四物汤加减；后期常见脾肾阳虚或肺脾气虚两种证型，脾肾阳虚型治宜温肾阳，补气血，活血通络，方用圣愈汤合二仙汤加减；肺脾气虚型治宜甘温扶脾，培土生津，方用四君子汤加减。

（三）评价及瞻望

硬皮病病因不明，病情复杂，西医学尚无特效的药物及满意的疗效。中医药治疗本病有明显优势，报道有效率也较高，但是也存在很多问题，首先，由于没有统一的辨证论治标准，故对其药效有待进一步观察研究，并需进行大样本的统一分析。将循证医学运用到硬皮病的诊断、治疗中，使其标准化、规范化。其次，本病病程长，病情复杂，早期诊断、早期治疗是提高本病疗效的有效途径，也是今后研究之重点。因此，通过国内科研协作制定本病疗效评价标准，进行中医药证型、药物作用机制以及临床循证医学研究是中医工作者共同面对的迫切任务。

参考文献

[1] 黄子天. 国医大师邓铁涛学术经验传承研究 [D]. 广州中医药大学，2016.

[2] 隋克毅. 康文娣教授治疗局限性硬皮病经验 [J]. 风湿病与关节炎，2014，3（6）：44-45.

[3] 杨克勤. 张怀亮教授治疗硬皮病经验 [J]. 中医研究，2013，26（7），55-56.

[4] 李春霄，赖江，张婧，等. 黄莺教授古方新用二乌散外治皮肤病举隅 [J]. 四川中医，2015，33（4）：91-93.

[5] 陶茂灿，贺倩倩，孙丹，等. 阳和汤加减方治疗脾肾阳虚型系统性硬皮病临床疗效观察及机制探讨 [J]. 浙江中医药大学学报，2016，40（6）：445-450.

[6] 杜梦梦，岳仁宋，许趁意，等. 岳仁宋应用当归四逆汤治疗硬皮病经验介绍 [J]. 新中医，2017，49（11）：165-166.

第十一章　纤维肌痛综合征

纤维肌痛综合征（fibromyalgia syndrome, FMS）是一种非关节性风湿病，以全身弥漫性疼痛为主要特征，伴有疲乏、无力等多种其他临床症状。临床表现为肌肉骨骼系统多处疼痛与发僵，并在特殊部位有压痛点。本病以 40 岁以上女性较为多见，男女比例约为 1∶7。纤维肌痛综合征可继发于外伤，各种风湿病，如骨关节炎、类风湿关节炎及各种非风湿病（如甲状腺功能减退、恶性肿瘤）等。中医学中无纤维肌痛综合征的病名，因其临床表现多样，个体差异大，根据本病以疼痛为主要表现，可将其归属中医"痹证""行痹""肌痹""肝痹""不寐""郁证"等范畴。

一、病因病机

（一）西医学认识

1. 流行病学

关于纤维肌痛综合征的流行病学情况，目前尚无精确统计资料，但从一些初步资料看，该病并不少见。英国一个调查资料表明，在因病不能工作的人群中，10.9% 是由风湿疾患所致，其中纤维肌痛综合征约占一半。有报道本病在欧美国家患病率为 2%～8%，在风湿性疾病中发病率排名第 2 位，仅次于骨关节炎。亚洲地区韩国人群患病率为 2%。

2. 发病机制

目前，本病的发病机制尚不完全清楚。西医学认为：该病可能与丧失恢复性睡眠、神经生化异常、交感神经系统失控、局部组织因素、机体损伤、病毒感染和精神因素等有关，免疫功能紊乱也是其发病机制之一。脑中 5-HT 水平下降，血中游离色氨

酸及其转运率降低可能为 FMS 的发病基础。

（1）睡眠障碍　睡眠障碍累及 60%～90% 的患者。表现为睡眠易醒、多梦、晨起精神不振、疲乏、有全身疼痛和晨僵感。夜间脑电图记录发现有 α 波介入到 Ⅳ 期 δ 睡眠波中。用铃声干扰志愿者非快动眼睡眠（non-rapid eye movement）亦可诱导出上述脑电图图形及临床症状。其他影响睡眠的因素如精神紧张、环境噪声等均可加重纤维肌痛综合征症状。因此推测，这种 Ⅳ 期睡眠异常在纤维肌痛综合征的发病中起重要作用。

（2）神经递质分泌异常　文献报道血清素（serotonin, 5-HT）和 P 物质（substance P）等神经递质在本病的发病中起重要作用。

（3）免疫紊乱　一些作者报道在纤维肌痛综合征患者的真皮 - 表皮交界处有免疫反应物沉积。用电子显微镜观察发现纤维肌痛综合征患者肌肉毛细血管内皮细胞肿胀，提示有急性血管损伤、组织缺氧及通透性增强。患者常述的原因不明的体重增加，手弥漫性肿胀及夜尿增多可能与通透性增强有关。

（4）感染　有人认为 FMS 与感染有关，尤其是 EB 病毒、Burgdorferi 螺旋体感染。

（二）中医学认识

临床上，多数 FMS 患者有广泛压痛，并伴有烦躁不安，约 90% 的患者伴有睡眠障碍，50%～90% 的患者有疲劳感；76%～91% 的患者出现晨僵，其严重程度与睡眠及疾病活动性有关；抑郁和焦虑等心理异常也比较常见，二者常可使病情进一步加重，形成恶性循环。故西医学对 FMS 精神、心理因素的认识与中医内伤七

情不谋而合。

中医认为，阴阳失调、肝脾肾亏虚是本病的主要内因，而风寒湿热诸邪合而致病是痹病形成的外因。《素问·举痛论》曰："经脉流行不止，环周不休。寒气入经而稽迟，泣而不行，客于脉外则血少，客于脉中则气不通，故卒然而痛。"痹病初犯人体，多留于肌表，阻于经络，气血运行不畅，筋脉失养，不通则痛，故见全身多处肌肉触压痛、僵硬等症；若成痹日久，则五脏气机紊乱，升降无常，脏腑失和，邪恋正损，痼疾难除，故临床所见病情复杂。其基本病机为内、外因交织为患，肝筋表里同病，经络气血运行不畅，肝脉不畅，筋脉失养，乃至不通则痛，不荣则痛，不松则痛，而发为本病。唐氏等认为，气滞血瘀、气机不利、阳气虚损是其发病的基本病机。高氏认为，本病内外因交织为患，肝、筋表里同病，筋脉痹阻、肝脉不畅、筋肌失养为其基本病机。徐再春认为，该病多由情志所伤，肝气郁结，或饮食失节、外感六淫等原因，导致人体脏腑功能失调，使气、血、痰、火、湿、食等病理产物滞塞、郁结，致经络气血不畅，气滞血瘀，不通则痛，出现肌肉关节区域的疼痛及全身的疼痛敏感症状，以实证为主。周彩云教授认为，肝阴、肝血不足为主要病机，脾胃亏虚为发病重要因素。也有人认为，FMS多因情志不遂，肝气郁结，气郁血瘀，痹阻经络而发病，与情志相关，将其归属于中医"郁证"范畴，病因主要与情志相关，而不是风寒湿等外邪侵袭所致。

二、临床诊断

（一）辨病诊断

1. 临床诊断

（1）持续 3 个月以上的全身性疼痛，包括身体的左右侧，腰的上下部及中轴同时疼痛。

（2）压痛点　以拇指平稳按压压痛点部位，压力为 4kg，使得检查者拇指指甲变白，恒定压力几秒钟，18 个压痛点中至少有 11 个疼痛。

18 个（9 对）压痛点部位如下。枕部：枕骨下方肌肉附着点两侧；颈部下方：第 5～7 颈椎横突间隙前面的两侧；斜方肌：两侧斜方肌上缘中点；冈上肌：两侧肩胛棘上方近内侧缘的起始部；第二肋骨：两侧第二肋骨与软骨交界处，恰在交界处的外侧上缘；上髁外侧：两侧肱骨外上髁远端 2cm 处；臀部：臀部外上象限臀肌前皱襞处的两侧；大转子：两侧大转子后方；膝部：两侧膝脂肪垫中央近关节褶皱线。

同时满足上述两个条件者可诊断，其敏感性为 88.4%，特异性 88.1%。乏力、晨僵、皮肤压痛、睡眠障碍等症状有助于纤维肌痛综合征的诊断。

2. 相关检查

血常规、血生化检查、红细胞沉降率、C- 反应蛋白、肌酶、类风湿因子等均无明显异常。偶有血清低滴度抗核抗体阳性或者轻度补体 C3 水平减低。

（二）辨证诊断

纤维肌痛综合征的病名，以其病疼痛为主要表现属中医"痹证""行痹""肌痹""肝痹"等范畴。但辨证分型均以病机为据，故辨证诊断合而论之。

望诊：舌质红，苔白腻或黄腻。

闻诊：语声无力，口中无异味。

问诊：神疲乏力，四肢倦怠，表情痛苦，或躯干僵硬，四肢无力，或四肢沉重，身热不扬，或脘腹胀闷，畏寒肢冷，或焦虑易怒，多梦易醒。

切诊：周身多处压痛，脉或沉，或滑，或弦。

1.寒湿痹阻证

临床证候：肌肉骨骼酸胀、疼痛，躯干僵硬，遇寒加重，怕风、怕冷，四肢痿弱无力，舌质淡，苔白腻，脉沉细或濡缓。

辨证要点：肌肉骨骼酸胀，怕风、怕冷，舌质淡，苔白腻，脉沉细或濡缓。

2.湿热阻络证

临床证候：肌肉骨骼疼痛，四肢沉重，肢体僵硬，身热不扬，汗出黏滞，胸脘痞闷，困倦思睡，食欲不振，舌质红苔白腻或黄腻，脉滑数。

辨证要点：身热不扬，汗出黏滞，胸脘痞闷，舌质红苔白腻或黄腻，脉滑数。

3.肝肾不足证

临床证候：周身肌肉、筋骨烦痛，筋脉拘急，屈伸不利，头晕目眩，腰膝酸软无力，虚烦不眠，舌红少苔，脉细数，或筋脉拘挛冷痛，头痛，畏寒肢冷，夜卧多惊，舌淡苔白，脉沉。

辨证要点：筋脉拘急，屈伸不利，头晕、头痛，烦不眠，舌红少苔，脉细数，或舌淡苔白，脉沉。

4.气血亏虚证

临床证候：周身筋肌隐痛挛急，肢体麻木，倦怠乏力，面色萎黄，形体消瘦，头晕目眩，心悸气短，皮色苍白无泽，肌肤干燥脱屑，舌质淡，苔薄白，脉细弱。

辨证要点：面色萎黄，形体消瘦，头晕目眩，心悸气短，舌质淡苔薄白，脉细弱。

5.肝气郁结证

临床证候：肌肉骨骼疼痛，关节僵硬，焦虑易怒，四肢无力，失眠多梦，纳差便溏，舌质红，苔薄黄，脉弦细。

辨证要点：失眠多梦，焦虑易怒，纳差便溏，舌质红，苔薄黄，脉弦细。

三、鉴别诊断

（一）西医学鉴别诊断

1.风湿性多肌痛

特征为急性或亚急性发病，近端肌群剧烈疼痛与僵硬，伴血沉显著增快及非特异性的全身症状，但无肌无力或肌萎缩。风湿性多肌痛临床特点为颈、肩带、骨盆带肌肉剧痛、晨僵、不活动后僵硬及全身症状，如不适、发热、忧郁、体重减轻（恶性PMR，类似癌症）等，肌电图检查或活组织检查也无肌病的依据。可有正色素正细胞性贫血。多数患者血沉增快，可过100mm/h，通常＞50mm/h。C-反应蛋白水平通常也增高，应注意在某些患者身上往往有比血沉更加敏感的疾病活动性指标。而纤维肌痛症缺少全身症状及血沉增快，易与风湿性多肌痛鉴别。

2.慢性疲劳综合征

表现为疲劳、乏力，但缺少基础病因。患者可有低热、咽痛、淋巴结肿痛，肌痛，关节痛，睡眠障碍等表现。根据患者有无低热、咽炎、颈或腋下淋巴结肿大和抗EB病毒包膜抗原抗体IgM的测定有助于鉴别二者。

3.肌筋膜痛综合征

肌筋膜痛综合征亦称局限性纤维炎，两者在诊断、治疗和预后上均有不同之处。肌筋膜痛综合征的压痛点通常称激发点，按压激发点，疼痛会放射到其他部位。虽然患者感到疼痛，但他们可能不知道激发点在何处。肌筋膜痛综合征通常只有一个或聚集在局部的几个激发点。激发点起源于肌肉，受累肌肉活动受限，被动牵拉或主动收缩肌肉均可疼痛，用1%普鲁卡因局部封闭激发点可暂时消除疼痛。与纤维炎不同的是没有广泛的疼痛、僵硬感及疲乏等症状。肌筋膜痛综合征通常由外伤或过劳所致，一般预后较好。

4.精神性风湿痛

纤维肌痛综合征易与精神性风湿痛相混淆，但两者有显著不同。精神性风湿痛的表现，如刀割、火烧样剧痛，或麻木、发紧、针扎样或压迫性疼痛等。常定位模糊，变化多端，无解剖基础，且不受天气和活动的影响，患者常伴有精神或情感紊乱。

5.类风湿关节炎

类风湿关节炎（RA）和纤维肌痛综合征患者均有全身广泛性疼痛、发僵及关节肿胀的感觉。但纤维肌痛综合征的关节无肿胀的客观证据，它的晨僵时间比 RA 短，实验室检查包括类风湿因子、血沉、关节 X 射线片等也都正常。纤维肌痛综合征的疼痛分布范围较广，较少局限于关节，多位于下背、大腿、腹部、头部和髋部，而 RA 的疼痛多分布手腕、手指和足趾等部位。

（二）中医学鉴别诊断

纤维肌痛综合征主要表现为以广泛性肌肉骨骼系统疼痛、发僵、疲劳，在特定部位有压痛点为特征，并伴有失眠、焦虑、抑郁等。属于中医"痹证""行痹""肌痹""肝痹"等范畴。其基本病机为内、外因交织为患，肝筋表里同病，经络气血运行不畅，肝脉不畅，筋脉失养，乃至不通则痛，不荣则痛，不松则痛。需要与痿证相鉴别，两者都可出现疲劳、无力表现，而前者有疼痛，特定部位压痛，后者无疼痛表现，无压痛点，以四肢无力为主要表现，二者可根据疼痛表现鉴别。

四、临床治疗

（一）提高临床疗效的要素

（1）心理教育很重要，患者心情愉悦，良好的心态，充足的睡眠，避免情绪激动、

心情低落、精神紧张等不利因素，能够有效改善临床症状。

（2）中西医结合治疗 FMS 是一个多因素共同作用的疾病，相关因素之间也可能相互影响，从多个角度而言，免疫调节系统、神经内分泌系统、骨骼肌肉系统、中枢神经系统、亚细胞结构均能得到相关证据显示 FMS 的发病机制。临床治疗方面多主张中医综合疗法与中西医结合疗法的治疗模式，以达到缓解疼痛、控制病情发展、提高疗效、促进康复、降低药物不良反应的目的。

（二）辨病治疗

目前治疗主要致力于减轻症状，提高患者生活质量，包括改善睡眠状态，降低痛觉感受器敏感性，改善肌肉血流等，但不能根治。治疗多采用综合治疗，包括宣教、药物、心理和行为治疗以及针对并存综合征的治疗。

1.患者教育

首先告知患者 FMS 不是一种危及生命的疾病，不会造成残疾，解除患者焦虑抑郁状态。鼓励患者尽可能接受各方面的治疗，向患者提供有关本病的教育材料。

（1）消除症状加重的诱因 下列因素与本病加重有关，应严格控制。①寒冷、潮湿环境。②躯体或精神疲劳。③睡眠不佳。④体力活动过度或过少。⑤焦虑与紧张

（2）心理 本病多见于青壮年女性，有明显的神经精神症状，如头痛、失眠、心烦焦虑等，因此在发病及临床表现中都有明显的心理障碍，医生应耐心解释、指导，注意心理治疗。

2.药物治疗

药物治疗方面三环类抗抑郁药物、5-HT 再摄取抑制剂、5-HT 和去甲肾上腺素再摄取抑制剂、单胺氧化酶抑制剂等

抗抑郁药及抗惊厥药、肌松药和镇痛药等是治疗本病的有效药物。常用的阿米替林10mg，根据情况可缓慢增至20～30mg，或者胺苯环庚烯10～40mg，均为睡前1次口服。有明显焦虑者可并用艾司唑仑（舒乐安定）一次1mg，每日3次，口服。阿米替林的不良反应可有口干、便秘、视力模糊、尿潴留、眼压升高、心动过速等，因此有严重心脏病、青光眼、前列腺肥大、尿潴留者禁用。氯丙嗪：25mg，睡前服，可改善睡眠，减轻肌痛及肌压痛。重者还要用三氟拉嗪1～2mg，睡前服。

3. 非药物治疗

包括心血管功能锻炼、增强肌肉力量、理疗、生物反馈治疗、行为治疗和压痛点局部注射。局部交感神经阻断、痛点封闭、经皮神经刺激、干扰电刺激、针灸、推拿、磁疗、综合电磁热治疗、远红外旋磁仪治疗等。

（三）辨证治疗

1. 辨证论治

（1）寒湿痹阻证

治法：散寒除湿，解肌通络。

方药：独活寄生汤加减。

组成：独活9g，桑寄生6g，秦艽6g，细辛6g，肉桂6g，干地黄6g，茯苓6g，杜仲6g，党参6g，牛膝6g，川芎6g，当归6g，防风6g，白芍6g，甘草6g。

加减：关节痛甚者可加青风藤9g，威灵仙10g；皮肤晦黯者加丹参10g；舌苔厚腻者加薏苡仁30g，苍术9g；大便溏者加莲子肉10g。

（2）湿热阻络证

治法：清热除湿，解肌通络。

方药：当归拈痛汤加减。

组成：当归9g，防风9g，泽泻9g，羌活15g，升麻6g，葛根6g，茵陈15g，黄芩9g，知母9g，猪苓9g，苍术6g，党参6g，苦参6g，白术6g，炙甘草15g。

加减：久痛痛甚加附子10g；腰痛者加续断，桑寄生各20g；口渴者加天花粉30g，麦冬15g；失眠者加五味子12g，夜交藤30g；乏力者加黄芪30g；舌暗红者加川芎10g，丹参15g。

（3）肝肾不足证

治法：滋补肝肾，强筋壮骨。

方药：阴虚者，景岳大造丸加减；阳虚者，右归丸。

组成：①景岳大造丸：紫河车9g，鳖甲15g，天冬9g，麦冬9g，五味子9g，百合6g，知母6g，白芍9g，当归9g，石斛6g，黄柏6g，生地9g，熟地9g，枸杞子9g，杜仲6g，牛膝6g。②右归丸加减：熟地30g，山药12g，当归9g，鹿角胶12g，菟丝子12g，山茱萸9g，枸杞子9g，杜仲12g，制附子6g，肉桂6g。

加减：头晕者加入天麻9g，钩藤9g；不寐者加入酸枣仁12g，远志9g；皮肤色暗，舌有瘀斑者加赤芍15g，丹参15g；纳差者加山楂15g；腹胀者加木香10g，厚朴10g。

（4）气血亏虚证

治法：益气养血，舒筋活络。

方药：黄芪桂枝五物汤。

组成：黄芪12g，桂枝9g，白芍9g，生姜12g，大枣4枚。

加减：肌肉瘦削者加山药15g；肌肤麻木者加丝瓜络10g；头晕目眩者加柴胡6g，升麻6g。

（5）肝气郁结证

治法：疏肝解郁，理气止痛。

方药：柴胡疏肝散加减。

组成：柴胡、川芎、香附、枳壳、芍药各10g，甘草6g。

加减：腹胀者加山楂12g，麦芽12g；胸胁胀痛者加丹参9g，桃仁9g，红花9g；嗳气多者加旋覆花15g，代赭石15g。

2. 外治疗法

（1）针刺法　选压痛点阿是穴配合辨证取穴。气血亏虚者取脾俞、足三里、太冲，肝肾不足取关元、肾俞、心俞、肝俞、太溪穴，寒湿阻络取曲池、外关、关元、腰阳关、风门穴，气滞血瘀者取血海、委中、三阴交、合谷、膈俞，用平补平泻手法，留针30分钟，隔10分钟捻针1次，每日1次，2周为1疗程。

（2）拔火罐　取督脉、足太阳膀胱经及华佗夹脊穴，循经走罐治疗，每日一次，每次10～15分钟，10天一疗程。用于治疗腰背疼痛，酸困无力，失眠，畏寒者。

（3）灸法　对寒湿痹阻证或肾阳虚疗效较好，选穴肝俞、肾俞、血海、关元、腰阳关、足三里、三阴交、阿是穴，每日灸1～2次，每穴灸3～5次。

（4）中药熏蒸法　以中药熏蒸舱进行全身熏蒸治疗，舱内蒸汽温度38～42℃，每次治疗30分钟，每天一次，10天一疗程。中药组成方：伸筋草20g、威灵仙20g、羌活20g、独活20g、细辛10g、透骨草20g、桃仁20g、红花20g、当归15g、鸡血藤15g、乳香15g、没药15g、桂枝15g、川乌15g、草乌15g、艾叶30g。适用于寒湿痹阻、气滞血瘀型患者，临床表现为畏寒、肢冷、肢体困重，倦怠乏力者，有咽干、舌燥者，皮肤过敏者慎用。

（5）推拿法　可运用滚法、一指禅推法、点按、弹拨法等手法进行通督推拿治疗FMS，疗效可观。陈建敏以"筋病理论"为指导，以调筋、治筋、养筋为治疗原则，针对督脉、膀胱经，采用滚、揉、点、推、按、拍等手法治疗FMS，疗效较佳。适应范围广，可以用于筋脉、肌肉、骨骼、关节疼及肢体困重、麻木、瘫软者，亦可以调理脾肾，消胀除满。

（6）三才针法　选穴为以痛为腧穴。第一针平刺至筋膜和深筋之间，为天部；第二针斜刺至肌肉浅层，为人部；第三针直刺入肌肉深层，为地部。提插捻转，平补平泻，得气后留针30分钟。每3天治疗一次，4周一个疗程。适应证：以骨骼肌肉疼痛为主要表现。注意事项：有皮肤溃破，感染，肿块部位应当避免针刺；空腹或饭后1小时内避免针刺；有出血倾向者避免针刺。

（7）穴位埋线　选五脏俞穴。选穴部位常规皮肤消毒，采用一次性医用6号注射针头作为埋线针管，针芯选用0.3mm×50mm的一次性不锈钢毫针，用无菌手术剪剪去针尖后放入埋线针管内。将4-0号的可吸收外科缝合线剪成长度为2cm的线段若干，在75%酒精内浸泡半小时。用无菌手术钳将羊肠线放入针头内，右手持针垂直刺入穴位，得气后，抵住针芯，先退针管，针管退至毫针针柄时，两者一起退出皮肤。用无菌棉球按压局部，无出血，局部皮肤再行消毒。14天埋线一次，治疗12周。适应证：心烦、失眠、全身不适疼痛。注意事项：有皮肤溃破、感染，肿块部位应当避免埋线；有出血倾向者避免埋线。背部肌肉较薄的患者穴位埋线时进针角度要采取斜刺或平刺。体质虚弱者慎用该方法。

3. 成药应用

（1）白芍总苷胶囊　每次2粒，每日3次，口服。功能主治：类风湿关节炎等免疫性疾病，具有养阴柔肝，调节免疫的作用，脾胃虚弱者慎用。

（2）虎力散胶囊　每次1粒，每日2次，口服。功能主治：本品用于风湿麻木，筋骨疼痛，跌打损伤，创伤流血。

（3）祛风止痛胶囊　每次6粒，每日2次，口服。功能主治：本品用于四肢麻木，腰膝疼痛，风寒湿痹等证。

（4）逍遥丸　每次6g，每日2～3次。功能主治：疏肝健脾，养血调经。用于肝气不疏所致月经不调，胸胁胀痛，头晕目眩，食欲减退。

4. 单方验方

洋金花酒：洋金花 10g，续断 50g，淫羊藿 50g，桂枝 50g，独活 50g，赤芍 50g，红花 30g，威灵仙 50g，地龙 20g，全蝎 20g，当归 30g，白花蛇 3 条，川乌 20g，草乌 20g，制乳香 20g，制没药 20g，忍冬藤 30g，黄芪 100g，羌活 50g，防风 60g，加白酒 200ml 浸泡 1 个月备用。用法：取洋金花酒加温，加适量酒精，用消毒棉球浸湿药液，涂擦疼痛部位，并在局部轻揉 15 分钟，每天 3 次，每日用量不超过 10ml。具有祛风除湿、消炎镇痛、活血化瘀、疏经通络、补肾养血、散寒止痛之功效。用于治疗以肾虚为主，复感风寒湿邪、内舍肝脾肾伤及肌肉筋骨的患者。

（四）名医诊疗特色

1. 姜泉

姜教授认为本病多因先天禀赋不足，气血不足，筋脉失于濡养，或因情志失调、饮食失常，以致肝郁脾虚，不通则痛。治疗本病应当从肝论治，"调畅肝气、养阴柔肝"需要贯穿本病始终。选方用逍遥散、柴胡疏肝散之类，用药喜用柴胡、香附、青皮等疏肝之品。在临床治疗中，如有实证，当以祛邪为主，根据邪气不同，使用祛风、散寒、除湿、清热、活血等方法，如有虚证，则以扶正为主，可使用益气养血、温补脾胃、养阴柔肝等方法，虚实夹杂，则以"祛邪不伤正，扶正不碍邪"为则。同时注重调理脾胃，把人体看作是一个有机整体，五脏相通，治疗常用香砂六君子、二陈汤、补中益气汤等。另外，姜泉还重视身心同治，注意患者情绪、心理状态，药物中辨证使用安神中药，并对患者进行鼓励，推荐患者练习八段锦、太极拳等传统气功，以平衡气血阴阳。

2. 周彩云

周教授认为肝阴、肝血不足是纤维肌痛综合征主要病机，脾胃亏虚为发病重要因素。现代人生活压力大、节奏快，常有紧张、急躁情绪，此乃肝阳用事，易耗伤肝阴肝血。或因感受燥邪、热邪，灼伤津液；或寒邪郁而化热，日久耗伤肝阴，进而使五脏六腑、四肢百骸失养，而见周身弥漫性疼痛。脾主四肢，脾虚则周身乏力，亦可出现周身酸困、疼痛。治疗依据五行理论，以滋水涵木、调补中土为主，佐金平木、潜阳归原为辅。水木归原汤：熟地 15g，生地 15g，白芍 15g，当归 12g，百合 15g，陈皮 10g，青皮 10g，醋香附 8g，生白术 12g，党参 15g，砂仁 8g，清半夏 8g，生龙骨 30g，炙甘草 8g。水煎服，日 1 剂，早晚温服，连服 7 剂。用于治疗气阴两虚证患者。

五、预后转归

大多数患者的慢性疼痛和乏力症状会持续存在，但大多数仍然可以从事原工作和正常的日常生活，总体来说，FMS 患者的寿命与正常人群没有明显差异。一般认为属功能性疾病，不致残，不危及生命，经积极治疗预后良好。但有研究显示纤维肌痛患者自杀风险高。

本病初期多寒湿阻络，或风寒湿邪入里化热，如果辨证准确，治疗及时，病情可以好转。若正虚邪进，则影响肝肾脾胃功能。脾病见身倦乏力，腹胀纳呆；肝肾受累，则气血亏虚，皮色苍白，肌肤干燥，形体消瘦，四肢无力，头晕气短；脾肾双亏，水谷不化或痰湿内蕴，则顽疾怪病常出。

六、预防调护

（一）预防

因病程长久，病情易反复，故患者应增

强战胜疾病的信心，保持心情愉快，适当休息，睡眠充足，避免精神紧张及过度劳累。

（1）加强营养，饮食有节，咸淡适宜。

（2）进行室内外体育锻炼，增强体力。

（3）预防感冒，室内保持适宜的温度、湿度，避免风寒湿及燥热之邪气侵袭，避免汗出当风。

（二）调护

（1）患病期间，保持室内空气新鲜，温度适宜。

（2）本病病程长，患者不容易坚持治疗，要对患者说明坚持治疗的重要性，鼓励患者自我锻炼，肢体常活动，局部可按摩。

（3）对肌无力患者应当经常帮助其肢体活动锻炼，注意饮食调养。

（4）可配合针灸、熏洗、理疗等外治疗法。

七、专方选要

（1）加味逍遥散　炒白芍15g，炒白术15g，陈皮10g，甘草10g，当归15g，白茯苓15g，薄荷10g，黄芩3g，僵蚕3g，柴胡10g，水煎服。用于治疗白虎历节风，肝气郁结，气血不畅证，方能疏肝解郁，调和气血。（《中华痹病大全》）

（2）越鞠汤合身痛逐瘀汤　制香附20g，木香15g，枳壳20g，栀子15g，川芎15g，桃仁15g，红花15g，秦艽15g，炒酸枣仁30g，首乌藤30g，合欢皮30g，白芍50g，地龙30g，炙甘草10g，水煎服。用于郁痹证的治疗，属于肝气郁结，气血瘀滞，痹阻经络。

八、研究进展

（一）辨证与治法

1.疏肝解郁

冯兴华认为纤维肌痛综合征多因情志不遂，肝气郁结，气血不畅，脉络瘀滞而发病。临床治疗中常以"通"字立法。以疏肝解郁，行气活血，通络定痛为治疗大法。李永璇认为脾气虚则水湿不化，加之风寒湿邪外侵，湿性黏滞重浊，故全身肌肉疼痛，痛有定处，本病以湿邪为重，治应除湿通络，祛风散寒。郭会卿运用整体辨证理论，主张从肝脾论治，治宜疏肝健脾、通络止痛。

本病主要病理因素为肝气郁结，气郁血瘀，故疏肝解郁，理气活血乃基本大法。张凤山认为纤维肌痛综合征属郁痹证，多因情志不遂，肝气郁结，气郁血瘀，痹阻经络而发病。临床治疗中常以"通"字立法。以疏肝解郁，行气活血，通络定痛为治疗大法。

2.除湿通络，祛风散寒

李永璇认为FMS的病位在肌肉，而脾主肌肉，主运化水湿，为气血生化之源，故与脾的关系密切。脾气虚则水湿不化，加之风寒湿邪外侵，湿性黏滞重浊，故全身肌肉疼痛，痛有定处，手足沉重麻木、肿胀，缠绵难愈。劳则伤脾，肝郁及脾，故软组织损伤、睡眠不足、寒冷及精神压抑均可引起疼痛发作，气候潮湿及气压偏低可使疼痛加重。所以本病以湿邪为重，治应除湿通络、祛风散寒。

3.温阳散寒，益气养血

周海核等认为本病因禀赋素虚，阴阳失调，气血不足，营卫不和，或脾虚肝郁，加之风寒湿热之外邪乘虚内侵而致气血凝滞不通。通则不痛，痛则不通。此病证由寒邪深伏血分，痹阻血脉，成为痛痹重症，且经多年迁延，成为沉寒痼冷顽症，非大辛大热温通十二经表里内外之猛将不能胜任，遂投自拟温阳定痛蠲痹汤。

（二）评价及瞻望

FMS 是常见的风湿骨病科疾病，但目前业界对该病的关注度尚不高，对其病因病理机制的认识、辨证分型、临床治疗方法与方案也尚未形成统一意见，临床用药的安全性和有效性也需要进一步追踪、验证。临床治疗方面多主张中医综合疗法与中西医结合疗法的治疗模式，以达到缓解疼痛、控制病情发展、提高疗效、促进康复、降低药物不良反应的目的。中医药治疗 FMS 注重整体观念、辨证论治，发挥了独特的优势，相关文献报道表明中药、针灸、推拿等各种干预手段所发挥的重要作用，体现了个体化的辨证施治、多样化的治疗方法、综合性治疗方案等方面的诊疗理念。当然，如何更好地结合各种治疗优势，发扬中医药特色，设计综合性、规范化、个体化的治疗方案将是今后临床研究的重大课题。

参考文献

[1] 郑春雷. 洋金花酒内服外治纤维肌痛综合征 132 例 [J]. 四川中医, 2001 (10): 24-25.

[2] 廉晓平. 改良三才针法治疗纤维肌痛综合征患者疼痛及抑郁状态的疗效分析 [D]. 辽宁中医药大学, 2019.

[3] 岳延荣. 五脏俞穴位埋线治疗纤维肌痛综合征临床观察 [J]. 光明中医, 2019, 34 (12): 1863-1865.

[4] 张柔曼, 姜泉. 姜泉治疗纤维肌痛综合征的经验 [J]. 中国中医骨伤科杂志, 2019, 27 (10): 83-84+88.

[5] 李诗雨, 王鑫, 周彩云. 周彩云治疗纤维肌痛综合征经验 [J]. 北京中医药, 2018, 37 (11): 1059-1061.

[6] 王智航. 纤维肌痛综合征的中医证治规律研究 [D]. 南京中医药大学, 2018.

[7] 杨镒名, 魏清琳, 万广能, 等. 纤维肌痛综合征临床研究进展 [J]. 智慧健康, 2022, 8 (11): 31-36.

[8] 焦娟, 殷海波, 冯兴华, 等. 纤维肌痛症中医病名探讨 [J]. 中医杂志, 2019, 60 (01): 20-23.

第十二章　成人斯蒂尔病

成人斯蒂尔病（adult onset Still's disease，AOSD）是一种血清阴性的多关节炎，病因和发病机制不明，临床以高热、一过性皮疹、关节炎（痛）和白细胞升高为主要表现的综合征。其临床特点为长期不规则发热，伴有肝、脾、淋巴结肿大，贫血，白细胞增多，多发性关节炎等。本病在临床表现及病理上都与成人类风湿关节炎不同。其全身症状相对突出，类风湿因子多为阴性，且与 HLA-B27 有相关性。1896年 Bannatyne 首先描述了幼年类风湿关节炎（RA）全身型的症状和体征，1924年以全身型起病的幼年 RA 被称为斯蒂尔病，1973年才正式命名为成人斯蒂尔病。但当时同时并用的名称有成人变应性亚败血症、超敏性亚败血症、Willer-Fanconi 综合征或 Wissler 综合征、成人发病的幼年类风湿关节炎及成人急性发热性幼年风湿病性关节炎等，直到1987年国际上统一采用成人斯蒂尔病命名后，本病作为一种独立性疾病，已得到广泛的承认。

本病归属于中医学"温病""热痹""暑温""湿温""痹病"等范畴。

一、病因病机

（一）西医学认识

1. 流行病学

AOSD 病的发病率为每年10万患者中有0.16新病例，好发年龄为36～46岁，本病患者女性多见，多为50～70岁有长期典型类风湿关节炎的患者，幼年发病者仅偶见。

2. 病因

本病的病因目前尚不清楚，一般认为与感染、遗传和免疫异常有关。

（1）感染　大多数患者发病前有上呼吸道感染病史，发病时有咽炎、牙龈炎，实验室检查血清抗"O"升高，部分患者咽拭子培养有链球菌生长，将其制备成自身疫苗注射后病情缓解，提示本病与链球菌感染可能有关。另外，在部分患者血清中发现抗肠耶耳森菌抗体、抗风疹病毒抗体及抗腮腺炎病毒抗体，还有部分患者血清存在葡萄球菌 A 免疫复合物，因此，有人认为成人斯蒂尔病的发病与感染可能有一定关系。但除咽拭子培养外，在其他病变组织中从未分离出细菌和病毒，故目前尚不能确定感染在发病中的作用。

（2）遗传　据报道，成人斯蒂尔病与人类白细胞抗原中 I 类抗原及 II 类抗原有关，包括 HLAB8、Bw35、B44、DR4、DR5 和 DR7 等，提示本病与遗传因素有关，但上述 HLA 阳性位点与临床表现、诊断及治疗药物的作用均未发现明显的相关性。对支持临床诊断无特殊意义。

（3）免疫异常　有研究认为免疫异常与本病有关。成人斯蒂尔病患者存在细胞免疫和体液免疫异常。①患者血液中肿瘤坏死因子、白细胞介素 -1、白细胞介素 -2、白细胞介素 -2 受体及白细胞介素 -6 水平升高。②T 辅助细胞减少，T 抑制细胞增高及 T 淋巴细胞总数减少。③疾病活动时部分患者存在一些自身抗体，如抗组蛋白抗体和抗心磷脂抗体等，还有部分患者存在抗红细胞抗体及抗血小板抗体等。④血清总补体 C3 和补体 C4 可减低。⑤循环免疫复合物升高。在疾病活动时，血清中免疫球蛋白升高，并出现高球蛋白血症。

以上研究提示：成人斯蒂尔病可能是

由于易感个体对某些外来抗原如病毒或细菌感染的过度免疫反应，导致机体细胞和体液免疫调节异常，从而出现发热、皮疹、关节痛及外周血细胞升高等一系列炎症性临床表现。

3. 发病机制

本病发病机制尚不清楚。本病无特异性病理改变。滑膜表现为非特异性滑膜炎，滑膜细胞轻度到中度增生，血管充血，淋巴细胞和浆细胞浸润伴滤泡形成，滑膜内层细胞 IgG、IgM 和类风湿因子染色阳性。淋巴结为非特异性炎症，部分淋巴结显示为 T 淋巴细胞瘤样免疫原性增生，有时有淋巴结坏死。皮肤表现为皮肤胶原纤维水肿，血管周围有炎细胞浸润。肌肉示肌肉水肿及非特异性炎症。肝脏示肝细胞变性、坏死，汇管区和门脉区炎细胞浸润。心脏表现为间质性心肌炎、纤维素渗出性心包炎和心瓣膜的炎性病变。肾脏活检示肾小球基底膜增厚、肾小管萎缩和间质炎细胞浸润。

（二）中医学认识

斯蒂尔病中医学尚无此病名，根据其发热等临床表现，将其归属于中医学"温病""热痹""暑温""湿温""痹病"等范畴，基本病机是感受风湿热邪，或感受时疫毒邪暑湿，或湿热蕴结，致营卫不和，气营两伤，经络关节痹阻，并内侵脏腑，脏腑积热蕴毒是形成本病的主要内在根据，亦是外感邪气从阳化热的主要原因，病位或在表、在气、在营，也可在经络、在关节、在血脉，且与心、肺、胃、肝等脏腑也息息相关，临床证候较复杂。

《黄帝内经》记载："厥阴有余病阴痹，不足病热痹。"说明厥阴之气不足，则阳邪盛，而生热痹。根据斯蒂尔病临床表现，可将其归属于中医学"温病""热痹""暑温""湿温""痹病"等范畴，基本病机是感受风湿热邪，或感受时疫毒邪暑湿，或湿热蕴结，致营卫不和，气营两伤，经络关节痹阻，并内侵脏腑，脏腑积热蕴毒是形成本病的内在根据，亦是外感邪气从阳化热的主要原因，临床证候复杂。

二、临床诊断

（一）辨病诊断

1. 临床诊断

本病的临床表现复杂多样，常有多系统受累，表现为发热、关节痛、皮疹，其次为咽痛，淋巴结肿大，肝、脾大及浆膜炎等。

（1）发热　发热是本病的主要表现之一，几乎见于所有患者。通常是突然高热，一天 1 个高峰，偶尔一天 2 个高峰。体温大多超过 39℃，一般在午后或傍晚时达到高峰，体温持续 3～4 小时后无需处理自行出汗，晨起时体温降至正常。也有部分患者开始为中低热，在 2～4 周后出现高热，部分患者体温不规则，全天任何时候都可出现高热。热型以弛张热多见，其他有不规则热和稽留热等。约 50% 的患者发热前有畏寒症状，但寒战少见。热程可持续数天至数年，反复发作。多数患者虽然长期发热，但一般情况良好。

（2）皮疹　皮疹也是本病的主要表现之一，85% 以上的患者在病程中出现一过性皮疹，其表现为弥漫性充血性红色斑丘疹，有些伴轻度瘙痒感，一般分布于颈部、躯干和四肢伸侧，也可出现于手掌和足跖，皮疹形态多变。皮疹出现时间无规律性，多在傍晚发热时出现，清晨热退后而消失，即昼隐夜现之特点。呈一过性，皮疹消退后不留痕迹，但少数可遗有大片色素沉着。部分患者在搔抓、摩擦等机械刺激后皮疹可加重或表现明显，称为 Koebner 征。皮疹活检为皮肤胶原纤维肿胀和毛细血管周围炎细胞浸润，极个别为非特异性脂膜炎。

（3）关节和肌肉症状　关节痛和关节炎为本病的主要临床表现之一，但可以很轻，以致容易被忽略。一般起病隐匿，多为关节及关节周围软组织疼痛、肿胀和压痛。任何关节均可受累，最常侵犯的关节是膝关节，约占85%；其次是腕关节，约占74%。另外，有半数患者出现肘、踝、髋、肩、近端指间关节和跖趾关节受累，约1/3的患者有掌指关节受累，约1/5的患者影响远端指间关节。最初仅影响少数几个关节，随后可发展为多个关节。受累关节的外观和分布与类风湿关节炎相似，但本病的滑膜炎多轻微且短暂。关节液是炎性的，中性粒细胞升高，一般在（2.0～75）×10^9/L之间。关节症状和体征往往随体温下降而缓解。部分患者在发热多天或数月后才出现关节表现。多数患者发热时出现不同程度的肌肉酸痛，少数患者可出现肌无力及肌酶轻度升高。

（4）咽痛　见于50%的患者，常在疾病的早期出现，有时可存在于整个病程中。发热时咽痛出现或加重，热退后缓解。咽部检查可见咽部充血，咽后壁淋巴滤泡增生，扁桃体肿大。咽拭子培养阴性，抗生素治疗无效。

（5）淋巴结肿大　本病早期有全身浅表淋巴结肿大，尤以腋下及腹股沟处显著，呈对称性分布，质软，有轻压痛，无粘连及大小不一。部分患者出现肺门及肠系膜淋巴结肿大，可造成腹部非固定性疼痛。体温正常后肿大的淋巴结缩小或消失。

（6）肝脾肿大　约半数患者肝脏肿大，一般为轻、中度肿大，质软。约3/4的患者有肝功能异常，丙氨酸氨基转移酶升高。部分患者有黄疸，但碱性磷酸酶、γ-谷氨酰转肽酶、肌酸磷酸激酶一般正常。症状缓解后，肝脏可恢复正常。少数患者出现酶胆分离现象，亚急性重型肝炎。急性肝功能衰竭，以致死亡。脾脏轻至中度肿大，质软，边缘光滑，疾病缓解后可恢复正常。

（7）心脏损害　心脏损害表现以心包病变多见，其次为心肌炎，心内膜炎少见。临床表现为心悸、胸闷、心律失常和充血性心力衰竭等。心包炎一般起病隐匿，仔细听诊可闻及心包摩擦音，超声心动图可见积液，罕见心包填塞。部分患者出现心包缩窄。心肌病变一般不影响心脏功能。

（8）肺和胸膜病变　可出现咳嗽、咳痰、胸闷和呼吸困难等症状。肺部损害表现为浸润性炎症、肺不张、肺出血、间质性肺炎以及淀粉样变，或出现成人呼吸窘迫综合征。胸膜病变为纤维素性胸膜炎、胸腔积液及胸膜肥厚等。痰培养、胸腔积液培养阴性。部分患者由于长期应用激素及免疫抑制剂，可出现肺部细菌感染或结核感染等。

（9）腹痛　约1/4的患者出现腹痛或全腹不适、恶心、呕吐和腹泻等。腹痛往往由肠系膜淋巴结炎、机械性肠梗阻或腹膜炎所致，少数患者因剧烈腹痛被误为外科急腹症而行剖腹探查。

（10）神经系统病变　本病神经系统病变少见，可累及中枢和周围神经系统，出现脑膜刺激征及脑病，包括头痛、呕吐、癫痫、脑膜脑炎、颅内高压等。脑脊液检查多数正常，偶有蛋白含量轻度升高，脑脊液培养阴性。

（11）其他表现　肾脏损害较少见，一般为轻度蛋白尿，以发热时明显。少数出现急性肾小球肾炎、肾病综合征、间质性肾炎及肾衰竭等。其他损害包括乏力、脱发、口腔溃疡、虹膜睫状体炎、视网膜炎、角膜炎、结膜炎、全眼炎、女性停经和弥漫性血管内凝血等。少数患者病情反复发作多年后发生淀粉样变。

目前常用诊断标准为日本标准和美国风湿病协会（ARA）标准。日本标准敏感性96.12%，特异性92.11%。值得一提的是，发热、皮疹、关节痛或关节炎虽是三项主征，但在起病时并非全部表达，或可能自始至终不全部表达。因而 ARA 标准虽特异性高，但敏感性低，漏诊率高达 30.15%，多因缺乏关节炎而漏诊。（见表 12-1 和表 12-2）

2. 相关检查

（1）实验室检查　本病约 90% 以上的患者外周血白细胞总数增高，一般在（10～20）×10⁹/L 之间，也有报告高达 50×10⁹/L，呈类白血病反应。白细胞升高以中性粒细胞增高为主，分类一般在 0.9 以上，中性粒细胞核左移而嗜酸性细胞不消失。在无胃肠道失血的情况下出现持续性和进行性贫血，多为正细胞正色素性贫血，也可为小细胞低血红蛋白性贫血或大细胞正色素性贫血，个别患者表现为溶血性贫血。贫血常和疾病活动有关。半数以上的患者血小板计数高达 300×10⁹/L 以上，疾病稳定后恢复正常。

表 12-1　日本成人斯蒂尔病标准 *

主要条件	次要条件
发热	咽痛
关节痛	淋巴结肿大和（或）脾肿大
典型皮疹	肝功能异常
血白细胞增高	类风湿因子阴性

* 确诊：符合 5 项条件（其中含两项主要条件）

表 12-2　美国风湿病协会（ARA）成人斯蒂尔病标准 *

主要标准	次要标准
持续性或间歇性发热	咽痛
易消失的橙红色皮疹或斑丘疹	肝功能异常
多或少关节炎	淋巴结肿大
白细胞和中性粒细胞增加	脾肿大 其他器官受累

* 确诊：4 项主要标准都具备

血沉明显增快，多在 100mm/h 以上。C- 反应蛋白轻或中度升高。少数患者出现低滴度抗核抗体，类风湿因子阳性往往提示患者可能发展为类风湿关节炎。免疫球蛋白和 γ 球蛋白可升高，血清丙氨酸氨基转移酶、直接胆红素和间接胆红素均可升高，白蛋白降低，球蛋白升高，甚至血氨升高。在合并肌炎时肌酸磷酸肌酶和乳酸脱氢酶等升高。

除非伴发继发感染，血培养及其他细菌学检查均为阴性。结核菌素纯蛋白衍生物试验阴性。其他微生物学培养亦阴性。

骨髓象常为感染性特点，粒系统增生活跃，核左移，胞质内有中毒颗粒及空泡变性。骨髓细菌培养阴性。

值得提出的是血清铁蛋白在疾病活动期明显升高，可超过正常水平 10 倍以上。并与疾病活动相平行，可作为本病诊断的支持点，其敏感性和特异性分别为 74.8% 和 83.2%，并可作为观察疾病活动和监测治疗效果的指标。值得注意的是，有多种疾病也可出现血清铁蛋白水平的明显升高（高于正常上限 5 倍），如肝脏疾病（尤其是血红蛋白沉着症和戈谢病）、肾脏疾病、癌症和多种感染（尤其是获得性免疫缺陷综合征）等。

（2）X 线表现　本病的 X 线表现是非特异性的。早期可见软组织肿胀和关节附近骨质疏松，反复或持续存在的关节炎则可见关节软骨破坏及骨糜烂，在受累的关节附近骨膜下常见线状新生骨。晚期亦可出现关节间隙狭窄、关节强直及关节半脱位。常累及腕关节、膝关节和踝关节。少数患者有颈椎受累的报告。比较特征性的放射学改变是腕掌和腕间关节非糜烂性狭窄，可导致骨性强直。

（二）辨证诊断

就其临床表现特征属于"热痹""暑

温""湿温"等范畴，根据不同临床表现有风热犯卫、气营两燔、湿热蕴毒和阴虚内热等证候。

1. 风热犯卫证

临床证候：发热恶风，汗出，全身酸痛，头痛，咽痛，瘰疬肿痛，口干微渴，关节掀肿灼痛，屈伸不利，胸前颈背皮肤热起而红，热退而消，舌边尖红，苔薄白或薄黄，脉浮数。本证为外感风热病邪，攻注骨节，痹阻经络，犯及关节、皮肉、筋脉，使血脉瘀阻，津液凝聚。

辨证要点：以高热，咽痛，关节掀肿灼痛及胸前颈背皮肤热起而红、热退而消，舌边尖红，苔薄白或薄黄，脉浮数。

2. 气营两燔证

临床证候：高热持续不退，汗出，不恶寒，渴甚喜冷饮，颜面红赤，烦躁不安，或神昏谵语，红斑红疹，咽痛甚至吞咽困难，关节疼痛较剧，小便黄，大便干，舌红苔黄或舌红绛少苔，脉滑数或洪数。

辨证要点：高热、神昏及皮肤红斑、红疹及瘀点改变，舌红绛，少苔，脉滑数或洪数。

3. 湿热蕴毒证

临床证候：日晡潮热，四肢沉重酸胀，关节灼痛，浮肿或关节积液，以下肢为重，全身困乏无力，咽干、口苦，瘰疬不消，纳呆、恶心，小便黄赤，大便不爽，舌苔黄腻，脉滑数。本证为素日过食膏粱辛辣，脾为湿困，湿热内生，脾胃蕴热，复感外邪，内外相引，热毒重可生湿，湿邪盛可化热，湿、热、毒交炽，留滞经络、筋脉、皮肉和骨节。病在脾胃，属于实证。

辨证要点：日晡潮热，关节肿痛积液及四肢沉重酸胀，舌苔黄腻，脉滑数。

4. 阴虚内热证

临床证候：低热昼轻夜重，盗汗，口干咽燥，手足心热，面色潮红，瘰疬肿痛，腰痛酸软，关节灼痛，腿足消瘦，筋骨痿软，或有肌肉萎缩，斑疹鲜红，胸痛心悸，小便赤涩，大便干秘，舌红苔少，脉细数。病在肝、脾、肾，属于虚证。

辨证要点：潮热盗汗、关节灼痛、腰背酸软和筋骨痿软，舌红苔少，脉细数。

三、鉴别诊断

（一）西医学鉴别诊断

1. 感染性疾病

感染性疾病包括病毒感染（乙肝病毒、风疹病毒、微小病毒、柯萨奇病毒、EB病毒、巨细胞病毒、人类免疫缺陷病毒等），亚急性细菌性心内膜炎，脑膜炎双球菌菌血症，淋球菌菌血症及其他细菌引起的菌血症或败血症，结核病，莱姆病，梅毒和风湿热等。其发热多呈弛张热，体温高峰多在39℃以上，发热前有明显寒战等中毒症状，皮疹常为出血点，体温消退后仍有倦乏和体重下降等消耗性表现，经仔细检查可发现原发感染病灶，血培养或骨髓培养阳性，抗生素治疗有效。以上可与本病作鉴别。

2. 恶性肿瘤

白血病、淋巴瘤可出现发热、贫血、肝脾肿大及皮肤改变，易与成人斯蒂尔病相混淆。恶性肿瘤特点是进行性淋巴结肿大、质韧，部分粘连，热程可呈持续性发热或周期性，热型不定；皮肤改变常为浸润性斑块、结节等；骨髓穿刺及多部位淋巴结或皮肤活检可证实诊断。

3. 结缔组织病

系统性红斑狼疮、原发性干燥综合征、混合性结缔组织病等，有其特征性抗体存在，比如抗Sm抗体，抗SSB抗体、抗U1RNP抗体等，可与本病鉴别。

（二）中医学鉴别诊断

1. 内伤发热

两者均以发热为主症，故须加以鉴别。可从病因、病程、热势及伴发症等方面进行鉴别。此病多为感受外邪所致，体温较高，多为中度发热或高热，发病急，病程短，热势重，常见其他外感热病之兼症，如恶寒、口渴、面赤、舌红苔黄、脉数，多为实热证。内伤发热，由脏腑之阴阳气血失调所致，热势高低不一，常见低热而有间歇，其发病缓，病程长，数周、数月以至数年，多伴有内伤久病虚性证候，如形体消瘦，面色少华，短气乏力，倦怠纳差，舌质淡，脉数无力，多为虚证或虚实夹杂之证。

2. 寒热真假鉴别

在疾病过程中，当热极或寒极之际，可出现与其本病寒热不符的假象，即真热假寒和真寒假热。故对疾病过程中的寒与热应鉴别其真假，因其有假热象而不识其非外感发热病，由此将产生严重的后果。

真热假寒证：有一个发热的过程，且起病急，病情进展快，热势甚高，很快进入手足厥冷的假象，但身虽大寒，而反不欲近衣；口渴而喜冷饮；胸腹灼热，按之烙手；脉滑数，按之鼓指；苔黄燥起刺，或黑而干燥。尤以发热经过、胸腹灼热及舌苔为鉴别的重点。

真寒假热证：一般出现于慢性病或重病的过程中，身虽热，而反欲得衣被；口虽渴，但喜热饮；脉虽数，而不鼓指，按之乏力，或微细欲绝；苔虽黑，而润滑。尤以舌苔、脉象为鉴别的重点。

四、临床治疗

（一）提高临床疗效的要素

本病目前尚无根治方法，但如能及早诊断，合理治疗，可以控制发作，防止复发。用药方法与类风湿关节炎相似，常用的药物有非甾体抗炎药（NSAIDs）、糖皮质激素、改善病情抗风湿药（DMARDs）等。

中医辨证治疗有其独特优势，中西医结合治疗能够提高临床疗效。用药过程中，应密切观察所用药物的不良反应，如定期观察血常规、血沉、肝肾功能，还可定期观察血清铁蛋白，如临床症状和体征消失，血常规正常、血沉正常，血清铁蛋白降至正常水平，则提示病情缓解，病情缓解后首先要将激素减量，但为继续控制病情防止复发，DMARDs 应继续应用较长时间，剂量可酌减。

（二）辨病治疗

本病的治疗目标是抑制全身的炎症反应，减轻受累脏器病变，防止复发及保持关节功能。

临床上重点在于对症处理。急性发热炎症期可首先使用非甾体抗炎药（NSAIDs）类药物，关节病变明显者，可首先用甲氨蝶呤，病情较重者应使用糖皮质激素，硫唑嘌呤、环磷酰胺、环孢素可用于病情较顽固的患者。

1. 非甾体抗炎药（NSAIDs）

急性发热炎症期可首先使用 NSAIDs，一般需用较大剂量，病情缓解后应继续使用 1～3 个月，再逐渐减量，定期复查肝肾功能及血常规，注意不良反应。成人斯蒂尔病患者有 1/4 左右经合理使用 NSAIDs 可以控制症状，使病情缓解，通常这类患者预后良好。但对多数患者来说，不能完全控制其高热和皮疹且应用剂量较大，如吲哚美辛 150mg/d、双氯芬酸钠 150mg/d 或布洛芬 2.4g/d 等，常引起严重的不良反应，包括胃肠道出血、溃疡和肝脏损害、肾损害等，甚至还有弥散性血管内凝血的报道。国外推崇应用肠溶衣阿司匹林 100mg/

（kg·d），分3～4次口服，剂量较大，易引起胃肠道损害及弥散性血管内凝血等，国内较少使用。

2. 糖皮质激素

糖皮质激素是治疗本病的主要药物，它可抑制巨噬细胞产生IL-1和TNF-α，抑制巨噬细胞向T淋巴细胞递呈抗原并抑制花生四烯酸系列产物的生成，具有抗炎和抑制免疫反应的功能。其有效率为76%～95%。当出现下列情况时，应及时应用糖皮质激素：非类固醇抗炎药物疗效不佳或引起严重不良反应、肝功能异常、大量心包积液、心包填塞、心肌炎、严重肺炎、血管内凝血或其他脏器损害等。对于多数患者来说，一般开始剂量为泼尼松0.5～1.0mg/（kg·d），有些患者需1～2mg/（kg·d）方能有效，足量的糖皮质激素可在第2天或1周内控制发热、皮疹和关节痛等症状，肿大的肝脾和淋巴结也日渐缩小，但白细胞计数和血沉恢复正常往往需2～4周，甚至更长时间。应待症状消失及实验室指标正常后再开始缓慢减少泼尼松剂量，每1～2周减药2.5～5mg，后期减药更要谨慎，最后用最小有效剂量维持较长一段时间，总疗程不宜少于3～6个月。一般认为早期应足量，必要时治疗初期可以应用甲泼尼龙或氢化可的松等静脉冲击治疗急重症患者，待病情平稳后再换成口服制剂，维持较长时间。减量过早过快易出现病情反复。在减量过程中，如出现发热且持续时间达1周，并能除外其他原因时，应考虑复发，此时可加大泼尼松剂量直到病情缓解。在激素治疗期或减量期偶尔出现的发热，可临时加用不良反应小的非类固醇抗炎药。应用激素过程中应警惕可能发生的严重不良反应，如撤药危象、加重感染、骨质疏松、无菌性骨坏死及诱发和加重消化道溃疡等。

3. 改善病情抗风湿药（DMARDs）

病情较轻的慢性系统性病变，如发热、乏力、皮疹、浆膜炎等可用羟氯喹；关节病变明显者，可首先用甲氨蝶呤；硫唑嘌呤、环磷酰胺、环孢素A可用于病情较顽固的患者。

（三）辨证治疗

本病辨证应从卫气营血辨证及三焦辨证入手。本病的初期性质以邪实为主，而邪实多是风、湿、热、瘀；后期可致气阴两伤，特别是阴血亏虚的证候。基本病机是感受风湿热邪，或感受时疫毒邪暑湿，或湿热蕴结，致营卫不和，气营两伤，经络关节痹阻，并内侵脏腑，脏腑积热蕴毒是形成本病的内在根据，亦是外感邪气从阳化热的主要原因，病位或在表、在气、在营，也可在经络、关节、血脉，与心、肺、胃、肝等脏腑也息息相关，临床证候较复杂。

1. 辨证论治

（1）风热犯卫证

治法：疏风散热。

方药：银翘散加减。

组成：金银花30g，连翘15g，生石膏30g（先煎），苍术9g，生薏苡仁30g，桑枝15g，荆芥9g，地龙20g，生甘草6g，黄芩15g，知母9g，大青叶30g，虎杖30g，防风9g，防己15g，秦艽15g，川牛膝15g。

加减：发热不退加寒水石30g（先煎），玄参30g；关节肌肉疼痛较重加忍冬藤30g，威灵仙30g，姜黄15g；皮疹较重加丹皮9g，赤芍15g。

（2）气营两燔证

治法：清热凉血。

方药：白虎汤合清营汤加减。

组成：生石膏30g（先煎），知母9g，生地30g，金银花15g，连翘15g，丹皮9g，赤芍9g，丹参9g，玄参30g，竹叶9g，黄连 9g，麦冬 30g。

加减：高热、神昏谵语可加羚羊角粉 6g（冲服），莲子心 3g；斑疹较重者加三七粉 3g（冲服），白茅根 9g，茜草 15g；口干咽燥者加沙参 30g，石斛 9g，天花粉 9g；咽痛甚者加玄参 30g，蝉蜕 6g，马勃 6g。

（3）湿热蕴毒证

治法：清热利湿，祛风通络。

方药：四妙散加味。

组成：苍术 10g，黄柏 9g，黄芩 9g，茯苓 15g，泽泻 15g，车前草 9g，薏苡仁 30g，川牛膝 15g，羌活 15g，独活 15g，防己 12g，木瓜 30g，土茯苓 30g。

加减：关节明显灼痛肿甚加飞滑石 30g，川芎 30g，丹皮 9g；日晡潮热难退加蒲公英 9g，板蓝根 30g，苦参 30g，龙胆草 15g；瘰疬不消加生龙骨 30g，生牡蛎 30g，赤芍 15g。

（4）阴虚内热证

治法：养阴清热，化瘀通络。

方药：青蒿鳖甲汤合大补阴丸加减。

组成：青蒿 15g，鳖甲 15g，知母 9g，丹皮 9g，生地 30g，麦冬 15g，玄参 15g，黄芩 15g，秦艽 9g，赤芍 15g，忍冬藤 30g，虎杖 30g，地龙 30g，桑枝 30g，龟甲 30g，生甘草 6g。

加减：低热重加生石膏 30g（先煎），银柴胡 9g，地骨皮 9g；口干咽燥者加玄参 30g，芦根 9g，石斛 15g；瘰疬肿痛重用玄参 30g，牡蛎 30g，川贝 9g，青皮 9g。

2. 外治疗法

（1）中药滴鼻　鼻腔给药可避免胃肠消化液和肝脏对药物的破坏作用，生物利用率高，药物吸收快，作用强，使用方便。现代临床上治发热可采用 10%～20% 安乃近溶液滴鼻退热。中药复方退热滴鼻液（由金银花、连翘、柴胡、青蒿等组成），每次每侧鼻腔 3～4 滴，每 30～60 分钟 1 次，有较好的降温作用。

（2）中药擦浴　寒邪束表高热者可用荆芥水；温邪袭表用薄荷水；邪热入里用石膏水。还可取冰片 30g，研细末，加入 100ml 蒸馏水，混匀。用药棉蘸蒸馏水反复擦双足涌泉穴。也可反复擦洗全身皮肤或颈部两侧、腋窝、腹股沟、肘窝等浅表大血管处，皮肤变红为度。此法不仅降温快，而且在消除高热带来的头痛、全身肌肉关节痛等疗效，优于酒精擦浴，同时又可避免因酒精浴后发冷的不良反应，可为临床应急降温措施之一。

（3）中药直肠滴入　生石膏 60g（先煎），知母 10g，黄芩 15g，僵蚕 6g，紫草 15g，生大黄 6g。将上药水煎 200～400ml，待水温在 32～35℃时，将中药加入灌肠袋中，排空灌肠管中空气，嘱咐患者侧卧位，暴露肛门部位，下部可垫部分卫生纸，灌肠管前端涂抹液状石蜡润滑后，轻柔缓慢插入患者肛门内 6～15cm，调节滴速，15 分钟左右滴完为宜。滴完后拔出灌肠管，嘱患者俯卧位 30 分钟。适应证：高热不退，口服药物不方便，或者胃肠功能差的患者。注意事项：有痔疮及出血患者不宜应用。灌肠时注意水温，不宜过热、过凉。

3. 成药应用

（1）白芍总苷胶囊　类风湿关节炎。对伴有关节疼痛者可以使用。每次 2 粒，每日 3 次，口服。

（2）尪痹胶囊　补肝肾，强筋骨，祛风湿，通经络。用于肝肾不足，风湿阻络所致的尪痹，症见肌肉、关节疼痛，局部肿大、僵硬畸形，屈伸不利，腰膝酸软，畏寒乏力；类风湿关节炎见有上述证候者。每次 5 粒，每日 3 次。

（3）虎力散胶囊　本品用于风湿麻木，筋骨疼痛，跌打损伤，创伤流血。每次 1 粒，每日 2 次，口服。

（4）雷公藤片　具有抗炎及免疫抑制作用，可用于治疗类风湿关节炎等免疫疾病。每次 2 片，每日 3 次。

（四）名医诊疗特色

1. 李赛美

李赛美立足于经典，以六经辨证，投以伤寒方治疗撤用激素的患者，治疗过程有法有度，进退得宜，使高热得退，皮疹改善，疼痛缓解，病情得以有效控制。初期从整体分析，用柴胡桂枝汤合附子理中汤、麻黄升麻汤治疗，以和少阳、开太阳、温太阴、补少阴、调厥阴；待正气稍有恢复，则标本兼顾；其后继续从太阳、少阳论治；最后开太阳、温太阴用桂枝人参汤。

2. 卢芳

卢芳认为本病的发生与脾胃关系密切。现代人嗜生冷、肥厚，或久居寒室，导致寒湿邪气留滞，脾胃气机升降失常，郁闭于内，郁火由此而生。治疗脾胃之疾，当升其阳，攻补兼施，标本兼治，以补脾胃，泻郁火，以味薄气清之风药，升发阳气，佐以苦寒之品，泻阴中之火。选择升阳散火汤"补其中，升其阳，泻其火"。方药：生甘草、防风、炙甘草、柴胡、独活、羌活、人参、升麻、葛根、芍药等。

3. 张磊

张磊认为本病病理因素纷繁，寒热虚实并见，属于中医疑难杂症范畴。临床辨证需要辨主症与兼症而观其杂，辨动证与静证而识其变，辨正治与逆治而明其伤。外邪袭表证用银翘散合升降散；半表半里证用柴胡达源饮；阳明热盛用白虎汤，若发热无汗，用清解汤（薄荷、蝉蜕、石膏、甘草）；气营两燔证用清瘟败毒饮；湿浊阻滞证用涤浊汤（冬瓜仁、薏苡仁、桃仁、大黄、半夏、苍术、泽泻、茯苓、陈皮、神曲、栀子、甘草）；瘀热内结用血府逐瘀汤；脾阴不足用一味薯蓣饮合四君子汤。

五、预后转归

患者病情、病程呈多样性，反映了本病的异质性，少部分患者一次发作缓解后不再发作，40% ～ 50% 的患者有自限倾向，而多数患者缓解后易反复发作，还有慢性持续活动的类型，最终发展为成人型类风湿关节炎，出现软骨和骨质破坏。少数患者发展至严重的关节破坏，并可导致关节强直，甚至需行关节置换术。成人斯蒂尔病患者过早死亡的可能性较正常人略高，死亡原因包括激素治疗过程中出现的败血症、结核病、腹膜炎、急性肝衰竭、淀粉样变性及弥散性血管内凝血等。也有在治疗期间不明原因地突然死亡的报道。

提示预后差的因素包括：HLA-DR6 阳性且有近端大关节（肩和髋关节）受累；儿童时期发作；持续类风湿因子和（或）抗核抗体阳性；需用全身性糖皮质激素治疗 2 年以上。无皮疹者、HLA-B35 阳性者或仅用非类固醇抗炎药即可控制病情者预后较好。

六、预防调护

（一）预防

（1）消除和减少或避免发病因素，改善生活环境，养成良好的生活习惯，预防感染，注意饮食卫生，合理膳食调配。

（2）生活规律，劳逸结合，心情舒畅，避免强烈精神刺激。

（3）加强营养，禁食生冷，注意锻炼身体，增加机体抗病能力，不要过度疲劳、过度消耗，戒烟戒酒。

（4）早期诊断、早期治疗，减少并发症发生。

（二）调护

（1）注意保暖，避免受凉，以防风寒湿邪之侵袭。

（2）宜食易消化食品，保持充足营养，忌食高脂饮食，禁食酒类、辛辣厚味，以防损伤脾胃。

（3）注意休息，劳逸结合，冬天忌入冷水，注意保暖，谨防感冒。

（4）应保持心情愉快，注意休息，睡眠充足，不宜过度操心及劳累。

（5）开导患者正确面对疾病，保持良好心态，树立战胜疾病的信心。做好家属工作，使其能够配合医护人员做好患者的心理护理和生活护理。

七、专方选要

（1）柴葛解肌汤合银翘散加减　柴胡12g，葛根15g，黄芩12g，羌活12g，川芎12g，银花15g，连翘15g，板蓝根30g，淡竹叶12g，薄荷（后下）6g，牛蒡子9g，荆芥9g，芦根30g，桔梗6g，生甘草9g。该方有疏风清热、解肌透邪的功效。用于治疗风热犯卫证患者。加减：关节疼痛较剧，加忍冬藤、威灵仙、豨莶草祛风湿清热；咽痛甚加玄参、胖大海解毒利咽；瘰疬肿痛加夏枯草、玄参、浙贝清热化痰；口干甚加北沙参、麦冬养阴生津；皮疹隐隐加生地、丹皮、赤芍清热凉血。

（2）青蒿鳖甲汤合增液汤加减　青蒿30g，炙鳖甲（先煎）12g，生地黄15g，丹皮12g，赤芍15g，知母9g，玄参15g，麦冬20g，地骨皮9g，银柴胡12g，秦艽12g，天花粉30g，北沙参30g。该方有养阴清热、散瘀通络的功效。用于治疗阴虚血瘀证。伴有神疲乏力加生黄芪、太子参益气养阴；盗汗明显加稽豆衣、浮小麦敛阴止汗；失眠加酸枣仁、夜交藤养阴安神；心悸合加减复脉汤滋阴养血。

（3）青竹汤　青蒿20g，炙鳖甲15g，地骨皮20g，竹叶12g，知母10g，牡丹皮12g，生石膏20g，生薏苡仁30g，党参10g，法半夏9g，麦冬10g，半枝莲15g，炙甘草6g。该方有益气养阴、清热除湿的功效。用于气阴两虚、湿热痹阻证患者。

（4）四花犀角地黄汤　金银花20g，野菊花15g，生地黄15g，赤芍10g，凌霄花10g，七叶一枝花10g，鬼箭羽10g，鬼针草20g，茯苓10g，泽泻10g，知母15g，黄柏10g，水牛角30g，牡丹皮10g。水煎服，日1剂，分早晚2次服用。该方有清热解毒，凉血退斑的功效。用于热毒炽盛患者。

（5）知柏地黄汤　知母10g，黄柏10g，熟地黄30g，泽泻15g，牡丹皮10g，山药10g，山茱萸15g。水煎服，日1剂，分早晚2次服用。该方有滋阴降火，凉血解毒的功效。用于阴虚火旺证。

八、研究进展

（一）治法探讨

本病发病特点多以卫、气、营、血顺序，先实后虚，辨证应紧紧抓住发热的类型、皮疹的特征、关节疼痛的分布和特点，以此为辨证要点，辨证用药。切勿过用辛热之品，以助其火，又损其阴；亦不可多用行血走窜之药，其燥可伤津，过行可妄血；也不可太多大寒之重药，使热不能外透。治疗上切记不可见热投凉，若见发热就以外感热病用寒凉药物攻之，则脾胃受损，正气亏虚，气机不得布散，病情更加恶化。

（二）评价及瞻望

近年成人斯蒂尔病的诊治已取得一些进展，但人们对该病的认识依然不足，非典型病例的漏诊及误诊率相当高，疾病的预后也不容乐观。进一步提高成人斯蒂尔病的诊治水平，将对解决不明原因发热中的疑难病例有重要的临床意义。

参考文献

[1] 邓田莲. 成人斯蒂尔病中医证型分布及相关影响因素的调查研究 [D]. 北京中医药大学，2013.

[2] 包洁，李正富，王新昌，等. 范永升教授成人斯蒂尔病中医诊治特色探析 [J]. 浙江中医药大学学报，2013，37（03）：261-263.

[3] 李日东，刘煜洲，魏德全，等. 李赛美运用六经辨治成人斯蒂尔病验案1则 [J]. 上海中医药杂志，2014，48（08）：26-29.

[4] 朴勇洙，朱彬，王波，等. 国医大师卢芳教授运用升阳散火汤治成人斯蒂尔病经验 [J]. 浙江中医药大学学报，2019，43（09）：953-955.

[5] 许二平，李亚南，张磊. 国医大师张磊辨治成人斯蒂尔病经验 [J]. 中华中医药杂志，2017，32（10）：4484-4487.

[6] 赫军，李丽华，叶智勇，等. 成人斯蒂尔病治验 [J]. 浙江中医杂志，2014，49（10）：757.

[7] 黄旦，刘健，万磊，等. 中医治疗成人still病研究进展 [J]. 风湿病与关节炎，2015，4（11）：58-60，76.

[8] 赵敏，唐先平. 青竹汤对气阴两虚，湿热痹阻型成人Still病血清皮质醇水平的影响 [J]. 中国实验方剂学杂志，2016，22（07）：204-207.

第十三章　混合性结缔组织病

混合性结缔组织病（mixed connective tissue disease，MCTD）具有系统性红斑狼疮、系统性硬化症、多发性肌炎/皮肌炎及类风湿关节炎等疾病的某些症状的混合表现，血清中有高滴度的斑点型抗核抗体（ANA）和抗核糖核蛋白抗体的一组患者的临床特征，其中包括有雷诺现象、关节痛或关节炎、手肿胀、食管功能障碍、肺弥散功能降低、淋巴结病变及炎性肌病和血管炎，其肾脏损害相对较轻。各年龄均可发病，大多数患者在30～40岁出现症状，女性多见，约占80%。

MCTD的提出是以抗U1-RNP（nRNP）抗体为前提和核心的。已知U1-RNP抗原是剪接体复合物的组成部分。剪接体是核小体复合物，参与处理Pre-mRNA转化为成熟的剪接RNA剪接体的2种主要亚基，即小核糖核蛋白体（snRNPs）和不均一核糖核蛋白体（Im-RNPs）是CTI中自身免疫的靶抗原。

MCTD在中医学文献中无相似病名，根据其不同临床表现，与皮痹、肌痹、尪痹、脉痹、历节病等均有相似之处。有心肌损害者属于"心痹"，有肺脏损害属于"喘证"，有脾胃损害，恶心、呕吐者属于"脾痹"，有肝脏损害者属于"肝痹"，有肾脏损害者属于"肾痹"，有雷诺现象属于"脉痹"。

一、病因病机

（一）西医学认识

本病发病机制目前尚不清楚。研究资料表明是一种免疫功能紊乱的疾病，可有高滴度的抗U1-RNP抗体，高球蛋白血症，抑制性T淋巴细胞缺陷，循环免疫复合物

存在，淋巴细胞、浆细胞浸润等。其主要病理改变为广泛的血管内膜和（或）中层增殖性损害，导致大血管和多脏器小血管狭窄，并伴有肺动脉高压和肺功能异常。

1. 流行病学

混合性结缔组织病从儿童到老年都可罹患，年龄从4～80岁，平均37岁，80%的患者为女性，目前还未发现不同种族间发病的差别，混合性结缔组织病的患病率尚未见报道。MCTD的患病率尚未明确，被认为处于SSc和SLE之间。MCTD中女/男比为16：1，我国未见MCTD患病率的报道。MCTD在诸如印度等国家的人群中少见。MCTD发病年龄和其他CTD大致相同，大多数患者在20～30岁起病。有文献指出儿童MCTD病情偏重，此结论尚不排除病例选择的偏差。MCTD多为个例出现，但有家族性发病的报道。

2. 病因

本病的病因尚无定论。鉴于本病合并有系统性红斑狼疮、皮肌炎和系统性硬化症的混合表现，故对本病是一种独立疾病还是同一种疾病的不同亚型，尚有争议。但总的说来以自身免疫学说为公认，即可能是在遗传免疫调节功能失调的基础上，对自身组织损坏、退化和变异的成分出现自身抗体，从而引起免疫病理过程。其理由为：①本病与自身免疫疾病中系统性红斑狼疮、皮肌炎和系统性硬化症有很多共同表现。②测得敏感而特异的高滴度的抗RNP抗体，表皮基底膜处有IgG沉着，免疫荧光学检查有与系统性红斑狼疮相似的斑点型抗核抗体。③抗核抗体几乎全部阳性，而且其他血清抗体如类风湿因子、抗核因子等也有部分阳性。④在自身免疫病

的代表性疾病系统性红斑狼疮的肾脏病变处，部分患者可查出抗 RNP 抗体。

MCTD 患者的体液免疫和细胞免疫均出现异常。MCTD 患者存在高丙球蛋白血症，高滴度的抗 Ul-RNP 抗体，可检测出循环及肾脏免疫复合物，有抗淋巴细胞毒抗体，组织活检可发现血管壁、肌纤维内、肾小球基底膜和表皮真皮交接处有 IgG 和补体沉积。

3. 发病机制

（1）遗传家族分析证明，凡是携带有人白细胞抗原 -B8（HLA-B8）者，均容易发生混合性胶原病，而且其抑制性 T 淋巴细胞（T8 细胞）功能低下。有人认为 B8 可能是免疫反应控制失调的标志。抑制性 T 淋巴细胞与免疫反应基因控制有关，当 T 淋巴细胞功能低下时，免疫反应基因即失去控制，结果导致体内免疫失调（体液免疫和细胞免疫失调）。当抑制性 T 淋巴细胞功能低下时，可引起体液免疫亢进，细胞免疫低下。T8 细胞还可抑制自身免疫的反应性，它的功能一旦缺损，就可出现自身抗原 - 抗体反应，形成免疫复合物。抗原过剩形成的可溶性免疫复合物，又可随血液循环而到达身体其他脏器，并在那里沉淀和引起组织损伤。

（2）病毒感染 病毒感染导致自身免疫功能障碍的机制可能有以下 3 个方面。①受病毒感染的 T 细胞细胞毒作用增强，导致组织细胞破坏。②病毒感染的 T 细胞功能受抑制，导致增强的 B 细胞产生抗体。③宿主内源性感染或内源性病毒产物，通过病毒对 HLA-B8 阳性宿主的异体化作用，可把病毒种植于白细胞表面上，因而出现抗病毒和抗病毒感染的细胞反应，这些反应包括细胞免疫反应和体液免疫反应。病毒可使组织成分发生变化而出现自身抗原性，刺激 B 细胞产生相应抗体，发生抗原 - 抗体反应，形成免疫复合物，引起组织损伤。受病毒感染的细胞在细胞毒作用下，释放出碎片，可使机体发生自身致敏作用，因而产生抗细胞成分抗体。另外，病毒刺激淋巴细胞可产生中和因子，促使自身免疫的发生。

4. 病理

（1）皮肤镜检可见表皮过度角化，上皮萎缩；真皮内胶原纤维水肿、增生；皮下脂肪组织有变性坏死；皮下组织小血管管壁增厚，内膜增生、肿胀，伴有不同程度的炎性浸润，血管周围纤维组织增生、透明变性。

（2）肌肉镜检有变性，横纹肌横纹不清。

（二）中医学认识

本病病因病机比较复杂，先天禀赋不足，外感六淫之邪，自皮毛乘虚而入，客于肌肤经络之间，营卫不和，气血凝滞，血瘀痰阻，血脉不通，皮肤受损，渐及皮肉筋骨，则病变由表入里，损及脏腑而发本病。

1. 先天不足

先天不足之人，阴阳失调，偏于肾阴亏虚，则属于阴虚内热。外邪乘虚而入，邪入于里则痹。病久阴血暗耗，阴损及阳，气阴两虚，时有外感诱发，病深则阴阳两虚。

2. 肾阳衰微

素体肾阳衰微，阴寒内凝，复感外邪而发。病久则邪气内舍于脏腑，使脏腑功能失调，元阳亏虚，真阴不足，气血虚衰，脏器组织损害，甚至危及生命。

3. 六淫外感

素体营血不足，卫外不固，腠理不密，风寒湿邪乘虚外袭，凝结于肌肤、腠理，阻滞经络，致使营卫失和，气血瘀滞；或外邪郁而化热，热伤阴津，湿热交阻或暑热由皮肤而入，酿成热毒；燥气伤津，津亏血燥。六淫之邪，外伤皮肤经络，内损脏腑而发病。

4. 瘀血痰阻

病久气血运行不畅，血停为瘀，湿凝

为痰。痰瘀互结，阻痹经络、肌肤、关节、血脉、脏腑，而见诸症。

二、临床诊断

（一）辨病诊断

1. 临床诊断

本病目前尚无明确和统一的诊断标准，主要依据综合判断。凡临床上遇到多关节炎或关节痛、雷诺现象、无固定部位肌肉疼痛、不明原因的手指肿胀、不同程度的贫血及血沉增快，或患者同时有系统性红斑狼疮、皮肌炎、系统性硬化症三者或其中二者的不典型临床特征，即应考虑到本病的可能，应当检查 ANA 相关抗体谱。下列三种诊断标准（表 13-1、表 13-2 和表 13-3）临床中可以参考，其诊断的敏感性和特异性相仿。

2. 相关检查

白细胞一般正常或下降，若合并感染，白细胞可升高。红细胞可有轻度或中度下降，血小板也可降低，病情活动时血沉增快。几乎所有 MCTD 患者血清中都有高滴度的斑点型 ANA。大多数 MCTD 患者的抗 U1-RNP 抗体贯穿病程始终。丙种球蛋白可高达 20 ～ 50g/L。血清补体大多正常或中等量减少。50% 患者类风湿因子（RF）阳性，伴有肌炎的患者肌酸激酶增高，抗 Sm 抗体阴性，抗 ds-DNA 抗体和 LE 细胞少见。疾病活动期可出现免疫复合物。

表 13-1　Alarcon-Segovia 诊断标准（墨西哥）

血清学标准	临床标准
抗 U1RNP ≥ 1∶1600（血凝法）	①手肿胀 ②滑膜炎 ③生物学或组织学证实的肌炎 ④雷诺现象 ⑤肢端硬化

*确诊标准：血清学标准及至少 3 条临床标准，必须包括滑膜炎或肌炎。

表 13-2　Kasukawa 诊断标准（日本）

常见症状		①雷诺现象 ②手指或手肿胀
抗 snRNP 抗体		阳性
混合症状	SLE 样表现	①多关节炎 ②淋巴结病变 ③面部红斑 ④心包炎或胸膜炎 ⑤白细胞或血小板减少
	SSc 样表现	①指端硬化 ②肺纤维化，限制性通气障碍或弥散功能减低 ③食管蠕动减少或食管扩张
	PM 样表现	①肌肉无力 ②血清肌酶水平升高（CPK） ③肌电图（EMG）示肌源性损害

*确诊标准：至少 2 条常见症状中的 1 条阳性，抗 snRNP 抗体阳性及三种混合表现中，任何两种内各具有一条以上的症状。

表 13-3 Sharp 诊断标准（美国）

主要标准	次要标准
（1）严重肌炎 （2）肺部受累 ① CO 弥散功能小于 70% ②肺动脉高压 ③肺活检显示增殖性血管病变 （3）雷诺现象或食管蠕动功能减低 （4）手指肿胀或手指硬化 （5）抗 ENA ≥ 1：10000（血凝法）和抗 U1 RNP 阳性和抗 Sm 阴性	（1）脱发 （2）白细胞减少（低于 $4 \times 10^9/L$） （3）贫血 （4）胸膜炎 （5）心包炎 （6）关节炎 （7）三叉神经病 （8）颊部红斑 （9）血小板减少（低于 $100 \times 10^9/L$） （10）轻度肌炎 （11）手肿胀

* 肯定诊断：符合 4 条主要标准，抗 U1RNP 滴度 ≥ 1：4000（血凝法）及抗 Sm 阴性。

* 可能诊断：符合 3 条主要标准及抗 Sm 阴性；或 2 条主要标准和 2 条次要标准，抗 U1RNP 滴度 > 1：1000（血凝法）。

* 可疑诊断：符合 3 条主要标准，但抗 U1RNP 阴性；或 2 条主要标准，伴抗 U1RNP ≥ 1：100；或 1 条主要标准和 3 条次要标准，伴有抗 U1 RNP ≥ 1：100。

（二）辨证诊断

早期轻症患者以风热犯肺为主，慢性活动期以阴虚内热证常见，可贯穿疾病始终，阴虚内热常与血热、瘀热相互交结，易为外邪诱发而急性发作。急性发作以气营热盛证为主，高热退后，证向阴虚内热转化。中晚期多以脾肾亏虚，气血不足，痰浊瘀阻为主。

望诊：肢体肌肉关节酸痛、无力，手指肿胀发亮或变硬，或有指端溃破、创面暗红；皮肤斑疹；或咳喘气短，周身浮肿，或伴形消颧红，腰膝酸软，胁肋隐痛，舌红，苔白或黄甚则少苔。

闻诊：语声无力，可有咳喘，口中可有酸腐味。

问诊：有发热症状，口渴，或四肢沉重，身热不扬，或躯干僵硬，四肢无力，或脘腹胀闷，纳呆便溏，或畏寒肢冷；或心慌、胸痛。

切诊：周身可有压痛，指端变硬，脉沉，或滑，或弦。

1. 风热犯肺证

临床证候：发热恶风，肢体肌肉关节酸痛，面部及周身皮肤肿胀或有红皮疹，咽痛咳嗽，眼睑水肿，手指肿胀，发白或发紫，舌淡红，苔白，脉数。

辨证要点：发热恶风，肢体肌肉关节酸痛，咽痛咳嗽，眼睑水肿，舌淡红，苔白，脉数。

2. 阴虚内热证

临床证候：长期低热，淋巴结肿大，手足心热，面色潮红，斑疹鲜红，四肢肌肉关节酸痛，掌趾瘀点，五指难展，咽痛齿衄，便秘、溲赤，舌质红，苔薄白或黄，脉细数。

辨证要点：长期低热，淋巴结肿大，手足心热，面色潮红，斑疹鲜红，咽痛齿衄，便秘、溲赤，舌质红，苔薄白或黄，脉细数。

3. 气营热盛证

临床证候：高热不恶寒或稍恶寒，颜面红赤，红斑红疹，关节酸痛，手指肿胀，肢端皮肤变化明显，或白或紫，掌趾瘀点，肌酸无力，咽干口燥，渴喜冷饮，尿赤短少，舌红苔黄或舌红绛少苔，脉滑数或洪数。

辨证要点：高热不恶寒或稍恶寒，颜

面红赤，红斑红疹，咽干口燥，渴喜冷饮，尿赤短少，舌红苔黄或舌红绛少苔，脉滑数或洪数。

4.痰瘀互结证

临床证候：手指肿胀，皮肤发硬或有瘀斑，关节疼痛或伴肿胀，双手白紫相继，双腿青斑如网，可有关节红肿热痛，皮下结节，肌肉酸痛无力，咽中如有物梗阻，吞咽困难，或有胁下癥瘕，或惊悸怔忡，或有咳嗽、气喘，舌质暗，舌苔白腻，脉弦滑。

辨证要点：手指肿胀，皮肤发硬或有瘀斑，关节疼痛或伴肿胀，皮下结节，咽中如有物梗阻，或有胁下癥瘕，或惊悸怔忡，或有咳嗽、气喘，舌质暗，舌苔白腻，脉弦滑。

5.脾肾两虚证

临床证候：面色无华，神疲乏力，关节、肌肉酸痛无力，手指肿胀发亮或变硬，或有指端溃破、疮面暗红；皮肤暗红色斑疹；或见心慌、胸痛。或伴有形寒肢冷，咳喘气短，腰膝酸软，周身浮肿，或腹胀腹痛，纳呆便溏，小便清长，舌质淡，苔薄白，脉沉弱。

辨证要点：面色无华，神疲乏力，关节、肌肉酸痛、无力，舌质淡，苔薄白，脉沉弱。

三、鉴别诊断

（一）西医学鉴别诊断

MCTD 可能在某一时期以 SLE 样症状为主要表现，在另一时期又以 SSc 或 PM/DM 或 RA 样症状为主要表现，或最终转为某一特定的 CTD。因此，本病需与 SLE、SSc、PM/DM、RA 和原发性干燥综合征相鉴别，即使对已确诊为 MCTD 的患者，仍要密切观察病情发展。

本病虽具备多种结缔组织病的重叠症状，但按传统分类标准不能确诊为某一种特定的结缔组织病，且临床以手指雷诺征和腊肠肿最常见；MCTD 有极高滴度的 ANA 和抗 U1RNP 抗体，而其他抗体滴度不高或阴性；与 SLE 相比，该病网状内皮系统清除免疫复合物的能力正常；患者免疫调节 T 细胞发育过程异常，与其他结缔组织病不同；该病血管的病理改变与 SSc 一样，均表现为广泛的血管内膜和（或）中层增殖性损害，导致大血管和许多脏器小血管狭窄；常有肺动脉高压伴轻度纤维化的增生性血管病变；对这些患者以小量激素治疗，或可改变疾病的转归，从而获得良好的预后。

（二）中医学鉴别诊断

MCTD 与皮痹、肌痹、尪痹、脉痹、历节病等均有相似之处。症状上多有发热，皮疹，关节肌肉疼痛，指端肿胀，僵硬，可伴有咳喘、胸闷，水肿等多种表现，其发热应当与外感发热相鉴别，外感发热多有劳累、受凉等诱因，伴有咳嗽、咽痛、咳痰症状，一般无肢体肿胀表现，CT 影像学可见感染病灶，二者可鉴别。

四、临床治疗

（一）提高临床疗效的要素

（1）早期应用血管扩张剂，抗凝治疗，改善循环药物，能够有效改善临床症状。

（2）中西医结合治疗　MCTD 的病因，发病机制不明确，临床可表现出各种结缔组织病的临床症状，可有多系统损害。临床治疗方面多主张中医综合疗法与中西医结合疗法的治疗模式，以达到缓解疼痛、控制病情发展、提高疗效、促进康复、降低药物不良反应的目的。

（二）辨病治疗

雷诺现象：首先注意保暖，避免手指外伤，避免使用振动性工具工作和戒烟等。应用抗血小板聚集药物如阿司匹林，予扩血管药物如钙通道拮抗剂硝苯地平，每日30mg，血管紧张素转化酶抑制剂如卡托普利每日6.25～25mg。局部可试用前列环素软膏外用。如出现指端溃疡或坏死，可使用静脉扩血管药物（如前列环素）。

以关节炎为主要表现者，轻者可应用非甾体抗炎药，重者加用甲氨蝶呤或抗疟药。

以肌炎为主要表现者，选用糖皮质激素和免疫抑制剂治疗。轻症和慢性病程应用小剂量或中等量激素如泼尼松每日10～30mg，急性起病和重症患者应用泼尼松每日60～100mg，同时加用甲氨蝶呤。必要时可采用静脉用免疫球蛋白。

肺动脉高压：是MCTD患者致死的主要原因，所以应该早期、积极治疗。除了阿司匹林、钙通道拮抗剂如硝苯地平10mg，每日3～4次，血管紧张素转化酶抑制剂如卡托普利12.5～25mg，每日2～3次外，还可应用中到大量糖皮质激素和免疫抑制剂（首选环磷酰胺和甲氨蝶呤）。

肾脏病变：膜性肾小球肾炎可选用糖皮质激素如泼尼松每日15～60mg。肾病综合征对激素反应差，可加用环磷酰胺或苯丁酸氮芥等免疫抑制剂。有肾衰竭患者应进行透析治疗。

食管功能障碍：轻度吞咽困难应用泼尼松每日15～30mg。

在治疗过程中，无菌性脑膜炎、肌炎、浆膜炎、心包炎和心肌炎对糖皮质激素反应好，而肾病综合征、雷诺现象、毁损型关节病变、指端硬化和外周神经病变对激素反应差。胃、食管病变治疗方案参考SSc。为减少激素不良反应，应加用免疫抑制剂如抗疟药、甲氨蝶呤和环磷酰胺等。在使用上述药物时应定期查血、尿常规，肝、肾功能，避免不良反应。

（三）辨证治疗

1. 辨证论治

（1）风热犯肺证

治法：宣肺清胃，佐以通络。

方药：银翘散合白虎汤加减。

组成：金银花20g，连翘15g，知母10g，荆芥10g，杏仁10g，桑枝15g，生石膏30g，薏苡仁20g，黄芩15g，蝉蜕15g，大青叶30g，地龙20g，虎杖20g，防风10g，秦艽15g，川牛膝15g，甘草6g。

加减：疼痛重者加威灵仙15g，透骨草15g。

（2）阴虚内热证

治法：养阴清热，化瘀通络。

方药：玉女煎加减。

组成：生地30g，生石膏30g，黄芩15g，薏苡仁30g，麦冬15g，知母10g，玄参15g，忍冬藤30g，虎杖20g，川牛膝10g，地龙30g，鳖甲30g，秦艽10g，威灵仙30g，甘草6g。

加减：肌无力者加鸡血藤30g，当归10g，木瓜15g；低热者加青蒿、地骨皮各15g；口干者加芦根、玉竹各15g；皮疹瘀斑反复者加紫草、牡丹皮各10g，白茅根20g。

（3）气营热盛证

治法：清热泻火，化瘀解毒。

方药：清瘟败毒饮加减。

组成：生石膏30g，知母15g，生地30g，玄参15g，金银花30g，连翘20g，大青叶30g，黄芩15g，牡丹皮15g，赤芍10g，虎杖30g，地龙30g，防己10g，黄芪15g，桑枝30g，竹叶10g，滑石30g，炙甘草6g。

加减：恶寒者加桂枝15g；尿血者加白

茅根、茜草各 20g；热毒盛者，加黄连 15g，大黄 10g，栀子 10g；口渴喜冷饮者加芦根、石斛、麦冬各 15g。

（4）痰瘀互结证

治法：活血祛瘀，理气消痰。

方药：导痰汤加减。

组成：当归 20g，丹参 15g，制半夏 12g，胆南星 9g，枳实 12g，陈皮 15g，乳香 10g，没药 10g，茯苓 20g。

加减：皮肤瘀斑明显者加三七粉 3g，茜草 10g；指节肿胀明显加秦艽、威灵仙、羌活、薏苡仁各 15g；胁下有包块者可加桃仁、红花各 9g，水蛭 6g；发热者加生地、水牛角各 30g，知母、玄参各 15g；惊悸怔忡者加赤芍、川芎、红花、酸枣仁各 9g；咳嗽痰多者加葶苈子、桑白皮各 30g，川贝、陈皮各 10g。

（5）脾肾两虚证

治法：温补脾肾，化瘀利水。

方药：独活寄生汤加减。

组成：独活 10g，桑寄生 15g，秦艽 20g，党参 20g，黄芪 30g，白术 20g，白芍 15g，当归 20g，川芎 10g，茯苓 20g，生熟地各 15g，炙甘草 6g，杜仲 15g，红花 15g，川牛膝 10g，泽泻 15g，龟甲 15g。

加减：贫血重者重用黄芪 50g，当归 10g；畏寒肢冷者加桂枝 10g，蛋白尿、血尿加山萸肉 15g，白茅根 20g，山药 20g，并重用黄芪。

2.外治疗法

（1）针刺治疗　对肢体关节肿痛患者，可以针灸治疗。根据不同的疼痛部位选取相应的穴位。如肩关节痛，取肩前、三角肌；肘关节痛，取曲池、手三里、尺泽等穴位；腕关节痛，取阳池、外关、合谷等穴位；髋关节痛，取秩边、环跳、殷门；膝关节痛，取阳陵泉、犊鼻、伏兔、足三里；踝关节痛，取丘墟、昆仑、解溪、太溪、承山。针刺手法，急性期用泻法，强

刺激，甚或用三棱针点刺放血，放血量为 0.5 ～ 1.0ml。慢性期用平补平泻，中等刺激，并可酌加温针或艾灸。除手法外，还可采用电针，以加强刺激，提高疗效。

（2）中药外洗法　椒目 30g，茜草 15g，桃仁 15g，红花 15g，地龙 15g，白芍 15g，赤芍 15g，丝瓜络 15g，伸筋草 15g，牛膝 20g，水煮 15 分钟，外洗四肢关节。适用于有肢体关节疼痛、指端麻木、肌肉酸困等表现的风湿病患者，皮肤有溃疡者皮疹者禁用。

（3）灸法　选穴肾俞、脾俞、中脘、气海、关元、腰阳关、足三里、三阴交等，每日施灸 1 ～ 2 次，每穴灸 3 ～ 5 次。适用于脾肾阳虚型风湿病患者，表现为腰酸乏力、畏寒肢冷、脘腹胀满、纳差等。

（4）中药熏蒸法　以中药熏蒸舱进行全身熏蒸治疗，舱内蒸汽温度 38 ～ 40℃，每次治疗 30 分钟，每天一次，10 天一疗程。中药组成方：伸筋草 30g，威灵仙 20g，羌活 20g，独活 20g，细辛 10g，透骨草 20g，桃仁 20g，红花 20g，当归 20g，桑枝 20g，艾叶 30g，川牛膝 20g，麻黄 20g，桂枝 20g。适用范围相对较广，对各种关节肌肉疼痛者均可应用，注意发热患者不宜应用。

（5）中药热敷法　伸筋草 30g，透骨草 15g，艾叶 30g，刘寄奴 15g，桑枝 30g，官桂 15g，苏木 9g，西红花 15g。将上药碾碎，装入纱布袋内，用桑枝加水上锅蒸后用或煮水浸泡后，热敷患处。用于雷诺征和双手硬皮样改变明显者。注意药袋加热不可过高，避免皮肤烫伤；有皮肤过敏、皮肤溃疡者慎用。

（6）酒火疗法　紫草 30g，茜草 15g，白芷 15g，赤芍 15g，红花 15g，厚朴 15g，丝瓜络 15g，木通 15g，桂枝 15g，高度白酒浸泡 7 日。将上药酒倒入瓷盘内，用毛巾浸润，再将毛巾稍拧干，右手托拿毛巾，用火机点燃毛巾并迅速将毛巾扑打至病患

处，扑灭火焰，患者有热感，反复点燃扑打，持续 10～15 分钟。能够温经通络、散寒止痛。用于肢体僵硬、怕风、怕冷、体质虚寒者。注意事项：注意避免烧伤，有疮疡、皮肤病禁用。

3. 成药应用

（1）祛风止痛胶囊　具有祛风止痛，舒筋活血，强壮筋骨的功效。用于四肢麻木，腰膝疼痛，风寒湿痹等证。口服，每次 6 粒，每日 2 次。

（2）复方丹参片　功能主治：本品用于气滞血瘀所致的胸痹，症见胸闷、心前区刺痛；冠心病心绞痛见上述证候者。对皮肤指端硬化也有改善作用。口服，每次 3 片，每日 3 次。

（3）雷公藤片　由雷公藤提取物组成。具有抗炎及免疫抑制作用，可用于治疗类风湿关节炎。口服，每次 2 片，每日 3 次。

（4）金骨莲胶囊　具有祛风除湿，消肿止痛的功效。用于风湿痹阻所致的关节肿痛、屈伸不利等。口服，每次 2 粒，每日 3 次。

4. 单方验方

（1）黄药子 250g 水煎，趁热熏洗双手指。有化痰散结消瘿，清热解毒的功效。用于 MCTD 双手硬皮样改变和雷诺病者。

（2）凉血五根汤（《赵炳南临床经验集》）　白茅根 30g，栝楼根 30g，茜草根 15g，紫草根 15g，板蓝根 15g。功能：凉血活血，解毒化斑。用于 MCTD 表现为血管炎、红斑皮疹迭起、衄血、尿血等症者。

（五）名医诊疗特色

谢海洲认为此病多以邪犯肺卫、气营热盛、阴虚内热、脾肾两虚四型为常见证，如邪犯肺卫证用银翘散合白虎汤加减；气营热盛证方用清瘟败毒饮加减；阴虚内热证方用玉女煎、大补阴丸加减，脾肾两虚证方用独活寄生汤加减。

五、预后转归

早期认为 MCTD 的预后相对较好，但已经证实本病可发展成 SLE、SSc、PAH、硬皮病肾危象，这些成为死亡的重要原因。进展性 PAH 和心脏并发症是 MCTD 患者死亡的主要原因，此外，心肌炎是少见的致死原因。与 SLE 相比，继发感染和院内感染在 MCTD 患者中相对少见。日本报道表明，MCTD 患者 5 年生存率为 90.5%，10 年生存率为 82.1%，以 SSc-PM 重叠的患者预后差，10 年生存率为 33%。总之，MCTD 的病程难以预测，大多数患者预后相对良好，但主要与早期诊断、早期治疗有关。如果已有主要脏器受累则预后差。

本病早期轻症患者以风热犯肺为主，慢性活动期以阴虚内热证常见，急性发作以气营热盛证为主，高热退后，证向阴虚内热转化。中晚期多以脾肾亏虚，气血不足，痰浊瘀阻为主。如果辨证准确，治疗及时，病情可以好转。若正虚邪进，影响心、肝、肺、肾、脾等脏器功能，治疗较为棘手，如不积极治疗，预后差。

六、预防调护

（一）预防

（1）混合性结缔组织病（MCTD）病因与自身免疫功能失调有关，因此必须加强身体锻炼，具有合理生活规律，保持愉快的心情以提高机体免疫功能。加强营养，补充维生素。注意保暖，避免受风寒侵袭。

（2）早期诊断，早期治疗。凡临床上遇到多关节炎或关节痛，雷诺现象，无固定部位的肌肉疼痛，不明显的手指肿胀，不同程度的贫血及血沉增快，原因不明的肺弥散功能下降或同时出现系统性红斑狼疮、多发性肌炎、系统性硬化症三者或其中二者的不典型临床特征，即应考虑到混合性结缔组织病（MCTD）的可能，进行抗核抗体（ANA）及抗核糖核蛋白抗体（RNP）检查，有利于 MCTD 的早期诊断。由于本病有多系统、多器官损害的特点，临床表现、病变程度差异相对很大，因此，治疗方案必须因人而异，强调个体化治疗。

（3）坚持正规治疗，并避免和减少激素、免疫抑制剂、非甾体药的不良反应。坚持功能锻炼，增强自身免疫功能。生活应有规律，劳逸适度，症状显著时可适当休息。注意肢端保暖，避免妊娠、过度劳累及剧烈精神刺激。

（二）调护

（1）患病期间，保持室内空气新鲜，温度适宜。注意病室消毒不要用紫外线。

（2）及时控制感染，减少并发症。

（3）避免日光暴晒及照射紫外线。

（4）消除患者顾虑，医患密切配合，树立战胜疾病的信心。此外做好家属工作，使其能够配合医护人员做好患者的心理护理和生活护理。

（5）可配合针灸、熏洗、理疗等外治疗法。

七、专方选要

（1）独活寄生汤（《备急千金要方》）独活 10g，桑寄生 15g，秦艽 20g，白芍 15g，当归 20g，川芎 10g，党参 20g，黄芪 30g，白术 20g，茯苓 20g，生熟地各 15g，炙甘草 6g，杜仲 15g，红花 15g，川牛膝 10g，泽泻 15g，龟甲 15g。具有补肝肾，益气血，祛风湿，止痹痛的功效。用于治疗肝肾两虚、气血不足证型。

（2）宣痹汤合生脉散 生石膏 30g，当归 15g，蚕沙 15g，牡丹皮 15g，忍冬藤 15g，薏苡仁 15g，连翘 15g，栀子 15g，太子参 15g，生地 15g，桑枝 10g，麦冬 15g，赤白芍各 10g，知母 10g，玄参 10g，滑石

10g，黄柏 6g，炙甘草 6g。有益气养阴、清热利湿的功效。用于虚实夹杂，湿热痹阻，气阴两虚证。

八、研究进展

（一）病因病机

目前对本病的中医研究相对较少，本病的病因尚无定论。综合当代医家对本病的认识，认为先天禀赋不足，外感六淫邪气，邪气侵犯人体，营卫不和，气血凝滞，病变逐渐由表入里。内因多责之于先天禀赋不足，阴阳、气血亏虚或失衡，日久造成脏腑功能紊乱，常在外邪的诱发下而起病。或由后天饮食偏嗜，如嗜食辛辣肥甘而生湿、生热、生痰；或暴食生冷，伤及脾阳；或由劳倦过度，病后失养；或内伤情志，损及脏腑、气机等，均可导致机体内环境的失衡而成为发病的基础。外因多由外感六淫，或留着肌肤，闭阻关节，或内侵脏腑而导致发病。

本病多发生于女性。女性为阴柔之体，素体阴盛阳虚，外邪入里化寒，可伤及脾肾之阳，水湿不化，可见肢体肿胀；阳虚血运无力推动，既可以阻滞于脉络出现关节筋骨疼痛，也能留滞于肌肤出现瘀点、瘀斑；脾阳亏虚，中州失运，可以出现四肢肌肉酸疼、乏力。女性致病的另一个特点为情志因素，忧思郁怒，暗耗阴血，日久化热，所以也可有阴液亏虚而生热的表现，如长期发热、口鼻眼干涩、皮肤斑疹等。此外，先天禀赋和后天调摄对体质都是重要的影响因素，有时可以引起机体阴阳的转化，而增加疾病表现的复杂性，临床当详细辨别。

本病开始常表现为肾的阴阳失衡，随着疾病的发展，可以累及各个脏腑并产生多种病理产物。伤及脾胃可见腹胀、纳呆、便秘；伤及肺者可出现胸闷、憋气、呼吸

困难；累及心者可见惊悸、怔忡甚则胸痛；累及肝者可见胁肋胀痛、嗳腐吞酸；肾脏损害加重则可见小便不利、水肿等证。气机运行不畅可见腹胀、腹痛、咳嗽、气喘；气化不利，津液停着则为痰，痰留脉中则可化瘀。

由于病久出现气血运行不畅，从而致血停为瘀，湿凝为痰。痰瘀互结，复感外邪，内外互结，阻闭经络、肌肤、关节、血脉，甚至脏腑。阻塞上焦，心肺损伤，气喘胸闷，胸痛心悸；阻于中焦，脾胃受损，运化失职，胃纳不佳，生血不足，血虚有火，热迫血行，血不循经，溢于脉外则衄血、紫斑、皮疹或见血尿；阻于下焦，肝肾受损，精华流失，则腰酸浮肿，腹水贫血；上入巅脑则偏瘫。痰瘀互结，流注关节可见关节痛，停于皮下可见皮下结节，阻于咽部则吞咽困难，阻于胸胁则可见癥瘕积聚。痰瘀交阻或瘀热内生，凝聚皮表肌腠，气血痹着，失于濡养则手浮肿呈腊肠样肿胀、指尖皮肤变硬；血脉痹阻，阳气不达四末，故肢端皮肤或白或青紫；阻于经络肌腠关节则肌肉关节酸痛无力。

（二）辨证思路

先天禀赋不足者，阴阳失调，偏于肾阴亏虚，则属阴虚内热。外邪乘虚而入，"邪入于阴则痹"。痹阻先在阴分，阴虚为本，血虚有火。病久出现阴血暗耗，阴损及阳，气阴两虚，时有外感诱发，病深则阴阳两虚。素体肾阳衰微，阴寒内凝，复感外邪而发。病程迁延日久者，痹阻络脉之邪可内舍于脏腑，从而使脏腑功能失调，元阳虚亏，真阴不足，气血虚衰，全身多部位和脏器损害，甚至危及生命。风、寒、暑、湿、燥、火，外能伤肤损络，内能损及脏腑营血。气机运行不畅可见腹胀、腹痛、咳嗽、气喘；气化不利，津液停着则为痰，痰留脉中则可化瘀。痰瘀互结，复感外邪，内外互结，阻闭经络、肌肤、关节、血脉，甚至脏腑。

早期轻症者以风热犯肺为主，慢性活动期以阴虚内热证多见，可贯穿疾病始终，阴虚内热常与血热、瘀热相互交结，易为外邪诱发而急性发作。急性发作者以气营热盛证为主，高热退后，证向阴虚内热转化。中晚期则多以脾肾亏虚，气血不足，痰浊瘀阻为主。故而临床分为风热犯肺、阴虚内热、气营热盛、脾肾亏虚、痰瘀互结五种类型。

（三）治法探讨

混合性结缔组织病为自身免疫性疾病，自身免疫功能紊乱。"正气内存，邪不可干，邪之所凑，其气必虚"。免疫系统的平衡为正气充足，阴平阳秘，一旦正气亏虚，阴阳失衡，则易受外邪侵袭，出现免疫功能紊乱。治疗当扶正祛邪并用，方可使疾病有所好转。

中医药治疗的优势主要体现在治法多样化，通过辨证和辨病相结合，调整人体异常的免疫功能，改善局部及全身症状，尤其在缓解雷诺现象、肌痛、关节痛、关节炎、手指肿胀、硬化等方面优于单用西药治疗，不但近期疗效肯定，并可取得稳定的远期疗效。中西医联合治疗，可以增加疗效，减少毒副作用，降低复发率。

（四）评价及瞻望

关于 MCTD 的病因病理机制的认识、辨证分型、临床治疗方法与方案目前尚未形成统一意见，临床用药的安全性和有效性也需要进一步验证。中医药治疗有其独特优势，主要体现在治法多样化，通过辨证和辨病相结合，调整人体异常的免疫功能，改善临床症状。目前，临床治疗上多主张中医综合疗法与中西医结合疗法的治疗模式，以达到缓解疼痛、控制病情发展、提高疗效、降低药物不良反应的目的。中医药治疗注重整体观念、辨证论治，发挥了独特的优势，当然，如何更好地结合各种治疗优势，发扬中医药特色，设计综合性、规范化、个体化的治疗方案仍将是今后临床研究方面的重大课题。

参考文献

[1]张赛赛. 齐刺结合温针灸治疗风寒湿型项背肌筋膜炎的临床研究[D]. 广西中医药大学，2017.

[2]王诗伟. 谢海洲疑难病验案举隅[J]. 光明中医，2013，28（06）：1234-1236.

[3]陈果，汪学良，周世军，等. 混合性结缔组织病的中西医诊疗研究进展[J]. 风湿病与关节炎，2020，9（04）：61-65.

[4]张素华，王云卿. "扶正祛邪"法治疗混合性结缔组织病[J]. 环球中医药，2018，11（02）：263-265.

第十四章　结节性红斑

结节性红斑（Erythema nodosum）是由于真皮脉管和脂膜炎症所引起的结节性皮肤病，表现为红色、暗红色疼痛性皮下结节，好发于小腿伸侧，少数发生于大腿及上肢，其病因及发病机制尚不清楚，多见于中青年女性，女性和男性患者比例约为8.7∶1。

结节性红斑在中医学文献中无相似病名，根据临床表现，一般归属于中医风湿热痹之范畴，为湿毒流注，或瘀血凝滞。对本病的专门名词，因其结节如梅核，色红漫肿，有诊断为"梅核丹""梅核火丹"者，也有诊断为"瓜藤缠"者。如《外科大成》载："瓜藤缠生于足胫，结核数枚……属足阳明经湿热。"还有诊断为"腿游风"者。这是根据《医宗金鉴》之"腿游风，此证两腿内外，忽生赤肿，形如堆云，焮热疼痛"的症状描述而定的。也有将此归属于"痰核"范畴。综观上述各种命名，皆是从其局部病症"结节""红斑"立论。

一、病因病机

（一）西医学认识

1.病因

一般认为与感染，尤其是链球菌感染和药物反应有关。结核病亦是重要的诱发因素，特别是儿童。此外，系统性炎症疾病、肿瘤及溴化物、碘化物、磺胺等药物亦可诱发本病。

（1）链球菌感染　某些患者可发生在上呼吸道感染、咽峡炎和急性扁桃体炎之后。国内2组报道，伴有风湿样关节痛者占68.2%，扁桃体炎者25.6%，而其他报告的发生率则很低。这说明本病与链球菌感染有关，但又不是唯一的致病因素。

（2）结核菌感染　自1872年Uffelmana提出本病与结核菌感染有关之后，逐渐受到人们的注意，越来越多的证据说明本病与结核感染有密切关系。国内统计同时合并结核菌感染，或有陈旧性结核病灶，或结素试验阳性者，占60%以上，认为本病是机体对结核菌或其毒素的过敏现象。

（3）系统性炎症疾病　白塞病、炎性肠病、风湿性关节炎、结节病、结缔组织病等系统性炎症疾病容易伴发本病。

（4）其他原因　结节性红斑可能是某些恶性肿瘤在皮肤上的表现，最常见的是淋巴瘤和白血病。某些药物尤其是溴剂和磺胺药，也是本病常见的致病原因。此外，病毒感染与本病有关。

2.发病机制

本病是一种由许多原因引起的皮肤变态反应，真正的发病机制尚不清楚。有人认为是一种变应性血管炎，但利用免疫荧光技术又未能在坏死性或变应性血管炎处发现有免疫复合物沉积。也有人认为本病是一种血管对微生物或其他抗原的迟发性变态反应。

（二）中医学认识

结节性红斑类似于中医学"瓜藤缠""湿毒流注""梅核火丹"等病证。本病致病因素较多。马延萍认为，本病为血分蕴热，外感湿邪，湿热相结，阻塞脉络而致气血瘀滞，凝为结节；或由于脾虚，水湿内生，湿郁化热下注，阻滞脉络，瘀滞而生结节。病机总属湿热蕴结，气血瘀滞。唐定书等认为，结节性皮损多为热毒、血瘀、痰湿及风邪等实邪阻于经络所致，而下肢实邪之所以产生，除邪气本身之外，往往还由于机体正气不足。故本病初期多实证，治以祛邪为主，日久多由实转虚，或虚中夹实。气滞血瘀，经络阻滞为本病的基本病机。

本病的病因不外乎内因、外因，外因多与久居潮湿之地或过度劳累，风寒湿邪入侵有关，内因与正气不足、阴虚血热、营卫失调、过食辛辣厚味有关。其病因包括体质、劳倦及饮食多方面因素，病机可为虚、实两端。

实乃是素有蕴湿，尤其是肥胖者，湿郁化热，湿热瘀阻；或系血热之体，湿热蕴结，郁于肌肤，瘀阻经脉，而致酿痰。

虚乃是脾虚，失其健运，湿聚于下，蕴结不化，郁而化热，阻滞血脉：本病常见于劳累之后诱发，并多有朝轻暮重的表现，皆是中气不足的象征。然本病主病在血，乃是由气及血，气虚而致血滞，血滞而致湿聚，湿蕴而致热郁，局部泛肿而见结节（湿），色红（热），且因其气虚，血失调畅，不通则痛，故见疼痛，病涉气血可有全身不适、关节酸楚或有湿热上犯咽峡诸症。

二、临床诊断

（一）辨病诊断

1.临床诊断

本病好发于青年女性，春秋季常见。一般对称发生于小腿伸侧。皮疹为数个大小不等的结节，鲜红或暗红，不破溃，自觉疼痛。组织病理表现为：真皮非特异性炎性病变，呈血管炎改变，尤以深层静脉血管变化最为明显。

多数患者发病前有前驱症状，如发热，多为低热，有时也可高热，肌痛，关节痛，头痛乏力，全身不适等症状。结节性红斑

常见于小腿伸侧的红色或紫红色疼痛性炎性结节，青年女性多见，病程有局限性，易于复发。发病前有感染史或服药史，皮损突然发生，为双侧对称的皮下结节，自蚕豆至核桃大不等，数目达 10 个或更多，自觉疼痛或压痛，中等硬度。早期皮色淡红，表面光滑，轻微隆起，几天后，皮色转暗红或青红，表面变平。3 ～ 4 周后结节逐渐消退，留暂时色素沉着，结节始终不发生溃疡。皮损好发于胫前，也可见于大腿、上臂伸侧及颈部，少见于面部。结合以上临床特点可以考虑本病诊断。

2.相关检查

（1）血常规及血沉　一般无贫血，白细胞计数一般正常或轻度升高，但在初期，伴有高热、扁桃体炎或咽炎时，白细胞计数及中性粒细胞计数可明显增高。2/3 的患者血沉可增快。

（2）免疫学检查　在伴有结核时，结核菌素试验阳性。类风湿因子亦可为阳性。

（3）X 线检查　原发病为肺结核时，常可发现肺门淋巴结肿大。文献报道发生在 16 ～ 30 岁的青年女性，有结节性红斑，X 线显示有双肺门淋巴结肿大者，称为 Buner 综合征，并认为这些患者肺门淋巴结肿大，实际上是全身性结节性红斑的一种表现。

（二）辨证诊断

结节性红斑在中医学文献中无相似病名，根据临床表现，一般归属于中医风湿热痹之范畴，有诊断为"梅核丹"者，也有诊断为"瓜藤缠"者。

望诊：红斑结节多以下肢为主，高出皮肤，色红，或暗红。

闻诊：言语正常，发热者，语声无力，口中无异味。

问诊：四肢无力，或肢体困重，身热不扬，或皮疹疼痛，灼热，或焦虑易怒，多梦易醒。

切诊：皮疹多数有压痛，无瘙痒，脉或涩，或滑，或弦。

1. 湿热蕴结证

临床证候：发病急骤，初有头痛咽痛，发热，关节酸痛，继之小腿肿胀，于小腿踝部有结节隆起，鲜红灼痛，红斑及结节大小不等，灼热，绕胫而发，伴有胸闷痞满，口渴不欲饮水，小便黄，大便干。舌质微红，舌苔黄腻或黄白相兼，脉滑数。

辨证要点：红斑及结节大小不等，灼热，绕胫而发，伴有口渴不欲饮水，胸闷痞满，小便黄，大便干。舌质微红，舌苔黄腻或黄白相兼，脉滑数。

2. 血热内蕴证

临床证候：两腿胫前突发多个对称性指甲大小结节，皮色鲜红，硬肿，灼热而有触痛，大小不一，踝关节肿痛，伸屈不利，伴发热，口渴烦躁，关节肿痛，大便秘结，小便短赤，舌质红，少苔，脉弦数。

辨证要点：结节鲜红，硬肿，灼热而有触痛，伴发热，口渴烦躁，关节肿痛，大便秘结，小便短赤，舌质红，少苔，脉弦数。

3. 气虚血瘀证

临床证候：素体正虚，复感外邪，祛邪无力，邪留体内，阻络成瘀，结节形成。结节略高于皮肤或位深表皮不露按之可及，皮色淡暗或不变，按压轻痛。反复发作，新旧相兼，稍劳即有新疹发生，病情缓慢，伴气短神疲，面色少华，四肢无力，头晕目眩。舌色紫暗，舌苔薄白，脉细涩或沉迟。

辨证要点：结节略高于皮肤或位深表皮不露按之可及，皮色淡暗或不变，按压轻痛。伴四肢无力，面色少华，头晕目眩。舌色紫暗，舌苔薄白，脉细涩或沉迟。

4. 寒湿阻络证

临床证候：素体阳虚，感受湿邪，湿从寒化，寒湿互结，郁结皮下，阻滞气血形成结节。结节色暗不热，略高于皮肤或位深只可触及表皮不露，伴肢体发凉关节冷痛，遇冷加重，病程反复发作，舌质淡，苔白腻，脉沉细无力。

辨证要点：结节色暗不热，伴肢体发凉关节冷痛，遇冷加重，舌质淡，苔白腻，脉沉细无力。

三、鉴别诊断

（一）西医学鉴别诊断

1. 硬红斑

多发生于小腿屈侧，常单发或为数个，皮损较结节性红斑为大，病程长，可自发性破溃，形成溃疡，愈合后留有不同程度萎缩。

2. 回归热型结节性非化脓性脂膜炎

为结节性红斑皮损，主要位于胸、腹、股、臀，成团出现，消失后留有局部萎缩和蝶形凹陷，每次发作均有发热，病理改变为脂肪组织炎。

3. 亚急性结节性游走性脂膜炎

为出现在小腿的结节性红斑样皮疹，通常病程早期可发生在单侧，无痛，呈离心性扩大，边缘鲜红，中央变白，可逐渐变平而形成斑块，大小为 10 ～ 20cm，持续时间两个月到两年不等，表现有色素沉着，也称游走性结节性红斑。Fine 认为亚急性结节性游走性脂膜炎与慢性结节性红斑，从临床和病理特征来看，可能是同一个疾病的不同临床类型。

4. 结节性血管炎

本病好发于中年女性。结节主要位于小腿外侧及后侧，过程缓慢，偶有破溃者。有医者认为本病是硬红斑的早期或轻型。

（二）中医学鉴别诊断

结节性红斑中医尚无类似病名，临床表现为红色、暗红色疼痛性皮下结节，好发于小腿伸侧，因其结节如梅核，色红漫肿，有诊断为"梅核丹""梅核火丹"者，也有诊为"瓜藤缠"者。需要与系统性红斑狼疮及类风湿关节炎引起的皮下结节相鉴别，红斑狼疮除了可以出现皮下红斑结节外，多伴有皮肤损害，脏器损害，可有蛋白尿、红白细胞减少表现，且抗核抗体阳性，类风湿关节炎出现的皮下结节多无疼痛表现，皮肤颜色多正常，类风湿因子阳性，伴有小关节对称性肿痛。

四、临床治疗

（一）提高临床疗效的要素

（1）寻找病因，治疗和消除原发病是治疗的关键。

（2）急性发作时应当卧床休息，减少活动。有感染者尽早使用抗生素治疗。病情重，反复发作者及时应用糖皮质激素治疗。

（3）早发现、早治疗，中西医联合治疗，疗效更好。

（二）辨病治疗

疼痛较著者，可口服止痛药，及非激素类消炎药，如吲哚美辛（消炎痛）每次25mg，每天3次；布洛芬每次200mg，每天3次。有明显感染者，给抗生素治疗。严重者，给类固醇皮质激素，如泼尼松（泼尼松）30～40mg/d，或倍他米松/二丙酸倍他米松（得宝松）1ml肌内注射，3周1次，可迅速控制病情。另外，可用10%碘化钾合剂10ml，每天3次，服2～4周。本法安全有效，但应注意长期应用可导致甲状腺功能低下。病情顽固者，可应用羟氯喹200mg，每天2次；氨苯砜（DDS）50mg每天2次，亦可服中成药雷公藤片。

局部治疗原则为消炎、止痛。外用鱼硼软膏，10%樟脑软膏外敷包扎或75%酒精局部湿敷，另外外涂皮质激素软膏，有止痛作用。

（三）辨证治疗

1.辨证论治

（1）湿热蕴结证

治法：清热利湿，活血通络。

方药：茵陈赤小豆汤合三妙丸加减。

组成：茵陈15g，赤小豆15g，汉防己15g，泽泻15g，苍术10g，黄柏10g，赤芍15g，连翘15g，忍冬藤20g，薏苡仁20g，苦参15g，牛膝15g，玄参15g。

加减：咽痛不适加射干10g，山豆根10g；小溲黄加滑石10g，金钱草15g；关节疼痛加威灵仙15g，鬼箭羽10g；下肢浮肿加冬瓜皮15g。

（2）血热内蕴证

治法：清热凉血，化瘀通络。

方药：通络方加减。

组成：生地20g，丹皮8g，当归12g，连翘10g，忍冬藤12g，丝瓜络10g，石斛12g，枸杞15g，益母草15g，赤芍15g，丹参20g，大青叶10g，香附8g，牛膝8g。

加减：发热咽痛者加芦根10g，牛蒡子10g；潮热明显者加白薇10g，玄参15g；结节发痒者加白鲜皮15g，蚤休10g；斑疹嫩红者重用赤芍至20g，加茜草10g，泽兰10g；足踝肿胀者加五加皮10g，鸡血藤15g；大便干结者加大黄6g；小便短黄者加萆薢10g，茯苓15g；关节酸痛者加木瓜15g，威灵仙15g；结节硬结者加山慈菇10g。

（3）气虚血瘀证

治法：益气活血，祛瘀散结。

方药：血府逐瘀汤加减。

组成：炙黄芪30g，桂枝12g，当归15g，川芎12g，丹参20g，赤芍15g，桃仁10g，红花10g，生地20g，鸡血藤15g，忍冬藤15g，土茯苓15g。

加减：气虚神疲者加党参 15g，肉桂易桂枝；血液瘀滞者加王不留行 10g，茜草 10g；结节硬坚者加贝母 10g，山慈菇 10g；脉络失利者加路路通 12g，威灵仙 15g；结节疼痛者加乳香 10g，没药 10g；色红不褪者加丹皮 10g，玄参 12g；兼有热象者加连翘 10g，大青叶 15g；兼有湿蕴者加赤茯苓 15g，泽泻 15g；足踝屈伸不利者加牛膝 15g，杜仲 10g。

（4）寒湿阻络证

治法：温经散寒，除湿通络。

方药：当归四逆汤加减。

组成：当归 10g，桂枝 15g，鸡血藤 30g，牛膝 15g，细辛 3g，芍药 15g，甘草 3g，大枣 4 枚。

加减：湿重者加白术 20g，茯苓 15g；寒重者加吴茱萸 10g，干姜 15g；瘀滞重者加丹参 20g，川芎 20g。

2. 外治疗法

（1）针刺疗法 对下肢红斑明显，伴有疼痛者，可以针刺治疗。主穴：足三里、阳陵泉、三阴交。配穴：病变延及膝上加伏兔、血海，足背显著者加解溪、太谷、昆仑。用平补平泻手法，留针 30 分钟。每日或隔日 1 次，5～8 次为一疗程。除手法外，还可采用电针，以加强刺激，提高疗效。

（2）中药外洗法 白芍 15g，赤芍 15g，地龙 15g，丝瓜络 15g，威灵仙 20g，苦参 30g，牡丹皮 20g，生地榆 30g，水煮 15 分钟，外洗。对有结节红斑初起，有明显肿痛，色红者，可以应用，如有皮肤破溃，不宜使用。

（3）中药熏蒸法 以中药熏蒸舱进行下肢局部熏蒸治疗，舱内蒸汽温度 38～40℃，每次治疗 30 分钟，每天一次，10 天一疗程。中药组成方：威灵仙 30g，苦参 30g，生地榆 60g，红藤 30g，艾叶 30g，川芎 20g，川牛膝 20g，丹皮 30g，蒲公英 30g。适用于肌肉关节疼痛的风湿病患者，对结节性红斑早中期也可应用。

（4）中药贴敷法 方一：生大黄 5g，生蒲黄 3g，牛黄 5g，冰片 1g。上药共研细末，用侧柏叶捣汁配以蜂蜜调用，均匀放入敷贴中，贴患处。用于热毒盛者，能够清热解毒、消肿止痛。方二：紫草 25g，赤芍 50g，当归 100g，贯众 10g，升麻 50g，白芷 100g，荆芥穗 25g，羌活 25g，防风 25g，紫荆皮 25g。上药共研细末，用时取适量用蜂蜜调和，均匀放入敷贴中，贴敷患处。用于肿痛明显，热毒轻者。

（5）放血拔罐法 常规消毒患处皮肤，用梅花针叩刺患部使其出血，或用三棱针点刺出血，根据病变范围选择适宜大小的火罐，迅速拔罐，以拔出血瘀，2～4 分钟起罐，然后用消毒干棉球清洁皮肤，随后再拔罐治疗一次。消毒后用消毒纱布覆盖创面，胶布固定。隔天治疗 1 次，3 次一疗程。适应证：新发结节红斑。注意事项：有皮肤溃疡及感染者禁用，瘢痕体质者慎用。

（6）中药内服、外敷法 金银花 30g，牛蒡子 20g，玄参 30g，丹参 30g，苏木 30g，紫草 30g，牡丹皮 15g，刺蒺藜 20g，当归 15g，生甘草 10g。上药方一剂水煎 400ml，分两次早晚口服。药渣以纱布包裹外敷患处，或纱布用汤药浸润后，外敷患处，每天两次。适应证：结节性红斑急性期。注意事项：皮肤过敏者，有皮肤溃疡、感染者禁用。孕妇慎用。

3. 成药应用

（1）白芍总苷胶囊 每次 2 粒，每日 3 次，口服。功能主治：类风湿关节炎等免疫性疾病，具有养阴柔肝、调节免疫的作用，有腹泻症状者减量。

（2）二妙丸 每次 6g，每日 2 次，口服。本品用于本病证属湿热下注者。

（3）雷公藤片 每次 20mg，每日 3 次，口服。功能主治：本品用于治疗类风湿关节炎、狼疮性肾炎等免疫疾病，具有抗炎、调节免疫的作用，应用时应当注意肝功能监测。

（4）瘀血痹片　每次5片，每日3次，口服。具有活血化瘀，通络定痛的功效。用于本病属瘀血阻络者，症见肌肉关节疼痛剧烈，多呈刺痛感，部位固定不移，痛处拒按，可有硬节或瘀斑。

4. 单方验方

清热散结方：牡蛎、忍冬藤各30g，白芥子、僵蚕各20g，鸡血藤、瓜蒌仁各30g，丹皮、赤芍、夏枯草、昆布、海藻、玄参、丝瓜络各15g。内服兼药渣煎汤湿敷小腿皮疹处，每天1剂，一天两次内服，一次外用。有清热凉血、利湿解毒、通络止痛功效。用于本病湿热毒瘀证型。

（四）名医诊疗特色

1. 范永升

范永升根据古代文献并结合临床认为本病病因病机外为热毒入侵，内则湿热下注，内外因相合，以致经络阻隔，瘀血凝滞。由于瘀血受阻，碍及气之流行，凝滞不通，故局部作痛，血初离经，则结聚而成红斑。离经瘀滞日久，则色转黯褐，故临床初起多为色赤，久则转黯。瘀乃有形之物，故结节触之坚硬。瘀血既是一种病理产物，又是一个致病因素。而瘀血日久，必致成毒。湿、热、瘀、毒相互胶结，病机复杂，以致久久难愈。因本病已伤及血分，所以本病不管致病原因如何，都得重视血分的治疗。确立以清热解毒，凉血化瘀，利湿通络为治疗大法，再结合辨证施治，随症加减。

2. 边天羽

边天羽认为本病病因病机是素体阴虚，毒热灼伤津液营血，耗伤气血；或湿热蕴结，湿热之邪下注经络血脉，气血运行不畅；或脾虚运化失常，寒湿困脾，凝滞经络；或气血亏虚，肌肤失养。诸因导致肌肤血脉阻塞，不通则痛。阴虚毒热型用四妙勇安汤加减；湿热型用龙胆泻肝汤加减；寒湿型用桂枝红花汤加减；气血两虚型用十全大补汤加减。

3. 戴惠玲

戴惠玲将结节性红斑分为4型治疗。根据发病急骤，头痛、咽痛，下肢红斑结节酸胀疼痛、皮损鲜红灼热，伴有口渴，大便干，小便黄，舌质微红，舌苔黄，脉滑数，辨证为湿热型，治宜清热利湿，活血化瘀，方用当归四逆汤加减；根据皮损紫暗，质硬、疼痛、拒按，舌质暗紫，或边有瘀点，脉沉涩，辨证为气滞血瘀型，治宜活血化瘀、通络止痛，方用桃红四物汤加减；根据下肢红斑结节，色黯紫，质硬固，肢肿，关节疼痛，身体困乏，脉弦滑或滑数，舌胖有瘀点，苔白或白腻，辨证为湿滞血瘀型，治宜健脾除湿、活血化瘀，方用除湿活血汤加减；根据皮肤结节凝聚不消，其色紫暗，破溃难愈，或此伏彼起，患者面色苍白，心悸肢凉，脉细弱，舌淡苔白，辨证为寒湿凝滞型，治宜温化寒湿、活血化瘀，方用阳和汤加减。

4. 石红乔

石红乔将结节性红斑辨证为三型进行治疗：①寒凝气滞型：治疗以温经散寒，行气活血止痛为主，用基础方加乳香、没药、鹿角胶等；②痰湿阻络型：治疗以健脾除湿，行气化痰为主，基础方加乳香、没药、路路通、苍术、白术、白芥子、茯苓等；③湿热内蕴型：治疗以清热利湿、行气活血通络为主，用基础方加栀子、黄柏、白花蛇舌草、夏枯草、大黄等。

5. 李哲萍

李哲萍认为结节性红斑主要是本虚标实证，病位在气血、皮肤。治疗在急性期以祛邪为主兼扶正，缓解期以扶正祛邪并重或扶正兼祛邪。用药时要做到扶正不碍邪，祛邪不伤正。急性期，患者结节色鲜红，灼热疼痛，伴见发热，关节疼痛，口干不渴，咽痛，舌质红，苔黄腻，脉滑数。治疗以清热利湿，化瘀通络为法。缓解期，结节红斑色淡，反复出现，压痛不明显，无发热，关节肌肉疼痛，身困乏力，舌质淡暗，苔黄，脉细数。此时邪气渐去，正气尚未恢复，治疗以益气养血通络为法。

五、预后转归

结节性红斑的预后转归较好。本病起病急，其基本病理是气滞湿阻，瘀血痰浊，性质多属于实证，也有虚实夹杂，一般通过及时治疗调护，3～6 周红斑可以消退，但易于反复。本病皮损不化脓，预后不留痕迹，不累及脏器，病情轻。

六、预防调护

（一）预防

（1）结节性红斑与自身免疫功能失调、感染有关，因此必须加强身体锻炼，具有合理生活规律，保持愉快的心情以提高机体免疫功能。加强营养，补充维生素。注意保暖，避免受风寒侵袭，预防感染。

（2）宜早期诊断，早期治疗。一旦患病，应注意卧床休息、抬高患肢，寻找病因，积极祛除病因；避免劳累及过度紧张；忌食辛辣厚味，血腥发物等；切不可滥用药物，平时应注意避风寒、潮湿；冬季发作者应注意保暖；减少行走，尤其不宜久行、久立。

（3）坚持正规治疗，并避免和减少激素、免疫抑制剂、非甾体药的不良反应。坚持功能锻炼，增强自身免疫功能。生活应有规律，劳逸适度，注意肢端保暖，避免过度劳累及剧烈精神刺激。

（二）调护

（1）患病期间，保持室内空气新鲜，温度适宜。

（2）及时控制感染，减少并发症。

（3）充分告知患者该病病程较短，病情较轻，一般不留后遗症，消除患者顾虑，医患密切配合，树立战胜疾病的信心。此外做好家属工作，使其能够配合医护人员做好患者的心理护理和生活护理。

（4）避免过度劳累，不要久立，久行，注意卧床休息。

（5）饮食清淡，忌食辛辣刺激、肥甘厚味食品。

七、专方选要

（1）实脾饮　茯苓 10g，白术 10g，炙甘草 10g，附子 6g（先煎），干姜 6g，厚朴 6g，木香 6g，草果 6g，木瓜 6g。有温阳健脾，行气利水的功效。用于治疗本病脾肾阳虚证型。关节酸痛者加延胡索 10g，鸡血藤 10g；伴咽痛头痛加木蝴蝶 6g，牛蒡子 6g；皮肤灼热红肿、结节色红，加连翘 10g，金银花 10g；皮损在下肢加牛膝 6g，在上肢加桑枝 6g。水煎服，每日 1 剂，分早晚温服。连用 10 天为一疗程。

（2）膈下逐瘀汤加减　当归 12g，川芎 9g，桃仁 9g，赤芍 9g，牡丹皮 9g，红花 12g，乌药 9g，香附 9g，生地黄 12g，五灵脂 9g，伸筋草 12g，川牛膝 12g。有清热解毒、活血化瘀功效。用于治疗本病属湿热下注，气滞血瘀证。咽痛者加板蓝根、金银花；发热者加石膏、芦根；关节痛者加独活、威灵仙；下肢浮肿加防己、冬瓜皮。中药每日 1 剂，前两煎混合分 2 次口服，第 3 煎湿敷患处 30 分钟。

（3）凉血五根汤　白茅根 30g，栝楼根 15g，茜草 9g，紫草根 9g，板蓝根 9g。下肢紫斑者，加地榆 6g，病程日久伤阴者，加生地、玄参、石斛。凉血活血，解毒化斑。治疗血热发斑，热毒阻络引起的多形红斑，丹毒初起，结节性红斑等。(《赵炳南临床经验集》)

八、评价及瞻望

结节性红斑是一种发生于小腿的急性血管炎性皮肤疾病。年龄小于30岁的女性是易发人群，春秋季为多发季节，病情反复，缠绵不愈。不断地重复发病，致使患者有很大的心理负担及经济压力。目前在治疗上，西医采用的治疗方法，主要以治疗症状为主，不能治本，没有针对性，不良反应大，效果不明显，复发性较高。中医药治疗的优势主要体现在治法多样化，通过辨证和辨病相结合，调整人体异常的免疫功能，改善局部及全身症状，尤其在缓解关节痛、关节炎、皮疹、结节等方面优于单用西药治疗，不但近期疗效肯定，并可取得稳定的远期疗效。中西医结合治疗，可以增加疗效，减少毒副作用，降低复发率。关于结节性红斑中医治疗，虽然众多学者各有章法，涌现出了一批较科学的辨证分型，但中医辨证分型混乱，无权威的辨证分型及疗效判断标准，缺少严格的循证医学验证，辨证分型、临床治疗方法与方案尚未形成统一意见，临床用药的安全性和有效性也需要进一步追踪、验证。有些中药方剂缺乏强有力的实验研究，难以阐明其作用机制。但中医药治疗结节性红斑已显现出了明显的优势，中医辨证施治，加减灵活，不良反应小，安全性高，适合于长期应用。中医药治疗注重整体观念、辨证论治，发挥了独特的优势。

参考文献

[1] 曹玉举，张素梅，官顺国. 李哲萍主任医师治疗结节性红斑经验 [J]. 中国中医药现代远程教育，2013，11 (14)：91，110.

[2] 罗勇. 范永升教授治疗结节性红斑经验 [J]. 光明中医，2010，25 (3)：370-371.

[3] 丁伟芳，王红梅，林鹏，等. 边天羽治疗结节性红斑的临床经验 [J]. 内蒙古中医药，2018，37 (6)：36-37.

[4] 戴惠玲. 辨证分型治疗结节性血管疾病52例 [J]. 陕西中医，2006 (4)：421-422.

[5] 石红乔. 结节性红斑的辨证施治 [J]. 山西中医，1998 (1)：53-54.

[6] 李霞. 实脾饮加减治疗结节性红斑56例 [J]. 中国医疗前沿，2008 (22)：89-90.

[7] 张艳丽，黄显峰，梁爱芳. 膈下逐瘀汤加减治疗结节性红斑临床研究 [J]. 中医学报，2013，28 (3)：433-434.

第十五章 结节性多动脉炎

结节性多动脉炎（Polyarteritis nodosa, PAN）主要侵犯中小肌性动脉，损害呈节段性分布，易发生于动脉分叉处，向远端扩散。部分病变向血管周围浸润，浅表动脉可沿血管行径分布而扪及结节。结节性多动脉炎病因不明，可能与感染、药物及注射血清等有一定关系，免疫病理机制在疾病中起重要作用。组织学改变见血管中层改变最明显，急性期为多形核白细胞渗出到血管壁各层和血管周围区域，组织水肿，病变向外膜和内膜蔓延而致管壁全层坏死，其后有单核细胞及淋巴细胞渗出。亚急性和慢性过程为血管内膜增生，血管壁退行性改变伴纤维蛋白渗出和纤维素样坏死，管腔内血栓形成，重者可使血管腔闭塞。

根据受累血管大小，分为经典型结节性多动脉炎与微型多发性动脉炎，前者侵犯中等动脉及其分支处，后者累及小动脉及小静脉，特点是中小动脉坏死性、非肉芽肿性血管炎，这是因为血管损伤并非仅累及动脉壁外层，而是可能同时累及动脉壁各层引起坏死性动脉炎，最后导致多发性动脉瘤、血栓形成或梗死。

根据结节性多动脉炎临床有肌肉疼痛、皮肤发斑、皮色黯黑或苍白，或皮肤甲错、红纹赤缕、脉搏微弱等症状，临床以皮下结节、皮肤红肿、紫斑、坏死，以及高血压、发热、腹痛等为主要表现，与中医"脉痹""血痹"相似。

一、病因病机

（一）西医学认识

1.流行病学

结节性多动脉炎不是一种常见病，但确切的发病率尚不清楚。英国的一个流行病研究报道，结节性多动脉炎的发病率为4.6/100万，美国Minnesota报道的发病率为9/100万，但在美国Alaskan的Eskimo人群的乙肝患者中结节性多动脉炎的发病率明显增高，达77/100万。结节性多动脉炎在男性较为多见，男女的发病率之比约为2∶1。它可发生于任何种族和任何年龄（从儿童到老年人），平均发病年龄为40～60岁。

根据1990年以来的研究，HBV相关的PAN占PAN总数的7%左右，这一比例较以前的报道明显降低，这可能与广泛使用抗肝炎病毒药物有关。国外报道估计不超过1%的HBV感染人群发展为PAN，而我国目前尚无有关PAN的流行病学资料。HBV相关的PAN和非HBV相关的PAN临床表现大致相同，但HBsAg阳性者更常见睾丸炎，HBV相关的PAN可见免疫复合物的沉积。其他和PAN相关的病毒还包括人类免疫缺陷病毒（HIV）、巨细胞病毒（CMV）、细小病毒B19、人类T细胞嗜淋巴病毒Ⅰ型以及丙型肝炎病毒（HCV）。上述病毒可以出现各种各样的血管炎病变。PAN也见于毛细胞白血病，但这些患者常同时感染有HBV。

2.病因

PAN多数病因不明，部分与注射血清、感染、药物应用引起的变态反应有关。药物中以磺胺类、甲基苯丙胺诱发多见，感染以上呼吸道感染（溶血性链球菌）常见。本病半数患者有乙型肝炎抗原血症。病毒感染在发病中起作用。在病变部位已证实有乙型肝炎抗原和IgM、BC，故持续病毒感染的免疫复合病可引起发病。

3.发病机制

（1）细胞因子在结节性多动脉炎的发病机制中起重要作用。结节性多动脉炎患者外周血清中 α- 干扰素、白细胞介素 -2、α- 肿瘤坏死因子、白细胞介素 -1 等的水平均明显升高。它们能诱导黏附分子（LFA-1、ICAM-1、ELAM-1）的表达，从而使中性粒细胞易与血管内皮细胞接触，以及诱导血管内皮细胞的损伤。另外，结节性多动脉炎患者血清中常可检测到抗血管内皮细胞抗体。抗内皮细胞抗体可直接作用于血管内皮细胞表面，通过抗体依赖的细胞毒的作用介导血管内皮的损伤。

（2）免疫组化研究发现结节性多动脉炎患者炎症部位有大量的巨噬细胞和 T 淋巴细胞（主要为 CD4）浸润，这些 T 细胞表达大量的淋巴细胞活化标记，如 IL-2、HLA-DR 抗原等，提示 T 细胞介导的免疫机制在结节性多动脉炎的发病过程中起一定作用。

无论是细胞因子、抗内皮细胞抗体还是 T 细胞介导的免疫机制都不是结节性多动脉炎所特有的，也见于其他系统性血管炎如韦格纳肉芽肿、Churg-Strauss 综合征等。

（二）中医学认识

《素问·痹论》中指出"风寒湿三气杂至，合而为痹也"，又有"其热者，阳气多，阴气少，病气胜，阳遭阴，故为痹热"。华佗《中藏经》认为："五脏六腑感与邪气，乱与真气，闭而不仁，故曰痹也。"并指出："血痹者，饮酒过多，怀热太盛，或寒折于经络，或湿犯于荣卫，因而血搏，遂成其咎。"《类证治裁》认为："诸痹，良由营卫先虚，腠理不密，风寒湿乘虚内袭，正气为邪气所阻，不能宣行，因而留滞，气血凝涩，久而成痹。"《素问·痹论》又认为"风雨寒热，不得虚，不

能独伤人"，说明人体正气不足是发病的内在因素。并指出"五脏皆有合，病久不去者，内舍其合也。故骨痹不已，复感于邪，内舍于肾；筋痹不已，复感于邪，内舍于肝；脉痹不已，复感于邪，内舍于心；肌痹不已，复感于邪，内舍于脾；皮痹不已，复感于邪，内舍于肺"。据此脏腑功能失调既是本病的重要病因，又是本病经久不愈，病情由轻到重，内外相合，内传入里的结果。王清任在《医林改错》又提出了"痹由瘀血致病"之谈。

本病系风寒湿邪外袭阻滞气血，气血运行不畅，邪闭不通而发本病。风寒湿邪侵入血脉，血凝不畅，不通则痛，故而见结节、疼痛；肝肾不足，筋脉失养，阴虚火旺，虚火乘于经脉，故见红肿疼痛；心阳不足，温煦乏力，进而使心血瘀阻，出现胸痛、心悸症状；不能濡养肝木，肝火亢盛，而见头痛眩晕。本病多因脾肾两虚，复感外邪，湿热淫经，经络受损，瘀血凝滞，甚或尿血、便血。病机是本虚标实，脾肾气阴不足，外邪乘虚而入，瘀毒湿热，侵袭经脉，深入脏腑而发本病。此外，肝肾亏虚，气阴不足，易致外邪入侵，阻滞经脉，气滞血瘀，阻于体表经络则见皮肤结节、网状青斑，肢体疼痛，影响脏腑则见各脏腑病变，邪阻于内，郁而化热，故见发热，皮肤红肿。

综上所述，考虑结节性多动脉炎的病因病机为人体正气不足，脏腑气血、阴阳失调，人体营卫失调，复感风寒湿热毒邪，或瘀血凝滞，痰浊内生以致经络、肌肤、血脉气血运行受阻，痹阻血脉而发病。

二、临床诊断

（一）辨病诊断

1.临床诊断

结节性多动脉炎初发的临床表现各不

相同，早期不易确诊。大多数患者有全身性表现如乏力、发热和体重下降等。如同时有皮肤损害，周围神经病以及肾脏病变等多系统受累则高度提示结节性多动脉炎的诊断。风湿性多肌痛综合征或大关节受累的寡关节炎也可能是结节性多动脉炎早期的临床表现。提示结节性多动脉炎诊断的一些关键的临床表现如下。

（1）全身性表现　发热，寒战，疲乏，体重下降，周身不适。

（2）关节痛或肌痛。

（3）多器官受累　皮肤损害（紫癜、网状青斑、坏死性损伤、肢端坏死）；周围神经病变（多发性单神经炎）；尿沉渣试验异常、高血压；腹痛。

虽然结节性多动脉炎的诊断主要根据临床表现，但活检和血管造影是确诊结节性多动脉炎的重要依据。①活检：如病理证实有中、小动脉的坏死性血管炎则提示本病的可能，但无特异性。活检的阳性率与取材部位有关。在有相应症状体征的器官和组织取材，阳性率相对较高。②血管造影：也无特异性，但可提示有无系统性血管炎存在。

附　1990年ACR关于PAN的分类标准，符合下列标准中3条或3条以上者可确诊。

①体重下降≥4kg，除外节食或其他因素。

②网状青斑：四肢或躯干呈斑点及网状斑。

③睾丸疼痛或触痛：除外由于感染、外伤或其他原因所致。

④肌痛、无力或下肢触痛。弥漫肌痛（除外肩带肌和髋带肌）及肌无力或下肢肌触痛。

⑤单神经病或多神经病。

⑥舒张压≥90mmHg（12.0kPa）。

⑦肌酐、尿素氮升高：血肌酐≥132.7μmol/L（1.5mg/dl）或血尿素氮≥14.3mmol/L（40mg/dl）。

⑧乙型肝炎病毒：血清中检测到HBsAg或HbsAb。

⑨血管造影异常：包括内脏血管动脉瘤或阻塞，除外动脉硬化。

⑩中小动脉活检：病理示动脉壁内有粒细胞和（或）单核细胞浸润。

2. 相关检查

（1）实验室检查　PAN缺乏特异性检查，常见异常指标有以下几种。红细胞沉降率（ESR）升高，常大于60mm/h；C-反应蛋白（CRP）增高；人血白蛋白水平下降；白细胞升高，核左移，嗜酸性粒细胞增多；正细胞正色素贫血；部分患者血小板升高。肾脏损害时可出现蛋白尿、血尿、管型尿，血肌酐可增高。类风湿因子、抗核抗体阴性或低滴度阳性。有30%的患者HBsAg表现阳性。约20%患者抗中性粒细胞抗体（ANCA）阳性。

（2）影像学检查　中等血管受累时彩超可探及受累血管的狭窄、闭塞或动脉瘤形成。血管造影对肝、肾、肠系膜及其他脏器血管的损害有诊断价值，典型的血管造影表现为节段性扩张和狭窄形成的"念珠样"改变。

（3）病理检查　在受累脏器进行活检，可显示为包括多形核细胞、嗜酸性粒细胞、单核细胞在内的多种细胞成分的透壁性浸润，在血管壁伴有纤维素样坏死，弹力纤维破坏。有时可见血栓形成，血管狭窄或血管瘤形成。

（二）辨证诊断

本病辨证在于分清虚实寒热，湿热毒盛阻络者，皮损色紫，或鲜红，灼热疼痛，兼有口干欲冷饮；虚寒者，皮损色与正常皮肤近似，无压痛，畏寒，可伴有低热，根据临床症状，大致可分为营卫不和证、毒热阻络证、脾肾不足证、肝肾阴虚证、肝风内动证。

望诊：皮下结节，皮肤发斑，皮色黧黑或苍白，皮肤甲错，形体消瘦，红纹赤缕，紫斑或坏死，甚至咯血、便血，舌质淡，苔白或苔黄。

闻诊：语声高亢或无力，可有咳喘，口中可有酸臭味。

问诊：发热，口干欲冷饮，四肢无力，可有脘腹胀闷，纳呆便溏，畏寒肢冷，皮肤关节疼痛，头晕、头痛。

切诊：皮下结节，高出皮肤，可有触痛，皮温增高，脉细弱或滑数。

1. 营卫不和证

临床证候：发热，恶风，汗出，头痛，肢体肌肉疼痛，皮肤结节以下肢为甚，肤色红或黧紫，结块有压痛，有时可伴瘀斑、网状青斑，舌质淡，苔白，脉细弱。

辨证要点：发热，恶风，肢体肌肉疼痛，皮肤结节，结块有压痛，舌质淡，苔白，脉细弱。

2. 毒热阻络证

临床证候：发热，腹痛，关节酸痛，患处络脉红热灼痛或有条索状物，或经脉循行排列多形结节，色鲜红或紫红，按之疼痛，或肢端溃烂，身热口渴不欲饮，或便血，或咯血，或尿血，舌红，苔黄，脉滑数。

辨证要点：发热，腹痛，关节酸痛，身热口渴不欲饮，多形结节红斑疼痛，或便血，或咯血，或尿血，舌红，苔黄，脉滑数。

3. 气营热盛证

临床证候：高热不恶寒或稍恶寒，颜面红赤，红斑红疹，咽干口燥，渴喜冷饮，关节酸痛，手指肿胀，肢端皮肤变化明显，或白或紫，掌趾瘀点，肌酸无力，尿赤短少，舌红苔黄或舌红绛少苔，脉滑数或洪数。

辨证要点：高热不恶寒或稍恶寒，颜面红赤，红斑红疹，咽干口燥，渴喜冷饮，尿赤短少，舌红苔黄或舌红绛少苔，脉滑数或洪数。

4. 脾肾不足证

临床证候：神疲乏力，体重减轻，少气懒言，食少便溏，腰膝酸软，眩晕耳鸣，下肢多形结节，皮色正常或偏白，可自由推动，无压痛或轻度压痛，舌质淡胖，边有齿痕，苔薄白，脉沉细。

辨证要点：神疲乏力，少气懒言，食少便溏，腰膝酸软，眩晕耳鸣，下肢多形结节，皮色正常或偏白，舌质淡胖，边有齿痕，苔薄白，脉沉细。

5. 肝风内动证

临床证候：心悸，发热，神昏谵语甚至惊厥，双下肢或四肢多形性结节，色黧紫，肢体麻木甚至半身不遂，头痛眩晕，舌质红，苔少，脉细弱甚至无脉。

辨证要点：神昏谵语甚至惊厥，肢体麻木甚至半身不遂，双下肢或四肢多形性结节，色黧紫，舌质红，苔少，脉细弱甚至无脉。

三、鉴别诊断

（一）西医学鉴别诊断

结节性多动脉炎与显微镜下多血管炎、韦格纳肉芽肿病和 Churg-Strauss 综合征等其他类型的系统性血管炎有许多相似的临床表现，需要鉴别诊断。

1. 显微镜下多血管炎

其与结节性多动脉炎最主要的区别是有无微小动脉（arterioles）、小静脉或毛细血管的受累。当有这些小血管受累存在时，即使伴有中等大小的动脉损伤存在，诊断应考虑为显微镜下多血管炎。另外，显微镜下多血管炎肾小球受累是其特征性表现之一，而结节性多动脉炎一般无肾小球的病变。

2.韦格纳肉芽肿

该病是一种中、小血管受累的坏死性血管炎，但也可累及微小血管。病理表现可见有肉芽肿形成的特征性改变，而结节性多动脉炎一般无肉芽肿形成。另外，在韦格纳肉芽肿中多为胞质型抗中性粒细胞胞质抗体阳性，而结节性多动脉炎一般为抗中性粒细胞胞质抗体阴性。Churg-Strauss综合征是一种以小血管受累为主的坏死性血管炎。其病理改变也有肉芽肿形成的特征。在临床以嗜酸性粒细胞增多及哮喘为特征性表现且抗中性粒细胞胞质抗体常阳性，这些特点易与结节性多动脉炎相鉴别。

（二）中医学鉴别诊断

PAN于中医"脉痹""血痹"均有相似之处。临床以皮下结节、皮肤红肿、紫斑、坏死，以及发热、高血压、腹痛等为主要表现，与中医"脉痹""血痹"相似。其皮肤斑疹应当与红蝴蝶疮相鉴别，红蝴蝶疮以颜面部为蝶状红斑为特征表现，皮肤可有多形性斑疹，可伴有坏死，可有关节痛，光过敏等表现，ANA、抗Sm抗体阳性，而本病虽有斑疹，而无蝶状红斑表现，ANA可阴性。

四、临床治疗

（一）提高临床疗效的要素

早期激素治疗在改善病情方面有价值，缓解后激素应维持应用。并发症西医治疗根据临床表现不同和病变累及器官范围程度而个体化，治疗前应寻找包括某些药物在内的致病原因，并避免与之接触。

宜中西医结合治疗。结节性多动脉炎虽可用激素治疗以改善症状，然而一旦发生多脏器病变，尤其是肾损害则多死亡，加上激素长期应用所致不良反应和易感性可使治疗效果因并发症和加杂症的发生而减低。因此，应用中医扶正祛邪，减低激素用量，降低激素不良反应的治疗方法，有助于缓解病情，减少并发症的发生，从而使预后改善。

（二）辨病治疗

结节性多动脉炎可分为无乙型肝炎病毒感染和有乙型肝炎病毒感染病史两种类型。两种类型的结节性多动脉炎的治疗应采取不同的方案。

1.无乙型肝炎病毒感染的结节性多动脉炎的治疗

（1）激素　激素为首选药物，应及早应用。开始一般剂量较大，常用泼尼松1mg/（kg·d），早晨顿服或分次口服。对于重症患者常常用甲泼尼龙静脉冲击治疗，常用剂量为15mg/（kg·d），连用3天。但冲击的剂量可根据医生的经验而定，并不绝对，有时总的冲击剂量低于1000mg也可收到相同的效果。冲击治疗起效快，且相对比较安全。特别适用于有重要脏器受累或有广泛的多发性单神经炎病变的患者。甲泼尼龙冲击治疗的不良反应相对轻微和短暂，常见的有口苦，面部潮红，头痛，乏力，血压升高及一过性高血糖。极少数患者可出现严重的并发症，包括猝死、心律失常、心肌梗死、消化道出血和脑卒中等。当患者的病情得到控制和改善，同时血沉恢复正常后可考虑开始激素减量。结节性多动脉炎的初始治疗期用隔日治疗的方法无明显效果。隔日减量的方案争议也较多，一般不主张用。当激素与细胞毒药物同时应用时，激素减量应更快一些，以免出现感染等不良反应。

（2）细胞毒药物　目前用细胞毒药物治疗包括结节性多动脉炎在内的系统性血管炎疾病已被临床医师普遍接受。但何时用仍然是一个有争论的问题。一般认为临床上出现快速进展性血管炎并伴有明显的内脏受累；或大剂量的激素仍不能控制血管炎的活动；或需要大剂量的激素维持疾病的缓解状态等情况时应加用细胞毒药物治疗。

Guillevin 等建议如果患者存在下列 5 个危险因子（Five factors score，FFS）中的任何一个就应同时加用免疫抑制剂：①尿蛋白 > 1g/d；②肾功能不全（Cr > 140μmol/L）；③心肌病；④胃肠道病变；⑤中枢神经系统病变。如果没有 FFS 存在，单用激素能控制疾病活动时可不必加用免疫抑制剂。环磷酰胺是最常用的细胞毒药物，此外尚有硫唑嘌呤及甲氨蝶呤，后两种药物在血管炎中的应用经验不多。环磷酰胺有口服和静脉冲击两种给药方法，静脉冲击治疗起效比口服快，不良反应相对较少，所以临床上较常用。如果环磷酰胺静脉冲击治疗不能控制疾病的活动，改用口服治疗可仍然有效。相反，如果口服治疗无效，改用静脉冲击一般也无效或效果很差。激素和环磷酰胺合用的时间一般不应超过 1 年。

环磷酰胺静脉冲击治疗的剂量应根据不同患者的具体情况而定。法国的一个结节性多动脉炎研究协作组建议用的剂量为 0.6g/m^2 体表面积，每月 1 次，共治疗 1 年。国内一般用 800～1000mg。每月 1 次。大剂量的环磷酰胺用于肾功能不全的患者有一定风险，应酌情减量。环磷酰胺口服常用的剂量为 2mg/（kg·d）。但口服治疗的疗效与毒性比数（therapeutic/toxic index）很低，且每天服用易引起严重的不良反应。

无乙型肝炎感染的结节性多动脉炎的患者不主张用血浆交换治疗。但对于少数难治性的，对常规药物治疗无效的患者血浆交换治疗也许有一定效果。静脉免疫球蛋白治疗系统性血管炎尚处在临床试验阶段，有报道治疗韦格纳肉芽肿及显微镜下多血管炎都取得了理想的效果，但尚未见有用于结节性多动脉炎治疗的报道。

2. 有乙型肝炎病毒感染的结节性多动脉炎的治疗

抗病毒治疗加血浆交换是这类患者的首选治疗方案。这类患者如果按常规用激素加环磷酰胺等细胞毒药物治疗可能对控制血管炎的症状有一定好处，但易使病毒在体内复制，从而促进机体向慢性肝炎和肝硬化发展。因此对于有乙型肝炎感染的结节性多动脉炎的治疗，激素一般只在治疗开始时短时间内应用，用以控制重要脏器的病变，然后快速停药，这样有利于机体免疫系统清除被乙肝病毒感染的肝细胞和促使抗 HBe 抗体的产生。然后用抗病毒加血浆交换治疗，常可获得非常满意的疗效。

（三）辨证治疗

本病系风寒湿邪外袭阻滞气血，气血运行不畅，邪闭不通而发本病。风寒湿邪侵入血脉，血凝不畅，不通则痛，故而见结节、疼痛；肝肾不足，筋脉失养，阴虚火旺，虚火乘于经脉，故见红肿疼痛；不能濡养肝木，肝火亢盛，而见头痛眩晕；心阳不足，温煦乏力，进而使心血瘀阻，出现胸痛、心悸症状。本病多因脾肾两虚，复感外邪，湿热淫经，经络受损，瘀血凝滞，甚或尿血便血。病机是本虚标实，脾肾气阴不足，外邪乘虚而入，湿热瘀毒，侵袭经脉，深入脏腑而发病。此外，肝肾亏虚，气阴不足，易致外邪入侵，闭阻经脉，气滞血瘀，阻于体表经络则见皮肤结节、网状青斑，肢体疼痛，影响脏腑则见各脏腑病变，邪阻于内，郁而化热，故见发热，皮肤红肿。本病辨证在于分清虚实寒热。

1. 辨证论治

（1）营卫不和证

治法：调和营卫，祛邪消瘀。

方药：桂枝汤合桃红四物汤。

组成：桂枝 10g，白芍 10g，当归 10g，桃仁 10g，赤芍 10g，威灵仙 9g，牛膝 9g，地龙 9g，忍冬藤 15g，夏枯草 15g，苏木 6g，青皮 6g，制香附 6g，甘草 6g。

加减：低热加地骨皮 10g，青蒿 10g；胃脘不适加佛手 10g；纳差加麦芽 15g。

（2）毒热阻络证

治法：清热解毒，活血化瘀。

方药：四妙勇安汤加味。

组成：金银花 30g，当归 15g，黄柏 10g，赤小豆 15g，赤芍 10g，牛膝 20g，甘草 6g，玄参 15g，茵陈 15g，苍术 20g，丹参 20g，鸡血藤 15g，忍冬藤 15g，地龙 10g。

加减：热盛者加羚羊角 10g，公英 30g；湿盛者加土茯苓 20g，薏苡仁 30g。

（3）气营热盛证

治法：清热泻火，化瘀解毒。

方药：清瘟败毒饮加减。

组成：生石膏 30g，知母 15g，生地 30g，玄参 15g，金银花 30g，连翘 20g，大青叶 30g，虎杖 30g，地龙 30g，防己 10g，黄芩 15g，牡丹皮 15g，赤芍 10g，黄芪 15g，桑枝 30g，竹叶 10g，滑石 30g，炙甘草 6g。

加减：恶寒者加桂枝 15g；尿血者加白茅根、茜草各 20g；热毒盛者，加黄连 15g，大黄 10g，栀子 10g；口渴喜冷饮者加芦根、石斛、麦冬各 15g。

（4）脾肾不足证

治法：健脾益肾，活血化瘀。

方药：归脾丸合右归丸加减。

组成：黄芪 30g，山药 15g，茯苓 20g，桂枝 10g，牡丹皮 10g，山萸肉 15g，熟地 15g，赤芍 15g，桃仁 9g，红花 9g，威灵仙 15g。

加减：关节疼痛者加羌活 9g，秦艽 9g；纳差者加麦芽 15g；便溏者加白扁豆 10g，白术 15g。

（5）肝风内动证

治法：滋阴潜阳，息风开窍。

方药：镇肝熄风汤加减。

组成：生赭石 30g，生龙骨 30g，生牡蛎 30g，钩藤 15g，生地 15g，牛膝 30g，白芍 15g，麦芽 15g，天冬 15g，石菖蒲 6g，远志 15g，青蒿 15g。

加减：高热者加羚羊角 15g，公英 30g，金银花 30g；体虚者加人参 10g，山药 15g；津亏者加石斛、玉竹各 15g。

2. 外治疗法

（1）针刺治疗　上肢疼痛，无力者，主穴取内关、太渊、尺泽，配穴取曲池、合谷、肩井。下肢疼痛，无力者，主穴取足三里、三阴交、太冲、太溪。泻法，每天一次，留针或电针 15～30 分钟，15 次为一疗程。

（2）中药外洗　紫草 30g，茜草 30g，白芍 20g，赤芍 20g，桃仁 15g，红花 15g，地龙 15g，丝瓜络 15g，牡丹皮 15g，公英 20g，蛇床子 20g。水煮 15 分钟，外洗四肢皮肤。能够清热通络、活血止痛，用于肢体关节疼痛、酸胀、麻木不适症状者，皮肤过敏者慎用。

3. 单方验方

伸筋草洗方：伸筋草 30g，透骨草 15g，艾叶 30g，刘寄奴 15g，桑枝 30g，官桂 15g，苏木 9g，西红花 15g。上药碾碎，装入纱布袋内，用桑枝加水上锅蒸后用或煮水浸泡后用。温度 38～43℃，每次治疗 20 分钟，每天一次，15 天一疗程。适应证：用于肢体肌肉疼痛，皮肤结节，结块有压痛，伴或不伴瘀斑、网状青斑，也可用于雷诺征。注意事项：有皮肤溃疡者禁用，皮肤过敏者慎用。

（四）名医诊疗特色

1. 梁月金

梁月金认为激素属于纯阳之品，在治

疗结节性多动脉炎应用激素时，中药选方切忌温燥，在激素引起阴虚阳亢表现时，及时投以滋阴降火之中药，减少了激素不良反应。对于热毒阻络型病证，制宜清热凉血解毒、活血通络之品，方以四妙勇安汤加味。

2. 任修德

任修德认为结节性多动脉炎经急性期治疗后，呈现本虚标实，中医治疗以养气血为原则，先治其本，量虚实再以攻治标，当攻则攻，中病即止，攻后即补，但要时时顾护脾胃。药用：桃仁 12g，红花 6g，酒当归 10g，黄柏 10g，知母 10g，肉苁蓉 10g，泽泻 10g，川牛膝 6g。治疗下焦湿热，气血内耗，湿热淫筋者。

五、预后转归

结节性多动脉炎的预后取决于是否有内脏和中枢神经系统的受累及病变的严重程度。未经治疗的结节性多动脉炎的预后相当差，其 5 年生存率小于 15%。单用激素治疗 5 年存活率为 48%～57%。近年来，由于激素及细胞毒药物的联合使用，本病生存率有明显的提高。大多数的研究表明 5 年生存率在 50%～80% 之间。多数患者死亡发生于疾病的第 1 年。引起死亡最常见的原因是诊断不及时导致血管炎病变本身未能得到控制，另一个常见的原因是免疫抑制剂的使用引起的重症感染。

一般认为，如果患者的年龄在 50 岁以上，尿蛋白每天大于 1g，肾功能不全，以及有心脏、胃肠道或中枢神经系统受累则病死率明显升高。但有外周神经系统受累如多发性单神经炎并不引起病死率的增加。结节性多动脉炎的复发率一般为 10%。复发时的表现与初起时临床表现较为相似。

本病系风寒湿邪外袭阻滞气血，气血运行不畅，邪闭不通而发本病；因脾肾两虚，复感外邪，湿热淫经，经络受损，瘀血凝滞，甚或尿血便血。如果辨证准确，治疗及时，病情可以好转。若正虚邪进，影响心、肝、肺、肾、脾等脏器功能，预后差。

六、预防调护

（一）预防

（1）去除感染病灶，注意卫生，加强身体锻炼，提高自身免疫功能。

（2）生活规律，劳逸结合，心情舒畅，避免强烈精神刺激。

（3）加强营养，禁食生冷，注意温补。

（4）早期诊断、早期治疗，减少并发症发生。

（5）禁止吸烟。

（二）调护

（1）注意保暖，避免受凉，避免和感冒患者接触，以防风寒湿邪之侵袭。

（2）宜食易消化食品，保持充足营养，进食高蛋白、高维生素、高纤维素食物，忌食高脂饮食，禁食酒类、辛辣厚味，以防损伤脾胃及引起血管舒缩异常。

（3）注意休息，劳逸结合，冬天忌入冷水，注意保暖，谨防感冒。

（4）开导患者正确面对疾病，保持良好心态，树立战胜疾病的信心。此外做好家属工作，使其能够配合医护人员做好患者的心理护理和生活护理。

（5）除每天清洁皮肤，降低因长期服用激素而发生痤疮的机会外，更重要的是对皮疹、坏死、溃疡、坏疽等皮肤损害进行认真护理，防止感染或新的损伤。仅有皮疹痒痛者，可外用炉甘石洗剂等，达到减少摩擦、收敛消炎的目的。

有水疱无感染情况时，可采用湿敷的方法治疗，清除分泌物，减少充血、炎性渗出，常用的药液有 1∶8000 高锰酸钾溶液、3% 硼酸溶液等，每日湿敷 2～4 次。

溃疡面须清洁换药，可用油纱覆盖或涂 0.5% 新霉素软膏保护。一旦出现感染，应每天彻底清洁创面，根据细菌培养情况，给予抗感染治疗。创面如有血痂形成，可先用 1% 雷呋诺尔湿敷去痂。此外，对已有皮肤损伤的患者，还应加倍注意避免皮肤创伤，尤其卧床患者，因其血管病变，循环不良，受压过久或翻身时拖拉皮肤，极易造成压疮。所以，要定时翻身活动，加强受压部位按摩，促进血液循环。

（6）要注意观察尿量及水肿情况，了解液体出入量是否平衡。定期检查尿常规、肾功能，必要时测定尿比重，以了解肾损害程度。当发生肾功能不全时，可按肾功能不全的护理常规护理。

（7）对于并发周围神经炎患者，在应用神经营养药物的同时，注意抬高患肢，避免冷热刺激，以减轻疼痛。累及中枢神经者，要观察神志、瞳孔、呼吸、血压、体温等变化，预防脑出血、脑疝等发生。

七、专方选要

（1）仙方活命饮　赤芍 15g，丹皮 15g，桃仁 10g，红花 10g，延胡索 15g，玄参 30g，蜈蚣 2 条，当归尾 12g，生地 30g，炮山甲 10g（禁用，需以他药代之），没药 10g，乳香 10g，鸡血藤 30g，天花粉 15g，贝母 6g，皂刺 10g，防风 10g，知母 10g，50 度白酒 100ml，同煎，煎至约 600ml，分 2 次服，日 1 剂。该方有清热解毒，消肿溃坚，活血止痛的功效。适用于痈疡肿毒初起，热毒壅聚，气滞血瘀，红肿焮痛，身热凛寒，苔薄白或黄，脉数有力的患者。

（2）三妙散合天麻钩藤饮　苍术 15g，黄柏 20g，牛膝 20g，天麻 20g，钩藤 20g，石决明 20g，黄芩 20g，杜仲 20g，独活 20g，羌活 15g，土茯苓 20g，金银花 15g，白花蛇舌草 30g，仙鹤草 30g，赤芍 15g，红曲 10g。水煎，日 1 剂，分 2 次口服。有

清热除湿，平肝潜阳的功效。用于治疗本病皮肤损害属湿热阻滞、肝阳上亢证型。

（3）四妙勇安汤　金银花 30g，玄参 30g，当归 12g，生地 30g，赤芍 15g，紫花地丁 15g，紫草 30g，连翘 15g，苍术 15g，黄柏 15g，苏木 15g，薏苡仁 30g，白术 15g，公英 30g，白花蛇舌草 30g，茯苓 30g，甘草 6g。每日一剂，分 2 次服。该方有清热解毒、祛湿活血的功效。用于治疗本病证属湿热瘀毒、气阴两虚证型患者。

八、评价与瞻望

关于本病的病因病机的认识、辨证分型、临床中医治疗方法与方案尚未形成统一意见。中医治疗有其独特优势，中医药治疗的优势主要体现在治法多样化，能够通过辨证和辨病相结合，调整人体异常的免疫功能，改善局部及全身症状。因此，目前临床治疗方面主张中医综合疗法与中西医结合疗法的治疗模式，以达到控制病情发展、提高疗效、促进康复、降低药物不良反应的目的。中医药治疗注重整体观念、辨证论治，发挥了独特的优势。在今后的治疗过程中，如何更好地结合各种治疗优势，发扬中医药特色，设计综合性、规范化、个体化的治疗方案将是今后临床研究的课题。

参考文献

[1] 梁月俭. 中西医结合治疗结节性多动脉炎 3 例 [J]. 吉林中医药, 1999 (02): 38.

[2] 任修德. 中药治疗结节性多动脉炎中的攻与补 [J] 中国民间疗法, 2000 (10): 38–39.

[3] 苏蕾. 加减仙方活命饮治疗结节性多动脉炎 1 例报道 [J]. 时珍国医国药, 2000 (10): 939–940.

[4] 刘雯君, 刘东武, 高明利. 三妙散与天麻钩藤饮联合西药治疗皮肤型结节性多动脉炎 1 例报告 [J]. 实用中医内科杂志, 2015, 29 (07): 146–148.

第十六章 大动脉炎

大动脉炎（Takayasu's arteritis，TA）是指主动脉及其主要分支的慢性进行性、非特异性炎性疾病。病变多见于主动脉弓及其分支，其次为降主动脉、腹主动脉和肾动脉。主动脉的二级分支，如冠状动脉、肺动脉也可受累。受累的血管可为全层动脉炎。早期血管壁为淋巴细胞及浆细胞浸润，偶见多形核中性粒细胞及多核巨细胞。由于血管内膜增厚，导致管腔狭窄或闭塞，少数患者因炎症破坏动脉壁中层，弹力纤维及平滑肌纤维坏死，从而引起动脉扩张、假性动脉瘤或夹层动脉瘤。本病年轻女性多见。

大动脉炎在中医学文献中无相似的病名记载，但对于类似多发性大动脉炎所表现的症状及发病特征历代文献中均有较为详细的记载，如无脉证。根据本病低热、乏力、无脉、血管疼痛及结节红斑等症状，在中医学中被归为"血痹""眩晕""脉痹""厥证""虚损"之范畴。

一、病因病机

（一）西医学认识

1. 流行病学

本病多发于年轻女性，约90%在30岁以前发病。40岁以后较少发病，国外资料患病率1.6/百万人。在亚洲地区，如中国、韩国、日本、印度、泰国等国家报道较多，其次是南美洲地区，而西欧国家则罕见。男与女之比为1∶3.2。据日本全国统计大动脉炎患者约5000例，男与女之比为1∶10。

2. 病因

病因迄今尚不明确，可能与感染引起的免疫损伤等因素有关。虽然有较多本病与各种感染如螺旋体、分枝杆菌、细菌和病毒等的报道，但目前尚无充分的证据表明这些病原体感染与本病发病有直接的关系。本病偶尔与幼年慢性关节炎、成人Still病、系统性红斑狼疮、炎性肠病等相伴发，提示大动脉炎为一自身免疫病；本病中发现的各种自身抗体如抗内皮细胞抗体也支持本病是一自身免疫病，但这些自身抗体在发病机制中的确切作用机制并不明确。

3. 发病机制

大动脉炎是指主动脉及其主要分支及肺动脉的慢性进行性非特异性炎症。以引起不同部位的狭窄或闭塞为主，少数患者因炎症破坏动脉壁的中层，而致动脉扩张或动脉瘤。因病变的部位不同，其临床表现也不同。病因迄今尚不明确。大动脉炎的发病机制有以下学说。

（1）自身免疫学说 认为本病可能由于链球菌、结核菌、病毒或立克次体等感染后体内免疫过程所致。其表现特点如下。①血沉快；②血清蛋白电泳常见有7种球蛋白、α_1及α_2球蛋白增高；③C-反应蛋白，抗链"O"及抗黏多糖酶异常；④胶原病与本病合并存在；⑤主动脉弓综合征与风湿性类风湿性主动脉炎相类似；⑥激素治疗有明显疗效。但这些特点并非本病免疫学的可靠证据。血清抗主动脉抗体的滴度和抗体价均较其他疾病明显增高，其主动脉抗原位于主动脉的中膜和外膜，血清免疫球蛋白示IgG、IgA和IgM均增高，以后二者增高为特征。Shimizt等认为可能由于此处病变直接波及主动脉或对结核性病变的一种过敏反应所致。显微镜检查可见病变部位的动脉壁有新生肉芽肿和郎罕（Laghans）巨细胞，但属非特异性炎变，未找到结核菌。

（2）内分泌异常　本病多见于年轻女性，因此认为可能与内分泌因素有关。Numano 等观察女性大动脉炎患者在卵泡及黄体期 24 小时尿标本，发现雌性激素的排泄量较健康妇女明显增高。临床上，大剂量应用雌性激素易损害血管壁，长期服用避孕药可发生血栓形成的并发症。Numano 等认为雌性激素分泌过多与营养不良因素（结核）相结合可能为本病发病率高的原因。

（3）遗传因素　近年来，关于大动脉炎和遗传的关系，引起某些学者的重视。日本曾对大动脉炎患者行 HLA 分析发现，A9、A10、B5、Bw40、Bw51、Bw52 出现频率高，特别是 Bw52 最高，并对 124 例患者随访 20 年发现，Bw52 阳性者大动脉炎的炎症严重，需要激素剂量较大，并对激素有抗药性；发生主动脉瓣关闭不全、心绞痛及心衰的并发症均较 Bw52 阴性者为重，提示 HLA 抗原基因不平衡具有重要的作用。

近来研究发现，我国汉族大动脉炎患者与 HLA-13R4、DR7 等位基因明显相关，DR7 等位基因上游调控区核苷酸的变异可能和其发病与病情有关。发现 DR4（＋）或 DR7（＋）患者病变活动与动脉狭窄程度均较 DR4（－）或 DR7（－）者为重。

4. 病理

（1）形态学改变　本病系从动脉中层及外膜开始波及内膜的动脉壁全层病变，表现弥漫性内膜纤维组织增生，呈广泛而不规则的增生和变硬，管腔有不同程度的狭窄或闭塞，常合并血栓形成，病变以主动脉分支入口处较为严重。本病常呈多发性，在 2 个受累区之间常可见到正常组织区，呈跳跃性病变（skip lesion）。随着病变的进展，正常组织区逐渐减少，在老年患者常合并有动脉粥样硬化。近些年研究发现，本病引起动脉扩张性病变的发生率较前增高了，由于病变进展快，动脉壁的弹力纤维和平滑肌纤维遭受严重破坏或断裂，而纤维化延迟和不足，动脉壁变薄，在局部血流动力学的影响下，引起动脉扩张或形成动脉瘤，多见于胸腹主动脉和右侧头臂动脉，以男性较为多见。

（2）组织学改变　Nasu 将大动脉炎病理分为 3 型，即肉芽肿型、弥漫性炎变型、纤维化型。其中以纤维化型为主，并有逐渐增多趋势。即使在纤维化型中，靠近陈旧病变处可见新的活动性病变。根据研究有 3 种不同的炎变表现，即急性渗出、慢性非特异性炎变和肉芽肿，使受累区逐渐扩大。动脉中层常见散在灶性破坏，其间可有炎症肉芽组织和凝固性坏死，外膜中滋养血管的中层和外膜有明显增厚，引起其管腔狭窄或闭塞；动脉各层均有以淋巴细胞和浆细胞为主的细胞浸润，中层亦可见上皮样细胞和朗罕巨细胞。电镜所见：动脉壁平滑肌细胞细长，多充满肌丝，细胞器很少；少数肌膜破坏，肌丝分解和消失，线粒体和内质网肿胀，空泡性变，以致细胞变空和解体；胞核不规则，染色质周边性凝集，成纤维细胞少见，胶原纤维丰富，有局部溶解，网状纤维少，弹力纤维有分布均匀、低电子密度的基质，以及疏松纵向走行的丝状纤维。

（3）病理分型　根据受累血管的部位不同，大动脉炎可分为 4 种类型：①头臂型，累及主动脉弓及其主要分支；②胸腹主动脉型，主要累及降主动脉和（或）腹主动脉；③肾动脉型，单独累及肾动脉；④混合型，病变同时累及上述 2 组以上的血管；⑤肺动脉型，病变主要累及肺动脉。

（二）中医学认识

中医对本病的病因病机认识，随着其病期的演变，大体有三类。

1. 六淫侵袭

寒湿之侵最为多见。如《素问·调经论》曰:"寒独留则血凝泣,凝则脉不通。"遂成无脉症,然也有热毒郁结者,此常见于病变早期。主动脉及其大分支已有病理性改变,脉呈微涩小紧之状,尚无典型之无脉证候,故有医家常将此急性活动期患者误诊为风湿、结核,实乃已是热毒侵袭之期。

2. 正气虚羸

本病渐起,显与正气之强弱有关。本病的形成,首先由于心阳不足,心营失和,脾气亏损,导致脉络痹阻。同时,正气之虚羸,虽以阳虚寒闭最为多见,但也有阴亏于内之成因,本病患者以青年女性多见,男女之比约 1:8,也提示与阴虚有关。究其阴虚之脏腑,则与肝肾两脏有关。

3. 血脉瘀涩

本病之病变主在大动脉及其分支,其病理改变致使动脉内膜不规则增厚使管腔狭窄,并迟早引起血栓形成而闭塞。血液循行障碍、血凝不行则主病在血。《素问·五脏生成篇》指出,血"凝于脉者为泣","泣"是涩,即塞的意思,故脉之瘀涩是本病主要病理之一。

总之,本病虽有邪侵、正虚、血瘀之三方面病因病理因素,但外邪之入侵常基于正虚之内在因素。邪之入侵则形成急性活动期之表现,待酿成病损后则随正气之虚衰,邪热也衰,使病情进入慢性炎症中间期,以气虚血瘀,气血虚弱,或肝肾阴虚为主要表现,随着脉痹血瘀之进一步损害则主以血瘀阻络,甚则形成癥瘕瘢痕之损害,则病属晚期。故在本病之发病过程中正与邪、气与血均互为因果,相互转化。

二、临床诊断

(一)辨病诊断

1. 临床诊断

大动脉炎的诊断标准(1990 年 ACR 标准)如下。

(1)发病年龄 ≤ 40 岁。出现与大动脉炎相关的症状或体征时的年龄小于 40 岁。

(2)肢体间歇跛行:活动时一个或多个肢体出现肌肉疲劳加重及不适,尤以上肢明显。

(3)臂动脉搏动减弱:一侧或双侧臂动脉搏动减弱。

(4)两上臂收缩压差 > 10mmHg(1.33kPa)。

(5)血管杂音:锁骨下动脉与主动脉区有血管杂音。单侧或双侧锁骨下动脉或腹主动脉可闻杂音。

(6)动脉造影异常:主动脉一级分支或上下肢近端大动脉狭窄或闭锁,病变常为局灶或节段性,这些并非由主动脉硬化、纤维组织性及肌性的发育不良或类似原因引起。

以上 6 条中至少有 3 条可诊断。此诊断标准的敏感性和特异性分别是 90.5% 和 97.8%。

2. 临床分型

(1)头臂动脉型(主动脉弓综合征)

症状:颈动脉和椎动脉狭窄及闭塞,可引起脑部不同程度的缺血,出现头晕、头痛、记忆力减退,单侧或双侧视物有黑点、视力减退、视野缩小甚则失明,嚼肌无力和咀嚼肌腭部肌肉疼痛。较少患者因局部缺血产生鼻中隔穿孔,上腭及耳壳溃疡,牙齿脱落和面肌萎缩。脑缺血严重者可有反复晕厥、抽搐、失语、偏瘫或昏迷。尤以头部上仰时,脑缺血症状更易发作。少数患者由于局部血压和氧分压低或颈动脉与周围组织发生粘连，颈动脉窦较为敏感，当头部急剧改变位置或起立时，可产生颈动脉窦性晕厥现象。上肢缺血可出现单侧或双侧上肢无力、发凉、酸痛、麻木甚至肌肉萎缩。少数患者可发生锁骨下动脉窃血综合征。当一侧锁骨下动脉或无名动脉狭窄50%以上或闭塞时，可使同侧椎动脉的压力降低10mmHg（1.33kPa）以上，对侧椎动脉的血液便逆流入狭窄或闭塞侧的椎动脉和锁骨下动脉，而当患侧上肢活动时，其血流可增加50%～100%，使狭窄或闭塞部位的远端引起虹吸现象，加重脑部缺血，而发生一过性头晕或晕厥。

体征：颈动脉、桡动脉、肱动脉搏动减弱或消失，两侧上肢收缩压差大于10mmHg。约半数患者于颈部或锁骨上部可听到二级以上收缩期血管杂音，少数伴有震颤，但杂音响度与狭窄程度之间，并非完全成比例。轻度狭窄或完全闭塞的动脉，则杂音不明显。如有侧支循环形成，则血流通过扩大、弯曲的侧支循环时，可以产生连续性血管杂音。

（2）胸腹主动脉型

症状：伴有高血压者可有头痛、头晕、心慌，由于下肢缺血，出现无力、发凉、酸痛、易疲劳和间歇性跛行等症状。合并肺动脉狭窄者，则出现心慌、气短。少数患者发生心绞痛或心肌梗死，系病变累及冠状动脉引起狭窄或闭塞所致。

体征：①高血压：高血压为本病的一项重要的临床表现，尤以舒张压升高明显，肾动脉狭窄越严重，舒张压越高。其发生机制可能为胸降主动脉严重狭窄，使心排出血液大部分流向上肢而引起的区域性高血压及（或）肾动脉狭窄引起的肾血管性高血压；主动脉瓣关闭不全所致的收缩期高血压等。在单纯肾血管性高血压中，用同一袖带测量其下肢收缩压则较上肢高20～40mmHg（2.66～5.32kPa）；单纯胸降主动脉狭窄，则上肢血压高，下肢血压低或测不出；若上述二种合并存在时，则上下肢血压水平相差更大。高血压使心脏后负荷增加，故引起左室肥厚、扩大以至心力衰竭。②血管杂音：约80%的患者于脐上部可闻及高调的收缩期或收缩及舒张双期血管性杂音。无论单侧或双侧肾动脉狭窄，半数以上的腹部血管杂音仅Ⅰ～Ⅱ级，可向左或右侧传导，杂音位于脐上2～7cm及脐两侧各2.5cm范围内。杂音强度与肾动脉狭窄程度不呈平行关系。血管杂音的强度受各种因素的影响，如血压升高、心率增快、肠鸣音减弱、空腹或体瘦者较易闻及血管杂音，否则难以听到。约50%的大动脉炎患者于颈部可闻及血管杂音，因右侧有时易与颈静脉杂音相混淆，故左侧较右侧血管杂音的病理意义大，可作为辅助诊断。③上下肢收缩压差正常人经动脉内直接测压时上肢与下肢血压相等。当采用固定宽度袖带（成人为12cm）血压计测压时，则下肢动脉收缩压水平较上肢高20～40mmHg（2.66～5.32kPa），乃因收缩压与肢体粗细呈正比，与袖带宽度呈反比所致。大动脉炎患者若下肢采用加宽袖带较上肢收缩压差＜20mmHg，则反映主动脉系统有狭窄存在。

（3）混合型　具有上述两种类型的特征，属多发性病变，多数患者病情较重。

（4）肺动脉型　本病合并肺动脉受累并不少见，约占50%，上述3种类型均可合并肺动脉受累，而在各类型中伴有或不伴有肺动脉受累之间无明显差别。尚未发现有单纯肺动脉受累者，但国外有肺动脉受累作为大动脉炎首发临床表现的报道。肺动脉高压大多为一种晚期并发症，约占1/4，多为轻度或中度，而重度则少见。临床上出现心悸、气短较多，但症状均较轻。肺动脉瓣区可闻及收缩期杂音和肺动脉瓣第二音亢进，肺动脉狭窄较重的一侧呼吸音减弱。应与其他肺血管疾病，如肺动脉血栓栓塞征或原发性肺动脉高压等鉴别。

3. 相关检查

（1）红细胞沉降率增快　血沉是反映本病病变活动的一项重要指标。约43%的患者血沉快，可快至130mm/h。其中发病10年以内者，多数血沉增快，大于10年者则病情趋于稳定，血沉大多恢复正常。

（2）C-反应蛋白　其临床意义与血沉相同，阳性率与血沉相似，均为本病病变活动的一项指标。

（3）抗链球菌溶血素"O"　这类抗体的增加仅说明患者近期曾有溶血性链球菌感染。本病约半数患者出现阳性或可疑阳性反应。

（4）血常规　少数患者可见白细胞增高，也为炎症活动的一种反应，但中性粒细胞无明显改变。约1/3患者出现贫血，常为轻度贫血，是长期病变活动或女性激素增高对造血功能影响所致。

（5）血清蛋白电泳　常有 α_1、α_2 及 γ 球蛋白增加，白蛋白下降。

（6）血清抗主动脉抗体测定　本法对大动脉炎的诊断具有一定的价值。血清抗主动脉抗体滴度 ≥1：32 为阳性，≤1：16 为阴性。大动脉炎患者阳性率可达91.5%，其中滴度 ≥1：64 者占65%，假阴性占8.5%。

（7）胸部 X 线检查

心脏改变：约1/3患者有不同程度的心脏扩大，多为轻度左心室扩大，重度扩大较少见。其原因主要由于高血压引起的后负荷增加；其次由于主动脉瓣关闭不全或冠状动脉病变引起的心肌损害所致。

胸主动脉的改变：常为升主动脉或弓降部的膨隆、凸出、扩张，甚至瘤样扩张，可能系高血压的影响或大动脉炎的表现，与病变类型及范围有关。降主动脉，尤以中下段变细内收及搏动减弱等，是提示胸降主动脉广泛狭窄的重要指征。为了提高诊断的阳性率，可加高胸部照片条件，如高电压摄影、记波及（或）体层摄影有助于显示这类征象。

（8）心电图检查　约半数患者为左心室肥厚、左心室劳损或高电压。少数表现为冠状动脉供血不足或心肌梗死改变。由于肺动脉狭窄引起的肺动脉高压可表现为右心室肥厚，左心室后负荷增加可能部分掩盖心电图右心室肥厚的特征。

（9）眼底检查　无脉病眼底为本病的一种特异性改变，发生率约为14%。可分为3期：第1期（血管扩张期），视神经盘发红，动静脉扩张、瘀血，静脉管腔不均，毛细血管新生、小出血、小血管瘤，虹膜玻璃体正常；第2期（吻合期），瞳孔散大、反应消失、虹膜萎缩、视网膜动静脉吻合形成、周边血管消失；第3期（并发症期），表现为白内障、视网膜出血和剥离等。

（10）肺功能检查　肺功能改变与肺动脉狭窄和肺血流受损有一定关系。通气功能下降以双侧肺血流受损为多，而弥散功能障碍则少见。由于长期肺血流受损使肺顺应性降低，或肺动脉高压引起心肺功能改变所致。

（11）血流图检查　可检查头部及四肢血流量，并可同时测定动脉管腔直径大小，对诊断及了解病情变化或手术后随访观察有价值。

（12）B超声检查　可探查主动脉及其主要分支狭窄或闭塞（颈动脉、锁骨下动脉、肾动脉等），也可对其远端分支探查。

（13）放射性核素检查　用99mTc-DTPA肾照相及卡托普利激发试验，当肾动脉发生狭窄时，由于肾缺血引起肾素系统活性增强，血管紧张素 II 使肾小球出球小动脉收缩，肾小球滤过压增高，代偿性来维持适当肾小球滤过率。服用卡托普利25mg，1小时后复查肾照相，若有肾动脉狭窄存在，由于卡托普利消除了血管紧张素Ⅱ对出球小动脉的收缩作用，故肾小球滤过率较服药前降低，以此来判定肾动脉狭窄。本法诊断阳性率为96.3%，特异性82.7%，较单纯肾照相的敏感性（51.8%）明显增高，而特异性则无任何差别。

（14）CT检查　血管造影（包括DsA）仍是确诊大动脉炎的主要方法，主要显示动脉管腔的改变，但不能观察管壁的改变为其缺点。CT可以观察动脉管壁的变化，对大动脉炎的早期诊断及病变活动具有较大的价值。可见管壁增厚及钙化，增强CT扫描，发现管壁强化和环状低密度影提示为病变活动期。血管造影正常，但可有管壁异常者，有助于大动脉炎的早期诊断。尤其三维重建可立体显示主动脉及其主要分支病变，对重叠部位的血管畸形和复杂血管结构显示最佳。

（15）核磁共振（MRI）检查　本法属无创性检查，具有多体位、多层面成像的能力。应用MRI自旋回波和梯度回波的快速成像序列，可以检测大动脉炎管腔和管壁形态学及主动脉血流动力学变化，可判定主动脉瓣关闭不全。本法可以显示完整的主动脉及其主要分支形态学的改变。

（16）数字减影血管造影（DSA）　它是一种数字图像处理系统，由静脉注入76%泛影葡胺进行造影。为一种较好的筛选方法，操作较简便，患者负担小，反差分辨力高，对低反差区病变也可显示。考虑大动脉炎是肾血管性高血压的最常见的病因，故造影时应对头臂动脉，胸、腹主动脉，肾动脉，髂动脉及肺动脉进行全面检查。一般可代替肾动脉造影，亦适合于门诊患者，但对肾动脉分支病变显示不清，必要时仍需选择性肾动脉造影。

（二）辨证诊断

大动脉炎在中医学文献中无相似病名，根据本病低热、乏力、无脉、血管疼痛及结节红斑等症状，在中医学中被归为"血痹""眩晕""脉痹""厥证"范畴。

望诊：面色正常或面色少华，舌质红或淡暗，苔薄白或黄。

闻诊：言语多正常，病重者，可见语声无力，口中无异味。

问诊：发热，头晕、头痛，肌肉关节酸痛，四肢酸胀，或患侧肢体麻木，发凉，倦怠乏力，头晕眼花，视力减退，失眠多梦，健忘，胸闷气短，小便黄，大便干结。

切诊：脉或细数、脉细涩或脉伏不出。

1. 风热痹阻，血瘀脉络

临床证候：发热，头晕、头痛，肌肉关节酸痛，四肢酸胀，或患侧肢体麻木，发凉，小便黄，大便干结，舌红，苔黄，脉细数。

证候分析：风热之邪侵入机体，客于血脉，邪气初犯，正气尚实，邪气相争故发热；脉络瘀阻，脑失所养，故头晕、头痛；四肢失养则关节酸痛；舌红，苔黄，脉细数为风热侵袭、脉络瘀阻之象。

辨证要点：发热、头痛，关节痛，舌质红，苔黄，脉细数。

2. 热入营血，脉络痹阻

临床证候：发热或高热，汗出口渴，关节疼痛，肌肉酸困，身起红斑，肢体麻木，小便黄赤，大便干结，舌质红，苔黄，脉数或细数。

证候分析：热毒之邪侵入营血，痹阻脉络，邪正相争故发热；热邪迫津外泄故汗出；伤及阴液故口渴；经脉不通，关节失养则疼痛；热毒迫血妄行，溢于脉外则身出红斑。舌红，苔黄，脉数或细数皆热毒内侵之征。

辨证要点：高热，汗出，口渴喜饮，关节疼痛，身起红斑，舌质红，苔黄，脉数。

3.气虚血弱，瘀血阻络

临床证候：面色少华，倦怠乏力，头晕眼花，视力减退，失眠多梦，健忘，胸闷气短，上肢无力、麻木或疼痛，舌质淡暗，苔薄白，脉细涩或脉伏不出。

证候分析：气血两亏，脏腑百骸失于濡养。目失所养则眼花、视力减退；脑失所养则头晕、失眠健忘；气虚无以运血，血瘀脉络，故胸闷、肢体麻木或疼痛；气虚则乏力、气短；舌淡暗，苔薄白，脉细涩或脉伏不出为气血两虚、瘀血内阻之象。

辨证要点：面色少华，倦怠乏力，头晕眼花，胸闷气短，舌质淡，苔薄白，脉细涩或脉伏不出。

4.肝肾阴虚，肝阳上亢

临床证候：头痛，头晕，耳鸣，腰酸腿软，心烦易怒，肢体麻木或偏瘫，下肢发麻，舌红少苔，脉弦细数。

证候分析：肝肾阴虚，阴不制阳，肝阳浮动，血郁气逆，上盛下虚，故见头痛、头晕、耳鸣、腰酸腿软；肝肾阴虚，筋脉失养，故见肢体麻木。舌红少苔，脉弦细数为肝肾阴虚，热动肝风之象。

辨证要点：头晕耳鸣，腰膝酸软，心烦易怒，肢体发麻，舌红少苔，脉弦细数。

5.阳虚寒凝，脉络痹阻

临床证候：形寒肢冷，腰膝酸软，头晕、气短，面色无华，肢体麻木或疼痛，甚至青紫，畏寒，舌质淡胖，苔薄白，脉微细如丝或无脉。

证候分析：寒湿伤阳，阳虚寒凝，脉络痹阻不通，故畏寒肢冷、麻木或疼痛，甚至青紫。舌淡暗，苔薄白，脉微细如丝或无脉为阳虚寒盛之象。

辨证要点：形寒肢冷，肢体麻木，畏寒，舌质淡胖，苔薄白，脉微细或无脉。

三、鉴别诊断

（一）西医学鉴别诊断

1.肾动脉纤维肌性结构不良（FMD）

本病好发于年轻女性，病变大多累及肾动脉远端及其分支，可呈串珠样改变，以右肾动脉受累较多见，主动脉很少受累，上腹部很少听到血管杂音，缺少大动脉炎的临床表现。肾动脉造影显示其远端2/3及分支狭窄，无大动脉炎的表现，病理检查显示血管壁中层发育不良。

2.动脉粥样硬化

年龄大多数超过50岁，以男性多见，病史较短，无大动脉炎活动的临床表现，血管造影有助于鉴别。血管造影常见合并髂、股动脉及腹主动脉粥样硬化病变。但本病很少累及腹主动脉的主要分支，在我国肾动脉受累较少见，约占肾血管性高血压的5%。

3.先天性主动脉缩窄

本病与大动脉炎累及胸降主动脉狭窄所致高血压有时易混淆。前者多见于男性，血管杂音位置较高，限于心前区及肩背部，腹部听不到杂音，全身无炎症活动表现，胸主动脉造影可见特定部位缩窄。婴儿型位于主动脉峡部，成人型在动脉导管相接处形成局限性狭窄。

4.血栓闭塞性脉管炎

该病为周围血管慢性闭塞性炎变，主要累及四肢中小动脉和静脉，下肢较常见，好发于年轻男性，多有吸烟史，表现肢体缺血、剧痛、间歇性跛行，足背动脉搏动减弱或消失，游走性表浅动脉炎，重度者可有肢端溃疡或坏死等。与大动脉炎的鉴别一般并不困难，但本病形成血栓可波及腹主动脉及肾动脉，引起肾血管性高血压，则需结合临床全面分析，必要时行动脉造影加以鉴别。

5. 结节性多动脉炎

结节性多动脉炎有发热、血沉增快及脉管炎等表现。但主要发生在内脏小动脉，与大动脉炎表现不同。

6. 白塞病

白塞病可出现主动脉瓣及其他大血管的病变，但白塞病常有口腔溃疡、外阴溃疡、葡萄膜炎、结节红斑等，针刺反应阳性，可资鉴别。

（二）中医学鉴别诊断

大动脉炎在中医学文献中无相似的病名记载，根据本病低热、乏力、无脉、血管疼痛及结节红斑等症状，在中医学中被归为"血痹""眩晕""脉痹""厥证""虚损"之范畴。本病眩晕症状应当与中风相鉴别，本病多因颈动脉和椎动脉狭窄和闭塞，引起脑部不同程度的缺血，出现头晕、眩晕、头痛、记忆力减退，或因血压升高引起头晕症状，一般无口眼歪斜，言语不利症状，脑 CT 正常，后者除头晕，肢体无力甚至偏瘫外，可有口眼歪斜，言语不利症状，脑 CT 可见梗死病灶，二者可资鉴别。

四、临床治疗

（一）提高临床疗效的要素

多发性大动脉炎的病因尚未明确，临床表现多种多样，病变部位可一处，也可多处。因此，早期发现、早期治疗是治疗的关键，同时在治疗上应全面分析，根据患者的病变位置、临床活动情况及影响脏器功能情况，选择一种或多种方案，抓住时机实施治疗。

临床治疗方面多主张中西医结合疗法的治疗模式，中西医结合治疗能够取长补短，发挥各自治疗方法的优势。结合的重点应放在病因治疗，尽快控制症状，减少药物不良反应，改善预后。

（二）辨病治疗

本病约 20% 为自限性，在发现时疾病已稳定，对这类患者如无并发症可随访观察。对发病早期有上呼吸道、肺部或其他脏器感染因素存在。应有效地控制感染，对防止病情的发展可能有一定意义。高度怀疑有结核菌感染者，应同时抗结核治疗。常用的药物有糖皮质激素和免疫抑制剂。

1. 活动期治疗

目前认为激素对本病活动期患者的治疗是有效的，包括发热、疼痛、血沉增快、C- 反应蛋白阳性可于短期内得到改善，病情缓解，血沉恢复正常。一般泼尼松 30mg，每天一次顿服，维持 4 周后逐渐减量，每 2 ～ 4 周减少 5 ～ 10mg，以后每 2 ～ 4 个月减少 2.5mg，以血沉不增快为减量的指标，剂量减至每天 5 ～ 10mg 时，应维持一段时间。少数患者每天服用 5mg 达 15 ～ 20 年，病情稳定，说明长期小剂量服用激素对控制病变活动是有帮助的。病情危重者可静脉滴注氢化可的松每天 100mg，但合并结核或其他感染或恶性高血压者，则不宜长时间应用激素。

免疫抑制剂联合糖皮质激素能增强疗效。常用的免疫抑制剂为环磷酰胺、甲氨蝶呤和硫唑嘌呤等。环磷酰胺可每日口服 2mg/kg 或冲击治疗，每 3 ～ 4 周 0.5 ～ 1.0g/m²，病情稳定后逐渐减量。甲氨蝶呤每周 5 ～ 25mg 静脉注射、肌内注射或口服。硫唑嘌呤每日口服 2mg/kg。有报道环孢素 A、霉酚酸酯、来氟米特等有效。在免疫抑制剂使用中应注意查血、尿常规和肝功能、肾功能，以监测不良反应的发生。

雷公藤多苷片，具有抗炎及免疫抑制作用，其效用与皮质激素相似，而无皮质激素的不良反应。对皮质激素有耐药性，或禁忌的大动脉炎患者可以其替代，当与皮质激素合用时可提高疗效，减少激素的用量及不良反应。按每日体重 1～1.5mg/kg，分 2～3 次口服，长期服用应注意月经减少或闭经，白细胞减少。孕妇忌用。除按活动期治疗外，伴有脑或肢体缺血表现者应并用扩张血管、改善微循环、抗血小板及抗高血压等药物进行治疗。

2. 稳定期的治疗

（1）扩张血管及改善微循环药物 可选用曲克芦丁 0.2～0.3g，3 次/天；地巴唑 20mg，3 次/天；血管舒缓素（胰激肽释放酶）60～120U，3 次/天。

（2）抗血小板药物 阿司匹林 50～100mg，1 次/天；双嘧达莫 25mg，3 次/天。

（3）抗高血压药物：药物治疗并非肾血管性高血压的首选方法，仅对肾动脉成形术或外科手术禁忌者或拒绝接受上述治疗者，采用药物降压治疗，对一般降压药物反应不佳。目前讨论最多的是血管紧张素转换酶抑制剂治疗肾血管性高血压，对单侧肾动脉狭窄所致的肾素依赖性高血压，在用其他降压药物无效时，可服用转换酶抑制剂，有效地控制血压，防止并发症，但此类药物可降低狭窄侧肾血流量，故服用时应监测肾脏功能改变。对双侧肾动脉狭窄或单功能肾（自然或人工移植）所致高血压，对转换酶抑制剂是绝对禁忌，并且疗效也欠佳。β 受体拮抗药，由于对肾素系统的抑制作用有限，降压疗效欠佳。临床上应结合具体病情与药物反应，联合用药来控制血压达到相应水平。

（三）辨证治疗

1. 辨证论治

活动期

（1）风热痹阻，血瘀脉络

治法：疏风清热，化瘀通痹。

方药：羌活胜湿汤加减。

组成：羌活 12g，独活 12g，当归 10g，金银花 15g，连翘 10g，丹参 10g，红花 10g，生地 10g。

方解：方选羌活、独活祛风除湿止痛；金银花、连翘清热解毒；丹参、红花、当归活血化瘀；生地养阴清热、通血痹，并防诸药辛燥伤阴。

加减：热盛者可加入大青叶 15g，板蓝根 15g，蒲公英 20g 以加强清热解毒之力；关节痛甚者加鸡血藤 12g，络石藤 12g，海风藤 12g 以祛风通络。

（2）热入营血，脉络痹阻

治法：清热解毒，凉血散瘀。

方药：犀角地黄汤合四妙勇安汤加减。

组成：玄参 15g，生地 15g，水牛角 10g，当归 10g，丹参 12g，金银花 20g，生石膏 20g，丹皮 12g，鸡血藤 15g。

方解：方用玄参、生地、水牛角清热凉血；金银花、生石膏清热解毒；丹皮凉血活血；当归、丹参、鸡血藤养血活血通脉。

加减：湿热盛者加黄柏 10g，苍术 10g；午后潮热者加青蒿 15g，银柴胡 10g。

稳定期

（1）气虚血弱，瘀血阻络

治法：补益气血，活血通脉。

方药：黄芪桂枝五物汤加减。

组成：黄芪 30g，桂枝 10g，当归 15g，赤芍 15g，白芍 15g，大枣 3 枚，秦艽 12g，地龙 15g，鸡血藤 20g。

方解：方以黄芪益气通脉，扶正祛邪；桂枝温通血脉；当归、白芍、大枣补血；赤芍、秦艽、地龙、鸡血藤活血通络。

加减：肢体酸麻者，加桑枝 10g，伸筋草 10g，川芎 12g 舒筋通络；气虚明显，四肢乏力较重者可加党参 20g 或人参 20g 加强益气补虚之效；纳差者可加鸡内金 15g，神曲 15g。

（2）肝肾阴虚，肝阳上亢

治法：滋补肝肾，平肝息风。

方药：天麻钩藤饮加减。

组成：天麻 15g，钩藤 20g，石决明 20g，益母草 12g，当归 12g，炒山栀 10g，杜仲 10g，桑寄生 10g，牛膝 15g，鸡血藤 15g，夜交藤 12g。

方解：方以天麻、钩藤、石决明、炒山栀平肝潜阳；杜仲、桑寄生、牛膝补肝肾；益母草、当归、鸡血藤活血和血；夜交藤养心安神。

加减：阴虚口渴者加天花粉 12g，麦冬 10g，天冬 10g 止渴生津；阴虚阳亢明显，头晕目眩、失眠多梦者可加入生龙骨 15g，生牡蛎 15g，代赭石 10g，龟甲 12g 以加强平肝潜阳之力。

（3）阳虚寒凝，脉络痹阻

治法：温阳散寒，活血通脉。

方药：阳和汤加减。

组成：肉桂 10g，干姜 10g，鹿角胶 10g，丹参 12g，鸡血藤 15g，生地 12g，麻黄 6g，当归 12g，川芎 12g，黄芪 30g。

方解：方以肉桂、干姜温元阳、祛中寒，使寒去阳回，血脉通畅；鹿角胶、生地补肾填精，暖肝补血；麻黄与桂枝相伍，宣发营卫、温经散寒；当归、川芎、丹参、鸡血藤活血化瘀、通经络；黄芪益气以助血行。

加减：肾阳虚甚者，加巴戟天 10g，淫羊藿 10g，补骨脂 10g 温补肾阳；寒盛者，加附片 6g 以温阳散寒；兼腰膝痛甚者，加川续断 10g，杜仲 10g，桑寄生 10g，补肾活血止痛。

2.外治疗法

（1）针灸　上肢无脉取内关、太渊、尺泽。配穴曲池、合谷、肩井；下肢无脉取穴足三里、三阴交、太冲、太溪，每日一次，每次 4～5 穴，采用强刺激手法为主。体弱者宜平补平泻或补法，每次留针 30 分钟，7～14 天为一疗程。

（2）耳针　耳针、埋针或用王不留行籽压穴。主穴取心、交感、肾、皮质下、内分泌，配穴取脾及相应症状部位。每次 2～3 穴，对本病症见头晕、乏力、肢体无力者可以适用。

（3）穴位注射　取曲池、足三里，应用药物维生素 B_1 100mg，维生素 B_{12} 250μg。患侧肢体穴位注射，每日 1 次，15 次为一疗程。对肢体麻木、疼痛者有一定疗效。

（4）推拿　采用循经推拿和点穴推拿相结合进行治疗，指力和掌力要透于体内，手法不能过重。推拿适用范围广，对各种原因引起的关节、肌肉疼痛，肢体酸困、乏力都可应用。

（5）穴位贴敷法　血竭 10g，延胡索 10g，乳香 15g，没药 15g，红花 10g，蜂房 10g。上药研碎细末，配以蜂蜜调和成膏，用时，将膏均匀涂抹到膏贴上，然后贴至患者相应穴位，每天一次，每次 6～8 小时，10 次一个疗程。常用穴位：肝俞、肾俞、脾俞、肺俞、足三里、三阴交、内关、曲池等。适应证：大动脉炎引起的头晕、头痛，肌肉关节酸痛，四肢酸胀，或患侧肢体麻木、发凉、疼痛。注意事项：有皮肤过敏者慎用。皮肤溃疡部位禁用，孕妇、哺乳期禁用。

（6）中药熏蒸法　伸筋草 30g，透骨草 30g，当归 15g，威灵仙 20g，羌活 20g，独活 20g，花椒 20g，海桐皮 20g，桃仁 20g，红花 20g，艾叶 30g，川牛膝 20g。以中药熏蒸舱进行全身熏蒸治疗，舱内蒸汽温度 38～40℃，每次治疗 30 分钟，每天一次，10 天一疗程。适应证：大动脉炎引起的肌肉关节酸痛，四肢酸胀、麻木、发凉等。注意血压过高及心功能不全患者不宜应用，有皮肤溃疡、过敏者慎用。

（四）名医诊疗特色

1.翁维良

翁维良认为本病病机为本虚标实，应

用"以通为补"的学术思想，结合现代诊断技术，根据大动脉炎诱导缓解期、维持治疗期、慢性进展期的不同疾病特点，提出在大动脉炎治疗中应用活血化瘀的基本治法，疾病不同时期辨证论治。病情较轻选用川芎、牛膝、赤芍、丹参，病势重则加用桃仁、红花、地龙、三七粉等破血逐瘀之品，活动期重用络石藤、海风藤、穿山龙等通络药物。

2. 何庆勇

何庆勇认为本病总属本虚标实，因虚致瘀为其根本病机。本虚指气血阴阳不足，以气阴双亏为其根本，瘀血、痰湿、寒湿为标。或因先天禀赋不足，后天脾胃失调，以致气血亏虚，复因寒湿之邪侵袭，致使脉道受损，经络阻塞，气血凝滞，气滞而血瘀；或因心气不足，推动无力，继而血流滞涩，瘀血痹阻于血脉，则血脉不通；或因饮食失节，损伤脾胃，运化失司，痰湿内生，阻滞脉道，痰瘀互结，经络受阻；或因脾肾阳虚，不能温胞，寒凝脉滞；或为肝肾阴虚，筋失濡养，脉涩为瘀，而致无脉。以上诸多因素影响终使脉道受阻，经络不通而成本病。认为本病乃因诸多因素影响终使脉道受阻，经络不通而成。根据其病因病机论治，将大动脉炎的中医治疗分为：①散寒祛湿，益气活血法；②清热化湿，活血通脉法；③清热凉血，解毒通脉法；④益气涤痰，开窍通络法；⑤温阳散寒，化瘀通脉法；⑥健脾补肾，温阳通脉法；⑦补肾益精，养血通脉法；⑧活血化瘀，疏经通络法；⑨回本扶元，气血双补法。治疗上采取扶正祛邪、标本兼治的原则，遣方用药，临床疗效显著。

3. 张素清

张素清认为本病多由先天禀赋不足或后天失调，致肝肾气血阴阳不足，脉道不充。外邪风寒湿乘虚而入，致瘀血、痰湿内生。总属本虚标实之证，本虚指肝肾气血阴阳不足，但以阳气亏虚为其根本，阳气推动血脉无力，瘀血、痰湿、寒湿为标，内外合邪，痰湿瘀血痹阻脉道，使脉道受损，经络阻塞，气血运行不畅，脉络瘀滞发为本病。在治疗上重视气血同补，舒经通络，兼补肝肾。自拟温阳通脉汤为基础方灵活加减，根据患者气血阴阳的偏衰灵活选方用药。

五、预后转归

本病为慢性进行性血管病变，受累后的动脉由于侧支循环形成丰富，故大多数患者预后好，可参加一般性工作。如不及时治疗，或病情反复，易导致并发症，并发症包括脑出血、脑血栓、心肌梗死、心力衰竭、肾衰竭等。预后主要取决于高血压的程度及脑供血情况，糖皮质激素联合免疫抑制剂积极治疗可改善预后。

本病初期，病证较轻，治疗及时，易于控制，若治疗不当或调护失宜，病邪久恋，耗气伤血，以致气血两亏，瘀血阻滞，则病情缠绵难愈，久之则正气衰竭，病位由浅入深，伤及脏器，脏器衰退，动风动血，窍闭神昏，脉微欲绝，预后较差。

六、预防调护

（一）预防

（1）根据病情轻重，定时监测体温、脉搏、血压等生命体征，定期检验血、尿、便三大常规及心电图检查，对高热患者应当给予物理降温，仔细检查，排除干扰，及时采取相应治疗措施。

（2）防止寒湿对人体的侵袭，避免居住潮湿之处，冬天注意保暖，及早发现、及时处理与本病有关的因素，如控制结核、感染等，防止病情进一步发展侵及血管。此外，还应注意加强锻炼、增强体质、增强机体的免疫功能，对本病的预防也十分重要。

（二）调护

（1）患者应当正确对待疾病，增强战胜疾病的信心，保持心情愉悦，睡眠充足。

（2）起居有常，居住环境温度适宜，避免风寒湿热病邪侵袭。

（3）嘱患者按医嘱服药，避免突然减药或停药致病情反复。注意观察病情变化，对发热患者应当监测体温变化。每日测血压、比较患肢与正常肢体血压差异及脉搏搏动情况。注意患肢血液循环变化状况及有无疼痛寒冷及感觉异常等。如出现头痛、眩晕或晕厥等脑缺血症状，应置患者平卧位。对有明显脑供血不足和严重高血压患者应建议施行血管重建术治疗。

（4）活动期、有脑部缺血症状及严重高血压者应卧床休息，减少活动。饮食应富于营养、易消化、无刺激性，同时积极鼓励戒烟。

（5）对长期服用激素者应注意观察有无继发感染、水钠潴留、糖尿病、骨质疏松、低钾血症、压疮、股骨头坏死等，还注意有无腹痛、呕血、黑便等消化道出血症状。嘱患者按医嘱服药，避免突然减药或停药致病情反复。

七、专方选要

（1）温阳通脉汤：黄芪、黄精、路路通、怀牛膝、当归、淫羊藿、红藤、鸡血藤、丹参各12g，红花10g，甘草3g。该方以气血肝肾同补治本，祛湿舒筋活络通脉治标。病发上肢者加桑枝12g，病发下肢者重用牛膝，关节痛、血沉快者加秦艽、豨莶草、络石藤、桑寄生等，并根据气血阴阳亏虚不同，灵活加减，上方水煎服，早晚分服，日1剂，疗程2个月。

（2）肾气丸合二陈汤加减　熟地、桂枝、川芎各20g，山萸肉、半夏、陈皮、甘草各15g，人参、制附子、贝母各12g，杜仲24g，黄芪、当归、茯苓各30g，柴胡10g。每日1剂。该方有温补肾阳、行气化痰的功效。用于治疗本病肾虚夹痰证型。

（3）消炎通脉汤　生地12g，麦冬15g，天冬10g，玄参10g，西洋参6g，墨旱莲20g，鳖甲20g，猫爪草20g，猫人参10g，夏枯草10g，蛇舌草20g，鬼针草20g，鬼箭羽10g，鬼见愁10g，丹皮10g，赤芍10g，川芎10g，土牛膝10g，毛冬青60g，忍冬藤20g。用法：水煎服，每日1剂，每剂煎2遍，分早晚2次服。疗程为2个月。该方有养阴解毒、活血通脉之功效。用于治疗阴虚火旺证型。

（4）黄芪桂枝五物汤　黄芪、桂枝、生姜、大枣、芍药，偏气虚瘀血阻络型加党参、白术、当归、丹参、桃仁、红花；偏阳虚寒凝血瘀型加附子、鹿角霜、土鳖虫、丹参、川芎。该方有振奋阳气、温运血行、活血通脉、软坚散结的功效。用于治疗本病属气血双虚、瘀血阻络型患者。

八、治疗共识

（一）病因病机

大动脉炎在中医学文献中无相似的病名记载，根据本病低热、乏力、无脉、血管疼痛及结节红斑等症状，在中医学中被归为"血痹""眩晕""脉痹""厥证""虚损"之范畴。目前尚无统一认识，归纳大体有气虚血瘀、阳虚血瘀、毒热血瘀等。

1. 气虚血瘀

陈子胜认为本病病因多由先天禀赋不足或后天失调，致气血阴阳不足，外邪乘虚而入，致瘀血、痰浊内生，气血阴阳不足，以气阴双亏为其根本，瘀血、痰浊、寒湿为标，因虚致瘀是其根本病机，所以益气养阴通脉为治疗本病的通用原则。

2. 阳虚血瘀

陈建宗等认为，大动脉炎的主要病机

是阳气不足，推动无力，寒凝血脉，痹阻不通，自拟温阳益气通脉汤治疗本病。

3.毒热血瘀

初洁秋认为大动脉炎活动期与慢性炎症期主要病机是由于各种感染所引起的自身免疫性大动脉炎症，临床表现为急性或慢性炎症期，如发热、无力、关节痛等宏观证候，及实验室检测白细胞高，血沉增快等微观所见均属于毒热证；而管腔狭窄或闭塞引起的器官组织供血不全，无脉，肢体凉麻无力，头晕头痛等宏观证候及血管杂音，血液高凝状态等微观证候均属于血瘀证。因此，大动脉炎的实质是毒热血瘀证。活动期以毒热证为主，兼有血瘀，慢性期以血瘀证为主，兼缓慢进展性毒热证。治疗应以清热解毒，活血化瘀为主。

总之，本病虽有邪侵、正虚、血瘀之三方面病因病理因素，但外邪之入侵常基于正虚之内在因素。邪之入侵则形成急性活动期之表现，待酿成病损后则随正气之虚衰，邪热也衰，使病情进入慢性炎症中间期，以气虚血瘀，气血虚弱，或肝肾阴虚为主要表现，随着脉痹血瘀之进一步损害则主以血瘀阻络，甚则形成癥瘕瘀痕之损害，则病属晚期。故在本病之发病过程中正与邪、气与血均互为因果，相互转化。

（二）辨证思路

由于大动脉炎病证比较复杂，目前，关于本病分型尚无统一认识，综合起来有以下几种。

（1）以气血阴阳失调分型有阴虚内热证、气血两虚证、气滞血瘀证、阳虚寒凝证。

（2）以病因病机结合脏腑辨证分有心脾两虚瘀血阻络证、肝脾两虚瘀血阻络证、脾肾阳虚寒凝血脉证、肝肾阴虚风痰阻络证。

（3）根据本病不同病理时期临床表现

分为热毒阻络证、阴虚内热证、气滞血瘀证、气血虚弱血瘀阻络证、肝肾阴虚肝阳上亢证、脾肾阳虚证。

（三）治法探讨

在大动脉炎的临床研究治疗中，多数医家认为急性活动期以清热解毒，活血化瘀为主要治法，能够清除血管炎症，控制病情进展；慢性期以益气养血、滋补肝肾、活血化瘀为主要治法，可以提高机体免疫力，增强抗病能力，促进病情稳定，改善组织缺血；稳定期则以活血化瘀、软坚散结为主要治法，能够改善血液流变性质，扩张血管，改善循环，促进侧支循环建立，增加组织血液供应，改善临床症状及体征。

（四）评价及瞻望

中医药治疗多发性大动脉炎方法、手段比较丰富，疗效肯定，但是也存在一些问题。首先是临床报道一方面病例少，且无临床对照组，另一方面只是单纯对疗效进行评定，未与西医学的各项实验室检查及辅助检查相结合，从而无法从现代临床试验研究角度探讨中医治疗本病的优越性。其次临床证型的产生，均为观察者根据临床经验而得出，主观倾向多，缺乏规范化，可重复性差，有必要通过科学方法研究建立规范化的证候诊断标准。

在临床研究中，应首先统一制定本病的诊断标准、病情程度的判定标准、中医辨证分型标准及疗效判定的标准等，并推广以进行规范化科学化的临床研究。在临床研究和药理实验的基础上，进一步筛选有效的方剂，适合不同证型的需要，开发疗效满意的中成药，进行大样本的临床研究，以满足本病迁延难愈并易反复的特点。

参考文献

［1］林玉慧. 益气养血、化痰祛瘀通络法治

疗麻木的临床研究［D］. 南京中医药大学，2016.

［2］何庆勇，吴荣，王师菡，等. 多发性大动脉炎的辨证论治体会［J］. 中华中医药杂志，2008（9）：784-786.

［3］马振，杨国春，黄晓莉. 张素清教授治疗多发性大动脉炎经验［J］. 中国中医急症，2011，20（7）：1083-1084.

［4］张菀桐，王旭杰，高蕊，等. 翁维良教授活血通络法治疗多发性大动脉炎长时医案举隅［J］. 天津中医药，2020，37（2）：165-170.

［5］刘书珍，韩开义. 消炎通脉汤治疗大动脉炎26例［J］. 当代医学（学术版），2008（7）：142.

［6］王春荣，李春雯. 黄芪桂枝五物汤加减治疗多发性大动脉炎34例［J］. 甘肃中医，1992（1）：20-21.

第十七章 风湿性多肌痛和巨细胞动脉炎

风湿性多肌痛（polymyalgia rheumatica，PMR）是以近端肌群（肩胛带肌、骨盆带肌）、颈肌疼痛和僵硬为主要特征，伴有红细胞沉降率（ESR）显著增快和发热、贫血等非特异性全身症状的一种综合征。

巨细胞动脉炎（giant cell arteritis，GCA）是一种原因不明的系统坏死性血管炎，GCA是以侵犯大动脉为主并以血管内层弹性蛋白为中心的坏死性全层动脉炎，伴肉芽肿形成，故属大动脉炎范畴。因典型患者呈颞部头痛，头皮及颞动脉触痛，间歇性下颌运动障碍，因而GCA又称为颞动脉炎（temporal arteritis，TA）；又因累及颅内动脉称为颅动脉炎（cranial arteritis）；又由于巨细胞动脉炎为全层坏死性动脉炎，常形成巨核细胞肉芽肿，又有人称其为肉芽肿动脉炎（granulomatous arteritis）。

PMR和GCA关系密切，约1/4的PMR最终发展为GCA，而40%GCA可出现PMR表现，故有人认为PMR和GCA是同一疾病的不同表现，即PMR仅为GCA的临床表现之一，但也有人提出它们分属独立性疾病。

中医认为，本病是以大关节晨僵和躯体大群肌肉疼痛为特征。与风寒湿均有关，但亦与气血不足、脾虚、肺虚、肾虚有关。

一、病因病机

（一）西医学研究

1. 流行病学

PMR病因不明，一般为良性过程且与年龄密切相关，随年龄增长发病渐增多，好发于50岁以上的中老年人，50岁以下发病少见；女性较男性多2～2.5倍；有家族聚集发病趋势。

PMR发病率报道差异较大，美国50岁以上人群发病率约为600/10万，也有国外文献报道PMR发病率为（20.4～53.7）/10万，70岁以上发病率高达112.2/10万；我国缺少PMR流行病学调查资料，1993～2008年北京协和医院共诊断PMR 86例。

GCA往往伴有风湿性多肌痛（PMR）。GCA几乎都发生于50岁以上中老年人，发病年龄在50～90岁之间，小于50岁者很少。女性发病高于男性，有显著的地域分布，主要见于欧美的白种人，其他人种发病相对较少。在美国，50～59岁年龄段的GCA发病率为2.1/10万，70岁以上为49/10万，其他国家有类似报道。

2. 发病机制

PMR的具体病因及发病机制尚不清楚，年龄因素、环境因素和遗传因素都可能发挥作用；PMR有家庭聚集发病现象，与HLA-DR4基因相关。

GCA的具体病因及发病机制尚不清楚，虽然GCA的发病与年龄、地域分布以及人种相关，但年龄因素、环境因素和遗传因素在发病机制中的具体作用尚不甚清楚；PMR有家庭聚集发病现象，有研究表明，HLA-DR4基因在GCA的出现频率较正常对照人群高出2倍，因此HLA-DR4基因可能是主要的遗传因素。有学者认为细小病毒B19和肺炎衣原体与GCA的发病有关，但尚需进一步研究证实。

体液免疫和细胞免疫都参与GCA的发病，其病理特点是影响大动脉为主，伴有各种细胞因子生成的慢性炎症过程。

（二）中医学认识

PMR、GCA 属于中医"肌痹""风湿痹"等病证范畴，好发于 50 岁以上人群，患者年过半百，感受风寒湿邪气，正不胜邪，致缠绵不愈，病久入络，致气血瘀滞，经络不通，肌肤失养而出现肌肉疼痛、僵硬等症状。

二、临床诊断

（一）辨病诊断

1. PMR 临床诊断

2005 年美国风湿病学会（American college of Rheumatology，ACR）、欧洲抗风湿病联盟（European League Against Rheumatism，EULAR）成立了 PMR 分类标准工作组，通过系统的文献检索、反复深入的调查和研究，进行了为期 6 个月的前瞻性、多中心临床研究，最终制定了 PMR 分类标准，并于 2012 年 4 月发表。

表 17-1　风湿性多肌痛暂行分类标准评分标准

Polymyalgia rheumatica classification criteria scoring algorithm

评分项目		分值（不含超声检查）	分值（含超声检查）
晨僵＞45 分钟		2	2
髋部疼痛或活动受限		1	1
类风湿因子或抗环瓜氨酸蛋白抗体阴性		2	2
不伴有其他关节受累		1	1
超声检查标准	（1）至少一侧肩部存在三角肌下滑囊炎和（或）肱二头肌腱鞘炎和（或）盂肱关节滑膜炎（后侧或腋窝处），同时至少一侧髋部存在滑膜炎和（或）转子滑膜炎	–	1
	（2）双肩均存在三角肌下滑膜炎、肱二头肌腱鞘炎或盂肱关节滑膜炎	–	1
分值范围		0～6	0～8

PMR 暂行分类标准具体内容如下。

基本条件：

（1）年龄＞50 岁；

（2）双肩胛部疼痛；

（3）C- 反应蛋白和（或）红细胞沉降率增高；

同时满足以上 3 项的前提下，对患者进行（表 17-1）评分：在不包括超声检查结果的情况下，评分≥ 4 分时可以诊断 PMR，诊断的敏感性和特异性分别为 68% 和 78%；纳入超声检查结果后，评分≥ 5 分可以考虑 PMR 的诊断，敏感性为 66%，特异性提高到 81%。

2. GCA 临床诊断

GCA 极易误诊或漏诊。对有原因不明的老年人发热和 ESR 明显增快的，尤其有头皮触痛、颞动脉触痛或搏动减弱的，应考虑本病之可能。GCA 的确诊有赖于颞动脉活检。尽管在触诊时颞动脉无压痛或肿胀，看似正常，但活检可异常。即使一侧活检正常，另一侧活检可为异常。由于该血管炎常呈节段性，因此，活检的血管宜在 2cm 以上长度，有助于提高诊断的敏感性。

（1）全身症状　前驱症状包括乏力、纳差、体重减轻及低热等。发热无一定规律，多数为中等度（38℃左右）发热，15%的患者也可高达 39～40℃。

（2）器官受累症状　依据受累血管部位及病程的长短不同而表现不一，病情轻重不同。

①头部：颞动脉、颅动脉受累而出现头部症状，以头痛最为常见，约半数患者为首发症状。头痛表现为新近发生的、偏侧或双侧或枕后部剧烈疼痛，呈刀割样或烧灼样或持续性胀痛，50% 的患者有头皮触压痛或可触及的痛性结节，头皮结节如沿颞动脉走向分布，具有诊断价值。头痛可持续性也可间歇性发作。头痛剧烈程度与血管炎严重程度不一定一致。典型的颞动脉受累表现为动脉屈曲、怒张、搏动增强。也可因血管闭塞致搏动消失。

②眼部：常表现为黑朦、视物不清、眼睑下垂、复视、部分失明或全盲等。可为一过性症状，也可为永久性。患者可以眼部受累和失明为首发症状，但一般出现在其他症状之后数周或数月。视觉障碍初始可为波动性，以后变为持续性，可呈单侧或双侧，如一侧失明未积极治疗，对侧可在 1～2 周内被累及。眼底检查：早期常为缺血性视神经炎，视盘苍白、水肿；视网膜水肿、静脉曲张，可见棉絮样斑及小出血点；后期视神经萎缩。眼肌麻痹也较常见，眼睑下垂，上视困难，时轻时重，常与复视同时出现。有时可见到瞳孔不等大，或出现霍纳（Horner）征。眼肌麻痹可能由脑神经或眼肌病变引起，出现时轻时重的向上凝视困难。

③间歇性运动障碍：约 2/3 患者因面动脉炎，局部血供不良，引致下颌肌痉挛，出现间歇性咀嚼不适、咀嚼疼痛、咀嚼停顿和下颌偏斜等；有时因舌肌运动障碍出现吞咽困难、味觉迟钝、吐字不清等。间歇性运动障碍也可影响到四肢，出现间歇性跛行、上肢活动不良。

④神经系统表现：约 1/30 患者出现多种神经系统症状，如由于颈动脉或椎动脉病变而出现发作性脑缺血（TIA）、脑卒中、偏瘫或脑血栓等，是 GCA 主要死因之一。颅内或硬膜内动脉炎很少见。少数患者可发生由于神经血管病变引起的继发性神经病变如单神经炎，周围多神经炎，上、下肢末梢神经炎等。偶尔表现出运动失调、谵妄、听力丧失等。

⑤心血管系统表现：GCA 躯体大血管常受累，可累及锁骨下动脉、腋动脉、肱动脉、冠状动脉、胸主动脉、腹主动脉、股动脉等。因而，可导致锁骨下动脉等出现血管杂音、动脉搏动减弱或无脉症、假性动脉瘤等。可出现主动脉弓综合征，四肢跛行。GCA 患者胸主动脉瘤发生率高 17 倍，常发生在 GCA 的后期，胸部 X 线检查对筛查有帮助。冠状动脉病变可导致心肌梗死、心力衰竭、心肌炎和心包炎等。

⑥呼吸系统表现：GCA 较少累及呼吸系统，可表现为持续性干咳、咽痛、声嘶等。当呼吸系统表现为首发或突出时，会延误 GCA 诊断。

⑦其他：精神症状表现为抑郁或意识模糊。甲状腺及肝功能异常也有报道。对称性关节滑膜炎很少见，头皮坏死、舌溃疡、浆膜炎、发音困难、女性生殖道或乳房受累、抗利尿素分泌不当综合征也偶可发生。

（3）实验室检查　指标的异常是非特异性的，炎性指标如 ESR 和（或）CRP 的正常不能排除 GCA 的诊断。①轻到中度正细胞正色素性贫血，有时贫血较重。白细胞计数增高或正常，血小板计数可增多。②活动期 ESR 增快和（或）CRP 增高，绝大多数 ESR 升高。③白蛋白减少，多克隆高球蛋白血症和 α_2 球蛋白增高，约 1/3 的 GCA 碱性磷酸酶轻度升高；④肌酶、肌电图、肌肉活检正常。

颞动脉活检是诊断 GCA 的金标准，特异性较高。选择有触痛或有结节的部位可提高检出率，在局部麻醉下切取长度为 1.5～3cm 的颞动脉，做连续病理切片。活检的阳性率在 40%～80%，阴性不能排除 GCA 诊断

（4）影像学检查　为探查不同部位血管病变，可采用彩色多普勒超声、核素扫描、CT 血管成像或动脉造影等检查。超声和高分辨 MRI 是诊断 GCA 有用的非创伤检查，对大的血管检查较适合，可以显示颞动脉炎症变化和血管壁的水肿、血管阻塞。对小血管的显影动脉造影优于 MRI 和 B 超。

（二）辨证诊断

本病与风寒湿均有关，但亦与老年肌肉血脉气血灌注不足，脾虚、肺虚、肾虚有关。

望诊：四肢沉重，抬举无力，或焦虑或抑郁，舌质淡或红，苔白腻或黄腻。

闻诊：语声无力，口中无异味。

问诊：肌肉酸胀疼痛，或四肢沉重，抬举无力，或胸脘痞闷，或脘腹胀闷，或腰膝酸软。

切诊：脉或沉，或滑，或弦。

1. 寒湿痹阻证

临床证候：肌肉疼痛、酸胀、麻木，四肢抬举无力，遇冷加重，得温则舒，伴身重、晨僵，或有关节疼痛，舌质淡，舌苔白腻，或舌有齿痕，脉沉细或濡缓。

辨证要点：肌肉酸胀，四肢无力，身重、晨僵，遇冷加重、得温则舒，舌质淡，舌苔白腻，或舌有齿痕，脉沉细或濡缓。

2. 湿热阻络证

临床证候：肌肉酸痛、发胀，四肢沉重，抬举无力，身热不扬，汗出黏滞不爽，食欲不振，胸脘痞闷，面色虚浮，二便不调，舌质红，舌苔白腻或黄腻，脉濡数或滑数。

辨证要点：肌肉酸胀，四肢无力，身热不扬，胸脘痞闷，舌质红，舌苔白腻或黄腻，脉濡数或滑数。

3. 脾虚湿阻证

临床证候：肌肉关节酸楚疼痛，或略呈肿胀，肌肤麻木不仁，四肢酸软、抬举无力，面色苍黄或浮肿，食欲不振，脘腹胀满，大便稀溏，舌质淡胖、边有齿痕，舌苔白腻，脉沉缓。

辨证要点：肌肉关节酸楚疼痛，脘腹胀满，大便稀溏，舌质淡胖、边有齿痕，舌苔白腻，脉沉缓。

4. 脾肾阳虚证

临床证候：肌肉关节酸痛肿胀，屈伸不利，关节怕冷，畏寒喜暖，手足不温，腰膝酸软，口淡不渴，或面浮肢肿，纳差腹胀，小便频数，大便稀溏，或男子阳痿，女子带下清稀，舌质淡胖，舌苔白滑，脉沉迟无力。

辨证要点：肌肉关节屈伸不利，畏寒喜暖，腰膝酸软，小便频数，大便稀溏，舌质淡胖，舌苔白滑，脉沉迟无力。

三、鉴别诊断

（一）西医学鉴别诊断

1. PMR 鉴别诊断

（1）巨细胞动脉炎（giant cell arteritis，GCA）　70% 的 GCA 合并 PMR，两者合并时鉴别较困难，在出现头痛、视觉异常、

颞动脉怒张、搏动增强或减弱并伴有触痛、小剂量糖皮质激素治疗反应不佳等，均需进一步做颞动脉造影、超声、活检等。

（2）RA　本病要与早期 RA 相鉴别，RA 以对称性小关节滑膜炎为主要表现，常有类风湿因子和抗环瓜氨酸多肽（CCP）抗体阳性。而 PMR 虽可有关节肿胀，但无持续性小关节滑膜炎，无关节破坏性病变和类风湿结节，抗体常阴性。

（3）多发性肌炎　多发性肌炎以肢体近端肌对称性、进行性无力为主，肌力显著减弱，常有肌痛；风湿性多肌痛以对称性肢体近端肌肉酸痛僵硬不适为主，患者可出现肌无力表现，如下蹲、穿衣、上下楼及行走困难，其主要原因为疼痛明显所致而非肌无力引起。多发性肌炎以进行性近端肌无力为主要表现，有肌萎缩、血清肌酶升高、肌电图异常、肌肉活检示淋巴细胞浸润、肌纤维萎缩，而 PMR 患者肌酶、肌电图和肌活检正常，肌痛较肌无力明显。从治疗过程看，短时间内对激素敏感，发病时应用糖皮质激素注射剂，症状较快缓解，后期中剂量激素治疗，短时间内能使病情缓解，激素减量后，病情稳定无反复。而治疗多发性肌炎激素需大剂量长疗程才能使病情好转。从发病机制讲，多发性肌炎以骨骼肌纤维变性、坏死、肌纤维再生、束周肌纤维萎缩为特征，肌酶增高，肌电图示肌源性损害，肌肉活检有肌炎特征；而风湿性多肌痛为肢带肌肌腱及筋膜的炎症改变，无肌酶增高，肌电图正常或轻度肌病性变化。临床工作中采集病史需细心，辨别症状要认真，全面分析病情变化及治疗反应，及时调整治疗策略，这样才能少走弯路。

（4）纤维肌痛综合征（fibromyalgia syndrome，FMS）　FMS 有固定对称的压痛点，如颈肌枕部附着点、斜方肌上缘中部、冈上肌起始部、肩胛棘上方近内侧缘、第 2 肋骨与软骨交界处外侧上缘、肱骨外上髁下 2cm 处、臀部外上象限臀肌皱褶处、大转子后 2cm 处、膝关节内侧鹅状滑囊区共 9 处 18 个压痛点。肌力和关节正常，有睡眠障碍、紧张性头痛、激惹性肠炎、激惹性膀胱炎，ESR 和 CRP 一般正常，对糖皮质激素治疗无效。

（5）其他风湿性疾病和慢性感染　如亚急性细菌性心内膜炎，可有全身症状及近端关节痛，类似于 PMR，发热时可做血培养鉴别。

2. GCA 鉴别诊断

（1）中枢孤立性血管炎　该病仅颅内动脉受影响。

（2）大动脉炎　主要侵犯主动脉及其分支，发病年龄较轻。

（3）韦格纳肉芽肿　虽可侵犯颞动脉，但常累及呼吸系统和（或）肾脏，组织病理学改变及抗中性粒细胞胞质抗体阳性与 GCA 不同。

（4）结节性多动脉炎　以中小血管为主的节段性坏死性炎症，部分病情严重的患者在血管炎局部可以触及结节，主要累及四肢、胃肠道、肝、肾等动脉和神经滋养血管，引起相应部位的缺血梗死及多发单神经炎。

（二）中医病证鉴别诊断

PMR、GCA 患者因正气不足，风寒湿邪合至而以寒湿为主侵袭人体，闭阻经络，致气血运行不畅而致。随着病程的延长、服用药物的不同，病情会发生相应的变化，证候也会出现寒、热、虚、实的动态转化。临床辨证时要辨风、寒、湿、热，孰轻孰重，区分虚、实主次。需要与痿证相鉴别，两者都可出现疲劳、无力表现，而前者有疼痛，特定部位压痛，后者无疼痛表现，无压痛点，以四肢无力为主要表现，二者可根据疼痛表现鉴别。

四、临床治疗

（一）提高临床疗效的基本要素

（1）消除患者的顾虑至关重要，遵循医嘱，合理用药，防止病情复发，进行适当的锻炼，防止肌肉萎缩。

（2）临床怀疑GCA（包括满足ACR分类标准≥3/5或者曾具有GCA相关的神经眼部改变的临床表现，例如下颌运动障碍、黑矇、视力障碍）即可马上进行糖皮质激素的治疗；临床医生（风湿病医生和眼科医生）高度怀疑、TAB阳性、上述实验室检查支持的患者仍应进行坚持。

（二）辨病治疗

1. PMR辨病治疗

（1）糖皮质激素　糖皮质激素治疗PMR常有戏剧性转机，但应用激素治疗的时间长短存在争议。来自美国Mayo中心的报道提出单纯PMR患者只需要平均11个月的疗程，80%的PMR和大多数TA（temporal arteritis）患者可在2年内停用激素治疗。许多欧洲的研究则认为应进行长期治疗，Narvaez J等提出对于单纯性PMR，50%的患者需要治疗2年，30%的患者需要3年，而18%的患者需要4年以上；在PMR合并TA，50%的患者需要治疗4年以上，因此所有患者应至少应用激素治疗2年，大多数患者则需要几年。发病年龄大、女性、治疗前ESR快和平均日激素用量低都是治疗时间长、临床缓解率低的重要危险因素；合并TA和复发也是长期治疗的指征之一。我国文献报道平均治疗时间为26.7～27.6个月，与大多数国外报道的疗程相符。

然而长时间的激素治疗，必将造成激素不良反应增加。为达到将激素减量至停用的目的，常加用免疫抑制剂，但免疫抑制剂确切的疗效至今仍未定论。但对激素治疗疗效不满意或长期需服用较大激素治疗或合并TA可能是加用免疫抑制剂的指征之一。

激素抵抗指用激素后3周内ESR未降至正常；复发指在激素减量过程中或停用后临床症状及体征再现，且ESR再次升高，而在增加激素剂量或重新加用激素后临床表现好转，且ESR下降。

复发是PMR治疗中的难点，国外文献报道复发率25%～60%，国内文献为51.6%。大多数复发发生在激素减量的第1年内，多发生于泼尼松7.5mg/d减至5mg/d。治疗前ESR快、WBC高、易发生激素抵抗、撤减激素过快易导致复发。大多数患者需要激素治疗2年以上，有激素抵抗、复发和/或合并TA者宜激素加用免疫抑制剂联合治疗。

（2）非甾体抗炎药　对初发或较轻病例可试用非甾体抗炎药，如双氯芬酸、美洛昔康、塞来昔布等。10%～20%风湿性多肌痛患者单用非甾体抗炎药可以控制症状，但应注意预防非甾体抗炎药的并发症。

（3）免疫抑制剂　对使用糖皮质激素有禁忌证，或效果不佳，或减量困难，或不良反应严重者，可联合使用免疫抑制剂甲氨蝶呤7.5～15mg/w，或其他免疫抑制剂如硫唑嘌呤、来氟米特、环孢素A、环磷酰胺等。PMR如合并GCA时起始剂量糖皮质激素应较单纯PMR大，可以联合免疫抑制剂如环磷酰胺治疗等，病情缓解后逐渐减量。

（4）其他　生物制剂治疗PMR还有待进一步临床研究。

2. GCA辨病治疗

（1）初始治疗　①简单GCA（不具有下颌、舌部运动障碍、视力障碍）：可予泼尼松40mg/d直到临床症状缓解和实验室检查正常；复杂GCA（包括视力丧失或者黑矇）：可予静脉糖皮质激素 500～1000mg/d，共用 3 天；视力障碍（但不包括双眼失明）；泼尼松 60mg/d；没有禁忌证可给予阿司匹林 75mg/d，并同时给予二磷酸盐、钙剂和维生素 D 制剂，必要时可加用质子泵抑制剂。

②激素减量原则：40～60mg/d 用 2～4 周，之后每 2 周减 10～20mg，之后每 2 周减 2.5～10mg，之后每月减 1mg。

③复发：ESR > 40mm/h 同时出现至少一项 GCA 临床表现即可诊断为复发。

④复发的治疗：头痛可予原初始剂量激素治疗；头痛和下颌运动障碍可予泼尼松 40mg/d；眼部症状可予 60mg/d 或者静脉使用甲泼尼龙；大动脉受累症状，进行 PET/MRI/CT 检查，并按照系统性血管炎治疗进行，也可考虑使用甲氨蝶呤或者免疫抑制剂治疗。

（2）维持治疗　经上述治疗 2～4 周，病情得到基本控制，ESR 接近正常时，可考虑糖皮质激素减量，通常每 1～2 周减 5～10mg，至 20mg/d 改为每周减 10%，一般维持量为 5～10mg，大部分患者在 1～2 年内可停用糖皮质激素，少数患者需要小剂量糖皮质激素维持治疗几年。维持治疗用糖皮质激素或糖皮质激素加免疫抑制剂如环磷酰胺或甲氨蝶呤，环磷酰胺可 2～3 个月 / 次。

（3）辅助治疗　由于 GCA 患者会发生治疗相关的不良反应，如骨折、无菌性股骨头坏死、糖尿病、高血压、消化道出血、感染等，建议给予补钙和维生素 D，对骨密度减低时给予双磷酸盐治疗，小剂量阿司匹林和质子泵抑制剂和糖皮质激素联合使用。

（三）辨证治疗

1.辨证施治

（1）寒湿痹阻证

治法：散寒祛湿，解肌通络。

方药：薏苡仁汤加减。

组成：薏苡仁 25g，当归 15g，川芎 15g，炙麻黄 5g，桂枝 10g，羌活 10g，独活 10g，防风 15g，川乌 5g，苍术 15g，甘草 10g，干姜 10g。

加减：若湿重于寒者，可加木瓜 15g，防己 10g，蚕沙 15g，茯苓 25g，去麻黄、川乌、羌活、独活。

（2）湿热阻络证

治法：清热利湿，解肌通络。

方药：当归拈痛汤加减。

组成：羌活 15g，人参 6g，苦参 20g，升麻 10g，葛根 25g，苍术 15g，白术 15g，炙甘草 10g，黄芩 15g，茵陈 15g，防风 15g，当归 15g，知母 15g，泽泻 15g，猪苓 15g。

（3）脾虚湿阻证

治法：健脾和胃，祛湿蠲痹。

方药：升阳益胃汤加减。

组成：黄芪 20g，党参 15g，苍术 10g，柴胡 10g，白芍 15g，半夏 10g，茯苓 20g，陈皮 10g，羌活 10g，独活 10g，防风 10g，泽泻 10g，黄连 4g，甘草 6g。

（4）脾肾阳虚证

治法：温补脾肾，通阳蠲痹。

方药：温阳通痹汤加减。

组成：黄芪 18g，白术 12g，熟附子 10g，肉桂 5g，当归 15g，熟地黄 15g，小茴香 10g，杜仲 15g，独活 12g，豨莶草 15g，蜈蚣 2 条，炙甘草 6g。

2.外治疗法

（1）普通针刺　选穴以取足太阳项部和手太阳肩部穴位为主。第一组取穴合谷、太冲、曲池、太阳、上星、百会。第二组取穴后溪、申脉、风池、天柱、臑腧、天宗、秉风、曲垣、肩中俞、肩外俞。操作：合谷、太冲、风池、天柱、后溪、申脉施以捻转泻法；曲池、臑腧、天宗、秉风、曲垣、肩中俞、肩外俞施以提插泻法，上星、百会、太阳平刺0.5寸，不施手法以免出血。疼痛剧烈者施以温灸，并配合刺络拔罐。

（2）温针法　PMR属于痛痹，因风寒闭塞经络，气血不通而导致，寒邪为发病外因，而正气不足或先天不足是发病内因，因此治疗以温经散寒为大法。用温针灸方法治疗，以膀胱经及督脉穴取穴为主，配以局部取穴，取大椎、肾俞、风门、双侧的曲池、天宗、命门、承扶、委中、承山、环跳、秩边。通过温针灸，使热力透入患处，每穴2～3壮，留针30分钟。2周一个疗程。

（3）"合谷刺"加梅花针叩刺　遵循《灵枢》"合谷刺"和刺络放血法，以"合谷刺"加梅花针叩刺治疗PMR，具体方法为：按疼痛部位，以阿是穴为主，取5寸芒针刺入近骨处之深部肌肉，刺入后提针至皮下，分别向左右两侧各斜刺1针，成"个"字形，留针0.5小时后拔针不按压针孔，每天1次，15天为1个疗程，疗程间休息5天，连用3个疗程。针毕，按经络循行，在原阿是穴上或下配合选取1～2个穴，局部皮肤常规消毒后，用梅花针叩刺，见皮肤出血后，即用闪火法，将罐罩上，留罐5～10分钟，起罐后，用消毒干棉球将血污擦净，再用艾条温和灸5～10分钟，隔2天治疗1次，5次为1个疗程，疗程间休息5天。

（4）蒙医药浴　应用蒙医阿日善药浴方剂五味甘露：刺柏、冬青叶各1份，水柏枝、麻黄各2份，小白蒿3份，日2次，2天更换一次药浴水。同时口服蒙药文冠木九味汤、乌兰十三味汤、云香十五味丸、驴血二十五味丸，疗效显著。

（5）蜂针疗法合身痛逐瘀汤　蜂针治疗采用中华蜜蜂活蜂直刺法。主穴：受损关节周围阿是穴、血海、足三里、肾俞。配穴：腕部关节疼痛加外关、腕骨；肘部关节疼痛加合谷、曲池；膝部关节疼痛加

梁丘、犊鼻；踝部关节疼痛加昆仑、照海，平均每次取10个穴。身痛逐瘀汤：秦艽、红花、没药、牛膝、桃仁各12g，川芎、五灵脂、枳壳各15g，香附、地龙、羌活各9g，甘草5g。适应证：以关节疼痛为主要表现。注意事项：过敏体质避免蜂针治疗；有皮肤溃破、感染，肿块部位应当避免针刺；空腹或饭后1小时内避免针刺；有出血倾向者避免针刺。

（四）名医诊疗特色

1. 马永桢

马永桢认为风湿性多肌痛多以机体衰老、脏腑功能减退为发病基础，阳气不足，腠理不密，或外露风寒，或坐卧寒湿，风寒湿等邪气乘虚侵袭机体，寒性收引、湿性黏滞，痹于肌肉，阻于筋脉，气血运行受其遏抑，不通则痛，故发为本病。肺、脾、肝、肾皆为风湿性多肌痛的相关脏腑，若机体衰老，肾虚则阳气不足，肺虚则腠理不密，易于感邪，加之肝脾不足，筋脉肌肉失其濡养，故外邪痹阻机体而发本病。

2. 胡荫奇

胡荫奇认为PMR以脾肾亏虚为本，湿热内蕴为标，宜健脾补肾配合清热除湿、活血通络。治疗上将PMR分为活动期与缓解期，活动期清热除湿兼顾护脾胃，方用四妙散合知柏四物汤加减，乏力重者重用薏苡仁；缓解期补肾健脾，补益气血，予参芪地黄汤加减，其中黄芪宜大剂量；全程不忘活血通络，以通为补，多采用丹参、当归等活血化瘀又养血之品，少用三棱、莪术等破瘀之品，以免耗气伤血；运用现代药理学研究证实的类激素作用中药，并形成药对，如穿山龙与萆薢、知母联用，可发挥类激素样作用，并减轻激素的不良反应。

五、预后转归

PMR 大多预后良好。PMR 经合理治疗病情可迅速缓解或痊愈；也可迁延不愈或反复发作；疾病后期可出现失用性肌萎缩等严重情况。

GCA 预后随受累血管不同而异，影响大血管者，有脑症状者预后不良，失明者难以恢复。早年报道 GCA 病死率 1%～2%，近年来由于临床医师对本病的认识提高，早期诊断与治疗，病死率与正常人群接近。

六、预防调护

（一）预防

PMR 患者多为中老年人，常合并高血压、糖尿病、冠心病、骨质疏松症等并发症，使用激素可导致上述疾病加重，故患者对使用激素存在紧张、恐惧心理。为此，使用激素前责任护士与患者及家属充分沟通，介绍使用激素的目的、作用、不良反应以及预防或减轻不良反应的措施，取得患者及家属的配合。长期服用激素及免疫抑制剂等，易出现血液系统及肝肾功能异常，服药期间定期复查，不适随诊。

（二）调护

（1）患者由于疾病常造成举臂、穿衣、下蹲及起立困难，给予舒适护理，以缓解不适症状。询问患者肌痛部位及疼痛性质、程度、持续时间和有无伴随症状，评估肌力（0 级、1 级、2 级、3 级、4 级、5 级），视肌力进行活动指导。

（2）给予日常生活护理，帮助患者穿衣、梳头、进食、如厕。当体温 > 39℃，给予物理降温，必要时予复方氨基比林或双氯酚酸钠栓等药物退热治疗，监测体温变化，出汗多时及时更换衣裤，并监测血压，鼓励患者多饮水，必要时静脉补充液体，待体温恢复正常 3 天后改为每天监测体温 2 次。

（3）疾病缓解期鼓励并帮助患者进行循序渐进的肢体锻炼。提高肌力最有效的方法为等长运动，适用于肌力 2～5 级患者，因此，当患者病情稳定后，指导患者作全力或接近全力的肌肉收缩，每次收缩维持 3～10 秒，每日训练 1 次。

七、专方选要

黄芪桂枝五物汤：为仲景名方，记载主治"外证身体不仁，如风痹状"。现使用黄芪桂枝五物汤加减治疗年老气血不足、营阴虚损、筋脉失养所致的 PMR，有调和营卫，温养气血的功效。具体方药如下：黄芪 30g，桂枝 20g，赤芍 15g，当归 15g，川芎 10g，陈皮 10g，炒白术 20g，生地黄 10g，生姜 10g，大枣 10g，甘草 5g。

八、评价及展望

糖皮质激素及免疫抑制剂是治疗风湿性多肌痛及巨细胞动脉炎的首选药物，但由于多见于老年人，许多患者有高血压、糖尿病、白内障、骨质疏松等基础疾病，而长期服用糖皮质激素可导致及加重上述基础疾病；长期服用免疫抑制剂易导致血液系统及肝肾功能的受损。因此，治疗既要考虑到减少复发率又要考虑长期服用西药的不良反应，目前临床多采用中西医结合的治疗方案。中医药治疗注重整体观念、辨证论治，具备个体化、多样化等治疗优势；中西医结合综合治疗可明显提高临床疗效，减轻西药不良反应，更深度控制病情。但中医治疗如何更好地综合各自治疗优势，制定规范化的诊疗方案，是临床研究亟待解决的问题。

参考文献

［1］张胜昔，王玉明. 风湿性多肌痛的中医

治疗近况［J］. 世界中西医结合杂志，2008（11）：692-693.

［2］马晓东，姜琪. 温针灸治疗风湿性多肌痛治验2例［J］. 针灸临床杂志，2004（9）：40.

［3］陈兴华.“合谷刺”加梅花针叩刺治疗风湿性多肌痛［J］. 江西中医药，2001（3）：43.

［4］白棠，海晶晶. 蒙医阿日善药浴治疗风湿性多肌痛76例临床研究［J］. 世界最新医学信息文摘，2016，16（23）：176-177.

［5］张琪，康俊英，黄叶旎. 风湿性多肌痛的中医治疗进展［J］. 光明中医，2021，36（23）：3983-3985.

［6］温伟强，朱辉军，黄胜光，等. 蜂针合身痛逐瘀汤治疗风湿性多肌痛37例［J］. 天津中医药，2011，28（05）：392-394.

［7］郭峰. 马永桢. 辨治风湿性多肌痛经验撷菁［J］. 中国现代药物应用，2011，5（24）：120.

第十八章 雷诺综合征

雷诺综合征（Raynaud syndrome）是指因受寒冷或紧张的刺激后，肢端细动脉痉挛，使手指（足趾）皮肤突然出现苍白，相继出现皮肤变紫、变红，伴局部发冷、感觉异常和疼痛等短暂的临床现象。常反复发作，可以是原发的，即其中约半数患者病因不明，称为雷诺病（Raynaud disease）；也可以是继发的，即出现于其他已明确诊断的疾病者，称为雷诺现象。一般以上肢重，偶见于下肢。好发于青年女性，男女比例约为1：10。发病年龄多在20～30岁之间，绝少超过40岁，大多数见于寒冷的地区，好发于寒冷季节。

中医中并没有"雷诺综合征"的病名。但关于其临床表现，文献中有类似的记载。如远在汉代张仲景的《伤寒杂病论》中即有"手足厥冷，脉细欲绝者，当归四逆汤主之。若其人内有久寒者，加吴茱萸、生姜汤主之"。本病应属中医痹证的脉痹、寒痹、四肢逆冷、手足厥寒范畴。

一、病因病机

（一）西医学认识

1.流行病学

本病多见于女性，人群总体发病率为1%～3%。流行病学资料显示原发性雷诺现象发病的影响因素有性别、地域、工作环境等因素。美国一项大规模研究显示女性的发病率为9.6%，男性为8.1%，其中81%的患者为原发性雷诺现象。特发性雷诺综合征的起病年龄多在20～30岁，病因迄今未明。欧美国家发病率高于我国。

2.病因

一般认为可能与下列因素有关。

（1）寒冷刺激 相当部分的雷诺综合征患者生活在气候较为寒冷的北欧、北美、英国、中国北方等地，典型的雷诺综合征发作往往是在受到寒冷刺激后，发作的频率和程度也与气候的寒冷程度相关。

（2）精神因素 雷诺综合征的患者中以交感神经兴奋型者居多，有一部分患者在精神高度紧张的情况下也会诱发，可能是因患者血管运动神经中枢处于紊乱状态，使得末梢动脉平滑肌张力增高，对刺激敏感度增加所致。

（3）内分泌因素 雷诺综合征多见于女性，患者症状在经期加重，孕期减轻，因此考虑可能与性激素的分泌水平有关。

（4）职业因素 在长期从事振动性作业（如气钻、电锯）的工人中间，雷诺综合征的发病率可高达50%，研究表明振动频率在125Hz时，对手指末梢动脉的冲击张力相当大，病理上可出现内膜下层纤维化的表现。此外，在冷冻食品行业的从业人员中，雷诺综合征的发病率也明显增高。

有相当一部分特发性雷诺综合征患者，在随访中会表现出原发性疾病，这些疾病所引起的肢体远端缺血性改变主要是由动脉硬化或者慢性动脉炎症，局部血栓形成导致末梢动脉闭塞所致，而并非简单的动脉痉挛。

雷诺综合征按病因分为原发性和继发性，原发性的病因目前尚不明确，是一种良性血管舒缩紊乱疾病，常双侧肢体受累，无原发疾病，称之为雷诺病，最常见于青年女性，为特发性。

4.发病机制

主要是可逆性血管痉挛导致急性小动脉和指（趾）小动脉剧烈痉挛，引起组织缺血和代谢产物堆积，继之血管舒张，组织充血。继发性雷诺现象常有结缔组织疾病史，如硬皮病、多发性肌炎等。另外，类风湿关节炎、系统性红斑狼疮、干燥综合征均可伴发雷诺现象。此外，遗传因素、黏附分子、血管内皮和血流因素等也被认为参与了雷诺现象的发病过程。

当动脉的收缩力大于经动脉管腔的扩张力，动脉内的血流即终止。Lewis 的研究表明，雷诺综合征发作时，指动脉的血流完全中断，导致指动脉血流中断的压力5mmHg（0.667kPa）左右，临床观察表明，引起雷诺综合征发作有 2 种病理生理机制即动脉闭塞和动脉痉挛。

闭塞性雷诺综合征患者由于近端动脉闭塞，指动脉腔内扩张力下降，寒冷和情绪刺激所产生的正常血管收缩反应，可使指动脉血流终止，雷诺综合征发作。许多紊乱均可导致小动脉闭塞，其中最常见的原因是动脉粥样硬化和自身免疫结缔组织疾病所伴发的动脉炎。正常人动脉收缩期桡 - 指动脉压力变化在 10 ～ 15mmHg（1.33 ～ 2.00kPa），指动脉绝对压力低于30mmHg（4.00kPa）或两指动脉压力差 > 15mmHg（2.00kPa），提示存在显著的弓或指动脉闭塞。容积描记法研究表明：动脉闭塞性病变与动脉寒冷敏感性之间存在着定量的关系，弓和指动脉闭塞导致指动脉腔内压力显著下降的患者，容易发生雷诺综合征。

痉挛性雷诺综合征患者肾上腺素能神经活力增强。正常人手指受寒冷刺激时动静脉分流明显减少，而毛细血管的血流量没有明显的改变，痉挛性雷诺综合征患者在室温和寒冷刺激下，动静脉分流和毛细血管的流量均明显降低，用交感神经阻滞剂后，痉挛性雷诺综合征患者在室温和寒冷刺激下，动静脉分流和毛细血管流量均显著增加。这些研究表明，肾上腺素能神经活力增强可能是痉挛性雷诺综合征病理生理的主要因素。

（二）中医学认识

中医学没有"雷诺综合征"的病名，但中医中对手足逆冷等症状有所记载。汉代张仲景所著的《伤寒杂病论》中记载"手足逆冷，脉细欲绝者，当归四逆汤主之。若其人内有久寒者，加吴茱萸、生姜汤主之"。"血痹阴阳俱微，寸口关上微，尺中小紧，外证身体不仁，如风痹状，黄芪桂枝五物汤主之"。清代《医宗金鉴》进一步论述："脉痹、脉中血不和而色变也。"故雷诺综合征中医可对应脉痹、寒痹证。《素问·痹论篇》指出痹"在于脉则血凝而不流"，可认为是对脉痹病机的最早阐述，认识脉痹应抓住"血凝而不流"这一主要病机。《素问·五脏生成篇》提到"凝于脉者为泣"，以致"血不得反其空"，可引起"痹厥"，有助于进一步认识脉痹的机制。唐代医家王冰在注释时认为："泣，谓血行不利。空者，血流之道，大经隧也。"说明血瘀痹阻于较小脉络，以致难以反流于大的经脉，引起经脉痹阻，进而发展，还可以引起手足逆冷。清代何梦瑶的《医碥·痹》提到"血脉不流而色变"也是对脉痹病机的阐述，并且指出："外感之风寒湿能痹，岂内生之寒湿独不痹乎？"认为内生之瘀血、痰饮亦可致痹，"死血阻塞经隧，则亦不通而痹矣。"

中医认为为寒湿之邪，客于经络，气滞血瘀，阳气不能达于四末，或肝失调达，抑郁不畅，加之寒凝血瘀，脉络闭阻，气血运行失调；或寒湿伤脾，脾为湿困，运化失调脾气不能散精，气血难达四末所致。以通为原则，主要应从瘀论治，以活血通脉为大法，结合益气、养血、滋阴、温阳以扶正，或结合散寒、清热、解毒、祛湿、化痰诸法以祛邪，共达通脉之功。有些脉痹病情复杂，往往多证相兼，故应注意多种治法的配合运用。

二、临床诊断

（一）辨病诊断

1. 临床诊断

根据病史及典型的临床症状即皮肤颜色变化的三个阶段便可诊断。

①缺血期：指早期表现，一般好发于指、足趾远端皮肤，出现发作性苍白、僵冷，伴出汗、麻木或疼痛，多对称性自指端开始向手掌发展，但很少超过手腕，主要是由于四肢末端细小动脉痉挛，皮肤血管内血流量减少而突然发生。

②缺氧期：受累部位继续缺血，毛细血管扩张淤血，皮肤发绀而呈紫色，皮温低，疼痛，此时自觉症状一般较轻。

③充血期：一般在保暖以后，也可自行发生。此时血管痉挛解除，动脉充血，皮肤潮红，皮温回升，可有刺痛、肿胀及轻度搏动性疼痛。当血液灌流正常后，皮肤颜色和自觉症状均恢复正常。一般发作过程持续 10 分钟，约 1/3 病例持续 1 小时以上，有时必须将患肢浸于温水中方可缓解。以上发作往往从某一手指开始，逐渐扩展至余下手指。

一般起病缓慢，常在受冷或情绪激动后，尤其是手指接触低温后，手指皮色突然变为苍白，继而发绀，发作常从指尖开始，以后扩展至整个手指，甚至手掌，伴有局部发凉、麻木、针刺感和感觉减退等，腕部脉搏正常，持续数分钟后逐渐转为潮红，皮肤转暖，并感烧灼样胀痛，最后皮肤颜色恢复正常，热饮或喝酒，暖和肢体后，常可缓解发作。一般解除寒冷刺激后皮色由苍白、青紫、潮红阶段到恢复正常的时间为 15～30 分钟，少数患者开始即出现青紫而无苍白阶段，或苍白后即转为潮红，并无青紫，发作时桡动脉搏动不减弱，发作间歇期除手指皮温稍冷和皮色略苍白外，无其他症状。

发病一般见于手指，也可见于足趾，偶可累及耳朵和鼻子，症状发作呈对称性。两侧小指和无名指常最先受累，继而延及食指和中指，拇指则因血供较丰富很少受累，两侧手指皮肤颜色改变的范围、程度均相同，少数患者最初发作为单侧，以后转为两侧。

病程一般进展缓慢，少数患者进展较快，发作频繁，症状严重，伴有指（趾）肿胀，每次发作持续 1 小时以上，环境温度稍降低，情绪略激动就可诱发。严重者即使在温暖季节症状也不消失。重度患者可伴有皮肤硬、指尖溃疡，还可伴有皮肤萎缩或增厚，指甲纵向弯曲畸形、指垫消瘦、末节指骨脱钙等指（趾）端营养性改变，发作可呈持续状态。少数患者在病情延续可出现局限的指（趾）皮肤硬化，但桡动脉始终未见减弱。

（1）原发性雷诺现象的诊断　由寒冷或情感刺激引起的血管痉挛性发作；累及双侧肢体的对称性发作；缺乏组织坏死或坏疽的证据；病史和体格检查无继发性疾病；指甲毛细血管正常；红细胞沉降率正常；血清学检查阴性，尤其是抗核抗体阴性。

（2）继发性雷诺现象的诊断　第一次发作年龄大于 30 岁，发作时疼痛明显，常表现为非对称性肢体发作，伴有皮肤缺血性损伤，并且自身抗体阳性，常为结缔组织疾病所引起的继发性雷诺现象。一般认为早期诊断为雷诺病的患者随着病情的进展大部分可以转变为继发性雷诺现象。在原发性雷诺现象患者中，尽管出现了较多的临床和血清学异常，可能仅有一小部分患者最终发展为继发性疾病。异常的毛细血管（巨大毛细血管，无血管区域和不规则的血管结构）是预测转变成继发性疾病的最好指标，其阳性预测值为47%，而抗核抗体的阳性预测值仅为30%。

2. 相关检查

（1）实验室检查　提示全身结缔组织疾病的 ANA、ENA 多肽酶谱、RF、免疫球蛋白电泳、补体、冷凝球蛋白，以及库姆斯氏（Comb）试验等，常作为常规检查，有助于某些免疫和结缔组织病的确诊，找出发病原因。此外，手部 X 线有助于诊断有无类风湿关节炎和手指钙化症；上肢神经传导速度有助于发现腕管综合征。

（2）特殊检查

①冷激发试验：手指浸入 4℃ 冷水中 1 分钟，采用光电容积描记仪（PPG）描记手指循环恢复至正常所需的时间，正常人指端循环在 0～2 分钟内恢复到基线，可雷诺综合征患者，指端循环恢复到正常所需时间要明显延长（超过 5 分钟）。

②手指温度恢复时间测定：手指受冷降温后，应用热敏电阻探头测定其恢复至正常温度所需的时间，用来估计手指血流情况，可为雷诺征诊断提供客观论据，95% 正常人手指温度在 15 分钟内恢复到基线，而绝大多数雷诺综合征患者，手指温度恢复到正常所需时间要超过 20 分钟，该试验还可用于观察治疗效果。

③指动脉压测定：指动脉压低于肱动脉压 40mmHg 则提示为梗阻型。

④指温与指动脉压关系测定：正常时，随着温度的降低，只有轻度指动脉压下降，痉挛型患者当温度降到触发温度时，指动脉压突然下降；梗阻型患者指动脉压也随着温度下降而逐渐降低，常温时指动脉压则明显低于正常。

⑤手指动脉造影：必要时行上肢动脉造影了解手指动脉情况，有助于确定雷诺综合征的诊断，还能显示动脉是否有器质性病变，动脉造影不仅是一种损伤性的检查方法，而且比较复杂，因此不宜作为常规检查。

⑥阻抗血流图检查：在发作间歇期，指端血流图上仍可记到有明显搏动的血流，但在发作期，则指端搏动性血流消失。

⑦甲皱微循环检查：有助于区分是雷诺病还是继发性雷诺征。在间歇期与发作期的 3 个不同阶段微循环变化均有所不同，非发作期轻症患者可无异常所见。轻者有微血管襻迂曲扭转异形管襻（呈多形性改变）偶见轻微的颗粒样血细胞聚集；重者毛细血管周围有散在红细胞渗出，偶见小出血点，管襻内血流缓慢瘀滞，如为结缔组织病引起的雷诺现象，可见襻顶显著膨大或微血管口径极度扩张形成“巨型管襻”，管襻周围有成层排列的出血点。

（二）辨证诊断

雷诺综合征属“脉痹”“血痹”“厥证”范畴，是阳虚、气虚为本，瘀证为标，病位在四肢。

望诊：手指或足趾呈苍白色或淡红色，或有瘀斑，或发生溃疡，舌质淡或有瘀斑，苔白或黄。

闻诊：手指溃疡或坏疽可闻见臭味。

问诊：手指或足趾冰冷、疼痛，受寒冷即发作，或指端发红、溃疡，肿胀疼痛。

切诊：肢体发凉、压痛，脉沉，或弦，或弦涩。

1. 血虚寒凝证

临床证候：肢体发凉，冰冷，呈苍白色或淡红色，受寒冷即发作，冬季症状加重，舌质淡红或淡白，苔薄白，脉细或紧。

辨证要点：肢体发凉，呈苍白色或淡红色，受寒冷即发作，冬季症状加重。

2. 气虚血瘀证

临床证候：肢体间歇性发绀，发凉，胀痛，受寒加重，手指瘀斑，舌质绛或有瘀斑，脉沉细。

辨证要点：肢体间歇性发绀，手指瘀斑。

3. 热毒壅盛证

临床证候：发绀持续，手指或足趾局部发生溃疡，甚或发生局部坏疽，指端发热、发红，肿胀疼痛，舌质红，苔黄腻，脉弦涩。

辨证要点：发绀持续，指端发热、发红，肿胀疼痛。

4. 四末失荣证

临床证候：持续发作，患处皮肤干燥、脱屑、萎缩或增厚，指甲呈纵向弯曲、畸形，指垫消瘦，末节指骨脱钙，指尖溃疡，延及指甲下，甲床分离，剧痛，甚至指端坏疽，舌质紫暗，有瘀斑，脉沉涩。

辨证要点：指端失养，溃疡甚至坏疽。

三、鉴别诊断

（一）西医学鉴别诊断

雷诺综合征的临床表现应当与其他以皮肤颜色改变为特征的血管功能紊乱性疾病相鉴别。

1. 手足发绀症

手足发绀症是自主神经功能紊乱所致的血管痉挛性疾病，多见于青年女性，手足皮肤呈对称性均匀发绀，可遇冷加重，常伴有皮肤划痕症或手足多汗等自主神经功能紊乱现象，手足发绀症在温暖环境中常不能使症状立即减轻或消失，情绪激动和精神紧张一般不能诱发该病。

2. 网状青斑

网状青斑皮肤呈持续性网状或斑点状发绀，病变多发生于下肢，偶可累及上肢、躯干和面部，患肢常伴发冷，麻木和感觉异常，寒冷或肢体下垂时青斑明显，在温暖环境中或抬高患肢后，斑纹减轻或消失。

3. 红斑性肢痛症

该病为肢端对称性、阵发性血管扩张，多见于青年女性，起病急骤，两足同时发病，偶可累及双手，呈对称性阵发性严重灼痛，当足部温度超过临界温度（33～34℃）时疼痛发作，多为烧灼样，也可为刺痛或胀痛，肢体下垂、站立、运动时均可诱发疼痛发作，抬高患肢，休息或将足部露在被褥外，疼痛可缓解，症状发作时，足部皮色呈潮红充血，皮温升高伴出汗，足背和胫后动脉搏动增强。

4. 冷球蛋白血症

本病是一种免疫复合物病。约15%患者以雷诺现象为首发症状，主要表现有皮肤紫癜，为下肢间歇发作的出血性皮损，消退后常留有色素沉着，严重者在外踝部形成溃疡，少数可有肢端坏疽，溃疡也见于鼻、口腔、喉、气管黏膜及耳。约70%患者有多关节痛，50%患者有肾损害，其次有肝脾肿大、神经系统损害等。血中冷球蛋白增高、C3补体降低、RF阳性、丙球蛋白增高等。

5. 腕管综合征

本征是由于正中神经在腕管内受压迫而引起，主要表现是手指烧灼样疼痛，活动患手后手指麻木可解除，手指痛觉减退或感觉消失，鱼际肌肉萎缩。但无间歇性皮肤颜色改变，无对称性。

（二）中医病证鉴别诊断

雷诺综合征按其临床表现属中医学"血痹""脉痹"等范畴，主要由于卫气不足，气血虚弱，风、寒、湿之邪侵袭，寒凝血滞，气血运行不畅所致，以四肢厥冷、麻木、疼痛、指端（以手指为主）出现对称性苍白–发绀–潮红为特征的临床表现。本病需与痿证相鉴别。痿证病因以虚和湿热为主；痹证以风寒湿热为主。痿证以热久耗津，或气血不足，筋脉失养，临床表现为肢体瘦弱，痿软无力，而肢体关节多无疼痛；痹证为邪气阻滞，经络不通，故临床表现以关节疼痛为主，多属实证。两者不难鉴别。

四、临床治疗

（一）提高临床疗效的要素

雷诺综合征目前西医尚无特殊疗效药物，根据本病发病原因，应在积极治疗同时注重保暖，避免加重因素影响。

（二）辨病治疗

雷诺综合征治疗的最重要方面当是针对原发病治疗。本病的对症治疗分为药物疗法、生物反馈和手术，依据患者具体情况加以选用。

1. 药物疗法

临床上采用的药物有下述几种。

（1）妥拉唑啉（普里斯科耳） 口服每次 25～50mg，每日 4～6 次，饭后服用。局部疼痛剧烈和形成溃疡的，每次剂量可增至 50～100mg。肌内注射、静脉或动脉内注射剂量每次 25～50mg，每日 2～4 次。可出现潮热、晕厥、头眩、头痛、恶心、呕吐和皮肤出现鸡皮样改变等不良反应。

（2）利血平 因其具有去儿茶酚胺和去血清素作用，是治疗雷诺征历史较久、疗效较好的药物。但因此药可能损伤动脉，故现在临床较少应用。但不少学者认为本药对合并肢端溃疡的严重病例，仍可试用。

（3）硝苯地平 是一种钙离子通道阻滞剂，它通过降低肌细胞膜上钙离子贮存部位的贮钙能力或与钙结合能力，使动作电位形成和平滑肌收缩受阻，从而使血管扩张。口服 20mg，每日 3 次，疗程 2～3个月。

（4）甲基多巴 250mg，每日 3 次口服。

近来，一些专家报道前列腺素、司坦唑醇口服；局部涂擦 205 硝酸甘油软膏，均有一定疗效。

2. 肢体负压治疗

患者取坐位，患肢置于负压舱内，每日 1 次，10～20 次为一个疗程。

3. 血浆交换疗法

降低血浆黏滞度，用羧甲淀粉 2～2.5L，每周 1 次，共 5 次。

4. 手术治疗

适用于病程大于 3 年且症状严重影响工作生活者、足量药物治疗无效、病情恶化者、指端皮肤存在营养性改变者，可行交感神经切除术或动脉周围微交感神经切除术等，但术前应行血管舒缩反应测定，如果血管舒缩指数不足，则交感神经切除术就不能获得预期效果。

（三）辨证治疗

1. 辨证论治

（1）血虚寒凝证

治法：温经散寒，养血通脉。

方药：阳和汤合当归四逆汤加减。

组成：熟地 30g，肉桂 3g，麻黄 2g，鹿角胶 9g，白芥子 6g，干姜 6g，当归 20g，桂枝 15g，赤芍 12g，吴茱萸 9g，生甘草 6g。

（2）气虚血瘀证

治疗：活血养血，化瘀通脉。

方药：四逆汤合黄芪桂枝五物汤加减。

组成：附子 6g，当归 20g，黄芪 30g，桂枝 10g，白芍 12g，干姜 3g，白术 15g，地龙 10g，全蝎 6g，乳香 10g，没药 10g。

（3）热毒壅盛证

治法：清热解毒，活血止痛。

方药：四妙勇安汤加减。

组成：金银花 90g，玄参 90g，当归 60g，甘草 30g。

加减：湿热重者，加黄柏、苍术、知母、泽泻；血瘀明显者，加桃仁、红花、虎杖；气血两虚者，加党参、炙黄芪、生地、白术、鸡血藤。

（4）四末失荣证

治法：益气养血，化瘀通络。

方药：十全大补汤合大黄䗪虫丸。

组成：党参10g，茯苓10g，白术10g，黄芪30g，当归20g，熟地20g，川芎15g，地龙10g，乳香10g，没药10g，延胡索10g，桃仁10g，红花10g，土鳖虫3g，甘草6g。

2. 外治疗法

（1）针刺疗法　取合谷、八邪、手三里、外关、内关、三阴交、足三里、绝骨、中脘、关元、脾俞、肾俞。温针治疗，一日一次。针刺有通经活络作用，结合温针，能够温通经脉，活血通络，可用于雷诺病的治疗。

（2）穴位注射法　川芎嗪或红花注射液或丹参注射液穴位注射，取穴：上肢取曲池、手三里、外关、合谷穴；下肢取阳陵泉、三阴交、悬钟、足三里穴；辅助以针刺：取阳池、中渚、阴陵泉、照海等穴，阳虚寒凝者配肾俞、关元，血瘀者配太冲，同时用TDP照射局部，疗效良好。

（3）中药熏洗法　川乌30g，草乌30g，羌活30g，桂枝30g，细辛50g，三棱50g，上药加水1000ml，文火煎，待煮沸后，将患肢放于其上熏之，以能耐受为度；最后煎取400ml，待药温后泡洗患处20分钟；将药液保鲜储存，当日内再洗1次，如此每日1剂，每日2次，7天为1个疗程。有祛风除湿、通络止痛的功效，适用于风寒湿邪阻滞经脉，气血瘀滞的患者，类风湿关节炎、强直性脊柱炎均可应用。

（4）蜡疗　用蜡疗机将石蜡融化后，调至40～50℃，制成蜡块，将蜡块包裹患者双手部位，持续15～20分钟，每天一次。也可根据情况，辨证加入中草药，以增强疗效。用其温热均衡作用及可塑性，对手部雷诺表现者疗效佳。

3. 单方验方

红艾方：红花、川椒、艾叶各30g，上三药加水煎，趁热熏洗，浸浴患部，每日2～3次，每次30～40分钟。该方有温通经络、活血化瘀的功效，外用于治疗雷诺病。

黄芪桂枝五物汤：黄芪30g，桂枝12g，芍药12g，生姜25g，大枣4枚，水煎服。可用于雷诺病及周围神经病变的临床治疗，对以麻木为主的血痹有较好临床疗效。

（四）新疗法选粹

1. 星状神经节阻滞

刘海萌等应用高压氧舱治疗（治疗压力为0.1MPa表压）联合形状神经节阻滞术（利多卡因注射液10ml）治疗本病，每日1次，共治疗10天，观察双手末端循环明显改善。

2. 手术疗法

李新喜等采用血管腔内射频消融术治疗雷诺综合征，取得良好疗效。

3. 血浆置换术

该法可降低血黏度，增加红细胞可变形性，降低血小板聚集速度及程度，降低血纤维蛋白原及血中循环免疫复合物浓度。进行血浆置换治疗时，可每周1次连续4～5周，可增加手部血流，改善症状，疗效可持续4～6周。

（五）名医诊疗特色

仝小林

仝小林院士抓住雷诺综合征手足厥逆的特征，认为其属于血虚寒厥，治以温阳散寒、养血通脉，以大乌头煎合黄芪桂枝五物汤为基础方，临床疗效良好。大乌头煎出自《金匮要略·腹满寒疝宿食病》，相关条文如下："腹痛，脉弦而紧，弦则卫气不行，即恶寒，紧则不欲食，邪正相搏，即为寒疝。绕脐痛，若发则白汗出，手足厥冷，其脉沉弦者，大乌头煎主之。"

五、预后转归

无论原发和继发雷诺综合征，预后的差别较大，约15%的患者自然缓解，30%的患者逐渐加重。长期持续动脉痉挛可致动脉器质性狭窄而不可逆，少数病例（小于1%）需要截指（趾）。影响预后的因素较多，如寒冷、潮湿气候的持续时间、有无采取保暖措施等。

（1）寒冷为本症的重要诱因，可影响疗效。

（2）局部血管病变的程度：指端动脉无器质性病变者疗效较好，反之效果不佳。

（3）交感神经节切除不完全或再生：由于解剖变异或手术技术上因素致交感神经节切除不完全，影响疗效；多数学者认为交感神经节切除术后，神经组织能再生，因而影响疗效。

六、预防调护

（一）预防

雷诺综合征轻者只需注意保暖严防冻伤，避免皮肤受损，避免精神紧张和过度劳累即可控制。患者必须停止吸烟，因尼古丁为血管收缩剂，能引起皮肤血管收缩。雷诺现象由某种原因如震动引起者，应停止使用该工具。避免长期在湿冷和热交替条件下工作。包括避免寒冷刺激和情绪激动；避免应用麦角胺、α-受体阻滞剂和避孕药；避免长期使用震动性工具，低温下作业，保护手指免受外伤，可饮少量酒类改善症状，保持居住环境温暖干燥，调节情绪。

（二）调护

（1）避免各种诱发因素，冬季注意保暖，防止四肢局部暴露于寒冷的环境中，保持病室温度在22～23℃之间。保持皮肤清洁，病室要定期消毒。

（2）避免刺激性饮食，忌生冷、辛辣厚味之品。

（3）做好心理护理，向患者讲明精神因素与本病的关系，避免精神紧张及情绪激动，以保持良好的情绪。

（4）观察患者指（趾）端皮肤血液循环状况，当出现颜色苍白、疼痛及麻木等症状时，可予温水浸泡，加强按摩，必要时可在指（趾）端局部涂以硝酸甘油软膏，每次保留1小时后擦干。

（5）患者局部发生溃疡或坏疽时，注意皮肤的清洁，必要时配合药物熏洗和外敷。若兼见发热、恶寒、身痛等全身症状时，更应及时采取对症治疗，控制感染。避免患肢下垂位及活动过久。

（6）发作时出现疼痛，给予局部揉擦、加温，可使疼痛缓解或发作停止。

（7）适当进行户外活动，注意保护暴露部位。

七、专方选要

（1）阳和汤合黄芪桂枝五物汤　用于治疗本病属血虚寒凝证。组成：熟地30g，肉桂3g，麻黄2g，鹿角胶9g，白芥子6g，姜炭2g，生甘草3g，黄芪15g，桂枝12g，芍药12g，生姜20g，大枣4枚，水煎服。阳和汤出自《外科全生集》，功擅温阳补血、散寒通滞，主要用于因营血亏虚，寒凝痰滞，痹阻于筋脉、关节、肌肉所致的阴疽之证。黄芪桂枝五物汤出自《金匮要略》，据《金匮要略·血痹虚劳病脉证并治》记载："血痹阴阳俱微，寸口关上微，尺中小紧，外证身体不仁，如风痹状，黄芪桂枝五物汤主之。"

（2）养阴清热汤　养阴活血，补气健脾，清热解毒，用于治疗雷诺病后期。组成：玄参18g，石斛12g，鸡血藤18g，升麻9g，川芎9g，川楝子18g，银花18g，公英 24g，连翘 15g，茯苓 15g，当归 9g，赤芍 9g，生黄芪 18g，甘草 9g。有溃烂者，加白芷、桔梗；气虚者加人参、党参、太子参、白术；肝郁不疏加柴胡、白芍、青皮、枳壳、木香；食少者加焦三仙、川大黄、鸡内金；疼痛者加罂粟壳。(《中国现代名医验方荟海》)

八、研究进展

(一)治法探讨

肖玲采用中西医结合治疗本病，贝前列腺素钠片 40μg，一日 3 次，联合阳和汤加减（熟地黄 30g，鹿角胶 20g，炮姜 12g，肉桂 15g，当归 12g，鸡血藤 12g，麻黄 4g，白芥子 9g，乌梢蛇 12g，地龙 9g，甘草 3g）水煎服，外用温经回阳散（生川乌 10g，桂枝 15g，胆南星 10g，川花椒 10g，姜黄 10g，红花 10g，海桐皮 20g，透骨草 30g）水煎熏洗，观察结果提示中西医结合方法能显著提高临床疗效。

(二)评价及展望

本病西医发病原因尚不明确，积极排除诱发因素及诱发疾病可有效预防本证发生，中医各家学说均根据辨证分型取得了一定的疗效，但尚无统一的辨证分型及治疗原则，本证因与患者生活、工作环境关系密切，治疗疗效与医患配合与患者依从性密切相关，故临床疗效相差甚远，仍需深入研究。

参考文献

[1] 刘海萌，付冠. 高压氧联合星状神经节阻滞治疗雷诺综合征 1 例报道 [J]. 航空航天医学杂志，2019，06：770.

[2] 李新喜，田野，罗军. 血管腔内射频消融术治疗雷诺综合征的疗效分析 [J]. 血管与腔内血管外科杂志，2017，3（6）：1090-1091.

[3] 马海燕. 中西医结合治疗雷诺氏病 65 例 [J]. 北方药学，2017，14（1）：123-124.

[4] 赵建新，宋昱慧. 针药并治雷诺综合征伴溃烂医案 1 则 [J]. 中国民间疗法，2017，25（7）：64-65.

[5] 严威，金成万，王雨露，等. 手术治疗雷诺综合征方法的研究 [J]. 当代医学，2012，18（4）：28-29.

[6] 甄晓慧. 自拟通脉汤为主治疗雷诺综合征 39 例 [J]. 中国社区医师，2005，21（292）：41.

[7] 任婷婷，于本性. 针刺治疗雷诺氏病临床疗效观察 [J]. 中医临床研究，2015，7（3）：115-116.

[8] 沈凌云. 温针灸配合中药熏洗治疗雷诺综合征 39 例效果观察 [J]. 齐鲁护理杂志，2011，17（10）：67-68.

[9] 黄翠，鄢燕，邓桂元，等. 温针灸疗法治疗雷诺氏综合征临床观察 [J]. 湖北中医杂志，2013，35（6）：64-65.

[10] 刘岩红. 艾灸配合中药熏洗治疗雷诺氏病 66 例 [J]. 中国针灸，2002，22（4）：267.

第十九章　过敏性紫癜

过敏性紫癜（anaphylaxis purport，allergic purport）又称亨诺克－舒恩莱因紫癜（Henoch- Schölein purport，HSP），是一种系统性的小血管炎，是由血管变应性炎症引起的皮肤及黏膜病变，临床表现为皮肤瘀点、瘀斑，关节疼痛，腹痛及血尿等肾脏损害。

过敏性紫癜最早被描述为具有四联症状：间歇性发作的可触及非血小板减少性紫癜、关节痛/炎（74%～84%）、胃肠道受累（腹痛，61%～76%）和肾小球受累（44%～47%）。Chapel Hill 血管炎共识会议将过敏性紫癜定义为累及小血管的血管炎，有 IgA 免疫复合物的沉积，主要累及皮肤、胃肠道系统和肾小球，伴有/不伴有关节痛/炎，分为单纯型、关节型、胃肠型、肾型和混合型紫癜五类。

过敏性紫癜相当于中医"血证－紫斑"，又与"葡萄疫""血风疮"及"肌衄"相似。

一、病因病机

（一）西医学研究

1. 流行病学

本病可见于任何年龄，但主要见于青少年，尤以 4～11 岁多见，以关节症状为主要表现者多见于青年人，无性别差异。以初春和晚秋季节发病较多。75% 的病例为 10 岁以下儿童（3～10 岁），高峰年龄为 4～8 岁，男孩多见，儿童的年发病率约为 1/10000，成人也可发生。

2. 病因

本病病因不明，可能与免疫因素有关。细菌、病毒、寄生虫感染，药物（如青霉素、磺胺、阿司匹林、抗癫痫药），食物（鱼、虾、蟹、蛋、奶等异性蛋白食物）可诱发本病。一般认为本病是由抗原性物质进入机体，与患者体内的抗体（主要是 IgA）发生反应，沉积于血管壁引起血管损伤，导致皮肤和黏膜发生紫癜等症状，因此又称为 IgA 免疫复合物血管炎（IgA immune complex vasculitis）。目前认为本病为一种免疫复合物疾病，患者皮损区、非皮损区及肾脏病变的小血管壁可检测到 IgA 和补体 C3 的沉积。

3. 发病机制

（1）体内可溶性循环免疫复合物的形成是本病的主要发病机制，并且这种免疫复合物是由 IgA 形成的。当这些具有抗原性的物质进入体内，便可刺激免疫系统，特别是 B 细胞产生大量的 IgA 抗体，与其结合成免疫复合物，随循环到达身体各部并沉积于血管壁上，在补体的参与下，主要有 C3 和备解素的参与，通过激活补体旁路系统而造成组织的免疫损伤。如此损伤主要发生在皮肤、肾和肺的小血管，特别是微动脉和毛细血管可发生坏死性炎症，血管通透性增加，红细胞及血浆等外渗，造成皮下组织、黏膜、内脏组织渗出性出血和水肿，从而产生皮肤紫癜、肾及消化道等部位的出血。

通过免疫病理已经证实，在本病受损组织部位有 IgA 免疫复合物及 C3 沉积，未发现有 C19 和 C4 等。在先天性 C2 缺乏的患者同样可发生本病。由此可以说明本病是 IgA 免疫复合物激活补体旁路系统所致。

当 IgA 免疫复合物在血管壁上沉积并在 C3a、C5a 和 C5、C6、C7 面的作用下，产生趋化因子，使大量的中性粒细胞在炎症部位聚集，各种血管内皮细胞黏附分子如 VCAM-1、ICAM-1 和 LFA-3 在炎症过程中均起到关键性作用。局部聚集的炎症细胞释放大量的炎性介质而导致炎症反应。同时，血管内凝血机制也发生不同程度的改变，参与本病的病理过程。

（2）本病的基本病理改变为大量中性粒细胞浸润性坏死性血管炎。皮肤小血管可见有 IgA 沉积，有出血、水肿等类似 Arthus 反应性血管炎改变。胃肠道及关节可有同样的改变。肾脏的改变主要为增生性肾小球肾病，呈局灶节段性系膜增生伴不同程度的细胞增殖，可有新月体形成，有节段性毛细血管内血栓形成、中性粒细胞浸润，轻者发生局灶性肾炎，重者则发生坏死性血管炎，且病变范围较广。少数病例可发生中枢神经系统及肺的坏死性毛细血管炎。

用电子显微镜观察，可显示肾脏系膜基质局灶性增生，内皮细胞肿胀，内皮下及上皮下电子致密颗粒增多，基底膜裂解，管腔中有大量的中性粒细胞、血小板及纤维素等。

免疫病理检查发现：肾系膜区有广泛性大量的 IgA、C3 及少量 IgG、IgM 沉积，也有纤维蛋白原沉积。基底膜也可见有按一定排列方向分布的 IgA、C3 和少量 IgG、IgM 沉积。

（二）中医学认识

过敏性紫癜相当于中医"血证-紫斑"，又与"葡萄疫""血风疮"及"肌衄"相似。如《外科正宗》记载："葡萄疫，其患多小儿，感受四时不正之气，郁于皮肤不散，结成大小青紫斑点，色若葡萄，发在遍体。"多为内、外病因相合所致，内因多为脾胃素虚，内湿遏伏，湿蕴而化热；外因多为风热外受，或感于异气，或饮食异物、虫草花粉、水土不服（环境因素）。病位在脾，病机可概括为"风、湿、热、瘀、虚"，早期以"风、湿、热"为主，后期以"湿、瘀、虚"为主，其中尤以"湿"为致病之关键；从发病部位，紫癜皮疹多以双下肢为主，腹痛、四肢关节疼痛、血尿均在机体下部，符合湿性趋下特点；从病程来看，本病易反复发作，胶着黏腻，符合湿邪黏腻；从病证来看，临证时常见舌苔黏腻厚浊。"湿、瘀"始终贯穿疾病始终，影响其发生、发展，常使本病缠绵难愈。

二、临床诊断

（一）辨病诊断

1.临床表现

儿童及青年发病多，90% 发病前有发热、咽痛等上呼吸道感染史，或低热、头痛、乏力等症状。

（1）单纯性紫癜 损害仅限于皮肤，儿童发病多，起病急，皮损为小而分散的可触及的瘀点和瘀斑，好发于四肢伸侧及臀部，尤其小腿部明显，对称分布，可融合成片，有些患儿伴有头皮、手足背部和眼周水肿，并有低热、乏力、不适等症状。病程可持续 2～3 周，但易复发。

（2）关节型紫癜 又称 Schonlein 型紫癜，青年人多见，本型以关节肿胀、疼痛及多形性皮损为主。皮损除紫癜外尚可见风团、血疱、坏死等，分布于关节周围或下肢及其他部位。关节疼痛显著，膝及踝关节最易受累，其他关节也可累及，可有关节腔积液。皮损发展时关节症状加重，并有小腿下 1/3 肿胀。病程约数周，易复发。

（3）胃肠型紫癜 又称 Henoch 型紫癜，儿童及青年多见，本型腹痛症状显著。可见脐周或下腹疼痛，伴恶心、呕吐、便血。严重时可有腹绞痛、肠套叠甚至肠穿孔，少数病例仅有腹痛而无皮损出现，常误诊为急腹症而施行手术。此型皮损同关节型，亦可伴发关节症状。

（4）肾型紫癜　特征为紫癜与肾损害同时出现，约50%过敏性紫癜病例有肾损害，可发生血尿、蛋白尿及管型尿，甚至肾功能不全。成年患者预后较差。

（5）混合型紫癜　上述两型、三型甚至四型症状交叉或者合并存在，临床表现比较复杂。

2. 实验室检查

毛细血管脆性试验阳性，出凝血时间、血小板计数、骨髓检查均正常。血沉快、轻度白细胞增高，淋巴细胞及嗜酸性粒细胞增高。冷球蛋白阳性。肾型患者可有血尿、蛋白尿及管型尿等。免疫学检查 IgA 特异性升高，IgM 升高，补体下降。

3. 组织病理

特征为细动脉的白细胞破碎性血管炎。真皮毛细血管和小血管内皮细胞肿胀，管腔阻塞，管壁纤维蛋白样变性及坏死，血管壁及周围中性粒细胞浸润和红细胞外渗。

（二）辨证诊断

过敏性紫癜，属中医学"紫癜"范畴。主要根据病程特点、临床表现、西医分型、病程长短、卫气营血及六经传变分期辨证。

望诊：皮肤出现瘀点瘀斑，或鲜红，或淡紫，面色萎黄、乏力，舌质淡或红，苔薄或少。

问诊：可出现发热、腹痛、关节痛、尿血、鼻衄。

切诊：皮疹抚之不碍手，脉浮数或细数。

1. 风热伤络证

临床证候：起病较急，全身皮肤紫癜散发，尤以下肢及臀部居多，呈对称分布，色泽鲜红，大小不一，或伴痒感，可有发热、腹痛、关节肿痛、尿血等，舌质红，苔薄黄，脉浮数。

辨证要点：起病较急，全身皮肤紫癜散发，色泽鲜红，舌质红，苔薄黄，脉浮数。

2. 血热妄行证

临床证候：起病较急，皮肤出现瘀点瘀斑，色泽鲜红，或伴鼻衄、齿衄、呕血、便血、尿血，血色鲜红或紫红。同时并见心烦、口渴、便秘，或伴腹痛，或有发热，舌红，脉数有力。

辨证要点：起病较急，皮肤出现瘀点瘀斑，色泽鲜红，或伴鼻衄、齿衄，并见心烦、口渴，舌红，脉数有力。

3. 气不摄血证

临床证候：发病缓慢，病程迁延，紫癜反复出现，瘀斑、瘀点颜色淡紫，常有鼻衄、齿衄，面色苍黄，神疲乏力，食欲不振，头晕心慌，舌淡苔薄，脉细无力。

辨证要点：病程迁延，紫癜反复出现，面色苍黄，神疲乏力，舌淡苔薄，脉细无力。

4. 阴虚火旺证

临床证候：紫癜时发时止，鼻衄齿衄，血色鲜红，低热盗汗，心烦少寐，大便干燥，小便黄赤，舌光红，苔少，脉细数。

辨证要点：紫癜时发时止，低热盗汗，心烦少寐，舌光红，苔少，脉细数。

三、鉴别诊断

（一）西医学鉴别诊断

血小板减少性紫癜：皮肤黏膜见瘀点、瘀斑，瘀点多为针头样大小，一般不高出皮面，多不对称，可遍及全身，但以四肢及头面部多见；可伴有鼻衄、齿衄、尿血、便血等；严重者可并发颅内出血；血小板计数明显减少，急性型一般低于 $20 \times 10^9/L$，慢性型一般在 $30 \times 10^9/L \sim 80 \times 10^9/L$ 之间；出血时间延长，血块收缩不良，束臂试验阳性。

（二）中医病证鉴别诊断

1. 疾病鉴别

（1）与出疹相鉴别　紫斑与出疹均有局部肤色的改变，紫斑呈点状者需与出疹的疹点区别。紫斑隐于皮内，压之不褪色，触之不碍手；出疹高出于皮肤，压之褪色，摸之碍手。且二者成因、病位均有不同。

（2）与丹毒相鉴别　丹毒属外科皮肤病，以皮肤色红如丹得名，轻者压之褪色，重者压之不褪色，但其局部皮肤灼热肿痛与紫斑有别。

2. 证候鉴别

根据起病、病程、紫癜颜色等辨虚实。起病急、病程短，紫癜颜色较鲜明者多属实；起病缓，病情反复，病程缠绵，紫癜颜色较淡者多属虚。伴有发热、恶风、咽红等风热表证者为风热伤络；伴有烦躁口渴，便秘尿赤，甚则鼻衄、齿衄、便血、尿血者为血热妄行；伴有神疲乏力，头晕心悸，食欲不振者为气不摄血；伴有低热盗汗、手足心热、舌红少津者为阴虚火炎。

3. 病情轻重鉴别

要注意判断病情的轻重。以出血量的多少及是否伴有肾脏损害或颅内出血等作为判断轻重的依据。凡出血量较少者为轻症；出血严重伴大量便血、血尿、明显蛋白尿，或头痛、昏迷、抽搐等均为重症。

四、临床治疗

（一）提高临床疗效的要素

治疗血证应针对各种血证的病因病机及损伤脏腑的不同，结合证候虚实及病情轻重而辨证论治。《景岳全书·血证》说："凡治血证，须知其要，而血动之由，惟火惟气耳。故察火者但察其有火无火，察气者但察其气虚气实。知此四者而得其所以，则治血之法无余义矣。"概而言之，对血证的治疗可归纳为治火、治气、治血三个原则。

（1）治火　火热熏灼，损伤脉络，是血证最常见的病机，应根据证候虚实的不同，实火当清热泻火，虚火当滋阴降火。并应结合受病脏腑的不同，分别选用适当的方药。

（2）治气　气为血帅，气能统血，血与气密切相关，故《医贯》说："血随乎气，治血必先理气。"对实证当清气降气，虚证当补气益气。

（3）治血　《血证论·吐血》说："存得一分血，便保得一分命。"要达到治血的目的，最主要的是根据各种证候的病因病机进行辨证论治，其中包括适当地选用凉血止血、收敛止血或活血止血的方药。

本病以实证居多，虚证极少。

风热邪毒是常见的病因，并且可以使本病的病情加重或导致疾病复发，因此风热毒邪在本病的发生及发展过程中起着至关重要的作用，解毒祛风、凉血止血法常贯穿疾病治疗的始终。

（二）辨病治疗

1. 病因治疗

清除病因是本病的首要治疗措施。对于链球菌感染灶和其他感染灶（如结核）应予及时积极的抗生素治疗或配合手术措施，亦可用支持治疗措施帮助清除体内致病菌。严格掌握药物及食物的选用，避免应用一些半抗原和完全抗原的药物及易致敏的食物。

2. 药物治疗

（1）抗组胺药物　可以选用氯苯那敏、赛庚啶、西替利嗪、氯雷他定、特非那丁等抗组胺制剂，也可并用芦丁、维生素C、钙剂等。

（2）糖皮质激素　适用于皮疹严重或伴有发热的患者。糖皮质激素有抗过敏及减轻血管通透性的作用，并可迅速减轻关节疼痛和胃肠道症状。如服用泼尼松，小儿剂量每日1～2mg/kg，成人剂量不超过60mg/d，症状控制后即逐渐减量，直至减到每日或隔日15mg，再维持给药2周。如持续用药2～3周仍不见缓解，可改用其他糖皮质激素或其他疗法。肾脏严重受损者，可试行激素冲击疗法。

（3）对于顽固的慢性肾型紫癜，可选用环磷酰胺服用2mg/（kg·d）；或硫唑嘌呤2mg/（kg·d）。

（4）其他疗法　可选用适当的抗生素治疗；胃肠道症状明显者可应用甲氰米胍及云南白药，如并发肠套叠或肠穿孔，应做外科手术。肾衰或尿毒症者可行血液透析治疗。

（三）辨证治疗

1.辨证施治

（1）风热伤络证

治法：疏风散邪。

方药：连翘败毒散加减。

组成：薄荷10g，防风9g，牛蒡子9g，连翘10g，山栀10g，黄芩6g，升麻8g，玄参10g，桔梗10g，当归15g，赤芍15g，红花10g。

加减：皮肤瘙痒加浮萍8g，蝉蜕8g，地肤子8g；腹痛加甘草10g；关节肿痛加三七6g，牛膝20g；尿血加小蓟15g，白茅根20g，藕节炭15g。

（2）血热妄行证

治法：清热解毒，凉血止血。

方药：犀角地黄汤加味。

组成：犀角（用水牛角代）10g，生地15g，丹皮10g，赤芍12g，紫草10g，玄参10g，黄芩8g，生甘草6g。

加减：伴有齿衄、鼻衄者加炒栀子10g，白茅根15g；尿血加大蓟、小蓟各10g；便血加地榆炭10g，槐花10g；腹中作痛重用白芍20g，甘草10g。

（3）气不摄血证

治法：健脾养心，益气摄血。

方药：归脾汤加减。

组成：党参10g，白术10g，茯苓10g，甘草8g，黄芪15g，当归12g，远志10g，酸枣仁20g，龙眼肉10g，木香10g，生姜6g，大枣10g。

加减：出血不止加云南白药10g，蒲黄炭10g，仙鹤草10g，阿胶8g（烊化冲服）；神疲肢软，四肢欠温，畏寒恶风，腰膝酸软，面色苍白者为肾阳亏虚，加鹿茸12g，肉苁蓉10g，巴戟天10g；若出血过多，突然出现面色苍白，四肢厥冷，汗出脉微者，为气阳欲脱，急用独参汤或参附汤回阳固脱；若气阴两衰者，则用生脉散以救阴生津，益气复脉。

（4）阴虚火旺证

治法：滋阴降火，凉血止血。

方药：大补阴丸加减。

组成：熟地12g，龟甲10g，黄柏10g，知母15g，猪脊髓10g，蜂蜜12g。

加减：鼻衄、齿衄者加丹皮10g，白茅根15g，焦栀子12g；低热者加银柴胡10g，地骨皮10g，青蒿10g；盗汗加煅牡蛎15g，煅龙骨15g，浮小麦15g。

2.成药

（1）云南白药散（胶囊）　成人每次0.25～0.5g，每天4次（小儿2～5岁，6～12岁分别按成人1/4和1/2剂量服用）；胶囊，2～5岁每次0.03g，5岁以上每次0.06g，最大不超过0.5g，每天3次，2周为1个疗程。

（2）肾炎康复片　每次5～8片，每天3次。适应证：用于皮下紫癜，伴有鼻衄、齿衄、尿血、便血、吐血等，另外对于支气管扩张及肺结核咯血，溃疡病出血，以及皮肤感染性疾病也有效果。

（3）知柏地黄丸（颗粒/胶囊/口服

液）大蜜丸，每次 1 丸，每天 2 次；浓缩丸，每次 8 丸，每天 3 次；颗粒剂，每次 8g，每天 2 次；口服液，每次 10ml，每天 3 次；六味地黄丸（颗粒 / 胶囊 / 片 / 口服液）：大蜜丸，每次 1 丸，每天 2 次；浓缩丸，每次 8 丸，每天 3 次；颗粒剂，每次 1 袋，每天 2 次，开水冲服；胶囊剂，每次 2 粒，每天 2 次；片剂，每次 8 片，每天 2 次；口服液，每次 10ml，每天 2 次。适应证：用于阴虚火旺证引起的皮下紫癜，伴有潮热盗汗，口干咽痛，耳鸣遗精，小便短赤诸症。

3. 单方验方

（1）地骨皮饮 地骨皮 20g，牡丹皮 15g，生地黄 20g，白芍 15g，当归 15g，川芎 15g。水煎服，每日 1 剂，早晚温服。关节、腹部疼痛明显者加大白芍用量，伴有血尿者加小蓟、白茅根，皮肤紫斑较重者加地肤子、白鲜皮。地骨皮饮出自《医宗金鉴》曰："治阴虚火旺，骨蒸发热，日轻夜剧者；妇人热入血室，胎前热者。"该方有凉血除蒸、清虚热的功效，现用于治疗反复发作之过敏性紫癜血分热邪伏于阴分，虚火灼络，紫斑色不鲜，伴有手足心热或骨蒸潮热、舌红、少苔、脉数者的虚火灼络型患者。

（2）金蝉脱衣汤 蝉蜕、防风、金银花、连翘、茵陈、猪苓、苍术、赤芍、红枣、桂枝。用于疾病发作期，症见：双下肢皮疹显现，疹色鲜红，压之不褪色，或融合成斑疹密布，或伴有腹痛、关节痛，舌红、苔腻，脉数。治宜疏风化湿和络。

（3）自拟消斑饮 生地 6 ～ 15g，丹皮 6 ～ 15g，防风 6 ～ 15g，蝉蜕 6 ～ 10g，女贞子 6 ～ 20g，墨旱莲 6 ～ 20g，紫草 6 ～ 20g，茜草 6 ～ 30g，炙甘草 6 ～ 10g。吴辉等以本方随症加减变化治疗过敏性紫癜，取得了比较满意的疗效，尤其对发病时间短、症状单一的患者，其疗效迅速，

用药时间短，短期内可以痊愈，对发病时间较长、症状混合型、夹有湿邪、病情反复发作者，治疗效果不满意，需要根据症状，随症辨治，治疗时间较长。

（4）自拟槐花祛紫汤 槐花 5 ～ 15g，水牛角粉 5 ～ 20g，紫草、当归、丹皮、黄芩各 5 ～ 10g。刘婵秀以本方随症加减变化治疗过敏性紫癜 40 例，痊愈 37 例，好转 2 例，无效 1 例，治愈率为 92.5%。

4. 外治法

（1）针刺 以合谷、三阴交、曲池、血海等为主穴，对血热妄行者加行间、大敦；阴虚火旺者加太溪、复溜；气虚失摄者加足三里、气海；腹痛、呕吐加内关、中脘、天枢；关节疼痛局部加取阿是穴。

（2）耳穴 取王不留行籽贴压耳穴神门、交感、内分泌、皮质下、肺、心，此法能调整顽固性过敏性紫癜患者的免疫功能。

（3）中药外洗 透骨草、仙鹤草、板蓝根、茜草、紫草、红花、赤芍、黄柏、大黄各 30g，煎水外洗，每日 1 次。主要用于紫癜皮疹初起的患者，有皮肤过敏或破溃者禁用。

（四）名医诊疗特色

1. 张学文

张学文认为紫斑的证候主要有热盛迫血、阴虚火旺及气不摄血三类。归纳起来，热盛迫血及阴虚火旺均属火热熏灼，但前者为实火，后者为虚火，前者为实证，后者为虚证。气虚不摄则为虚证，属于无火的类型。应综合四诊所得，辨别有火、无火，属实、属虚或虚实夹杂，以便正确地立法、选方、用药。但诸型中唯有热毒炽盛者居多，故而清热解毒、凉血化瘀为其重要治疗原则。

2. 于俊生

于俊生基于对"伏毒"致病学说的认

识，提出过敏性紫癜性肾炎的根本病机在于邪毒内伏血分，"伏毒"对过敏性紫癜性肾炎患者的影响贯穿于发病前、发病，病中及预后整个病程，并根据多年临床经验，在古方升降散的基础上加用女贞子、墨旱莲、紫草、茜草组成加味升降散（僵蚕 9g，蝉蜕 9g，大黄 3g，姜黄 6g，女贞子 15g，墨旱莲 15g，紫草 15g，茜草 15g）且改散剂为汤剂，具体辨证加减运用治疗过敏性紫癜性肾炎，取得了较好的疗效。

3. 张君

张君认为过敏性紫癜性肾炎病机为湿、毒（热）、瘀、虚。其中，本虚为发病之本，湿、毒（热）、瘀为发病的重要外在因素。"瘀"贯穿于该病发生之始终，故治疗上活血化瘀法贯穿始终，再结合分期辨证论治，临床每获良效。此外，遵循中医"未病先防，既病防变"的治疗原则，以防止疾病迁延、反复。

4. 丁樱

丁樱认为过敏性紫癜早期其病机的实质是风、热、毒邪引起的络脉损伤，血溢脉外。过敏性紫癜可见四肢及躯干、背部皮疹，即内外阴阳之络皆病，故治疗过敏性紫癜以"安络"为核心目的，以"祛邪"为治法，善用藤类药物，取得了良好的疗效。

五、预后转归

本病有自限性，一般 4～6 周内若无其他并发症，治疗及时、得当，均可自愈，预后良好；但常复发，整个病程可达几个月至 1～2 年，少数迁延数年，以合并肾损害者居多，部分患者可死于急性肾衰，但病死率低于 5%，极少数患者死于外科并发症，死于神经系统并发症者罕见。

六、预防调护

注意饮食有节，起居有常。劳逸适度，避免情志过极。嘱患者要注意精神调摄，消除其紧张、恐惧、忧虑等不良情绪。注意休息，病重者应卧床休息。严密观察病情的发展和变化，若出现头昏、心慌、汗出、面色苍白、四肢湿冷、脉芤或细数等，应及时救治，以防产生厥脱之证。宜进食清淡、易于消化、富有营养的食物，如新鲜蔬菜、水果、瘦肉、蛋等，忌食辛辣香燥、油腻炙煿之品，戒除烟酒。血热妄行型宜食清热解毒、凉血止血之品，如：冬瓜、大白菜、梨、银耳、黑芝麻等；阴虚火旺型宜食养阴清热之品，如：冬瓜、茄子、西红柿、绿豆、黑芝麻、苹果、西瓜等；气不摄血型宜食补气养血，佐以凉血解毒之品，如：西红柿、菠菜、葡萄、大枣等。

七、专方选要

（1）化湿消癜汤　藿香 6g，木香 6g，法半夏 10g，神曲 10g，焦山楂 10g，地榆 10g，陈皮 10g，竹茹 10g，益元散 10g，赤芍 12g，槟榔 12g，黄连 4g。水煎服。治疗外感风邪，湿热内蕴，肠胃积滞的紫癜。（《中国现代名医验方荟海》）

（2）花蛇四物汤　白花蛇 15g，川芎 12g，当归 12g，白芍 15g，熟地 30g，蝉蜕 3g，僵蚕 6g，丹参 15g。祛风通络，补血养血。治疗过敏性紫癜，有阴血不足者，加沙参、丹皮、墨旱莲；脾虚者，加党参、黄芪、白术、大枣；血瘀者加桃仁、红花；消化道出血者加白及、地榆炭、甘草。（《中国现代名医验方荟海》）

八、治疗共识

（一）辨证思路

张国英等以"卫、气、营、血"辨证及六经辨证为基础，根据邪毒侵入人体由表入里、由阳经到阴经、由经络到脏腑、正邪虚实转换的原理，将过敏性紫癜分邪犯卫表、正邪相搏和正虚邪恋 3 期进行辨证治疗，配合常规西药，与单纯应用西药组相比较，在改善临床症状和减少复发率及肾脏损伤方面具有明显优势。

（二）分型证治

总体上，早期以祛邪为主，后期扶正兼顾祛邪为主，注重益气养阴固本；活血化瘀贯穿始终。

过敏性紫癜中医证型分布以血热妄行型为多见；风热伤络和湿热瘀阻型以男孩分布为主，血热妄行、阴虚火旺和气不摄血型以女孩分布为主；风热伤络、血热妄行型多见于学龄前期，湿热瘀阻和阴虚火旺型多见于学龄期；风热伤络和血热妄行型以春季为多，气不摄血型以夏季为主，湿热瘀阻型以秋季多见，阴虚火旺型以冬季多见；各中医证型的分布及演变趋势为：早期以风热伤络、血热妄行、湿热瘀阻三型为主，恢复期以阴虚火旺、气不摄血型为主。不同类型的过敏性紫癜中医证型分布特点为：皮肤型、腹型、关节型、混合型以血热妄行型分布为主，肾型以湿热瘀阻型为主，次型为血热妄行型。

（三）中药研究

雷公藤多苷片是卫矛科雷公藤属植物的根部提取物，主要含有雷公藤碱、二萜类等，能抑制T淋巴细胞增殖并能加速其凋亡，减少B细胞和单核细胞分泌IL-2、TNF等促炎性细胞因子，具有独特的抗炎及免疫抑制效应。雷公藤还具有促进肾上腺合成皮质激素的作用，而无激素样不良反应，是中药中最常用的免疫抑制剂。陈灵报道大剂量雷公藤多苷适用于难治性过敏性紫癜性肾炎对糖皮质激素无效者。

（四）评价及展望

过敏性紫癜治疗以抗过敏药及糖皮质激素为主，患者多为儿童，糖皮质激素对儿童的生长发育及外观均表现有明显影响，不利于患儿性格成长及日常生活。中药可显著改善疾病症状，并减少西药应用疗程，中西医结合是治疗此病的最佳方案。但此病分型较多，临床辨证分型、治疗无统一方案，今后应更加深入了解疾病病因病机及辨证分型，总结临床经验，形成中医药综合性、规范化、个体化的治疗方案。

参考文献

［1］姚力，董幼祺. 董幼祺治疗小儿过敏性紫癜经验［J］. 浙江中医杂志，2013，48（8）：554-555.

［2］李庆海. 中西医结合治疗过敏性紫癜30例疗效观察［J］. 中医药临床杂志，2018，30（05）：933-935.

［3］赵燕. 从中医瘀热论治小儿过敏性紫癜45例疗效观察［J］. 云南中医中药杂志，2013，34（10）：29-30.

［4］白明晖，李向峰，丁樱. 丁樱教授运用祛邪安络法治疗小儿过敏性紫癜经验［J］. 中医临床研究，2013，5（5）：32-33.

［5］张勇. 犀角地黄汤加减治疗过敏性紫癜的临床观察［J］. 临床医药文献电子杂志，2018，05（69）：134.

［6］崔可心，张爱婷，田耀宁，等. 中西医联合治疗对儿童过敏性紫癜的临床疗效及外周血中细胞因子水平的影响［J］. 河北医药，2018，40（07）：1028-1031.

［7］韩乃沂，李亮. 针刺治疗过敏性紫癜32例［J］. 针灸临床杂志，2001，17（3）：18.

［8］赵骞. 180例儿童过敏性紫癜患儿体质分析及体质干预影响观察［J］. 辽宁中医药大学学报，2013，15（8）：193-195.

［9］赵一粒，韩玲. 韩玲辨证治疗小儿过敏性紫癜［J］. 实用中医内科杂志，2016，30（8）：16-17.

第二十章 抗磷脂综合征

抗磷脂综合征（anti-phospholipid syndrome，APS）是一组由抗磷脂抗体介导或与之有密切关联的非炎症性自身免疫性临床综合征，临床上以动脉、静脉中血栓形成、病态妊娠（早产、习惯性流产、死胎）和血小板减少等症状为主要表现，理化检查中可发现血清中存在抗磷脂抗体（APL），以上症状及理化检查可单独存在或多个共存。

1957年，Conley和Hertman报道了2例BFP-STS阳性SLE患者，在其血浆中发现了一种特异的抗凝物质。Mueller等人也观察到类似的现象。虽然后来也发现一些非SLE患者中也有这种抗凝物质，但Feinstein和Rapaport还是将此物质命名为"狼疮抗凝物（LA）"。人们对LA与BF-STS间的相关性也进行了许多研究，但在梅毒患者中未能发现LA.Lechner等人发现，LA干扰了前凝血酶活性复合物与前凝血酶间的相互作用，LA需有另一种血浆因子同时存在才能达到最大抗凝强度。Laurell和Niilsson等发现BFP-STS和LA的活性成分都在血清Y球蛋白部分。表明LA是一种免疫球蛋白，是抗前凝血酶活性复合物中磷脂的抗体。Lechner与Shapero等学者发现，LA活性位于IgG或IgM部分或二者都有。在20世纪60年代，Bowie等学者发现，在LA阳性的SLE患者中，BFP-STS、血栓形成和血小板减少的发生率较LA阴性患者高。

1983年Harris等人用固相免疫分析法对SLE患者血中ACL抗体进行了检测，发现在61%的SLE患者中，ACL抗体阳性。随着对ACL抗体与LA、BFP-STS的关系的研究，以及对与APL抗体有关的临床疾病表现的研究日渐深入，现已将APL抗体阳性及其有关的临床表现统称为"APL抗体综合征"，即APS。

中医学无此病名，根据其临床表现，应归于"血瘀证"范畴。

一、病因病机

（一）西医学认识

1.流行病学

原发性抗磷脂抗体综合征的发病率尚不清楚。30%～40%的抗磷脂抗体阳性者可出现抗磷脂抗体综合征的临床表现。有10%～15%的系统性红斑狼疮患者合并抗磷脂抗体综合征。儿童抗磷脂抗体综合征以女性更为常见（男女之比约为2：3）。发病年龄为8个月至16岁（平均为10岁）。

2.病因

抗磷脂抗体是指狼疮抗凝物质（lupus anti-coagulant，LA）、抗心磷脂抗体（anti-cardiolipid antibody，ACL）或针对其他磷脂或磷脂复合物的一组自身抗体。抗磷脂抗体产生的原因尚不清楚。用细菌免疫动物可诱发抗磷脂抗体的产生，说明感染因素可能起一定作用。另外，还可能与遗传因素有关，有研究报道HLA-DR7及DR4在抗磷脂抗体综合征患者中出现的频率增高。抗心磷脂抗体阳性者HLA-DR53出现的频率较高。

药物能引起APL抗体阳性已有报道，特别是那些公认能引起狼疮样综合征的药物，出现APL抗体阳性的可能性更大。在服用氯丙嗪1年的患者中，有37%为LA阳性，用药时间多于1年者中，有56%LA阳性，47%ACL抗体阳性，随访2～7年

（平均 5 年）后发现仅有个别病例出现血栓，与 APS 无相关性，但是对确切能够引起这些反应的药物及其种类的研究还不够深入，也不够广泛，有待进一步研究。

抗磷脂综合征可分为原发性抗磷脂综合征（PAPS）和继发性抗磷脂综合征（SAPS）。原发性抗磷脂综合征的病因目前尚不明确，其可能与遗传或感染等因素相关。继发性抗磷脂综合征常见于自身免疫病诱发，如类风湿关节炎、系统性红斑狼疮、系统性硬皮病和干燥综合征等结缔组织病。另有一种较少见的表现为短期内（几天到几周内）进行性广泛血栓形成，累及中枢神经系统、肾脏、肺脏和心脏等重要器官，造成多器官功能衰竭甚至死亡的恶性抗磷脂综合征。原发性抗磷脂综合征多见于年轻人，以女性多见，男女发病比率为 1 : 9，女性多发年龄段为 30 岁左右。

3. 发病机制

大多数 SLE 伴有 APL 抗体阳性的患者也有 APS 的临床表现。这些抗体在体内造成机体损伤的确切机制目前仍不清楚，许多学者提出了多种 APL 抗体致病的假说，目前尚无统一意见，也很难确定哪一种假说占主要地位，就 APS 主要临床表现的相关发病机制介绍一些主要的假说。

（1）免疫反应机制 由于 APL 抗体与血栓形成、血小板减少及 Coombs 阳性溶血具有相关性，提示这些免疫球蛋白能与血小板、内皮细胞及红细胞结合。SLE 中溶血性贫血常与 Rh 抗原的抗体相关，因此，Hazltine 等人提出 aCL 抗体能与红细胞膜上的 Rh 抗原结合。1972 年，Green 证实，经丁醇处理红细胞后，Rh 抗原活性消失，而当加入磷脂后抗原活性重新出现，说明磷脂是与 ACL 抗体反应的抗原成分。磷脂酰胆碱和磷脂酰乙醇胺的抗原性较磷脂酰丝氨酸和心磷脂为强。另外，饱和脂肪酸抗原是没有活性的，磷脂中须含有至少 1 个不

饱和脂肪酸才能保持其抗原性。另外，有证据表明，IgM 型 ACL 而不是 IgG 型 ACL 与 Coombs 阳性溶血性贫血相关。

（2）前列腺环素降低引起血栓形成 1980 年，Merry 等人报道了 2 例有血栓病史患者的血浆能抑制兔主动脉前列腺环素的释放。此后不久，Caracas 等人发现有流产病史的 SLE 患者血中，具有 LA 活性的 IgG 片段可抑制鼠或牛内皮细胞释放前列腺环素，并且发现动物体内的前列腺环素代谢物水平降低。其他一些有关 LA 的研究也发现，LA 可抑制前列腺环素释放。前列腺环素的减少可增加血小板的黏附作用，使血液处于高凝状态，这可解释为何 APL 抗体阳性患者易并发血栓形成的原因；但并不是所有有血栓史的患者都有前列腺环素水平的变化，相反亦然，从而表明该假说有不足之处。

（3）内皮细胞在致病中的作用 APL 抗体能影响内皮细胞功能，从而影响血栓形成的调节蛋白 – 蛋白 C– 蛋白 S 抗凝通路。先天性蛋白 S 或蛋白 C 缺乏时易合并血栓形成。体外实验表明，磷脂为活化蛋白 C（APC）– 蛋白 S 复合物合成所必需。Comp、Cariou 和 Freyssinet 等人发现，APL 抗体阳性患者的 Ig 片段在体外可抑制血栓形成调节蛋白介导的蛋白 C 活化，对已形成的具有抗凝活性的 APL 也有抑制作用。

（4）血小板在致病中的作用 血小板在致病中也有一定作用，APL 抗体可与血小板结合，但 Khamastha 等人发现，ACL 抗体并不与完整的血小板发生反应，而与冻融后的血小板相结合。近来，Jouhikainen 等人通过大规模 SLE 血清研究发现，APL 抗体可和血小板上的 65kD 蛋白质结合。1974 年，Regan 等人在 21 例 SLE 患者中发现有 12 例血小板功能异常，但仅有 3 例有 LA。有关 APL 抗体阳性血清或 APL 免疫球蛋白片段对血小板功能影响的一些研究

表明，它们可以使血小板聚集功能异常或体内活化障碍，并引起血栓。有些研究发现血栓恶烷生成增多，但有些学者发现血栓恶烷生成是正常的。

（5）补体在致病中的作用　一些研究发现有 APL 抗体的患者体内 C4 水平降低。Unander 等人发现，10 例血清 ACL 抗体水平高的习惯性流产患者的平均 C4 水平较 20 例血清 ACL 抗体水平低的患者低。Unander 还发现，在 ACL 抗体阳性 SLE 患者体内 C4 水平较非 SLE 患者低，APL 抗体阳性患者伴低 CAF 水平者也多。Chang 及 Yap 在 17 例 ACL 抗体阳性的 SLE 患者中发现有 13 例 C4 水平低，而在 22 例 ACL 阴性的 SLE 患者中仅有 7 例 Cpl 水平低。Hazeltine 等人发现在 SLE 患者中，ACL 抗体或 LA 阳性 SLE 患者低 C4 补体血症的发生率比 ACL 抗体或 LA 阴性的 SLE 患者高。而 Hammond 等人在 ACL 阳性或不伴 ACL 抗体阳性的 SLE 患者中并未发现存在 C4 水平差异，但发现 ACL 抗体与工型补体受体（CR1）数目降低相关。同时发现 ACL 抗体与红细胞上结合的 Cod 和 Cad 数目增多有关。Petri 等人在习惯性流产患者组与正常组间所做研究也未发现二者 C4 水平上有何差别。至于血清中 C4 水平低的原因，Alarcon-Segovia 认为产生 APL 抗体的患者同时伴有 C4 无效等位基因者多，也有人认为是由于补体转化增快所致。Unander 等人发现，APL 抗体阳性患者中 C2 活化增多，支持后一种说法，但 Lockshin 等人认为，C4 补体水平低是由于补体合成障碍所致。由于 IgG-ACL 抗体以 IgG1，IgG2 及 IgG4 亚型为主，而 IgG2 和 IgG4 是非补体固定亚型。因此，APL 抗体致病看起来似乎不大可能，而 C4 水平仅能提示存在遗传差异。然而，有研究证实通过补体，CL 可与 C1 相互作用激活补体通路。

（6）凝血系统异常在致病中的作用　血管内皮细胞释放的血管性假性血友病因子（VWF）抗原在凝血过程中起一定作用，能促进血栓形成。有研究发现，在 APL 抗体阳性患者血清中 VWF 水平增高，血清补体 Clq 结合活性也增高。APL 抗体阳性组中，血管内皮细胞中 Ig 沉积较对照组明显，有血栓史的患者血管内皮 Ig 沉积较无血栓史者更明显。Ig 片段能促使一个分子量为 70kD 的内皮细胞表面蛋白的产生和促使 VWF 释放。将 APS 患者血清的 IgG 与血管内皮细胞共同孵育后，能刺激内皮细胞产生高水平的 VWF。因此，APL 抗体、Clq 结合水平及 VMF 的相互作用是血栓形成的一个原因。

有人已发现在 LA 阳性的患者体内有抗凝血酶原抗体，Vermylen 等人认为这种抗体是抗 LA 抗原结合区域的独特型抗体。由于 LA 可直接与促凝血磷脂表面发生反应，因此，独特型抗体应具有与此相似的结合区域，为凝血因子的凝集提供场所，实际上近来已分离出抗独特型抗体，这种抗体能降低 LA 的活性。

APL 抗体作用于凝血抑制物是另一种可能的发病机制。1981 年 Cosgriff 和 Martin 描述了 1 例血栓形成伴有 LA 的患者发现有很高的抗凝血酶Ⅲ（AT-Ⅲ）抗原水平，但该抗原活性很低，然而 Boey 和 Hasselaor 等人发现，无论有无血栓史或体内有无 LA 的 SLE 患者，AT-Ⅲ 水平都是降低的，而因子 V Leiden 的存在增加了血栓的危险性。

另一种促凝血通路的主要抑制物是外源通路抑制物（EPI），它是一种糖蛋白，分子量为 54kD，附载于脂蛋白上，可能与磷脂有关。这种抑制物与组织因子 VIa 结合形成复合体，与能关闭外源凝血通路的 Xa 因子结合并使之灭活。R2 糖蛋白工在致病中的作用 GP I 是一种糖化程度很高的糖蛋白，分子量为 50kD，能与带阴离子的磷脂、肝素、DNA、血小板和线粒体结合。

它在体外可抑制接触性凝血因子的活化，可与组织损伤或感染后进入血流的带负电荷的大分子结合，因此减少了凝血过程不必要的活化。β_2-GPI还可抑制前凝血酶原激酶活性。在DIC时，由于凝血过程消耗，β_2-GPI水平降低。β_2-GPI也能抑制血小板聚集，Canfield和Kiseel证实β_2-GPI是APL结合蛋白。由于β_2-GPI为APL抗体与磷脂结合所必需，提示β_2-GPI与磷脂的结合位点是APL抗体的作用位点。在某些因素的作用下，磷脂成分移至血小板、内皮细胞、滋养层细胞胞膜外层，循环中的β_2-GPI与这些磷脂成分结合，APL抗体与β_2-GPI结合，并产生黏附分子，促使产生血栓。APL抗体可以诱导细胞凋亡，β_2-GPI可以促进凋亡。

尽管APL抗体的确切致病机制不清，但多数学者倾向于认为APL抗体在β_2-GPI的介导下与内皮细胞或血小板细胞膜上的磷脂结合，或与内皮细胞和血小板都发生结合，破坏细胞的基本功能，如前列环素释放、纤溶或内皮细胞的蛋白C、蛋白S通路或血小板聚集/活化等。但有关APL抗体与这些细胞结合的证据很少，从理论上讲，由于糖蛋白和糖脂的空间位阻作用及带阴离子的磷脂仅限于细胞的胞质内面，因此，这些抗体与细胞膜的结合是不可能的，故有人认为，APL抗体可能实际上是通过与细胞膜上的脂蛋白位点结合或在某些因素的作用下，细胞膜的磷脂移行至胞膜外层再与APL抗体结合而致病。

4. 病理机制

抗磷脂抗体综合征最基本的病理特点是血栓形成，所有的临床表现均与之有关。以往认为抗磷脂抗体只针对带阴电荷的磷脂，现在发现抗磷脂抗体可能更直接作用于一种或多种与磷脂结合的血浆蛋白质或这些蛋白质与磷脂结合的复合物，其中最重要的是β_2糖蛋白I（β_2-glycoprotein I,

β_2-GPI）和凝血酶原。抗磷脂抗体在血栓形成中的作用主要表现在两个方面。

（1）作用于血管内皮细胞，主要是抑制蛋白质C的抗凝途径。正常情况下，凝血酶等诱导蛋白质C的活化，活化的蛋白C在蛋白S及因子V的协同作用下，可使活化的因子V（Va）及Ⅷ（Ⅷa）失活，从而抑制凝血酶的活化，阻断凝血的进一步发展而达到凝血与抗凝的生理平衡。抗磷脂抗体能抑制蛋白C的活化，从而阻断上述反应途径，使蛋白C的抗凝途径被抑制，促进凝血及血栓形成。另外，抗磷脂抗体能增加血管内皮细胞表达组织因子（因子Ⅲ）的表达，从而活化外源性凝血途径。还有报道，抗磷脂抗体能抑制血管内皮细胞释放花生四烯酸，使前列环素及前列腺素E_2的产生减少，从而有利于血小板黏附于血管内皮及血栓的形成。

（2）作用于血小板，抗磷脂抗体能增加活化的血小板释放血栓烷素A_2（ThromboxanesA$_2$，TXA$_2$）。而血栓烷素A_2则可进一步激活其他血小板并刺激血小板释放各种化学因子，从而引起血小板的连锁活化，活化的血小板通过其表达的表面受体与纤维蛋白原结合。纤维蛋白原起桥梁作用连接不同的血小板，导致血小板凝集，血栓形成。

（二）中医学认识

中医学认为本病的发生和发展主要与先天禀赋不足、营卫气血失调，外感六淫之邪、脏腑功能紊乱、痰浊瘀血内生等有密切关系，是内因与外因相互作用的结果，外在原因是外感六淫之邪，内在原因包括先天禀赋不足、营卫气血失调，脏腑功能紊乱。

二、临床诊断

（一）辨病诊断

1. 临床诊断（表 20-1）

表 20-1 抗磷脂综合征的初步分类标准

临床表现	血管栓塞	①发生在任何组织或器官的一次或一次以上的动脉、静脉或小血栓栓塞
		②除浅表静脉栓塞之外的由造影、多普勒超声或组织病理学证实的栓塞
		③经组织病理学证实有血管栓塞，但无明显的血管壁炎症
	病态妊娠	①一次或多次无法解释的，经超声或直接胎儿检查证实的形态正常胎儿怀孕十周或超过十周时胎死宫内
		②一次或多次形态正常胎儿于怀孕 34 周时因严重的先兆子痫或严重的胎盘功能不全而早产
		③三次或三次以上连续的怀孕十周内发生无法解释的自发流产，除外母亲在解剖和内分泌的异常及父母亲染色体方面的原因
实验室标准	至少间隔六周的两次或两次发现血中存在中等或高滴度的 IgG 型和 / 或 IgM 型抗心磷脂抗体，或至少间隔六周的两次或两次发现血浆中存在狼疮抗凝物	

注：APS 的诊断应避免临床表现和 APL 阳性之间的间隔 < 12 周或 > 5 年。

其诊断要点主要依靠临床表现和实验室检查，同时还需排除其他自身免疫性疾病、感染性疾病和肿瘤等引起的血栓形成。其诊断常需至少同时存在一条临床表现和一条理化检查标准。

2. 相关检查

（1）APL 抗体的检查

①狼疮抗凝物（LA）：狼疮抗凝物是一种 IgG/IgM 型免疫球蛋白，作用于凝血酶原复合物以及 Tenase 复合体的免疫球蛋白，此类抗体能阻断在凝血过程中起重要作用的磷脂表层，延长磷脂依赖的凝血试验的时间。为非特异性的抑制剂。LA 是异质性的，易受抗凝治疗的影响，检测 LA 是一种功能试验，有凝血酶原时间（PT）、激活的部分凝血酶时间（APTT）、白陶土凝集时间（KCT）和蛇毒试验（dRVVT）。其中以 KCT 和 dRVVT 较敏感。

②抗心磷脂抗体（ACL）：抗心磷脂抗体是目前最常检测的抗磷脂抗体，目前标准化的检测是用酶联免疫吸附试验（ELISA）法。ACL 分为两类，一类是非 β_2-GP I 依赖性抗体，多见于感染性疾病；另一类是 β_2-GPI 依赖性抗体，多见于自身免疫性疾病。

③抗 β_2-GPI 抗体：抗 β_2-GPI 抗体是一种血浆蛋白，其具有 LA 活性，用 ELISA 法检测，它与带有负电的分子（磷脂等）结合，从而抑制了磷脂催化的凝血反应。抗 β_2-GPI 抗体诊断 APS 比 ACL 特异性更高，故有中、高滴度抗 β_2-GPI 抗体阳性的患者应高度警惕抗磷脂综合征。

（2）其他理化检查 抗磷脂综合征患者应该检查抗核抗体、抗 ds-DNA 抗体、血常规、尿常规、血沉、肾功能等实验室检查，排除其他结缔组织病。

（3）影像学检查 血管多普勒超声有助于诊断外周动、静脉血栓形成；A 型超声、切面超声有助于心脏瓣膜结构和赘生物的检测；B 超还可以监测妊娠中晚期胎盘功能及胎儿状况。动静脉血管造影可显示血管具体血栓形成部位，MRI 有助于明确血栓大小和梗死灶及其影响范围。

（二）辨证诊断

根据临床表现，中医学归于"血瘀证"范畴。

望诊：四肢片状紫斑，面部黯斑，神疲乏力，或抑郁，舌质红或紫暗，苔黄腻。

闻诊：语声无力。

问诊：屡孕屡堕，或月经夹有血块，或肢体疼痛，或胸闷、头晕。

切诊：关节压痛，或腹部有癥块、腹胀痛或刺痛，或沿静脉走行可触及条状物，脉弦细或弦涩。

1. 血热阻络证

临床证候：手足掌面、背面瘀点累累，或见四肢片状紫斑、网状青斑，时有面部升火，关节热痛，舌红，苔黄，脉细数或弦数。

辨证要点：瘀斑累累，皮肤紫斑、网状青斑，关节热痛，舌红，苔黄，脉细数或弦数。

2. 胞宫瘀血，胎元不固证

临床证候：屡孕屡堕，甚或应期而堕，类似于自发性习惯性流产。体质纤弱，精神抑郁，面部黯斑，胸胁胀痛，腰膝酸软，女子月经不调，量少色暗，或夹有血块，或伴小腹疼痛拒按。舌质紫暗或有瘀斑，脉沉细或细涩。

辨证要点：腰膝酸软，月经少，夹有血块，小腹疼痛拒按，舌质紫暗或有瘀斑，脉沉细或细涩。

3. 瘀血阻络，血不循经证

临床证候：皮肤斑点青紫，时起时消，吐血、咯血、便血，月经夹有血块，腹部有癥块，腹胀痛或刺痛，痛有定处，疼痛拒按。面色黧黑，舌质紫暗或有瘀斑，脉弦细或弦涩。

辨证要点：月经夹有血块，腹部刺痛，出血，舌质紫暗或有瘀斑，脉弦细或弦涩。

4. 瘀血痹阻，血脉不通证

临床证候：瘀血阻于肢体脉络，可见肢体疼痛，皮色红，或呈暗红色，活动时加重，沿静脉走行可触及条状物；瘀血阻于心脉，可见心前区剧痛，痛引肩背，胸闷，憋气，嗳气频频；瘀血阻于脑络，可见头昏、头痛，头晕心悸，乏力，重者可见猝然昏迷，半身不遂，口眼歪斜，言语不利；瘀血阻于目络可见视物不清甚则暴盲，眼底动脉血管阻塞，视网膜水肿。舌质暗，可有瘀斑，脉弦涩或细涩。

辨证要点：痛感甚，舌质暗，有瘀斑，脉涩。

5. 郁热损肾证

临床证候：腰酸、眩晕，舌红，苔薄黄，脉弦数或弦细或细数。西医可有尿常规的异常。

辨证要点：腰酸，尿检异常，舌红、苔薄黄，脉弦数或弦细或细数。

三、鉴别诊断

（一）西医学鉴别诊断

1. 动脉粥样硬化

两者都可出现血管狭窄甚至闭塞表现，动脉粥样硬化一般见于老年、肥胖、吸烟人群，常伴有高血压、高脂血症、糖尿病、冠心病、脑血管疾病等，血脂增高，其 APL 检测阴性，彩超可见动脉斑块形成。

2. 凝血相关因子缺乏或异常的疾病

反复静脉血栓形成也常见于蛋白 C 缺乏症、蛋白 S 缺乏症、抗凝血酶 Ⅲ 缺乏症等一些由于基因缺陷导致的凝血相关因子缺乏或异常的疾病。这类疾病以静脉血栓形成多见，通常在 45 岁前已有过血栓形成病史，常染色体呈显性或隐性遗传，多有家族史。

3. 病态妊娠

因基因缺陷、环境因素、母体全身性疾病、生殖器官异常、黄体功能不足等因素都可造成流产、早产或死胎。病史、妇科检查、激素水平测定、染色体检查可有助于鉴别。

（二）中医病证鉴别诊断

中医学无此病名，根据其临床表现，应归于"瘀血证"范畴。由于损害系统不同，临床可出现涉及中医学"脉痹""血证""小产""中风""头痛"等多种疾病的征象。

本病与温病发斑相鉴别：与温病发斑在皮肤表现的斑块方面，区别不大。但两者病情病势预后迥然有别。温病发斑发病急骤，常伴有高热烦躁、头痛如劈、昏狂谵语、四肢抽搐、鼻衄、齿衄、便血、尿血、舌质红绛等，病情险恶多变。据病情传变病程可鉴别。

四、临床治疗

（一）提高临床疗效的要素

APS 的根本治疗在于控制其异常的自身免疫。治疗 APS 的主要目的是防止血栓形成，阻止习惯性流产和胎儿宫内死亡的发生。一般治疗原则是积极治疗原发病，对 APL 阳性无血栓形成者，可暂不予抗凝治疗，密切观察，一旦有血栓栓塞或有血栓形成危险因素存在（如手术、感染、口服避孕药）应酌情抗凝治疗。

（二）辨病治疗

APS 治疗措施主要包括四大方面：预防、血栓事件发生后相关治疗、灾难性 APS 治疗及 APL 相关妊娠并发症的处理。

1. 针对血栓形成的治疗

急性期积极溶栓治疗，静脉血栓在 72 小时内手术，动脉血栓在 8 ～ 12 小时内手术或血管旁路术。有手术禁忌者可予尿激酶、链激酶溶栓。但溶栓药物常疗效差，再栓塞发生率高。恢复期注重预防血栓的再形成，目前倾向于认为应该终身抗凝治疗，但仍应根据个体情况权衡利弊。常用小剂量阿司匹林及华法林预防静脉、动脉血栓。华法林、低分子肝素治疗静脉血栓效果良好，阿司匹林、双嘧达莫则多应用于预防动脉血栓形成。在抗凝治疗同时应注意针对吸烟、饮酒、高血压、糖尿病、高胆固醇血症、高半胱氨酸血症等高危因素进行预防及去除措施。经良好抗凝治疗仍有血栓发生的患者可加用羟氯喹。重症患者大剂量泼尼松联合环磷酰胺冲击治疗。亦可根据病情采用外科介入取栓。

2. 针对流产病理妊娠的治疗

一般确诊 APS 后孕前即可给予阿司匹林治疗，确认妊娠后予阿司匹林 60 ～ 80mg/d，加上每日 2 次皮下注射低分子肝素 2500 ～ 5000U，延长凝血时间至正常的 1.5 倍。维持到分娩前 24 ～ 48 小时。治疗效果欠佳者可增加低分子肝素用量，可至每次 1 万 U，每日 2 次。如疗效仍欠佳者可每日予免疫球蛋白静脉冲击 4 ～ 5 天。一般治疗均无效时可采用激素（泼尼松 20 ～ 80mg/d）联合小剂量阿司匹林治疗，一般取得疗效。常用华法林有致畸作用，故孕妇禁用华法林，华法林与肝素均不影响哺乳，产后可考虑应用。

3. 针对血小板减少的治疗

血小板减少的治疗应采取个体化，在治疗原发病基础上，血小板水平大于 $50 \times 10^9/L$，可检测理化检查，观察病情转归，血小板小于 $50 \times 10^9/L$，一般不予抗凝治疗，联合糖皮质激素和大剂量丙种球蛋白（400mg/kg），待血小板水平升高后再行抗凝治疗。羟氯喹可减少 APL 的生成，有抗血小板聚集作用，有研究提示它可以保护 APL 患者不发生血栓。作为一种安全、不良反应小的药物，予 0.2 ～ 0.4g/d 口服，适用于不适宜口服抗凝药物的患者。

4.恶性抗磷脂综合征的治疗

除抗凝治疗外，联合较大剂量激素、环磷酰胺、静脉注射丙种免疫球蛋白，甚至血浆置换以降低或去除抗体，以提高患者的生存率。

（三）辨证治疗

尽管临床表现各异，但其病机均以瘀血阻滞为主要病机，故根据中医学异病同治的原则，治疗以活血化瘀为大法，辅助以益气、助阳、滋阴、养血等方法。

1.辨证论治

（1）血热阻络证

治法：养阴清热，活血化瘀。

方药：清热地黄汤合自拟红斑汤加减。

组成：水牛角 15g（先煎），生地黄 30g，牡丹皮 30g，赤芍 15g，白芍 15g，生石膏 30g（先煎），黄芩 30g，忍冬藤 30g，鬼箭羽 15g，槐花 12g，川牛膝 12g，生甘草 6g。

（2）胞宫瘀血，胎元不固证

治法：活血化瘀，滋补肝肾。

方药：寿胎丸加减。

组成：菟丝子 10g，续断 10g，桑寄生 25g，阿胶 10g（烊化），党参 10g，丹参 6g，当归 6g，白术 10g。

（3）瘀血阻络，血不循经证

治法：活血通络，祛瘀生新。

方药：桃红四物汤加减。

组成：白芍 10g，桃仁 10g，川芎 10g，赤芍 10g，黄芪 10g，丹参 10g，熟地 15g，茜草 15g，牛膝 15g，甘草 6g，木香 6g，陈皮 6g。

加减：疾病日久伴有气虚者加党参 15g，白术 15g；伴阴虚者合用二至丸。

（4）瘀血痹阻，血脉不通证

治法：通络止痛，化瘀开窍。

方药：①脉络瘀阻：复元活血汤加减。

组成：柴胡 15g，丹参 15g，赤芍 15g，当归 15g，红花 10g，桃仁 10g，地龙 10g，乳香 10g，没药 10g，炒枳壳 10g，甘草 6g。

②心脉瘀阻：血府逐瘀汤加减。

组成：丹参 15g，桃仁 12g，当归 10g，赤芍 10g，川芎 10g，牛膝 10g，红花 10g，薤白 10g，香附 10g，郁金 10g，柴胡 6g，枳壳 6g。

③脑络瘀阻：补阳还五汤加减。

组成：生黄芪 30g，丹参 30g，鸡血藤 30g，当归 15g，赤芍 15g，川芎 15g，地龙 15g，桃仁 10g，红花 10g，川牛膝 12g。

④瘀阻目络：通窍活血汤加减。

组成：桃仁 10g，红花 6g，赤芍 15g，川芎 10g，麝香 0.2g（冲服），生姜 3 片，大枣 7 枚，泽兰 10g，益母草 10g。

（5）郁热损肾证

治法：补肾养阴，活血利水。

方药：清肾汤合红斑汤加减。

组成：生地黄 30g，炙龟甲 12g，知母 15g，生石膏 30g（先煎），黄芩 30g，接骨木 30g，六月雪 30g，茯苓 12g，猪苓 12g，泽泻 12g，杜仲 12g，川断 12g，苦参 30g，赤小豆 15g，甘草 3g，大枣 5 枚。

2.外治疗法

（1）艾灸法　选取足三里、三阴交、关元、气海、肾俞、脾俞为主要穴位，每日艾灸 1 次，每次 20 分钟。能够温通经络，健脾益肾，用于有肢体困重、乏力、麻木症状表现者。

（2）针刺法　主要选取关元、气海、合谷、曲池、内关、足三里、三阴交等穴位针刺，每日 1 次，每次 15 分钟。益气健脾，活血通脉，用于有肢体疼痛、腹胀、腹痛、恶心、乏力等表现者。

（3）熏洗法　针对网状青斑、皮肤紫

斑等浅表静脉阻塞时可应用。可采用强力通经活络、辛香走窜之品。药用：秦艽3g，川芎6g，桃仁9g，红花9g，甘草6g，羌活3g，没药6g，当归9g，五灵脂6g（炒），香附3g，牛膝9g，地龙6g。每日1次～2次，每次30分钟。

五、预后转归

抗磷脂综合征的预后取决于血栓危险性的影响。大多数抗磷脂综合征患者通过药物及生活方式的调整，预后良好；重症患者，由于短期内大量动静脉血栓及微血栓，累及中枢神经系统、肾脏、肺脏、心脏等重要器官，进行激素冲击治疗、免疫球蛋白、血浆置换等积极治疗往往仍预后不良。

六、预防调护

抗磷脂综合征患者已经确诊，应自受孕前开始抗凝预防血栓发生，并长期监护，妊娠期检测胎儿的生长发育情况，预防妊娠并发症的出现。反复发作流产者注意心理调适，尽可能减少心理压力，积极配合治疗。应用抗凝剂出现出血不良反应者，在用药期间严密观察毛细血管出血，定期复查血小板水平、凝血功能等理化指标。

七、研究进展

（一）病因病机

抗磷脂综合征的病因目前尚不明确。APL抗体的产生可能与机体遗传基因易感性有关，在此基础上，因外界因素，如吸烟、高脂血症、口服避孕药等诱发和/或加重病情。β_2-GPI与抗β_2-GPI抗体促进血栓形成的机制可能是：①干扰抗凝系统活化蛋白C的抗凝作用；②活化血管内皮细胞及单核细胞，表达各种促凝物质；③与血小板结合，活化血小板；④β_2-GPI与

β_2-GPI抗体结合，抑制其自身的抗凝作用；⑤β_2-GPI可与氧化修饰的低密度脂蛋白结合成复合体，继而被β_2-GPI抗体识别和结合。但研究显示，在没有纤溶酶原激活物抑制剂的情况下，β_2-GPI不影响组织纤维蛋白溶酶原激活剂的活性。有观点认为，抗β_2-GPI抗体与动脉血栓的形成较静脉血栓更具有相关性。

中医学将病因病机归纳为人体先天禀赋不足，加之六淫杂至，或风寒，或风湿、湿热相见，或燥火、毒火从外入侵而发为本病，日久内舍于脏腑，留着不去，病程缠绵难愈。

（二）治法探讨

对抗磷脂综合征的治疗目前尚无统一满意的方案，一般认为出现血栓形成、病理妊娠、血小板减少时根据具体临床表现予以对症治疗，中医临床学者认为该病多存在瘀血阻滞的情况，常用的治法有补肾益气法、补肾活血法和清热利湿法，而活血化瘀是贯穿始终的治疗法则。

（三）中药研究

1.单药研究

陈刚等发现丹参注射液可抑制自身免疫小鼠TH/TS比值和IL-2，且对空白对照组TH/TS比值和IL-2生物活性无明显影响。

2.复方研究

叶平教授认为抗磷脂综合征阳性（复发性流产RSA）的基本病机为肾虚血瘀。自拟补肾活血方联合阿司匹林临床效果显著。在寿胎丸的基础上加用丹参组成。寿胎丸为张锡纯治疗滑胎所创制的，他认为："胎在母腹，若果善吸其母之气化，自无下坠之虞。且男女生育，皆赖肾脏作强。"寿胎丸组成：菟丝子15g，桑寄生15g，川续断10g，阿胶10g，丹参15g。中药服药方法：日服1剂，每剂2包，每包200ml，早

晚服用；联合阿司匹林片 0.1g 口服，每天 1 次。注意：自月经周期第 7 天始，连续口服至下次月经来潮，月经期间停服，1 个月经周期为 1 疗程，治疗 3 个疗程，服药期间患者应严格避孕。与对照组（阿司匹林肠溶片组）相比，治疗后治疗组早期妊娠成功率 69.8%，对照组为 45%，两组早期妊娠成功率比较有显著差异（$P < 0.05$）。

（四）评价及瞻望

APS 综合征临床表现和实验检查结果复杂多样，但以血栓形成和病态妊娠为主要特点，常伴有贫血和血小板减少，临床怀疑 APS 时除检测 ACL 外，应该同时检测 LA 和 $β_2$-GPI，并且应动态检查。由于 APS 首发症状多样化，易引起误诊。目前仍需大规模前瞻性临床研究以揭示其临床和免疫学特点，加强实验室检测的规范化和判定的标准化以提高准确性。同时积极探索灾难性 APS 的治疗，积极挽救患者生命。中医药因其异病同治的特点，在预防血栓、保胎治疗中可发挥积极作用。

参考文献

[1] 于若寒，孙琳，刘湘源. 产科抗磷脂综合征与复发性流产的研究进展 [J]. 发育医学电子杂志，2017，5（2）：122-125.

[2] 许思佳，王如烨，瞿溢谦，章勤. 从三焦膜系论治产科抗磷脂抗体综合征 [J]. 浙江中西医结合杂志，2022，12：1162-1164.

[3] 陈刚，刘润侠，付杰，等. 丹参对抗磷脂综合征小鼠 T 细胞亚群和 IL-2 生物活性的影响 [J]. 第四军医大学学报，2003，24（11）：997-999.

[4] 袁慧慧. 复发性流产体质病因分析及补肾活血方治疗抗磷脂抗体阳性的疗效观察 [D]. 浙江中医药大学，2022.

[5] 中华医学会妇产科学分会产科学组. 复发性流产诊治的专家共识 [J]. 中华妇产科杂志，2016，51（1）：3-9.

[6] 叶圣龙，王永清. 抗磷脂抗体综合征相关复发性流产的抗凝治疗 [J]. 中华医学杂志，2017，97（13）：1038-1040.

[7] 谢志燕. 补肾活血法治疗复发性流产血栓前状态的临床观察 [D]. 南京中医药大学，2015.

第二十一章　痛风

痛风（gout）是由于遗传性或获得性病因引起的，以高尿酸血症为基础的晶体相关性关节病。由嘌呤代谢紊乱，及（或）尿酸排泄减少，尿酸钠盐沉积所致。其临床特征是：高尿酸血症（hyperglycemia）及由尿酸钠盐沉积引起的关节炎反复发作，甚或关节畸形、功能障碍。常累及肾脏引起慢性间质性肾炎和尿酸性肾结石形成，尿酸结石形成也可引起急性肾衰竭。

痛风病的历史，可追溯到17世纪，著名神经学家 Thomas Sydenham 首次详细描述了痛风症状，但直到19世纪痛风和尿酸之间的密切关系才被发现。1950年后，人们可以精确地测定血尿酸值，并使用偏振光显微镜，观察被多形核白细胞吞噬的尿酸钠盐结晶（monosodium urate，MSU）以确定诊断。20世纪60年代发现的 Lesch–Nyhan 综合征候群，揭示了痛风与嘌呤代谢酶、次黄嘌呤 – 鸟嘌呤磷酸核糖转移酶（HGPRT）的关系。近年来，利用分子生物学技术，发现痛风与基因突变或基因丢失有关。

高尿酸血症是痛风最重要的生化基础，但并不是痛风的同义词，只有发展为炎症性关节炎或痛风石才能称为痛风。

中医古籍对痛风很早就有记载。金元时期的《丹溪心法》《东垣十书》等提到痛痹、行痹均称之为痛风或白虎历节风。《医学准绳六要·痛风》记载："痛风，即《内经》痛痹。"

一、病因病机

（一）西医学认识

1. 流行病学

本病中年人多见，40 ～ 50 岁是发病的高峰，男性发病率高于女性，男女比例约为 20：1。随着社会的发展，饮食结构的改变，无论在发达国家还是发展中国家，痛风发病率都在不断增加。因种族和地区不同，高尿酸血症的发病率也有差异，黑人发病率远高于白人，南方沿海及经济发达地区的发病率比较高，这可能与生活水平相关。在我国，台湾是痛风病高发省份，高海拔地区痛风的发病率比低海拔地区高，这可能是因为在高海拔地区氧气不足，红细胞增多，使体内的内源性嘌呤产生过多，进而血尿酸水平随之升高。

2. 病因

（1）遗传因素　从古代即已发现痛风有家族性发病倾向，原发性痛风患者中，10% ～ 25% 患者有痛风家族史，在痛风患者近亲中也发现 15% ～ 25% 有高尿酸血症。研究发现原发性痛风属于常染色体显性遗传，但外显性不完全。现已确定有两种先天性嘌呤代谢异常症是显性连锁的遗传，即次黄嘌呤 – 鸟嘌呤磷酸核糖转移酶（HGPRT）缺乏型及 5- 磷酸核糖 –1- 焦磷酸合成酶（PRPP synthetase）活性过高型，女性一般为携带者，男性发病。在继发性痛风中，肝糖贮积病 I 型（von Gierke 病）是染色体隐性遗传。但须找到各型痛风更为特异性的表现型才能明确遗传模式。

（2）相关疾病因素　肥胖可增加痛风发生风险。美国约翰霍普金斯大学的 Mara McAdams DeMarco 等的研究显示，肥胖不仅是痛风的风险因素，也与痛风发病年龄较轻有关。该研究的 15533 人中，基线肥胖率为 16.2%。研究期间有 517 例新发痛风，确诊痛风时的平均年龄为 59 岁。与正常体重者相比，肥胖者在 18 年内罹患痛风风险更大，痛风发病时间平均提早 3.1 年；21 岁肥胖的受试者，其痛风发病年龄比正常体重者提早时间达 11 年。

痛风患者常合并高血压、高脂血症、动脉硬化、冠心病及 2 型糖尿病。在老年痛风患者死亡原因中，心血管因素超过肾功能不全。但痛风与心血管疾病之间并无直接因果关系，只是二者均与肥胖、饮食因素有关，限制饮食或降低体重均可改善病情。其他伴有痛风的疾病，如骨髓增生性疾病、溶血性贫血、慢性肾病、肾性尿崩症、铅中毒、铍中毒、类肉瘤、甲状旁腺功能亢进、Down 证候群及银屑病等，是由于核酸加速分解导致尿酸过多和（或）因肾脏排泄尿酸减少所致。

（3）嘌呤代谢与清除因素 高尿酸血症和痛风有伴随性的特点，如果尿酸生成率与排出率相当，血尿酸值能保持恒定状态，若尿酸生成过多或排泄减少，可造成高尿酸血症。

人体尿酸有两个来源，一是从富含嘌呤或核蛋白的食物中摄入，属外源性，约占体内尿酸的 20%；二是由体内氨基酸、核苷酸及其他小分子化合物合成和核酸分解代谢而来，为内源性，约占体内总尿酸的 80%。在高尿酸血症的发生过程中，内源性代谢紊乱较外源性因素更为重要。内源性代谢紊乱是嘌呤代谢酶缺失导致，关键酶缺失会导致在代谢过程中嘌呤利用障碍，并且还会使氧化酶活性增强。高嘌呤饮食虽然并非痛风的原发病因，但大量吸收嘌呤可使细胞外液尿酸值迅速发生变化，常是痛风性关节炎急性发作的诱因。

尿酸排泄减少占到原发性高尿酸血症以及痛风的发病病因的 90% 以上。人体尿酸约 2/3 经肾脏清除，1/3 由肠道排出体外。肾脏排泄尿酸盐主要分为四个步骤：肾小球滤过、重吸收、主动分泌和分泌后的重吸收。这四个步骤任何一个步出问题都会

出现转运蛋白基因表达和功能的障碍，进而使尿酸排泄减少，增加高尿酸症和痛风的发病概率。

在正常生理状态下，人类血清尿酸在 7mg/dl 左右达饱和状态，尿酸超饱和容易形成晶体析出，以痛风石的形式沉积在关节软骨、滑膜等结缔组织。如果肾髓质钠浓度较高，微小痛风石沉淀于肾间质组织，还会造成间质组织炎，久而久之则导致尿酸钠盐肾病变。

（4）女性痛风风险因素 女性血尿酸值青春期后上升不明显，围绝经期后才迅速上升，达到与男性相似的血尿酸值，这可能是由于雌激素（estrogen）对肾脏排泄尿酸有促进作用。

美国波士顿大学研究人员对女性痛风风险因素进行的研究，发现年龄大、肥胖、饮酒、高血压、使用利尿剂等都是女性发生痛风的风险因素。女性痛风发病率同样随尿酸值的升高而增加，也随年龄增加而升高；BMI > 30 的女性和男性的痛风风险都增加 3 倍；饮酒对女性的影响比男性大，每周喝 207ml 以上啤酒的女性患痛风风险较男性增加得多；高血压且服用利尿剂的女性痛风发病率高于男性。

（5）其他 运动和高尿酸血症也具有重大的关联。长期进行体育锻炼的人群，发生高尿血酸与痛风的概率较高。因为较多的体育锻炼会使机体内产生过多的乳酸，乳酸抑制肾脏排泄尿酸的功能，使人们体内的血尿酸升高。

3. 发病机制

痛风分为原发性痛风和继发性痛风两大类。原发性痛风是由于先天性嘌呤代谢紊乱所致，继发性痛风则由于某些疾病或药物引起尿酸生成过多或排出减少，形成高尿酸血症引发。

原发性痛风患者的高尿酸血症是尿酸分解代谢的先天性缺陷造成的。溶

解状态的尿酸，作为活性氧包括由氧和超氧化氮衍生的过氧亚硝酸盐的清除剂（scavenger），可能于人体是有利的，而痛风是由尿酸晶体而非溶解状态尿酸引起的。因此"高尿酸血症"是由尿酸在体液中的溶解度而非尿酸水平的统计学分布决定的。单位时间内尿酸生成量超过溶解的能力，就有尿酸单钠晶体在细胞外沉积下来。痛风炎症反应的实质是就单钠尿酸盐沉积于骨关节、肾脏及皮下组织等而引发组织损害和炎症发作，炎症的发展决定于单钠尿酸盐晶体表面蛋白的多寡变化，炎症的反复发作取决于单钠尿酸盐晶体介导所激发的固有免疫应答。长期反复的尿酸盐沉积可导致单核细胞、上皮细胞等细胞浸润而形成痛风石。

4.病理

痛风石形成是痛风的特征性病理改变。见于关节软骨、滑膜、腱鞘、关节周围组织、皮下组织、骨骺及肾间质部位。它是尿酸盐针状结晶沉积，并产生慢性异物反应，周围被上皮细胞、巨噬细胞所包围形成的异物结节。尿酸盐结晶为水溶性，当组织用非水溶性固定剂如乙醇固定后，在偏光显微镜下可见到结晶呈针形，有双折光现象。

（二）中医学认识

"痛风"作为医学名词，始见于南北朝时期，金元以前其概念宽泛，多指感受风邪所致的肢体疼痛。金元时期朱丹溪提出"彼痛风者，大率因血受热已自沸腾，其后或涉冷水，或立湿地，或扇取凉，或卧当风。寒凉外抟，热血得寒，污浊凝涩，所以作痛。夜则痛甚，行于阴也""痛风，四肢百节走痛是也，他方谓之白虎历节风证""遍身骨节疼痛，昼静夜剧，如虎啮之状，名曰白虎历节风"等观点，对痛风进行了较详细的分析。历代医家所论述之痛风与西医痛风性关节炎虽有相似之处但并不相同，至近代，中医内科学将痛风定义为由血尿酸升高导致的四肢关节红肿热痛，这与西医痛风性关节炎含义基本相同。本章探讨的痛风病在中医发展过程中多被归类于痹病、历节、白虎等病。

二、临床诊断

（一）辨病诊断

1.临床诊断

《2016中国痛风诊疗指南》建议使用敏感度、特异度更高的2015年ACR/EULAR痛风分类标准如下。

第一步：纳入标准，至少1次外周关节或滑囊发作性肿胀，疼痛或压痛。

第二步：充分标准，有症状的关节或滑囊（如在滑液）中存在尿酸盐晶体或痛风。

注：如具备，可直接诊断为痛风而无需下列其他要素。

第三步：不符合"充分标准"时，下列临床表现、实验室检查、影像学检查分值相加≥8分，即可分类为痛风。

（1）临床表现 见表21-1。

表21-1　2015年ACR/EULAR痛风分类标准 – 临床表现

项目	分类	评分
症状累及关节	踝关节或中足（作为单关节或寡关节发作的一部分而没有累及第一跖趾关节）	1
	累及第一跖趾关节（作为单关节或寡关节发作的一部分）	2

项目		分类	评分
关节发作特点	受累关节皮肤发红	符合左栏 1 个特点	1
	疼痛关节无法忍受压痛 / 触碰	符合左栏 2 个特点	2
	受累关节活动受限或行走困难	符合左栏 3 个特点	3
发作或曾经发作的时序特征	无论是否抗炎治疗，符合下列 2 项或 2 项以上为一次典型发作：疼痛达峰时间＜ 24h；症状缓解时间＜ 14d；发作间期症状完全缓解（恢复至基线水平）	1 次典型发作	1
		2 次或 2 次以上典型发作	2
痛风石的临床证据	透明皮肤下的皮下结节有浆液或粉笔灰样物质，常伴有表面血管覆盖、位于典型的部位：关节、耳廓、鹰嘴黏液囊、指腹、肌腱（如跟腱）	存在	4

（2）影像学表现　见表 21-2。

表 21-2　2015 年 ACR/EULAR 痛风分类标准 – 影像学特点

项目	分类	评分
尿酸盐沉积在（曾）有症状的关节或滑囊中的影像学证据：超声中"双轨征"的或双源 CT 显示有尿酸盐沉积	存在（任何 1 个）	4
痛风相关关节损害的影像学证据，双手和（或）是在传统影像学表现有至少 1 处骨侵蚀	存在	4

（3）实验室检查　见表 21-3。

表 21-3　2015 年 ACR/EULAR 痛风分类标准 – 实验室检查

项目	分类	评分
血尿酸，通过尿酸氧化酶方法测定	＜ 40mg/L（＜ 0.24mmol/L）	–4
理想情况下，应该在患者没有接受降尿酸治疗的时候和症状反复发生 4 周后进行评分（如发作间期），如果可行，在这些条件下进行复测，并以最高数值为准	60 ～ 80mg/L（0.36 ～ 0.48mmol/L）	2
	80 ～ 100mg/L（0.48 ～ 0.60mmol/L）	3
	＞ 100 mg/L（＞ 0.60mmol/L）	4
有症状关节或滑囊进行滑液分析（需要由有经验的检查者进行检测）	MSU 阴性	–2

痛风临床表现大致可分为 4 期。

①无症状高尿酸血症期：尿酸超过 417μmol/L（男性）或 357μmol/L（女性）即为高尿酸血症。随着年龄及尿酸水平的增高，痛风的发生率也随之增加，但也有患者高尿酸血症持续多年但终生无关节症状。

②急性发作期：高嘌呤饮食、剧烈运动等诱因诱发后，患者关节局部出现急性发作的红肿热痛及活动受限。多见于足第

一跖趾关节，其次为跗跖关节、踝关节、足跟、指、腕和肘关节。可呈不对称分布，下肢多于上肢，中轴关节受累极少见。症状多在午夜发生，发病急，进展快，疼痛在数小时内达到高峰，部分患者可伴有发热、头痛等全身症状，持续数天至数周不等。本病常可自行缓解，重者发作可持续数周，急性症状消退时关节处皮肤可见反复脱屑。

③间歇期：反复急性发作之间可有缓解状态，多无或可见轻微关节症状。常在一年内复发，发作频率及发作程度个体差异较大。

④慢性痛风性关节炎及痛风石形成：随着尿酸盐在关节处沉积逐渐增多，关节炎反复发作，进展至成为慢性期，出现关节僵硬疼痛，功能障碍，甚至畸形。出现痛风石是病程进入慢性期的标志。痛风石即淡黄色或白色的卵圆形皮下结节，质地硬或软，可单发也可多发并融合。好发于外耳、跖趾、脚踝及足跟。

40%痛风患者伴有不同程度的肾脏损害，是仅次于关节的常见表现，与关节炎的程度不成正比。常见的痛风性肾病有尿酸盐肾病及尿酸性尿路结石。

急性尿酸性肾病，多发生在继发性痛风患者，尤其是放疗、化疗后。因血尿酸急剧升高，大量尿酸沉积在肾小管造成梗阻，引发急性肾衰。

慢性尿酸性肾病，因尿酸沉积在肾髓质，引起单侧或双侧肾脏受累。肾小管浓缩功能下降，引起夜尿增多、尿比重下降。可见轻度至中度的蛋白尿，或镜下血尿及白细胞增多。若不予治疗，一般多在10～20年引起肾小球损伤，引起肾衰竭。

尿酸盐结石，痛风石由尿酸钠沉积于组织所致。痛风患者出现尿路结石的概率为10%～25%；小的结石随尿排出，较大的结石阻塞输尿管可引起肾绞痛、血尿或继发感染。

2.相关检查

（1）血清尿酸的测定　以尿酸氧化酶法应用最广。我国正常值：男性150～380μmol/L；女性100～300μmol/L。男性＞417μmol/L，女性＞356μmol/L为高尿酸血症。

（2）尿液尿酸的测定　低嘌呤饮食5天后，留24小时尿，采用尿酸氧化酶法测定。正常值为1.2～2.4mmol/d。通过尿酸测定，可初步判定高尿酸血症的分型，＞3.6mmol/d为尿酸生成过多型，仅占少数，＜3.6mmol/L为尿酸排泄减少型。高尿酸血症分型有助于降尿酸药物的选择及尿路结石的鉴别。

（3）关节滑液及痛风石检查　急性关节炎期，关节腔穿刺抽取关节滑液，在光学及偏振光显微镜下，滑液中或白细胞内可有双折光针状尿酸盐结晶，其阳性率为90%。痛风石内容物活检亦可发现同样的尿酸盐结晶。在关节滑液或痛风结节中发现尿酸盐结晶是诊断痛风的"金标准"。

（4）X线摄片检查　急性关节炎期可见非特异性软组织肿胀，慢性关节炎期可见关节间隙变窄，关节面不规则，痛风石沉积，典型者呈穿凿样、虫蚀样、蜂窝状或囊状变性，周边骨质密度正常或增生，界限清晰。严重者出现脱位或骨折。

（5）双源CT　对尿酸盐结晶的检测灵敏度高，可直观显示患者组织内的尿酸盐结晶沉积情况，但容易出现伪影，具体诊断需结合临床。

（6）高频超声　痛风性关节炎的超声表现包括关节积液、滑膜增生、骨侵蚀、双轨征、尿酸盐沉积、痛风石形成等，其中痛风石和双轨征是超声诊断痛风的特异性指标。

（7）MRI　能清楚全面地显示痛风所致的滑膜增厚、关节积液和关节软骨破坏等改变。可作为痛风性关节炎进一步影像评估手段。

（二）辨证诊断

痛风急性期，多属湿热痹范畴，发展到慢性期阶段，可夹痰浊、血瘀，同时兼有虚象。

1. 湿热蕴结证

临床证候：关节及周围组织突发性红肿热痛，痛不可触，昼轻夜重，活动受限。多伴见发热、恶风、口渴、烦闷、出汗、小便黄，舌红，苔黄，脉弦滑数。

辨证要点：关节红肿热痛，舌红，苔黄，脉弦滑数。

2. 风寒湿痹证

临床证候：关节疼痛，屈伸不利，或呈游走性疼痛，或呈关节剧痛，痛处不移，肌肤麻木，多遇寒遇湿加重，舌淡红，苔薄白，脉弦紧或濡缓。

辨证要点：关节疼痛，屈伸不利，遇寒遇湿加重，舌淡红，苔薄白，脉弦紧或濡缓。

3. 瘀血阻滞证

临床证候：关节疼痛剧烈如刀割，甚则手不可触碰，关节屈伸不利，局部皮色发黯，舌质紫暗，或有瘀点、瘀斑，舌下脉络迂曲，脉涩。

辨证要点：关节疼痛剧烈如刀割，局部皮色发黯，舌质紫暗，脉涩。

4. 痰湿痹阻证

临床证候：关节疼痛肿胀，反复发作，缠绵难愈，伴见胸闷痰多，舌苔黏腻，脉弦滑。

辨证要点：关节症状反复发作，胸闷痰多，舌苔黏腻，脉弦滑。

5. 肝肾亏虚证

临床证候：关节疼痛日久，反复发作，时轻时重，甚或变形，屈伸不利，腰膝酸困或足跟疼痛，神疲乏力，心悸气短，面色少华，舌质淡或淡红，苔薄白，脉沉细无力。

辨证要点：疼痛日久，伴腰膝酸困，舌质淡或淡红，苔薄白，脉沉细无力。

三、鉴别诊断

（一）西医学鉴别诊断

1. 与假性痛风性关节炎鉴别

二者均为男性多发于女性，多见于老年，痛风性关节炎多累及第一跖趾关节、掌指关节，发病急，发于凌晨，有自限性，疼痛剧烈，病程持续3～7天，显微镜下可见针状结晶，X线可见穿凿样缺损，血尿酸水平升高，秋水仙碱治疗急性期有效；假性痛风性关节炎可发病急，多见于凌晨，有自限性，关节疼痛较重，但很少像痛风性关节炎那样侵犯第一跖趾，病程3～10天，显微镜下可见棒状结晶，多发于髌骨、耻骨联合、掌指之间及椎间盘软骨钙化，血尿酸正常，关节滑液中可发现焦磷酸钙结晶，X线可见关节软骨呈点状和线状钙化斑，秋水仙碱治疗无效。

2. 化脓性关节炎及创伤性关节炎

全身中毒症状较重，滑液中可见大量白细胞，无尿酸盐结晶。创伤性关节炎有明确创伤病史，血尿酸水平不高。

3. 类风湿关节炎

多见于中年女性，病变关节常呈对称性，伴明显晨僵，实验室检查可显示类风湿因子升高，抗环瓜氨酸多肽抗体等相关抗体阳性，血尿酸水平正常，X线可见关节间隙变窄，骨质缺损少见。

4. 急性蜂窝组织炎

局部皮下软组织肿胀明显，与周围正常组织无明显界限，多为暗红色，红肿范围不以关节为中心，关节肿胀无疼痛及压痛。肿胀处常有化脓，严重时可伴有程度不同的全身症状，如寒战、高热、头痛、乏力，白细胞计数升高而血尿酸正常。抗生素治疗有效。

5. 银屑病关节炎

是一种与银屑病相关的炎性关节病，常非对称性侵犯远端指趾关节，也可见血尿酸升高。但从放射学改变来看，慢性痛风性关节炎是穿凿样改变，而银屑病关节炎则是关节糜烂，伴近端指骨变尖和远端指骨增生，形成铅笔帽样畸形；受累指间关节间隙变窄、融合、强直和畸形。

（二）中医学鉴别诊断

应与行痹、痛痹相鉴别。行痹、痛痹以感受风寒湿邪为主，痛风病以湿热为主要病因，饮食不节尤易引起发病。虽痛风病也可见游走性疼痛、发作时疼痛剧烈，但痛风病间歇期可无任何症状。痛痹、行痹发作可用热敷、擦药酒等外治法缓解症状，但痛风病发作时痛不可触，此类外治法可能加重病情。

四、临床治疗

（一）提高临床疗效的要素

治疗时应注重饮食调整，低嘌呤饮食可有助于高尿酸血症的纠正，缓解病情；增加饮水量，及时排尿可预防尿酸盐结晶在肾脏中的沉积形成肾结石。

（二）辨病治疗

1. 一般治疗

清淡饮食，减少嘌呤饮食，如动物内脏、海产品、酒类、肉汤、豌豆、菠菜等。增加饮水量，每天饮水宜在 2000ml 以上，并服用小苏打片碱化尿液，使尿 pH 值维持在 6.2 ～ 6.8；避免服用影响尿酸排泄的药物，如袢利尿剂、噻嗪类利尿剂、小剂量阿司匹林等；避免劳累、外伤、受凉、酗酒等诱因；同时积极防治并发症。

2. 急性期治疗

以缓解关节疼痛，预防关节炎迁延反复为主。需卧床休息，抬高患肢，同时进行药物治疗。临床常使用非甾体抗炎药、秋水仙碱、糖皮质激素减缓疼痛，也有建议急性期可进行降尿酸治疗。

（1）非甾体类抗炎药（NSAIDs） 有效缓解急性痛风症状的一线药物。临床常用美洛昔康、塞来昔布、布洛芬、萘普生、依托考昔等药物。尽可能早期足量服药控制病情，症状缓解后减量。胃肠道反应是此类药物常见不良反应，也可出现肾功能不全、血小板异常及心血管事件等不良反应。活动性消化性溃疡及胃出血禁用，肾功能不全及心血管病者慎用。

（2）秋水仙碱 控制痛风急性发作的传统药物，可口服或静脉给药。口服给药 0.5mg/h 或 1mg/2h 或 1mg，3 次 / 天，出现关节疼痛缓解或出现恶心、呕吐、腹泻等胃肠道不良反应或总量超过 6mg 未缓解时停药。静脉给药无胃肠道反应，单次剂量不超过 2mg，24 小时总量 4mg。口服后 48 小时或静脉给药 12 小时内达到最大效果；由于本药中毒剂量与治疗剂量十分接近，使用时需注意胃肠道反应、骨髓抑制、肝功能损害、神经毒性、脱发等不良反应，出现不良反应者及肾功能不全者应减少剂量。骨髓功能低下者忌用，老年患者及心、肝、肾功能不全者慎用。

（3）糖皮质激素 通常前两种药物无效、效果欠佳或因不良反应不能耐受时可合用糖皮质激素。小关节的急性发作，可关节腔局部注射长效糖皮质激素。多关节或严重的急性发作可口服或静脉、肌内注射中小剂量糖皮质激素，症状缓解逐渐停药，减停药同时加用小剂量 NSAIDs 或秋水仙碱，以免症状反复。

（4）降尿酸药 传统观念认为急性发作暂不降尿酸，已服用降尿酸药物者不需停用，以免引起尿酸波动，加重病情。2012年美国风湿病学会指出，痛风急性期予恰当抗炎治疗后即可开始降尿酸治疗。

3. 间歇期和/或缓解期治疗

以降低血尿酸，防止痛风急性发作，减少痛风石形成及预防肾功能损害为主。根据高尿酸血症分型给予抑制尿酸生成的药物，如别嘌醇、非布司他；或促进尿酸排泄药物苯溴马隆、丙磺舒、磺吡酮等。从小剂量开始，逐渐加至治疗量，生效后改为维持量长期服用，使尿酸维持在327μmol/L以下。单用一类药物效果不好、血尿酸＞535μmol/L或痛风石大量形成可两类药联合应用。用药前几周可联合使用秋水仙碱或NSAIDs预防尿酸水平下降所致痛风发作。

（三）辨证治疗

1. 辨证论治

（1）湿热蕴结证

治法：清热解毒，化湿通络。

方药：四妙散加减。

组成：苍术12g，黄柏10g，牛膝10g，薏苡仁12g，萆薢10g，蚕沙10g（包煎），木瓜15g，桑枝12g，山慈菇9g。

加减：热盛加生石膏、栀子、赤芍以清热；湿重加防己、泽泻以增利水之力；关节痛甚加地龙、全蝎以通络止痛。

（2）风寒湿痹证

治法：祛风散寒，除湿通痹。

方药：薏苡仁汤加减。

组成：羌活10g，独活15g，防风15g，制川乌6g，麻黄6g，桂枝10g，薏苡仁30g，苍术10g，当归10g，川芎12g，生姜6g，甘草6g。

加减：风邪盛者加重羌活、独活、防风用量，或藤类通络之品；寒邪偏盛，可加制附子、制草乌等温经散寒之品；湿邪盛可加萆薢、木瓜、防己。

（3）瘀血阻滞证

治法：活血化瘀，宣痹止痛。

方药：桃红四物汤加减。

组成：生地12g，当归10g，赤芍10g，川芎10g，红花10g，泽泻12g，郁金9g，秦艽10g，鸡血藤10g。

加减：病变以下肢为主可加牛膝引药下行；夹痰加制南星、白芥子；痛甚可加延胡索、乳香、没药。

（4）痰湿痹阻证

治法：消痰散结，除湿止痛。

方药：消痰汤加减。

组成：昆布15g，海藻15g，白芥子10g，浙贝母10g，山慈菇9g，玄参15g，天南星10g，茯苓15g，半夏10g，党参10g。

加减：血瘀明显加丹参、红花；痰核破溃加黄芪。

（5）肝肾亏虚

治法：调补肝肾，通络除痹。

方药：独活寄生汤加减。

组成：杜仲15g，独活10g，桑寄生30g，牛膝15g，防风10g，秦艽10g，细辛3g，肉桂6g，茯苓15g，党参10g，甘草6g。

加减：冷痛者，加制附子、干姜；腰膝酸痛明显加鹿角霜、补骨脂、骨碎补；关节重着，加防己、苍术。

2. 外治疗法

（1）针灸法　外感风寒湿邪及肝肾亏虚者可针刺配合温灸，虚者须用补法行针；湿热蕴结证、瘀血阻滞证、痰湿痹阻证，不宜灸，针刺宜用泻法行针；隐白、太白、太冲、昆仑、照海、三阴交、太溪、足三里、阿是穴。留针30分钟，隔10分钟捻针1次。每日1次，7天为1疗程。

（2）中药贴敷法　黄柏10g，威灵仙20g，白芷10g，紫花地丁10g，苍术10g，蒲公英20g，冰片2g，上药研碎细末，用蜂蜜调和，敷于患者痛处，每天一次，每次8小时。清热解毒，凉血止痛。用于局部关节红肿、发热的痛风发作期。

（3）芙黄膏外敷法　芙蓉叶、生大黄、赤小豆各等分。山药研细末，按照4∶6比例加入凡士林，调和为膏。外敷患处，每天一次。消肿止痛，用于痛风关节炎发作部位。

（4）火针　操作方法：患者取合适体位，在患病关节局部压痛处和表面怒张青紫静脉处标记后，酒精消毒，将火针烧至通红发亮，迅速刺入标记处后立即拔出，深度为0.3～0.5寸，出针后可见紫黑色血液流出，待其转为鲜红色即可。每周2次，2周为1个疗程。适应证：风寒湿痹证。注意事项：①对于血管和主要神经分布部位亦不宜施用火针。②在针刺后，局部呈现红晕或红肿未能完全消失时，则应避免洗浴，以防感染。③针后局部发痒，不能用手搔抓，以防感染。④针孔处理：如果针刺一至三分深，可不作特殊处理。若针刺四至五分深，针刺后用消毒纱布贴敷，用胶布固定1～2天，以防感染。

（5）刺络拔罐放血疗法　操作方法：拍打关节红肿热痛集中的部位，局部明显充血后使用碘伏消毒，用三棱针进行点刺放血，持续1～2分钟。选择大小合适的火罐在该部位拔罐，留罐5～10分钟，出血量控制在3～5ml，然后用碘伏进行消毒。对于不适合拔罐的部位可选择在病灶周围进行挤压出血。刺络拔罐放血疗法隔日进行1次，连续治疗10天。适应证：瘀血阻滞证、痰热阻滞证。注意事项：严格消毒；放血后保持针刺局部清洁，24小时不可沾水，以防感染。

3. 成药应用

（1）痛风定胶囊　每次4粒，每日3次，口服。适应证：用于治湿热瘀阻所致的痛风，症见关节红肿热痛，伴有发热，

汗出不解，口渴心烦，小便黄，舌红苔黄腻，脉滑数。

（2）新癀片　每次2～4片，每日3次，外用，冷开水调化，敷患处。适应证：用于热毒瘀血所致痛风，间断性发热，伴有咽喉肿痛、牙痛等症。

（3）舒筋活血片　每次5片，每日3次，口服。适应证：用于瘀血阻滞引起的局部关节疼痛明显，伴有活动受限，局部皮肤颜色变暗。

（4）金匮肾气丸　每次4～5g，每日2次，口服。适应证：用于痛风日久肝肾亏虚，出现周身无力、腰膝酸软，小便不利，畏寒肢冷，查体可见局部关节痛风石形成。

（5）青鹏软膏　外用，取本品适量涂于患处，一日2次。具有活血化瘀，消肿止痛的功效。用于风湿性关节炎、类风湿关节炎、骨关节炎、痛风、急慢性扭挫伤、肩周炎引起的关节、肌肉肿胀疼痛及皮肤瘙痒、湿疹。

4. 单方验方

（1）定痛汤　川牛膝30g，土茯苓30g，威灵仙30g，秦艽20g，薏苡仁15g，赤芍15g，山慈菇10g，伸筋草30g，黄柏15g，知母12g，当归12g，甘草6g。水煎服，早晚各1次，14天为1个疗程。该方有清热利湿、化瘀通络、消肿止痛之功效，用于治疗热毒血瘀证型痛风患者。

（2）加减四妙丸　苍术10g，黄柏10g，络石藤10g，没药10g，当归15g，蚕沙15g，六一散10g，车前草10g，忍冬藤30g，蒲公英30g，薏苡仁30g，水煎服。清热利湿，散瘀通络，消肿止痛，治疗急性痛风性关节炎，关节突然红肿、疼痛，口干不欲饮水，尿黄。下肢疼痛者加川牛膝10g，上肢疼痛者加威灵仙10g，血尿者加小蓟、石韦、瞿麦。（《中国现代名医经验方荟海》）

（3）薏米防风茶　生薏苡仁30g，防风

10g，上二者加水煮，去渣取汁，代茶饮。每日1剂，连用1周。功能祛风除湿，通络宣痹。适用于慢性痛风者使用，有一定降尿酸作用。（《风湿病中医诊疗丛书》）

（五）名医诊疗特色

1. 朱良春

朱老治疗痛风时认为泄浊化瘀法应贯穿疾病治疗始终。浊瘀阻滞气血易生热而伤筋灼骨，故朱老治疗痛风急性发作常合用清热解毒、活血散瘀之品，如马齿苋、败酱草；在应用清热解毒药还配伍制川乌等散寒通络之品，相反相成，清热而不伤阳。朱老认为运用邪热化浊之法易耗损阴血，故可配合养阴通络之品以加快病情恢复。痛风患者多形体丰腴，喜食肥甘厚味，脾失健运，痰湿浊瘀难以运化而阻滞气血，可导致骨节肿痛反复发作，形成痛风石，治疗时应注意化痰散结，故常合用白芥子、半夏治疗皮下结节。泄浊化瘀之法配合草木类祛风药物与虫类药更能获得良效。在痛风慢性期及间歇期痰浊瘀阻征象缓解，肝肾失调突出，可灵活运用淫羊藿、蜂房、制首乌、白术、薏苡仁等调益脾肾药物以正本清源，防止痰湿浊瘀产生。

2. 路志正

路老认为脾胃功能失调是慢性痛风反复不愈的关键因素，痛风慢性期治疗常用防己黄芪汤、三仁汤、藿朴夏苓汤、平胃散等调理脾胃。久病必伤肾气，补脾同时不忘补肾，常配伍熟地、山茱萸、山药、女贞子等药。痰瘀为脾胃损伤的病理产物，故也重视活血祛瘀、化痰散结，使邪去正安，常选双合散、丹溪上中下通用痛风方等。路老还认为内外同治更能有效缓解病情，预防痛风反复发作，故常用外洗方治疗痛风。

3. 段富津

段老主张在治疗痛风急性发作时用药不可过于苦寒、过于苦燥。寒凉太过易伤及脾肾阳气，过于苦燥则易伤阴动火。段老认为在痛风慢性期和间歇期，以湿浊伏邪内蕴为主，治疗上应以顾护正气、祛湿化浊为主，然不能过早温补。同时可配伍行气药以利湿。急性期常用四妙丸加减：苍术15g，黄柏15g，牛膝10g，生薏苡仁30g，汉防己15g，泽泻20g，姜黄15g，知母20g，当归10g，萆薢15g，葛根15g，牡丹皮15g，蚕沙15g，延胡索20g，甘草15g。

4. 张磊

张老认为痛风主要病因为浊邪，浊邪既是病理性代谢产物，又是致病因素。先天不足，脾肺肾脏腑功能失调，津液代谢紊乱是发病的内在原因，后天失养，恣食肥甘厚味、外感湿邪是痛风的重要致病条件，湿浊痹阻"不通"是发病的病理关键，"不荣"是疾病发展的结果。痛风应属"着痹"范畴。因脏腑功能失调，外感湿邪、饮食不节内伤脾胃，致体内水液代谢失常，形成湿、浊、痰等秽浊之邪，阻滞经络气血，在疾病的发展过程中，邪从热转，湿浊郁闭化热，热郁为毒，湿热浊毒蕴结关节组织发为"湿热痹"，即痛风急性发作。久病致瘀，不通则痛，久病伤肾损骨，导致关节畸形、石淋、浮肿。常用千金二陈四妙汤，治疗痛风急性发作，具体药物组成：生薏苡仁、冬瓜仁、白茅根、土茯苓、石膏、茵陈各30g，茯苓、泽泻各20g，山慈菇、猪苓各15g，苦参、盐黄柏、炒苍术12g，桃仁、半夏、陈皮、连翘、地龙、延胡索、甘草各10g。水煎温服，日1剂。

五、预后转归

痛风是一种终身性疾病，无肾功能损害或关节畸形者经有效治疗一般都能维持正常生活和工作，更不会影响寿命。但如果治疗不当，急性关节炎的反复发作可引起较大痛苦。关节炎反复发作，可以加速关节的畸形及致残。本病预后决定于与高尿酸血症相关的疾病治疗情况、肾功能状态及其他并发症。痛风本身不会影响寿命，但合并心血管疾病及肾脏进行性病变者，预后不良。

痛风早期正气未衰，阳气尚旺，多表现为实证表证。随着病情反复发作，正气渐衰，气血不足，由实转虚。

六、预防调护

（一）预防

（1）饮用小苏打等碱性水碱化尿液、中和尿酸，预防尿酸盐结晶沉积在关节、肾脏或其他部位引发疾病。

（2）避免暴饮暴食、酗酒、外伤等诱因。

（3）停用可使血尿酸升高的药，如噻嗪类利尿剂、环孢素、他克莫司、小剂量阿司匹林、尼古丁等。

（二）调护

（1）发作时卧床休息，抬高患肢，冰敷。

（2）长期服药，定期复查，关注尿酸水平变化及药物对身体的影响。

（3）注意饮食调理，限制红肉及高嘌呤食物，严格忌酒，鼓励高碳水、适度蛋白、低脂饮食，每日饮水2000ml以上。

（4）积极治疗肥胖、冠心病、高血压、高脂血症等常见伴发病。

七、专方选要

（1）上中下通用痛风方 防己10g，黄柏60g，苍术60g，天南星60g，桂枝9g，威灵仙9g，桃仁9g，红花9g，龙胆草12g，羌活9g，川芎60g，神曲30g。上药研末，曲糊丸，祛风除湿，清热化痰，活血行瘀，用于治疗湿热蕴结证型急性痛风性关节炎患者。（《丹溪治法心要》）

（2）朱氏痛风方 土茯苓50g，当归20g，川萆薢20g，防己10g，薏苡仁30g，炒僵蚕10g，玉米须20g，丹参30g，炒白术20g，泽泻30g。水煎服。清热利湿，消肿止痛，用于治疗风湿郁热证型患者。

（3）萆薢渗湿汤 萆薢30g，薏苡仁30g，赤茯苓、黄柏、牡丹皮、泽泻各15g，滑石30g，通草6g，水煎服。清热利湿，主治湿热下注型痛风性关节炎。（《疡科心得集》）

（4）化痰逐瘀汤 桃仁10g，红花10g，当归10g，川芎10g，生地30g，白芍15g，制南星10g，僵蚕10g，土鳖虫10g，地龙10g，鸡血藤30g，水煎服。活血化瘀，消痰散结，用于痰瘀痹阻型痛风发作，症见关节痛反复发作，日久不愈，或呈刺痛、固定不移。有皮下结节者，加皂刺10g，白芥子10g；关节痛甚者，加乳香9g，没药9g，延胡索15g；关节肿甚者，加防己10g，土茯苓30g，泽兰15g，久病体虚加红参15g，黄芪30g。（《常见风湿病中医特色诊治》）

（5）三金排石汤 金钱草30g，海金沙20g，鸡内金15g，滑石30g，王不留行30g，川牛膝10g，琥珀6g，乌药10g，杏仁10g，威灵仙15g，白芍30g，甘草10g。清热利湿，理气活血，软坚散结。用于治疗痛风石形成或泌尿结石。

八、研究进展

（一）西医学研究进展

非药物治疗与药物治疗同样重要，应贯穿治疗始终。碱化尿液应以尿pH值为指导，最佳值为6.2～6.8，如尿pH值超过7.0，造成碱中毒或易引起钙盐或草酸盐结晶沉积于肾，形成钙盐或草酸盐结石。2019年美国风湿年会发布的《2020痛风临床实践指南草案》提示，推荐无限期使用降尿酸治疗，只要有降尿酸治疗指征，不需等急性发作缓解后再开始。

（二）中医研究进展

朱良春创立了痛风"浊瘀痹"论，认为痛风病因更偏重于内，因脏腑失调，痰湿阻滞经脉，凝为浊瘀所致，而非外邪所为，考虑脾肾不足、浊瘀阻滞是本病的病因病机。廖子龙等根据壮医"毒虚致百病"理论，认为痛风性关节炎是因为人体正气虚弱，邪毒乘虚侵袭，阻碍龙火两路，致使天地人三气失衡而致病。张磊认为湿浊既是津液代谢的病理性产物，又是痛风致病的因素。湿浊化生在脾（胃），输布在肺，排泄在肾，痛风起病离不开脾、肾、肺三脏功能失调，升清降浊无权。提出了从肺、脾、肾三脏调理三焦治疗痛风的新思路。王琦注重调理患者的体质。认为痰湿体质、湿热体质、血瘀体质更易发痛风，痰湿体质最多见。究其原因，则为脾胃功能失常。急则治标，缓则治本，急性期以清热利湿、化瘀泄浊同时调理体质；缓解期更注重改善体质状态。

（三）评价及瞻望

随着人们生活水平提高和环境变化，高尿酸血症和痛风的发病率日益剧增。该病不仅仅影响关节本身，与心血管、肾脏之间也有着密切关联，需重视该病的治疗及尿酸的控制。目前，西药对急性痛风性关节炎症状控制虽有较好疗效，但其不良反应使药物选择受限。随着研究手段的提高，如网络药理学的发展为痛风的中药治疗提供了更广阔的发展空间。未来只有充分发挥中西药协同作用，才能更好地治疗痛风。

参考文献

[1] 杨仓良. 痛风中医病名探究 [J]. 风湿病与关节炎, 2013, 2 (09)：50-53.

[2] 陆妍, 孟凤仙, 刘慧. 中医痛风相关病名的演变与发展 [J]. 世界中医药, 2015, 10 (04)：609-612.

[3] 陈斌, 金银华, 李峰, 等. CT、MRI 及 DECT 对痛风性关节炎的诊断价值 [J]. 现代实用医学, 2019, 31 (09)：1221-1223+1225.

[4] 张舸, 闫冰, 伍沪生. 痛风性关节炎的鉴别诊断 [J]. 中国实用内科杂志, 2018, 38 (12)：1123-1126.

[5] 陈新华, 王洪峰, 王维正, 等. 痛风性关节炎中医外治法的研究进展 [J]. 中国老年学杂志, 2019, 39 (03)：730-733.

[6] 瞿佶, 俞泓波. 中医治疗急性痛风性关节炎研究进展 [J]. 湖北中医杂志, 2020, 42 (05)：63-66.

[7] 孟庆良, 张子扬, 苗喜云. 朱良春泄浊化瘀法治疗痛风性关节炎经验 [J]. 中医杂志, 2017, 58 (16)：1368-1370.

[8] 韩曼, 姜泉, 唐晓颇, 等. 路志正调理脾胃治疗慢性痛风经验 [J]. 上海中医药杂志, 2017, 51 (05)：4-6.

[9] 周淑娟, 罗珊珊, 卢海松. 张磊教授诊治痛风经验 [J]. 中医学报, 2016, 31 (11)：1699-1702.

[10] 包蕾, 张惠敏, 闵佳钰. 国医大师王琦治疗痛风经验 [J]. 环球中医药, 2016, 9 (05)：610-612.

[11] 谢明, 李威. 中成药治疗痛风病现状调查 [J]. 辽宁中医杂志, 2006 (04)：461-462.

第二十二章　白塞病

白塞病（Behcet's disease，BD）是一种全身性、慢性、血管炎性疾病。临床以反复口腔溃疡、生殖器溃疡、眼炎及皮肤损害为突出表现，又称为口-眼-生殖器综合征（白塞综合征、贝赫切特综合征）。该病常累及神经系统、消化道、肺、肾以及附睾等器官，病情呈反复发作和缓解的交替过程，大部分预后良好。根据其所累及的系统，分为血管型、神经型、胃肠型等。本病属于中医"狐惑病"范畴，狐惑病以口腔、咽喉、前后阴蚀烂为特征的疾病，首载于张仲景《金匮要略·百合病狐惑阴阳毒篇》："狐惑之为病，状如伤寒，默默欲眠，目不得闭，卧起不安，蚀于喉为惑，蚀于阴为狐，不欲饮食，恶闻食臭，其面目乍赤、乍黑、乍白、蚀于上部则声喝，甘草泻心汤主之"，是一种与肝脾肾湿热内蕴有关的口、眼、肛（或外阴）溃烂，并有神志反应的综合征，相当于西医学的白塞综合征。

一、病因病机

（一）西医学认识

1. 流行病学

白塞病在世界各地均有发生，但多发于远东、中东和地中海沿岸的一些国家，故又名丝绸之路病（silk route disease）。该病日本患病率达 83/10 万～ 100/10 万；土耳其患病率高达 80/10 万～ 300/10 万；伊朗、以色列、科威特、沙特阿拉伯、突尼斯、摩洛哥、塞浦路斯、希腊等国家亦为高发区，北欧和美国的发病率则较低，这种独特的地理分布表明环境和遗传因素可能与 BD 的发病有关。在我国，男女发病率之比为 3：4，男性患者血管、神经系统及眼受累较女性多且病情重，本病好发年龄为 16 ～ 40 岁，北京协和医院的材料显示，发病年龄最小者为 12 岁，最大为 44 岁。国外材料显示发病年龄为 5 ～ 66 岁，平均年龄为 25 岁，从发病到临床主要症状全部出现最长需 5 年。

2. 病因

该病的发病原因目前不完全清楚，可能与遗传（如 HLA-B51 基因）、感染（部分患者可能与结核感染相关）、生活环境有关。目前认为，该病的发病机制是患者在各种发病原因的作用下，出现免疫系统功能紊乱，包括细胞免疫和体液免疫失常、中性粒细胞功能亢进、内皮细胞损伤与血栓形成等，这些自免反应，导致相应器官组织出现炎症，产生破坏。

（1）感染　主要为病毒感染和细菌感染。研究认为，链球菌、幽门螺杆菌、EB病毒、细小病毒 B19 DNA、单纯疱疹病毒等可能会诱发白塞病。此外，由于白塞患者常发生扁桃体炎、咽炎和牙周炎等，一些学者认为，这些疾病的病灶与白塞病之间可能存在一定的关系。

（2）微量元素　有些研究称在患者的病变组织，如房水、腓肠神经、巨噬细胞和中性粒细胞中发现多种微量元素超过正常值，主要是有机磷和铜离子，可能与职业有关。

（3）遗传因素　白塞病具有地区高发性，在一些地中海国家发病率较高，此外，在一些血缘性家族中发病率高，主要是男性患者。

（4）免疫异常　白塞病患者的血清中含有抗口腔黏膜抗体和抗动脉壁抗体，此外还存在一些复合物，其阳性率很高，这些证明该病的发生。

3. 发病机制

发病机制涉及细胞免疫和体液免疫。

（1）细胞免疫

①活化的 T 细胞出现在患者的局部组织和周围血中，其中 CD4 和 CD8 均有增多，γδT 细胞也增多。各个患者 T 细胞受体 TCRβ 株升高不一致，即 TCRV-β 呈多态性，说明 T 细胞升高是由多种不同抗原促发的。由于周围血中 IL-2 和 IFN-β 是增高的，Th2 分泌的细胞因子 IL-4 和 IL-10 呈低水平，因此 BD 属 Th1 占优势的细胞免疫反应。而血液循环中的致炎性细胞因子 IL-1β、TNF-α 和 IL-8 也是增高的。

②中性粒细胞的反应是一非特异性的细胞反应，在本病中有一定作用，如本病中出现的非细菌性化脓性毛囊炎、针刺反应、前房积脓均显示有大量中性粒细胞的浸润、活化和功能亢进。来自 BD 患者的中性粒细胞具有产生大量过氧化物和溶酶体酶及加强趋化作用的能力，以致造成组织损伤。中性粒细胞的活化可能与致炎性细胞因子的促发有关。

③内皮细胞：血管内皮细胞衬于血管内壁，为血流提供光滑表面，维持血液正常的流动。也作为渗透膜调节血管内、外的物质交换。近年来发现它能合成、释放活性物质如血管舒张因子和收缩因子，抗凝血和促凝血因子，促进和抑制血管壁细胞生长因子，防止血细胞黏附于血管壁因子等。当受到刺激（如致炎细胞因子）后，内皮细胞表达的黏附分子增多，有利于血小板和白细胞黏附于其壁，形成血栓。同时白细胞外移，活化释放导致组织损伤的介质，并扩大了自身组织的损伤。内皮细胞受损后有抗原递呈，促进炎症反应的作用，目前认为内皮细胞参与了系统性血管炎的发生和发展。然而，由于内皮细胞本身的异质性，不同大小、种类和不同器官的内皮细胞形态、功能不同，解释了不同血管炎中受损器官和临床表现的迥异。

（2）体液免疫　BD 与其他具有已知的自身抗体的弥漫性结缔组织病不同。它与抗核抗体谱、抗中性粒细胞胞质抗体、抗磷脂抗体的相关性不明显。近年来的研究认为抗内皮细胞抗体（AECA）与血管炎病有一定相关性，它可以出现在多种血管炎病变中：如原发性血管炎病中的大动脉炎、川崎病、韦格纳肉芽肿、显微镜下多血管炎等，继发性血管炎中的狼疮肾炎和皮肌炎。在 BD 中其阳性率为 28%。AECA 的靶抗原在各个血管炎中很不相同：在 SLE 有 DNA、DNA-组蛋白、核糖体 P 蛋白，系统性血管炎有蛋白酶 3 或髓过氧化物酶，在 BD 的靶抗原尚不明。AECA 与内皮细胞损伤的因果关系尚不明确。但它可以活化内皮细胞，促发补体依赖和（或）抗体介导的细胞毒反应，导致内皮细胞的损伤持续或进一步进展。

（3）交叉免疫反应　①由于细菌的 HSP65 和人的 HSP60 间有 50% 以上的氨基酸序列排列相似。又有研究证明在人黏膜和皮肤有大量 HSP60，因此当细菌入侵人体时，易感者通过 T 细胞对 HSP65 起了交叉免疫反应，促使黏膜和皮肤 HSP60 的活化出现口腔溃疡和皮损。②外界病原体的侵入可引起急性葡萄膜炎及视网膜炎。网膜受损后产生的自身抗原（S-Ag）中部分氨基酸序列（aa 342-355）与 HLA-B51 及 HLA-B27 的抗原序列有部分相同，成为共同抗原决定簇。通过交叉细胞免疫反应，使 BD（HLA-B51）和脊柱关节病（HLA-B27）的患者出现反复发作的葡萄膜炎。

4. 病理

BD 的主要病理特点是非特异性血管炎（包括不同大小的静脉、动脉和毛细血管）。

在血管周围有中性多形核细胞、淋巴细胞、单核细胞的浸润，内皮细胞肿胀，严重者管壁弹力层破坏，纤维素样坏死和免疫复合物在管壁沉积。炎症可累及血管壁全层，形成局限性狭窄和（或）动脉瘤，两种病变可在同一患者同时交替出现。

本病的另一特点是在不同类型和大小的血管炎基础上形成由血小板、白细胞黏附于管壁内皮细胞的血栓，使得血管腔狭窄，组织因缺氧而变性和功能下降。

（二）中医学认识

中医学对狐惑病的探讨从未停止，历代医家对于狐惑病的病因病机有着不同的认识。狐惑病首载于《金匮要略·百合病狐惑阴阳毒篇》"狐惑之为病，状如伤寒，默默欲眠，目不得闭，卧起不安，蚀于喉为惑，蚀于阴为狐，不欲饮食，恶闻食臭，其面目乍赤、乍黑、乍白、蚀于上部则声喝，甘草泻心汤主之"，后又记载"目四眦黑，若能食者，脓已成也"，提示湿热或热毒可能为该病病机，并用"甘草泻心汤、赤小豆当归散"内服治疗，并用"苦参汤""雄黄散"外治。隋代的巢元方认为，狐惑病"初得状如伤寒，或因伤寒而变为斯病……"他认为狐惑病初期症状与伤寒的症状相似，因此湿毒可能为本病病机。元代赵以德认为该病与湿热、瘀浊及虫有关，他在《金匮要略衍义》中讲："盖因湿热久停，蒸腐气血而成瘀浊，于是风化所腐为虫矣，由是知此病也。"现认为，狐惑病的发生与肝、脾、肾、心等脏，湿热、热毒、瘀血、外邪、正虚等因素相关。患者正体亏虚，外感湿热毒邪，外邪流注官窍，则口舌生疮、目赤肿痛、咽喉不利、外阴溃疡，蕴于皮肤，则皮肤溃烂；或过食肥甘厚味、辛辣滋腻之品，损伤脾胃，或郁结肝滞、忧思伤脾等，致脾虚失运，水湿不化，久而生热、蕴毒，湿毒熏蒸脏腑，流注经脉，上攻于口眼，下注于前后二阴而发病；或肝郁化火，耗伤阴津，虚火内扰，气阴两伤而致病；或肝肾亏虚、脾肾阳虚，内邪未尽，伏邪留于机体，而缠绵难愈。狐惑病病机错综复杂，为本虚标实、虚实夹杂之证。

二、临床诊断

（一）辨病诊断

1. 临床诊断

（1）诊断标准

① 1990 年国际 BD 分类诊断标准：凡有反复口腔溃疡（1 年内反复发作至少 3 次）并有下列 4 项中 2 项以上者，可诊断为本病。

a. 反复生殖器溃疡：由医师观察到或患者诉说有阿弗他溃疡或瘢痕。

b. 眼病：前和（或）后葡萄膜炎、裂隙灯检查时玻璃体内有细胞出现或由眼科医生观察到视网膜血管炎。

c. 皮肤病变：由医生观察到或患者诉说有的结节性红斑、假性毛囊炎或丘疹性脓疱，或未服用糖皮质激素的非青春期患者出现痤疮样结节。

d. 针刺试验阳性：以无菌 20 号小针头，斜刺入皮肤 5mm，试验 24～48 小时后出现 2mm 或更大丘疹。

② 2013 年国际 BD 评分诊断标准：以下症状和（或）体征计分总分值≥4分，可诊断 BD。即：眼部损害，2 分；生殖器溃疡，2 分；口腔溃疡，2 分；皮肤损害，1 分；神经系统受累，1 分；血管病变，1 分；针刺试验阳性，1 分。

③ 2014 年 NBD 国际共识诊断标准：NBD 确诊标准需同时满足以下 3 个条件。a. 符合 1990 年国际 BD 分类诊断标准；b. BD 相关的神经系统症状和体征伴异常的影像学和（或）脑脊液表现；c. 除外引起神

经系统损害的其他疾病。

NBD 可能标准需同时满足以下条件之一。a.具有全身性 BD 和特征性神经系统损害表现，但未满足 1990 年国际 BD 分类诊断标准；b.符合 1990 年国际 BD 分类诊断标准，具有非特征性神经系统损害表现。

（2）常见临床表现

①口腔溃疡：几乎所有患者均有反复性口腔溃疡，常为多发。溃疡疼痛，溃疡面较深、底部多为白色或黄色，可以同时在多个部位出现多个溃疡（俗称"口疮"），包括舌、口唇、上腭、咽部等。多数溃疡可自行好转，但常反复发作，严重者疼痛剧烈，非常影响进食，在 1 年内反复多次。

②生殖器溃疡：约 75% 的患者可出现生殖器溃疡，溃疡部位较大，疼痛剧，愈合慢，容易形成瘢痕，可单发，常累及外阴、阴道、阴囊、阴茎、宫颈、肛周等处。

③眼部病变：见于 25% ～ 75% 患者，主要表现为眼睛红肿、疼痛、畏光流泪或视力下降、视物不清，双侧或单侧受累。葡萄膜炎为 BD 显著性体征。

④皮肤表现：75% 以上的患者有皮肤损害，可出现面部、胸背部或其他部位"青春痘"样皮疹，可自行好转，但易反复发作。结节性红斑样皮损和针刺试验阳性是特征性的皮肤体征。结节红斑：反复发作的红斑，从黄豆到铜钱大小，大小不一，按压时疼痛；针刺反应：患者在输液或抽血针眼局部出现红肿或水疱或脓疱，多数在注射后 24 ～ 72 小时内出现。

⑤关节损害：多数患者有关节疼痛或肿胀，可以单个或多个关节，常累及大、中关节，包括膝、踝和腕关节，严重者出现关节积液、滑膜炎。

⑥消化道病变：可累及全消化道，有吞咽困难或吞咽时胸痛、反酸、烧心、腹痛、腹泻、大便中有脓或血等症状，有的

可触及腹部包块，患者食欲不佳，体重下降、消瘦，胃肠镜可发现单个或多个溃疡，溃疡可继发肠出血或穿孔。

⑦血管病变：其基本病变为血管炎，可累及循环系统中所有大小的动静脉血管。可出现血栓性静脉炎以及深静脉血栓，严重者可并发肺栓塞，表现为患者活动后气短、憋气，胸口疼痛甚至晕厥。肺动脉近端大分支的肺动脉瘤是 BD 最常见的肺血管病变，临床表现为咯血、咳嗽、呼吸困难、发热和胸膜炎性痛，动脉瘤破裂可发生大出血，甚至危及生命。

⑧神经系统病变：少于 10% 的患者可有神经系统病变。最常受累的部位为脑干，也可见于脊髓、大脑半球、小脑和脑脊膜，有患者可出现脑萎缩。临床表现为手脚不灵活、头疼头晕、恶心呕吐，或手脚麻木、疼痛或无力，或一侧的手脚瘫痪等症状，严重者可出现抽搐、翻白眼等类似"抽羊角风"的表现。

⑨全身症状：患者可伴乏力、纳差、低热和消瘦等全身症状。

2.相关检查

（1）实验室检查　本病无特异性实验室检查异常。其抗核抗体谱、抗中性粒细胞胞质抗体、抗磷脂抗体均无异常。病情活动期可有红细胞沉降率（血沉）增快，C- 反应蛋白升高，α_2 球蛋白值增高，白细胞轻度升高，抗 PPD 抗体则有约 40% 增高，HLA–B51 阳性率 57% ～ 88%，与眼、消化道病变相关。

（2）针刺反应　针刺反应试验（pathergy test）阳性率为 60% ～ 78%，与疾病活动相关。

（3）特殊检查　包括眼科的特殊检查、胃肠道检查、血管彩超、脑部磁共振、关节 B 超等。

白塞病易合并眼部病变，应定期进行眼科专科检查；胃肠道病变可通过胃肠钡

剂造影及内窥镜检查等诊断；血管影像学检查可显示累及的血管炎、血管血栓形成或血管瘤情况；脑 CT 及磁共振（MRI）可以发现在脑干、脑室旁白质和基底节处的增高信号，对神经白塞病进行协助诊断，同时可对治疗效果进行随访观察；白塞病肺部病变可通过肺 X 线片、高分辨的 CT 或肺血管造影、同位素肺通气 / 灌注扫描等协助诊断：肺 X 线片可表现为单侧或双侧大小不一的弥漫性渗出或圆形结节状阴影，肺栓塞时可表现为肺门周围密度增高的模糊影。

（二）辨证诊断

白塞病以反复发作的口、阴部、眼溃疡为主要表现，病情呈反复发作和缓解的交替过程属中医"狐惑病"范畴。根据临床分为三期，各期辨证分型均以病机为据，故辨证诊断合而论之。

望诊：口腔、阴部可见多个大小不等溃疡，或伴瘙痒流脓，或有皮肤结节红斑，舌红或淡或舌红绛有瘀点，苔白或黄腻。

问诊：溃疡处疼痛，夜寐不宁，小便黄赤，大便不调。

切诊：溃疡处可扪之发热，关节肿胀者关节局部压痛，脉弦数，或细数，或沉细，迟缓无力。

1.急性发作期

（1）肝脾湿热证

临床证候：发病急，口腔、阴部可见多个大小不等溃疡，灼热疼痛，可伴瘙痒流脓，可有皮肤结节红斑，胸胁满闷，可发热恶寒，目赤肿痛，口苦耳聋，女子带下色黄腥臭，男子睾丸肿痛。小便短赤，大便臭秽。舌红，苔黄腻，脉弦数。

辨证要点：溃疡灼热疼痛，胸胁满闷，目赤肿痛，舌红，苔黄腻，脉弦数。

（2）心脾积热证

临床证候：发病急，口腔、阴部多个大小不等溃疡，上可覆白膜，灼热疼痛，可有皮肤结节红斑，胸中烦热，或呕吐吞酸，口渴干臭，夜寐不宁，大便臭秽，舌质红，苔黄腻，脉弦数。

辨证要点：溃疡灼热疼痛，胸中烦热，或呕吐吞酸，夜寐不宁，舌质红，苔黄腻，脉弦数。

（3）肝郁化火证

临床证候：口腔、阴部反复溃疡，皮肤结节红斑，心绪不舒，多疑善妒，胸胁胀满疼痛，口臭泛恶，病情与情绪密切相关，小便黄赤，大便干结，舌红苔黄，脉弦数。

辨证要点：胸胁胀满疼痛，口臭泛恶，病情与情绪密切相关，舌红苔黄，脉弦数。

（4）热毒血瘀证

临床证候：发病急，口舌、前后二阴溃疡，大小不一，色赤疼痛，可伴皮肤结节性红斑或有关节肿痛，目赤肿痛，口干口苦，小便黄赤，大便秘结或溏臭，夜不能寐，烦躁易怒，舌红绛可有瘀斑瘀点，苔黄或黄腻，脉滑数。

辨证要点：目赤肿痛，夜不能寐，烦躁易怒，舌红绛可有瘀斑瘀点，苔黄或黄腻，脉滑数。

2.慢性反复发作期

（1）脾虚湿盛证

临床证候：起病缓，口腔、阴部溃疡反复发作，溃疡大小不等，经久不愈，外感后病情加重，纳差，大便溏泻，或有便血，面色萎黄无华，气短懒言，疲乏无力，心悸自汗，午后潮热，小便清长，大便不调，舌质淡或红体胖，苔白厚腻，脉沉细。

辨证要点：纳差，大便溏泻，疲乏无力，舌质淡或红，舌胖，苔白厚腻。

（2）肝肾阴虚证

临床证候：起病缓，口腔、阴部溃疡反复发作，溃疡大小不等，视力减退，头晕目眩，耳鸣胁痛，腰膝酸软，五心烦热，失眠盗汗，男子遗精，女子月事不调，小便短赤，大便秘结，舌红少苔，脉细数。

辨证要点：腰膝酸软，五心烦热，失眠盗汗，舌红少苔，脉细数。

3. 恢复巩固期

脾肾阳虚证

临床证候：病程较长，口腔、阴部、眼部溃疡反复发作，症状较轻，溃疡疼痛不甚，面色苍白，腰膝酸软，倦怠乏力，形寒怕冷，腹痛喜温喜按，小便不利而色清，便溏或完谷不化，舌淡苔薄白，脉沉细、迟缓无力。

辨证要点：面色苍白，腰膝酸软，形寒怕冷，舌淡苔薄白，脉沉细、迟缓无力。

三、鉴别诊断

（一）西医学鉴别诊断

贝赫切特综合征需要与其他许多疾病进行鉴别。

1. 其他原因导致的口腔溃疡

一些口腔科局部疾病或全身疾病可导致口腔溃疡，如口腔感染、维生素缺乏等而发生的口腔溃疡。前者一般无明显全身症状，而白塞病是一种全身性疾病，1年内复发3次及以上，不仅有口腔溃疡，可伴随眼部病变、生殖器溃疡、针刺反应阳性等。

2. 其他原因导致的虹膜炎

如眼部结核感染、眼科局部疾病引起的虹膜炎、其他风湿免疫病导致的虹膜炎等，需与仅表现为虹膜炎的白塞病进行鉴别。

3. 脊柱关节炎

脊柱关节炎常表现为下肢单个关节或3个以下关节的肿胀疼痛，伴活动受限，可伴虹膜或结节红斑，需与以关节炎为主要表现的白塞病进行鉴别。

4. 其他原因导致的消化道溃疡

如肠道结核感染、溃疡性结肠炎、克罗恩病、肠道淋巴瘤等，需要与以肠道症状为主要表现的白塞病进行鉴别。

5. 系统性红斑狼疮

系统性红斑狼疮可表现为反复口腔溃疡、虹膜炎、关节炎、皮疹等，需要与出现多个器官受累的白塞病进行鉴别，可通过抗核抗体谱进行鉴别。

（二）中医学鉴别诊断

1. 与百合病相鉴别

百合病与狐惑均有"默默""卧起不安"等精神症状及饮食异常。百合病以精神恍惚不定，口苦，小便赤，脉微数为特征，其病因为伤寒、热病后余热未清，或情志不遂，郁而化火导致的心肺阴虚内热，除精神恍惚外，伴语言、行动、饮食、感觉异常及口苦。狐惑病常有口腔、咽部、眼部、二阴等处复发性溃疡。二者不难鉴别。

2. 与阴阳毒相鉴别

阴阳毒与狐惑均有咽喉痛的症状，两者均与热毒相关。阴阳毒由感染疫毒所致，为急性热病，伴发斑。狐惑除咽痛外，另有前后二阴、口腔溃疡，并有精神恍惚，狐疑霍乱等神志症状，病因与其湿热、虫蚀相关。两者不难区别。

四、临床治疗

本病目前尚无公认的有效根治办法。多种药物均可能有效，但停药后易复发。治疗的目的在于控制现有症状，防治重要脏器损害，减缓疾病进展。

（一）提高临床疗效的要素

1. 注意生活习惯

白塞病患者治疗时应注重饮食调整，尽量淡清素食，忌食酸、辣等刺激性的食物，以免刺激溃疡面引起疼痛加剧；避免过度活动，身体疲劳，注意休息；避免感染；患病期间应注意口腔的清洁卫生，养成饭后漱口的良好的卫生习惯。

2. 心理教育

白塞病患者常伴不同程度的神志症状，医护人员要积极、主动地关心患者，加强与患者之间的沟通与交流，耐心向患者讲解白塞病的相关知识，包括疾病性质、诱因、治疗及预后，提高患者对白塞的认知程度，使之树立起战胜疾病的信心，有利于疾病的转归。

（二）辨病治疗

白塞病以药物治疗为主，需要服用药物时间长短不一。多数患者需要较长期服药，主要是免疫调节药或免疫抑制药，包括外用药物、口服糖皮质激素、甲氨蝶呤、秋水仙碱、沙利度胺、硫唑嘌呤、环磷酰胺、环孢素、吗替麦考酚酯和抗肿瘤坏死因子拮抗剂等。在药物治疗之外还可选择手术治疗或介入治疗，但都应以药物治疗为基础。

1. 一般治疗

急性活动期应卧床休息；发作间歇期应注意预防复发，如控制口、咽部感染，避免进食刺激性食物，伴感染者可行相应的治疗，避免疲劳，避免熬夜，清淡富含维生素饮食。

2. 局部治疗

口腔溃疡可局部用糖皮质激素膏、冰硼散、锡类散等；生殖器溃疡用 1：5000 高锰酸钾清洗后加用抗生素软膏；眼部损害需眼科医生协助治疗，眼结膜、角膜炎可应用糖皮质激素眼膏或滴眼液，眼葡萄膜炎须应用散瞳剂以防止炎症后粘连，重症眼炎者可在球结膜下注射糖皮质激素。

3. 全身药物治疗

（1）非甾体抗炎药（NSAIDs）

具消炎镇痛作用，对缓解发热、皮肤结节红斑、生殖器溃疡疼痛及关节炎症状有一定疗效。多种 NsAIDs 可供选用。

（2）秋水仙碱（colchicine）

可抑制中性粒细胞趋化，对关节病变、结节红斑、口腔和生殖器溃疡、眼葡萄膜炎均有一定的治疗作用，常用剂量为 0.5mg，每日 2～3 次。应注意肝肾损害、粒细胞减少等不良反应。

（3）沙利度胺（thalidomide）

用于治疗口腔、生殖器溃疡及皮肤病变。剂量为每次 25～50mg，每日 3 次。妊娠妇女禁用，可导致胎儿畸形，另外有引起神经轴索变性的不良反应。

（4）氨苯砜（dapsone）

具有抑菌及免疫抑制作用，抑制中性粒细胞趋化。用于治疗口腔、生殖器溃疡，假性毛囊炎，结节红斑。不良反应有血红蛋白降低、肝损害、消化道反应等。

（5）糖皮质激素

根据脏器受累及病情的严重程度酌情使用，突然停药易导致疾病复发。重症患者如严重眼炎、中枢神经系统病变、严重血管炎患者可静脉应用大剂量甲泼尼龙冲击，1000mg/d，3～5 天为 1 个疗程，与免疫抑制剂联合效果更好。长期应用糖皮质激素有不良反应。

（6）免疫抑制剂

重要脏器损害时应选用此类药，常与糖皮质激素联用。此类药物不良反应较大，用药期间应注意严密监测。

①硫唑嘌呤（azathioprine，AZA）：是白塞病多系统病变的主要用药。用量为 2～2.5mg/（kg·d），口服。可抑制口腔溃疡、眼部病变、关节炎和深静脉血栓，改善疾病的预后。停药后容易复发。可与其他免疫抑制剂联用，但不宜与干扰素 -α 联用，以免骨髓抑制。应用期间应定期复查血常规和肝功能等。

②甲氨蝶呤（methotrexate，MTX）：每周 7.5～15mg，口服或静脉注射。用于治疗神经系统、皮肤黏膜等病变，可长期小剂量服用。不良反应有骨髓抑制、肝损害

及消化道症状等。

③环磷酰胺（cyclophosphamide, CYC）：在急性中枢神经系统损害或肺血管炎、眼炎时，与泼尼松联合使用，可口服或大剂量静脉冲击治疗（每次用量 $0.5 \sim 1.0/m^2$ 体表面积，每 $3 \sim 4$ 周 1 次或每次 0.6g，每 2 周 1 次）。使用时嘱患者大量饮水，以避免出血性膀胱炎的发生，此外可有消化道反应及白细胞减少等（见系统性红斑狼疮用药）。

④环孢素A（cyclosporine A, CsA）：对秋水仙碱或其他免疫抑制剂疗效不佳的眼白塞病效果较好。剂量为每日 $3 \sim 5mg/kg$。因其神经毒性可导致中枢神经系统的病变，一般不用于白塞病合并中枢神经系统损害的患者。应用时注意监测血压，肾功能损害是其主要不良反应。

⑤柳氮磺吡啶（sulfasalazine, SSZ）：剂量 $3 \sim 4g/d$，分 $3 \sim 4$ 次口服。可用于肠白塞病或关节炎患者，应注意药物的不良反应。

⑥苯丁酸氮芥（chlorambucil, CBL348）：由于不良反应较大，目前应用较少。可用于治疗视网膜、中枢神经系统及血管病变。用量为 2mg，每日 3 次，持续使用数月直至病情稳定后减量维持。眼损害应考虑用药 $2 \sim 3$ 年以上，以免复发。不良反应有继发感染，长期应用有可能停经或精子减少、无精。

⑦生物制剂：干扰素 -α-2a：对关节损伤及皮肤黏膜病变有效率较高，有治疗难治性葡萄膜炎、视网膜血管炎患者疗效较好的报道。起始治疗为干扰素 -α-2a 每日 600 万 U 皮下注射，治疗有效后逐渐减量，维持量为 300 万 U，每周 3 次，部分患者可停药。不良反应有抑郁和血细胞减少，避免与硫唑嘌呤联用。肿瘤坏死因子（TNF-α）拮抗剂：英夫利西单抗（infliximab）、依那西普（etanercept）和阿

达木单抗（adalimumab）均有治疗白塞病有效的报道。可用于 DMARDs 抵抗的白塞病患者的皮肤黏膜病变、葡萄膜炎和视网膜炎、关节炎、胃肠道损伤以及中枢神经系统受累等。TNF-α 拮抗剂起效迅速，但停药易复发，复发患者重新应用仍有效。要注意预防感染，尤其是结核感染。

⑧其他：明确诊断的新近形成的血栓可溶栓抗凝治疗。溶栓可静脉应用链激酶、尿激酶；抗凝可选用低分子肝素皮下注射或华法林 $2 \sim 8mg/d$ 口服［需监测凝血酶原时间，维持国际标准化比值（INR）在 $2 \sim 2.5$］。有出血倾向、脑卒中、手术、肝功能、肾功能障碍、视网膜出血性病变等患者禁用溶栓抗凝治疗。

抗结核治疗：如患者有结核病或有结核病史，结核菌素纯蛋白衍生物（PPD）皮试强阳性时，可试行抗结核治疗（三联）至少 3 个月，并观察疗效。

4. 手术治疗

一般不主张手术治疗，动脉瘤具有破裂风险者可考虑手术治疗。慢性期患者应首先选用糖皮质激素联合环磷酰胺治疗。重症肠白塞病并发肠穿孔时可行急诊手术治疗，但术后复发率可高达 50%，故选择手术治疗应慎重。血管病变术后也可于术后吻合处再次形成动脉瘤，采用介入治疗可减少手术并发症。术后应继续应用免疫抑制剂可减少复发。眼失明伴持续疼痛者可手术摘除。

5. 白塞病主要器官受累的参考治疗方案

（1）眼病　任何白塞病炎症性眼病的治疗均需全身应用糖皮质激素和早期应用硫唑嘌呤。严重眼病视力下降 ≥ 2 级和（或）有视网膜病变建议糖皮质激素、硫唑嘌呤联合环孢素 A 或生物制剂治疗。需警惕糖皮质激素导致继发的白内障、青光眼等。

（2）大血管病变　目前尚无充分对照

研究的证据指导白塞病大血管病变的治疗。急性深静脉血栓推荐使用糖皮质激素联合免疫抑制剂，如硫唑嘌呤、环磷酰胺、环孢素A。周围动脉瘤有破裂风险，可采用手术联合免疫抑制剂治疗。肺动脉瘤手术病死率较高，主要用免疫抑制剂治疗，紧急情况可试行动脉瘤栓塞术。

（3）胃肠道病变　除急症需手术外，应首先使用糖皮质激素、SSZ、硫唑嘌呤。难治性病例可选用TNF-α拮抗剂或沙利度胺。必要时行回肠结肠部分切除术，但术后复发率和二次手术率高。硫唑嘌呤可用于术后的维持治疗以减少二次手术率。

（4）神经系统病变　脑实质损害可使用糖皮质激素、甲氨蝶呤、硫唑嘌呤、环磷酰胺、干扰素-α和TNF-α拮抗剂。急性期需大剂量糖皮质激素冲击（常用静脉甲泼尼龙1000mg/d冲击3～7次）后口服糖皮质激素维持治疗2～3个月。联合应用免疫抑制剂可防止复发和减缓疾病进展。

（5）黏膜皮肤病变　可进行专科局部治疗。难治性皮肤黏膜病变可使用硫唑嘌呤、沙利度胺、生物制剂。

（三）辨证治疗

1. 辨证论治
急性发作期

（1）肝脾湿热证
治法：疏肝理脾，除湿清热。
方药：龙胆泻肝汤加减。
组成：龙胆草、栀子、黄芩、柴胡、生地黄、车前子、泽泻、木通、当归、薏苡仁、甘草。

（2）心脾积热证
治法：清心泻胃，清热化湿。
方药：甘草泻心汤或清胃散加减。
组成：黄芩、黄连、干姜、半夏、甘草、大枣、丹皮、生地、升麻。

（3）肝郁化火证
治法：疏肝理气，清肝泻火。
方药：丹栀逍遥散加减。
组成：丹皮、栀子、柴胡、黄芩、当归、生地、车前子、木通、甘草、白芍。

（4）热毒血瘀证
治法：清热凉血，解毒利湿。
方药：四妙勇安汤加减。
组成：金银花、玄参、当归、生甘草、赤芍、丹皮、大青叶、浙贝母、芦根、连翘。

慢性反复发作期

（1）脾虚湿盛证
治法：健脾利湿，养阴生津。
方药：参苓白术散加减。
组成：党参、黄芪、茯苓、白扁豆、陈皮、升麻、山药、薏苡仁、炙甘草、白术、砂仁、莲子、桔梗。

（2）肝肾阴虚证
治法：滋补肝肾，清热除湿。
方药：一贯煎合六味地黄丸加减。
组成：沙参、麦冬、生地、枸杞子、川楝子、山萸肉、干山药、泽泻、牡丹皮、茯苓、生地黄、黄芩、甘草。

恢复巩固期

脾肾阳虚证
治法：益气温阳。
方药：金匮肾气丸加减。
组成：生地黄、山药、山茱萸、泽泻、茯苓、牡丹皮、肉桂、附子。

2. 外治疗法

（1）中药熏蒸法　可选择苦参、黄柏、赤芍、土茯苓、白花蛇舌草、白及、蒲公英、当归、红花、牡丹皮熬药汁全身熏蒸治疗。清热燥湿，化瘀解毒。用于会阴部、皮肤损害，表现红肿疼痛者，注意不可泡洗，避免感染。

（2）针灸法　可选择三阴交、脾俞、肾俞、气海俞、足三里穴，普通针刺，中等刺激，平补平泻，留针 15 分钟。以健脾益气，调养气血，清热祛湿。用于脾虚湿困型白塞病，表现为口腔、外阴溃疡，色淡红，食少无力，手足发凉。

（3）漱口法　黄连 10g，黄柏 10g，地肤子 10g，白鲜皮 10g，桔梗 10g，生甘草 10g。水煎后漱口，用于治疗白塞病口腔溃疡。

（4）土茯苓内服外洗法　内服方药以土茯苓 30～120g，半枝莲 20g，白花蛇舌草 20g，薏苡仁 20g，滑石 20g，黄柏 20g，虎杖 15g，生甘草 6g。以口腔溃疡为甚者，加蒲公英 30g，黄连 10g；目赤肿痛者，加蝉蜕 9g，密蒙花 10g；伴皮下结节者加山慈菇 10g，白芥子 10g，莪术 12g；虚热者加生地黄 20g，牡丹皮 15g。外洗方药以土茯苓、苦参各 50g。内服方药水煎服，日 1 剂。外洗方浓煎，频漱口，同时煎汤清洗外阴，每日 2 次。内服方配合外洗方，6 天为 1 个疗程，一般 1～3 个疗程临床症状即可消失。之后配合知柏地黄丸服用 1～2 个月以善后。适应证：复发性口腔、阴部溃疡。

3. 成药应用

（1）四妙丸　用于本病属下焦湿热证者。一次 6g，一日 2 次，口服。

（2）知柏地黄丸　用于本病阴虚火旺证伴有潮热盗汗，口干咽痛，耳鸣遗精，小便短赤诸症。水蜜丸一次 6g，小蜜丸一次 9g，一日 2 次，口服。

4. 单方验方

（1）双花愈疡方　金银花 15g，玄参 20g，当归 15g，生甘草 10g，生薏米 30g，赤芍 12g，芦根 20g，紫苏叶 15g，大青叶 15g，浙贝母 12g。加减用药：外阴溃疡多发者，加苦参 10g，黄柏 10g，车前草 20g；结节红斑多发者，加蒲公英 20g，地丁 10g，牡丹皮 12g；眼部红赤、畏光、流泪者，加菊花 20g，槐花 20g，石斛 20g；关节疼痛者，加萆薢 20g，豨莶草 30g。服药期间应

禁食生冷、辛辣、刺激之品，保持口腔及外阴清洁。该方有清热解毒、除湿、凉血活血护络的功效，用于治疗湿热毒蕴型白塞病患者。

（2）银花甘草汤　金银花 9g，生甘草 9g，水煎服，也可代茶频饮或外洗溃疡处。多用于治疗火热旺盛的口腔溃疡。

（3）丹参赤小豆散　丹参 60g（研面），赤小豆 30g（先生芽再晾干研成面）混合均匀，每次服 6g，每日 2 次，有渗湿清热凉血之功效，可长期服用，可用于顽固不愈的口腔溃疡。

（四）名医诊疗特色

1. 金实

认为本病的基本病机是阴虚血热、络脉瘀滞，治疗应滋阴凉血、祛邪畅络并施，做到滋阴不碍邪，祛邪不伤正。白塞病急性活动期以滋阴凉血、祛毒畅络为主，以黄连导赤散、三黄泻心汤等方加减治疗；病情缠绵期，患者多有气虚湿阻表现，当益气健脾、除湿畅络，以升阳益胃汤加减治疗。金实教授临床活用善用药组、药对应对病机复杂的白塞病，从三黄泻心汤、玉女煎、黄连导赤散、六味地黄丸、交泰丸等方中取精练药组，更加精确及针对性地辨病论治。

2. 张鸣鹤

张教授认为白塞病主要病机为湿、热、毒、瘀、虚，其中热毒为关键，而湿热可分为上中下三焦，中焦湿热是疾病的起源，因此祛除中焦湿热是治疗和预防疾病的关键，同时张教授还认为临床白塞病患者湿热情况为热多湿少，实热壮火多见，因此清热解毒是治疗本病的重点，并贯穿本病治疗的始终。湿毒血瘀亦为白塞病的发病的重要因素，治疗应辨病给予活血化瘀治疗，同时应顾护胃气。临床中常以甘草泻心汤为基本方加减：黄芩 15g，黄连 10g，

黄柏 12g，酒大黄 10g，生甘草 15g，炙甘草 15g，半夏 9g，干姜 6g，荜澄茄 12g，小茴香 10g。如有阴虚表现，加沙参、麦冬、天冬，热象重，加龙胆草、苦参、栀子等。张教授临床用药亦有特色，擅长用大黄、栀子、甘草、白芍等，在用苦寒药物时多伍以温热之品，寒温并用，顾护正气，并认为白塞病患者缓解期仍需继服中药，以扶正为主，清热解毒为辅，以巩固疗效，达到更好的治疗效果。

3. 张志礼

认为白塞病的病理基础是阴虚阳亢，对炎症反应强烈。扶正祛邪、调和阴阳是治疗本病的根本法则，除湿解毒清热是不可缺少的治疗手段。张老临证根据症状的偏颇，分别加减治疗。外阴溃疡加黄柏、土茯苓、茵陈、厚朴；口腔溃疡加锦灯笼、藏青果、金果榄、金莲花；眼症状加谷精草、青葙子、决明子；低热加地骨皮、银柴胡、秦艽、青蒿；高热不退重用生地炭、银花炭、茅根、丹皮。

五、预后转归

不同表现的白塞病患者预后不同，多数患者病情长期处于缓解-复发交替的状态，部分患者经有效治疗后能达痊愈。白塞病通过中西医合适治疗，病情常可得到平稳，但在感染，减药过快时可能会导致病情复发甚至加重。白塞病伴眼炎患者可有严重的视力下降，甚至失明；胃肠道受累可引起溃疡、出血、穿孔、肠瘘、吸收不良、感染等严重并发症，死亡率可达 10%；中枢神经系统病变者死亡率为 12%～47%，存活者多有严重后遗症；大、中动脉受损后可因动脉瘤破裂、心肌梗死等而发生突然死亡者亦非罕见。治疗白塞病的药物大多都有不良反应，尤其是长期服用者更须注意。服用期间必须根据临床表现而不断调整剂量，同时严密监测患者血常规、肝肾功能、血糖、血压等，出现异常者应及时减量、停药或改用其他药物。

六、预防调护

平素注意低热量饮食，防止肥胖，清淡饮食，适量活动，避免疲劳，规律作息，避免感染，药物维持治疗，定期随诊，定期血液等项目检查。

（1）养成良好的生活习惯，不要熬夜，按时起居，保证充足的休息和睡眠，同时杜绝各种不良生活习惯，避免过度劳累，这样可以使身体免疫力处于最佳状态，减少疾病的打扰。

（2）在生活中保持一颗平常心态，凡事不要斤斤计较，用宽容和乐观心态面对一切，避免大喜大悲或者强烈的精神刺激，更不要轻易生气发怒。

（3）饮食规律，避免长期饥饿或暴饮暴食，保证吃饭时间和质量，少吃辛辣刺激性食物或者温燥性食品，少食高脂肪食物，饮食以清淡和易消化为主，多吃一些新鲜蔬菜和水果，补充身体所需维生素。

七、专方选要

（1）白塞补泻颗粒　白花蛇舌草、半枝莲、牡丹皮、丹参、酒大黄、北沙参、麦冬、五味子、吴茱萸、干姜、生甘草、炙甘草、山茱萸、土茯苓、苦参、当归、黄连、黄芩、黄柏、炒白术等，温水冲服，每次口服 6g，每日 3 次。用于治疗虚实夹杂之证型，湿热互结、瘀血阻络、脾失健运的白塞病患者。（潍坊市中医院经验方）

（2）五味消毒饮　金银花 20g，野菊花 15g，蒲公英 15g，紫花地丁 15g，紫背天葵 15g。水煎服。清热解毒，利湿化浊。用于治疗白塞病热毒内盛，湿浊蕴结。症见发热，口腔、外阴溃疡较深，眼痛充血，面部、胸背痤疮鲜红、瘙痒等。

（3）七味清热利湿汤　金银花 20g，柴胡 12g，地骨皮 30g，薏苡仁 30g，白茅根 30g，厚朴 10g，板蓝根 15g。清热利湿、升清降浊，用于治疗白塞病引起的痛性溃疡。热重于湿者，加黄连、菖蒲以清心火；大便秘结者加大黄；小便涩痛加萹蓄、石韦、黄柏。(《中华痹病大全》)

八、研究进展

（一）病因病机

金实教授认为本病的基本病机为阴虚血热、络脉瘀滞。阴虚血热之人，感受湿热之邪，湿热入络，湿热与瘀热胶结，日久酿生热毒，湿热瘀毒循经脉流注，而见上下腐蚀溃烂，发为本病。苏励教授认为本病病因病机为"脾失健运，肝经湿热瘀毒"，肝经湿热瘀毒为外因，自身正气不足为内因，而正虚又以脾失健运为主，内外为患导致本病发生。王新陆认为本病属本虚标实，本虚主要责之肝肾阴亏、脾虚气弱，标实则在于湿热浸淫、血脉瘀滞，而病机之关键在于湿热阴虚气弱。

（二）辨证思路

1. 清热解毒化湿法

张鸣鹤教授认为白塞病主要病机为湿、热、毒、瘀、虚，而热毒为关键，因此清热解毒是治疗本病的重点，并贯穿本病治疗的始终。宋欣伟教授认为本病与"火毒"密切相关，阳之火毒治宜泻火解毒，常以龙胆泻肝汤为基础方随症加减；阴之火毒治宜引火归原，以龙胆泻肝汤加金匮肾气丸为基础方随症加减。

2. 活血解毒法

周彩云教授认为白塞病的病机与湿热毒蕴密切相关，急性期的治疗应注重清热解毒利湿，同时认为瘀血在疾病中有重要原因，故治以清热凉血活血之法，方用四妙勇安汤加减。杨星哲认为，瘀血既是湿、热、毒邪内侵后的产物，亦是导致白塞病反复发作的致病因素，治疗以解毒、化瘀、补气为治疗大法，方用甘草泻心汤、补中益气汤、金匮肾气丸等方剂配合活血化瘀药物，收效显著。

（三）治法探讨

宋欣伟教授认为本病与"火毒"密切相关，火毒由肝肾二经之郁，致五脏六腑之气血不和，皆郁而化火；或脾虚肝气乘脾，肝经湿热循经上炎；或有素体亏虚，肾阴不足，无以制阳，阴虚阳亢而致虚火上炎而致病。治疗上治阳之火毒者，宜散重而补轻；治阴之火毒者，宜散轻而补重。阳之火毒治宜泻火解毒，常以龙胆泻肝汤为基础方，随症加减，阴之火毒治宜引火归原，以龙胆泻肝汤加金匮肾气丸为基础方，随症加减。孙朝阳认为，脾胃升降失调是白塞病发病的重要病机，在辨证论治的基础上应注重调理脾胃升降，同时协调五脏六腑功能，脏腑平和，以求疗效。

（四）分型证治

王守儒将白塞病分为 3 型：脾虚血瘀、湿热熏蒸证，治以益气健脾、清利湿热、活血养血；肝郁脾虚、湿热上攻证，治以疏肝健脾、清热燥湿、理气化瘀；肝肾阴虚、虚火上炎证，治以滋补肝肾、养阴润燥。张志真将白塞病分 3 期论治：急性发作期，多为湿热毒结，治疗清热解毒化湿凉血为原则；慢性反复期，病兼肝肾阴亏者以清热养阴为主，兼脾虚湿盛者以健脾化湿为主；恢复巩固期，治以益气温阳，方以补中益气汤、二仙汤、桂枝加桂汤加减治疗。

（五）评价及瞻望

目前西医对于本病的治疗主要以激素、非甾体抗炎药及免疫抑制剂为主，短期应用疗效明显，但停药后复发率较高。中医根据症状变化及时，辨证施治，针对不同患者症状特点，不同病程阶段分期而治，可有效改善患者全身症状，同时在预防重要脏器损害、降低复发率、延缓病情进展及减轻西药不良反应等方面有极大优势。现许多中医专家对白塞病因病机的认识得到认同，很多自拟方、经方在临床中的疗效得以证实，但目前在方药、剂型、临床样本量等方面的研究较少，未来在白塞病的病因病机上会进一步深入探讨研究，中医临床随机、对照试验将会更多，同时应加强对远期疗效的观察，加强对西医学理论的引入、应用，更好地做到与西医学的优势互补，更好地发扬中医药特色，为患者找到更有效的治疗方案。

参考文献

[1] 王佳宁，刘维. 中医治疗白塞病进展 [J]. 风湿病与关节炎，2014，09：41-44.

[2] 魏良纲，金亮，吴佳丽，等. 白塞病的中医药治疗进展 [J]. 湖南中医杂志，2018，04：170-171.

[3] 孟闯闯，金实，柯娟，等. 金实教授应用滋阴凉血畅络法治疗白塞病经验 [J]. 浙江中医药大学学报，2019，04：319-320+327.

[4] 王中琳. 王新陆治疗白塞病经验 [J]. 山东中医杂志，2010，09：635-636.

[5] 徐琼，宋欣伟，鲍宝生. 宋欣伟从"火毒"论治白塞病临证经验 [J]. 浙江中医药大学学报，2013，05：541-542+548.

[6] 孙亚楠，付新利. 张鸣鹤治疗白塞病临床经验 [J]. 山东中医杂志，2017，06：489-490+497.

[7] 刘珊，王鑫，郭颖. 周彩云教授治疗白塞病经验浅释 [J]. 环球中医药，2018，09：1453-1455.

[8] 张洁. 张志真学术思想与临床经验总结及清化凉血方治疗白塞病湿热毒结证的临床研究 [J]. 北京中医药大学，2017.

[9] 姜萍. 土茯苓内服外洗治疗白塞病 [J]. 中医杂志，2002，01：12-13.

[10] 李岩，李文志. 浅谈"狐惑"的中医辨析与中药治则 [J]. 中国实用医药，2016，11：275-276.

[11] 刘珊. 双花愈疡方治疗湿热毒蕴型白塞病的网络药理学探讨及临床疗效观察 [J]. 北京中医药大学，2018.

[12] 石海军，尹国富，刘福华，等. 白塞补泻颗粒治疗白塞病 [J]. 吉林中医药，2018，01：52-54.

[13] 秦涛，程永华，郭超，等. 白塞湿清方治疗湿热壅盛型白塞病临床观察 [J]. 风湿病与关节炎，2017，05：31-34.

[14] 侯学敏，王守儒. 王守儒教授中西医结合治疗白塞病经验总结 [J]. 中医临床研究，2015，02：68-69.

[15] 孙朝阳，赵恒立. 脾升胃降理论辨治白塞病的诊疗思路 [J]. 风湿病与关节炎，2020，01：51-53.

第二十三章　风湿热

风湿热（rheumatic fever）是风湿病病程中急性发作的活动阶段，风湿热是一种非化脓性炎症，它是一个全身性疾病，主要累及全身结缔组织中的胶原纤维和基质，临床表现以心肌炎与关节炎为主，可伴有发热、毒血症、皮疹、皮下小结、舞蹈病等。通常发生于链球菌感染后 2～4 周，是一种对咽部 A 组溶血性链球菌感染的变态反应性疾病。急性发作时通常以关节炎较为明显，约 75% 的患者有关节炎，急性发作后常遗留轻重不等的心脏损害。

中医无风湿热的病名，但现代医家认为本病的临床表现与中医学的某些疾病较为相似。本病初起是感受风热病邪，温毒上受，属中医"温病"范畴；游走性身痛，关节痛属"行痹"；急性风湿性关节炎多属"风湿热痹"；慢性风湿性关节炎多属"风寒湿痹"或"瘀血痹"；心肌炎则属"心痹""心悸""怔忡"等病证范畴。

一、病因病机

（一）西医学认识

1. 流行病学

风湿热有家族易感性，可发生在任何年龄，最常见于 5～15 岁的儿童和青少年，男女患病概率基本相当。风湿热首次发病后 3～5 年内易复发，复发率高达 5%～50%，有心脏症状的患者更容易复发。本病多发于冬春阴雨季节，潮湿和寒冷是重要的诱发因素。农村地区发病率高于城市；在发展中国家风湿热的发病率较高于发达国家，但在美国某些地区或人群甚至军队仍有暴发流行的报道。近些年来由于抗生素的广泛使用，使得该病的发病率明显下降。

1995 年一项调查显示我国风湿热流行特点：我国儿童发病最早 6 岁，占 3%，发病高峰是 9～17 岁，占 81.8%。男女发病无差异。发病率南方高于北方，原因可能是北方寒冷，呼吸道感染多，更常用抗生素，无形中对风湿热起到预防的作用。农村发病率高于城市，造成城乡、城市和农村之间发病差异的重要原因可能是经济发展差距。季节上秋冬春季多发。

2. 发病机制

风湿热的发病机制错综复杂，它是链球菌咽部感染后和机体免疫状态等多种因素共同作用的结果。

（1）A 组溶血性链球菌（GAS）的抗原性与免疫发病机制　风湿热是继发于 GAS 咽峡炎的自身免疫性疾病。GAS 具有多抗原性的特点，与人体关节、滑膜、人体心肌、心肌肌膜、瓣膜、丘脑下核、尾状核有共同抗原，主要的致病抗原有细胞壁外层蛋白质中 M 蛋白、GAS 细胞壁多糖抗原、脂磷壁酸、链球菌致热外毒素、链激酶及链球菌溶血素 O 抗体等。机体错将链球菌误认为是人体正常组织器官，而无法启动免疫反应将其清除；一旦机体免疫功能发生改变，可以识别链球菌，产生的抗链球菌抗体也会作用于人体，造成自身免疫反应，导致相应组织损伤，引起风湿热的发生。在链球菌众多致病抗原中，M 蛋白被认为是与 GAS 致病性及毒力关系最密切的物质，它有细胞分型的基础，还可以抑制免疫细胞的吞噬作用，被称为"交叉反应抗原"，是一种典型的超抗原。超抗原可与 T 细胞抗原识别受体、B 细胞抗原识别受体的抗原结合凹槽外的部位结合，具有强大的刺激 T、B 细胞活化的能力。细胞免疫机制在风湿热的发生发展过程中起重要作用。免疫组织化学技术证实风湿热病灶以 T 淋巴细胞浸润为主。风湿热患者血液循环中淋巴细胞反应增强，有一系列细胞免疫反应标志物激活，如白介素（IL-1、IL-2）、肿瘤坏死因子 -γ（TNF-γ）增高，白细胞移动抑制作用增强，自然杀伤细胞（NK）和单核细胞毒性增高，T 淋巴细胞对链球菌抗原反应加强，吞噬细胞产生自由基，外周血和心脏组织细胞中促凝血活性增高等，均表明细胞免疫在风湿热发病过程中起重要作用。

（2）病毒感染学说　有学者认为风湿热可能与柯萨奇 B3、B4 病毒感染有关，其根据是：①一些风湿性心脏病患者血清中的柯萨奇 B3、B4 抗体滴定度明显升高；②在风湿性心脏病患者左房及心瓣膜上曾发现嗜心病毒；③爪哇猴感染柯萨奇 B4 病毒后，可产生类似风心病的病理改变。但此学说尚未被普遍接受，且不能够解释青霉素对预防风湿热复发的确切疗效。一些学者考虑，病毒感染可能在风湿热发生过程中起诱因作用，为链球菌感染创造条件。

（3）遗传因素　发生严重链球菌感染的患者，也只有 1%～3% 出现 RF，这提示宿主的遗传易感性在 RF 发病机制中起一定作用。免疫遗传学的研究发现，在风湿热患者及其亲属的免疫系统的细胞上有特殊的抗原表达，多数报告伴同 HLA-DR4 频率增高，此外也有 HLA-DQA1 和 DQB1 某些位点出现频率增高。针对疾病相关免疫应答抗原所做的进一步研究发现，人白细胞抗原 B35、DR2、DR4 和淋巴细胞表面标记 D8/17[+] 等与发病有关。有研究发现人白细胞抗原 DRB1*07 等位基因可能是风湿性心脏病和再发性链球菌性咽炎的遗传易感基因，而人白细胞抗原 DRB1*1 等位基因是抗风湿性心脏病的保护因素。多数学者认为，遗传因素可作为易患因素之一，但同一家庭中多个成员的发病，最可能原因还是与生活环境相同和易于互相感染有关。

目前在继续探索中的还有营养不良学说、微量元素与风湿热的关系、内分泌障碍等。

3. 病理

风湿热是全身性结缔组织炎症，根据病变发生的过程可以将病理改变分为变性渗出期、增殖期、硬化期 3 期。

（1）变性渗出期　结缔组织中胶原纤维分裂、肿胀、形成玻璃样和纤维素样变性。变性病灶周围有淋巴细胞、浆细胞、嗜酸粒细胞、中性粒细胞等炎症反应的细胞浸润。本期可持续 1～2 个月，恢复或进入第 2、3 期。

（2）增殖期　在上述病变的基础上出现风湿性肉芽肿或风湿小体（Aschoff body），这是风湿热的特征性病变，是病理学确诊风湿热的依据和风湿活动的指标。小体中央有纤维素样坏死，其边缘有淋巴细胞和浆细胞浸润，并有风湿细胞。风湿细胞呈圆形、椭圆形或多角形，胞质丰富呈嗜碱性，胞核空，具有明显的核仁，有时出现双核或多核形成巨细胞，而进入硬化期。此期可持续 3～4 个月。

（3）硬化期　风湿小体中央的变性坏死物质逐渐被吸收，渗出的炎症细胞减少，纤维组织增生，在肉芽肿部位形成瘢痕组织。

由于本病常反复发作，上述 3 期的发展过程可交错存在，历时需 4～6 个月。第 1 期和第 2 期中常伴有浆液渗出和炎症细胞浸润，这种渗出性病变在很大程度上决定着临床上各种症状的产生。风湿热的炎症病变累及全身结缔组织的胶原纤维，早期以关节和心脏受累为多，而后以心脏损害为主。在关节和心包的病理变化以渗出性为主，形成关节炎和心包炎，以后渗出物可完全吸收，少数心包渗出物吸收不完全，极化形成部分粘连。在心肌和心内膜主要是增殖性病变，以后形成瘢痕增殖，心瓣膜的增殖性病变及粘连常导致慢性风湿性心瓣膜病。

（二）中医学认识

中医学认为本病发生由感受风、寒、湿、热之邪所致，素体亏虚或阳气偏盛为其内在原因。王士相认为本病发病病因病机有二：一为外感风寒湿邪，二为营卫之气不调。外邪入侵走窜经络，流注关节，阻碍气血出现关节红肿疼痛、发热等证。营卫不调，腠理不密，风邪水湿才可乘虚而入。至于发病前常见的咽喉红肿、丹毒等表现归因于热入营血，若余邪尽退，营阴恢复，则可不发生其他疾病；若营阴不复则可变生本病。顾仁樾认为风湿热因体虚感受风湿热毒邪所致，外邪侵入经脉，痹阻经脉，阻碍气血运行。心在体合脉，经脉痹阻不畅，则邪气内舍于心，发为心痹。风心病初期多为风寒湿热毒侵入人体，留于关节，内舍于心；中期可见心脉痹阻，血运不畅，不通则痛；后期阴损及阳，阴阳俱虚，痰瘀互结，水饮停滞，甚则出现虚阳欲脱，危及生命。张峰认为可以从六经辨证角度分析风湿性心脏病。急性风湿热多关节炎多为太阳病、太阳少阳并病与阳明病阶段；急性风湿热性心肌炎、心律失常为少阳病阶段；急性风湿热转入慢性风湿性心脏病为太阴病阶段；慢性风湿性心脏病心律失常、心力衰竭为少阴病阶段；若慢性风湿性心脏病心力衰竭合并肺部感染，为少阴太阳并病；慢性风湿性心脏病心房内血栓形成脑栓塞为厥阴病阶段。

1. 感受外邪

如《素问·痹论篇》曰："风寒湿三气杂至，合而为痹也。"当气候异常，或居处潮湿，外邪侵袭人体而罹病。风为百病之长，常与寒、湿邪相合，邪气入络，流注关节，阻遏气血，从而出现关节疼痛红肿发热等症。

2. 素体虚弱复感风邪

正如《济生方·痹》说："皆因体虚，腠理空疏，受风寒湿气而成痹也。"林珮琴《类证治裁·痹症论治》也有述："诸痹，风寒湿三气杂合……良由营卫先虚，腠理不密，风寒湿乘虚内袭……久而成痹。"可见外邪侵袭，体虚之人腠理空虚，卫外不固，邪气乘虚而入，痹阻肢体骨节筋脉，致经络不通，气血周流不畅，出现关节症状；久痹不已，复感外邪，内舍于脏，则见心脏不适。

3. 阳气偏盛，感邪郁而化热

少年气壮，阳气偏盛，外感邪气易入里化热，流注脏腑、肌肉、关节，而为热痹。

本病在急性期，常以热邪偏盛，或湿热蕴蒸为主，是外邪入里化热，或热为邪郁所致。病久损气耗阴，则见气阴两虚。病邪的发展，一般是由表入里，由浅及深，由经络而脏腑。邪郁肌肤筋脉，则见皮下结节；邪阻经络关节，不通则痛，见关节疼痛；侵入营血，损伤络脉，血溢脉外，故见皮下红斑；袭于脏腑，可见心脏病变。对神经系统的损害，中医学也有论述，如《备急千金要方》曰"历节风著人，久不治者，令人骨节蹉跌，变成癫病，不可不知"，这与风湿性脑病是吻合的，临床所见的舞蹈病、风湿性癫痫即属此类。

二、临床诊断

（一）辨病诊断

1. 临床诊断

多数患者发病前 1～5 周先有咽炎或扁桃体炎等上呼吸道感染史。起病时周身疲乏，食欲减退，烦躁。主要临床表现为：

发热，关节炎，心肌炎，皮下小结，环形红斑及舞蹈病等。

（1）发热　大部分患者有不规则的轻度或中度发热，亦有呈弛张热或持续低热者。

（2）关节炎　典型的表现是游走性多关节炎，关节红肿热痛，但不化脓，常对称累及膝、踝、肩、腕、肘、髋等大关节，部分患者可累及手、足小关节或脊柱关节等。关节炎通常在链球菌感染后一个月内发作，急性炎症消退后，关节症状可完全恢复，不遗留关节强直和畸形，但常反复发作。典型者近年少见。

（3）心肌炎　为临床上最重要的表现，儿童患者中65%～80%有心脏病变。急性风湿性心肌炎是儿童期充血性心衰竭的最常见的原因。风湿热心脏炎主要有三种表现：心肌炎、心内膜炎和心包炎。关节炎的程度与有无心肌炎或心瓣膜病变无明显关系。

①心肌炎：二尖瓣和主动脉瓣的杂音是急性风湿性心肌炎最早的临床表现，此杂音由瓣膜反流造成，可单独或同时出现，二尖瓣区的杂音最多见。病变轻微的局限性心肌炎可无明显的临床症状，弥漫性心肌炎可有心包炎和充血性心力衰竭的临床症状。常见的体征如下。

心动过速：心率通常100～140次/分钟，与体温升高不成比例。

心脏扩大：心尖搏动弥散，微弱，心脏浊音界增大。

心音改变：常可闻及奔马律，第一心音减弱，形成胎心样心音。

心脏杂音：心尖部或主动脉瓣区可闻及收缩期吹风样杂音。心尖部有时可有轻微的隆隆样舒张期杂音。急性炎症消退后，杂音可减轻或消失。

心律失常及心电图异常：可有过早搏动，心动过速，不同程度的房室传导阻滞

和阵发性心房颤动等。心电图PR间期延长最为常见，也可出现ST-T波改变，QT间期延长和心室内传导阻滞等。

心力衰竭：急性风湿性热引起的心力衰竭往往由急性风湿性心肌炎所致，尤其在年龄较小的患者，病情凶险，表现为呼吸困难，面色苍白，肝脾肿大，浮肿等；在成年人中，心力衰竭多在慢性瓣膜病的基础上发生。

值得注意的是，大多数风湿性心肌炎患者无明显的心脏症状。当出现慢性瓣膜病变时，却无明确的风湿热病史。

②心内膜炎：常累及左心房、左心室的内膜和瓣膜。二尖瓣瓣膜最常受累，主动脉瓣次之，三尖瓣和肺动脉极少累及。发生心肌炎的患者，心内膜几乎均有受累，心内膜炎症状出现时间较心肌炎晚。风湿热出现心尖区轻度收缩期杂音，可能继发于心肌炎或发热和贫血等因素，多属功能性病变，风湿热活动控制后杂音可减轻或消失。器质性二尖瓣关闭不全时，心尖区有二级以上的较粗糙的收缩期杂音，音调较高，向腋下传导，伴有第一心音减弱。主动脉瓣关闭不全时，胸骨左缘第3～4肋间有吹风样舒张期杂音，向心尖区传导，同时伴有水冲脉及其他周围血管体征。主动脉瓣区舒张期杂音较少出现，且风湿热发作过后往往多不消失。

③心包炎：出现于风湿热活动期，与心肌炎同时存在，是严重心肌炎的表现。临床表现为心前区疼痛，可闻及心包摩擦音，持续数天至2～3周。出现心包积液时，积液量一般不多，X线检查示心影增大呈烧瓶状。心电图示胸前导联ST段抬高。超声心动图示左室后壁的心外膜后有液性暗区存在。渗出物吸收后浆膜有粘连和增厚，但不影响心功能。临床上不遗留明显病征，发展成为缩窄性心包炎较少。

（4）皮肤表现

①渗出型：以环形红斑较多见，且有诊断意义，也可出现荨麻疹、斑丘疹、多形红斑、结节性红斑。红斑时隐时现，不痒不硬，压之退色，多见于躯干及四肢内侧。

②增殖型：表现豌豆样大小，数目不等、较硬、触之不痛，与皮肤无粘连的皮下小结节。皮下小结伴有严重的心肌炎，是风湿活动的表现之一。多见于肘、膝、腕、踝、指（趾）关节伸侧、枕部、前额、棘突等骨质隆起或肌腱附着处。常数个以上聚集性，对称性分布，2～4周自然消失，亦可持续数月或隐而复现。

（5）舞蹈症

多在链球菌感染后2～6个月发病，起病缓慢，是风湿热炎症侵犯中枢神经系统的表现，常发生于5～12岁的儿童，女性多于男性。临床表现有：精神异常，挤眉弄眼、摇头转颈、咧嘴伸舌、肢体无节律交替动作等不自主动作，肌力减退和共济失调。舞蹈症可单独出现，或伴随心肌炎表现，虽然与心肌炎并发概率极小，但高达25%的舞蹈病病例最终可发展成为风湿性心脏病。

（6）其他表现　除上述典型表现外，风湿热偶尔会累及胸膜、腹膜等其他部位引起炎症，应引起注意。

Jones诊断标准（表23-1）主要基于临床标准及A族链球菌（GAS）的前驱感染。初发性风湿热的诊断需具有2项或1项主要表现+2项次要表现，并有先前链球菌感染的证据；复发性风湿热的诊断需要具备2项主要表现+2项次要表现或1项主要表现加3项次要表现，并有先前链球菌感染的证据。

表23-1　Jones诊断标准的主要标准及次要标准

主要表现		次要表现	
低风险人群	中/高风险人群	低风险人群	中/高风险人群
心肌炎（临床/亚临床） 多发性关节炎 舞蹈病 环形红斑 皮下小结	心肌炎（临床/亚临床） 单关节痛/多关节痛 舞蹈病 环形红斑 皮下小结	多关节痛 发热（≥38.5℃） 红细胞沉降率≥60mm/h 或CRP≥3.0mg/L PR间期延长	多关节痛 发热（≥38.0℃） 红细胞沉降率≥30mm/h 或CRP≥3.0mg/L PR间期延长

注：风险分类：急性风湿热或风心病风险较低人群中的个体患急性风湿热或风心病风险较低；学龄期儿童（5～14岁）急性风湿热年发病率≤2/100000或风心病综合患病率≤0.1%为低风险人群；儿童不能明确是否来自低风险人群，则定义为中/高风险人群。

近年来，急性风湿热临床表现多不典型，出现的隐匿或轻症病例通常不能通过Jones诊断标准确诊，以下3种情况排除其他原因者，可不必严格遵循此诊断标准：①舞蹈病作为唯一临床表现；②缓慢而隐匿的心肌炎；③患者再次感染链球菌。

2.相关检查

对风湿热尚无特异性的实验室检查。

（1）链球菌感染的证据

①咽拭子培养：溶血性链球菌培养阳性。但阳性培养不能确定感染发生在患病前还是病程中。已用抗生素的治疗者，咽拭子培养可呈假阴性。

②血清溶血性链球菌抗体测定：溶血性链球菌能分泌多种具有抗原性的物质，使机体对其产生相应抗体。这些抗体的增加，说明患者近期曾有溶血性链球菌感染。通常在链球菌感染后2～3周，抗体明显增加，2个月后逐渐下降，可维持6个月左右。常用的抗体测定有：抗链球菌溶血素"O"

（ASO）＞500单位为增高；检出阳性率不足50%，对部分隐匿性风心病、病程长、舞蹈病为首发症状的急性风湿热病例，阳性率几乎为0。抗链激酶（ASK）＞80单位为增高；抗透明质酸酶＞128单位为增高；其他有抗脱氧核糖核酸酶B（ADNA-B）：抗链球菌激酶和抗M蛋白抗体测定，阳性提示处于风湿热活动期。高滴度状态持续时间比ASO时间长，阳性率较高。

（2）风湿炎症活动的证据

①血常规：白细胞计数轻中度增高，以中性粒细胞为主，核左移；常有轻度红细胞计数和血红蛋白含量的降低，呈正细胞性，正色素性贫血。

②非特异性血清成分改变：某些血清成分在各种炎症或其他活动性疾病中可发生变化。在风湿热的急性期或活动期也呈阳性结果。常用的测定指标如下。

红细胞沉降率：一般表现为血沉加速。但合并严重心力衰竭或经肾上腺皮质激素或水杨酸制剂抗风湿治疗后，血沉可不增快。

C-反应蛋白：活动期增高，病情缓解时恢复。

黏蛋白：风湿活动时，胶原组织破坏，血清中黏蛋白浓度增高。

蛋白电泳：白蛋白降低，α_2和γ球蛋白常升高。

（3）免疫学检查　①循环免疫复合物检测阳性。②血清总补体和补体C3：风湿活动时降低。③免疫球蛋白IgG、IgM、IgA：急性期增高。④B淋巴细胞增多，T淋巴细胞总数减少，T抑制细胞明显减少，T辅助细胞与T抑制细胞的比值明显增高。T抑制细胞减少后，引起机体对抗原刺激的抑制减弱，破坏了免疫系统的自隐性。⑤抗心肌抗体：80%的患者抗心肌抗体呈阳性，且持续时间长，可达5年之久，复发时又可增高。可作为风心病炎症活动的标志。

（4）心电图及影像学检查　心电图异常者以窦性心动过速、PR间期延长最为常见，其次是早搏及ST段改变。PR间期延长见于35%的急性风湿热、风心病患儿，对预测是否存在心脏后遗症价值不大。联合动态心电图可提高心电图异常检出率，对提高心电图诊断风湿性心肌炎的敏感性很有帮助。

超声心动图可发现早期、轻症以及亚临床心肌炎。对于高风险风心病患儿早期心脏异常表现以及瓣膜病变进展起着重要的预测和评估作用。

（二）辨证诊断

1. 湿热阻络证

临床证候：发热恶风，汗出不解，口渴欲饮，关节肿痛，局部灼热，或呈游走性，可有鼻衄，皮肤红斑，小便黄赤，大便秘结，舌质红，苔黄厚腻，脉滑数。

辨证要点：发热恶风、局部灼热，或呈游走性，小便黄赤，舌质红，苔黄厚腻，脉滑数。

2. 寒湿阻络证

临床证候：关节酸痛，局部不红，遇寒加剧，得温痛减，或有低热，气短乏力，心悸怔忡，舌质淡，苔白腻，脉濡缓。

辨证要点：遇寒加剧，得温痛减，气短乏力，舌质淡，苔白腻，脉濡缓。

3. 风湿淫心证

临床证候：发热不退，头重身困，心悸气短，疲乏无力，关节肿痛，纳呆泛恶，舌质淡，苔腻，脉濡滑。

辨证要点：心悸气短，疲乏无力，舌质淡，苔腻，脉濡滑。

4. 心脾阳虚证

临床证候：心悸怔忡，动则气短，难以平卧，面色无华，浮肿尿少，手足不温，舌质淡胖，苔薄白，脉结代。

辨证要点：动则气短，难以平卧，浮

肿尿少，舌质淡胖，苔薄白，脉结代。

5. 气虚血瘀证

临床证候：病程日久，神疲乏力，心悸气短，动则尤甚，面晦颧红，唇甲发绀，形体瘦弱，舌质紫暗，苔薄，脉细弱或结代。

辨证要点：神疲乏力，心悸气短，动则尤甚，舌质紫暗，苔薄，脉细弱或结代。

三、鉴别诊断

（一）西医学鉴别诊断

风湿热病变涉及范围较广，临床常易与其他疾病相混淆，主要需与以下疾病相鉴别。

1. 其他病因的关节炎

（1）类风湿关节炎　好发于中年女性，病变累及关节多为对称指掌等小关节，伴有"晨僵"，后期可见关节畸形。病变通常不累及心脏，但超声心动图检查可以发现早期心包病变和瓣膜损害。X线显示关节面破坏，关节间隙变窄，邻近骨组织有骨质疏松。血清类风湿因子等相关抗体阳性，免疫球蛋白 IgG、IgM 及 IgA 增高；一般无感染征象。

（2）脓毒血症引起的化脓性关节炎　常有原发病的表现，血液及骨髓培养阳性，关节内渗出液有化脓趋势，关节液细菌培养可找到病原菌。

（3）结核性风湿症（Poncet 病）　也常有发热、关节痛、血沉增快、心率增快、ASO 增高等表现。但风湿热急性期可出现心脏扩大、心音减低等表现。心电图可见 PR 间期延长。Poncet 病体内非关节部位有确切的结核感染灶，经常有反复的关节炎表现，但一般情况良好，水杨酸类药物治疗症状可缓解但反复发作，经抗结核治疗后症状消退。

（4）莱姆关节炎　此病是由蜱虫传播的一种流行病。通常在蜱虫叮咬后 3 ～ 21 天出现症状。临床也可见发热，慢性游走性皮肤红斑，反复发作性不对称性大关节炎，病变可累及心脏损害，影响传导系统，心电图示不同程度的房室传导阻滞，亦可出现神经症状如舞蹈症、脑膜脑炎、脊髓炎、面神经瘫痪等。实验室检查循环免疫复合物阳性，血沉增快。血清特异性抗体测定可资鉴别。

2. 亚急性感染性心内膜炎

多见于原有心瓣膜病变者。有进行性贫血，脾脏肿大，瘀点、瘀斑、杵状指，可有脑、肾或肺等不同的瓣膜上发现赘生物。血培养阳性是其特点。

3. 病毒性心肌炎

发病前或发病时常有呼吸道或肠道病毒感染而非链球菌感染，主要受累部位在心肌，偶可累及心包，极少侵犯心内膜，一般心脏增大而无杂音。发热时间较短，可有关节痛但无关节炎，心尖区第一心音减低及二级收缩期杂音，心律失常多见；无环形红斑、皮下结节等。实验室检查示白细胞减少或正常、血沉、ASO、C- 反应蛋白均正常；补体结合试验及中和抗体阳性。心肌活检可分离出病毒。

4. 链球菌感染后状态（链球菌感染综合征）

在急性链球菌感染的同时或感染后 2 ～ 3 周出现低热、乏力、关节酸痛、血沉增快、ASO 阳性，心电图可有一过性过早搏动或轻度 ST-T 改变，但无心脏扩大或明显杂音。经抗生素治疗感染控制后，症状迅速消失，不再复发。

5. 系统性红斑狼疮

本病好发于育龄期女性，临床关节痛、发热、心肌炎、肾脏病变等与风湿热类似；但面部可见对称性蝶形红斑或盘状红斑，有脱发、光过敏等症。实验室检查白细胞计数减少，ASO 阴性，抗核抗体阳性，血液或骨髓涂片可找到狼疮细胞等有助于诊断。

（二）中医学鉴别诊断

1. 感冒

二者都可见发热恶风、鼻塞、咽痛、关节疼痛等症，但感冒因外邪束表，肺卫失宣所致，可见头晕、咳嗽、流涕等症，病情一般较轻、病程短、预后较好；风湿热发病初起也可见感冒，但起病急，变化快，热势高，很快即可出现皮肤红斑及关节肿痛等诸症，病程较长，易反复发作。

2. 心悸

心悸与风湿热都可见心慌、心前区不适、呼吸困难等症，但心悸基本病机为心失所养或邪扰心神，病位在心，发病时或有发热或无发热，一般无咽痛、关节红肿疼痛、皮下红斑等症；风湿热起病多因外感病邪，外邪内舍于心可见心悸，常伴有关节肿痛、挤眉弄眼等症。

四、临床治疗

（一）提高临床疗效的要素

1. 加强卫生宣教

风湿热有家族遗传倾向，患者家属应重点预防。建立健全社区医疗工作，加强对风湿热的宣传，定期对高风险人群筛检；风湿热与 A 族乙型溶血性链球菌感染密切相关，积极治疗上呼吸道感染同样必不可少；加强锻炼，提高免疫力也十分重要。

2. 预防治疗

此病常易复发，复发次数越多，出现瓣膜病变的机会越大、程度越重，故预防性治疗至关重要。凡确诊为风湿热患者，需进行预防治疗：年幼、有易感倾向、反复发作有心肌炎或瓣膜病患者，或曾有心脏病、无瓣膜遗留患者，或单纯关节炎患者，建议常年进行预防治疗，前两种情况

预防疗程至少 10 年，单纯关节炎儿童时期至 21 岁预防疗程至少为 8 年，成人至少 5 年。可用苄星青霉素肌内注射，体重 ≤ 27kg 用量为 60 万单位，体重 > 27kg 用量加倍，每 4 周一次；青霉素过敏者，可口服红霉素，或磺胺嘧啶。少数患者，上呼吸道链球菌感染反复发作，以致成为慢性或迁延型风湿热，对此可采取下列措施。

（1）缩短苄星青霉素的注射间隔为 1 ～ 3 周 / 次，至上呼吸道感染较稳定地控制后，维持 3 ～ 4 周间隔的预防性治疗。

（2）加用口服抗生素如红霉素、林可霉素、罗红霉素或头孢类药物。

3. 中西医结合治疗

临床推荐中西医结合治疗风湿热。西医抗生素的长期应用能预防本病反复，但疗程较长易形成药物依赖，引起并发症。中医药在治疗风湿热的过程中也有消炎、改善循环、增强免疫等作用。中西医结合辨证施治有助于迅速控制病情，预防复发。

（二）辨病治疗

1. 一般治疗

风湿热活动期必须卧床休息。若明显心脏受损表现，在病情好转后，控制活动量直到症状消失，血沉正常。若有心脏扩大、心包炎、持续性心动过速和明显心电图异常者，在症状消失，血沉正常后仍需卧床休息 3 ～ 4 周。恢复期亦应适当控制活动量 3 ～ 6 个月。病程中宜进食易消化和富有营养的饮食。

2. 抗风湿治疗

风湿热一经确诊就要开始足量、足疗程的抗风湿治疗。常用的药物有水杨酸制剂和糖皮质激素两类。对无心脑炎的患者不必使用糖皮质激素，水杨酸制剂对急性关节炎疗效确切。

（1）非甾体抗炎药　是治疗急性风湿热的最常用药物，在退热、消除关节炎症

和减低血沉的方面均有较好的效果。一旦确诊风湿热且有关节症状，应立即开始抗炎。一线方案为水杨酸制剂，如阿司匹林或对乙酰氨基酚。首选阿司匹林，起始剂量：儿童每日 80 ～ 100mg/kg；成人每日 4 ～ 6g；分 4 ～ 6 次口服。但儿童应用阿司匹林可致 Reye 综合征，应在权衡利弊后应用。水杨酸制剂最主要的不良反应是胃肠道反应，如恶心、呕吐、食欲减退等，同时服用氢氧化铝可起中和作用缓解不适，不宜服用碳酸氢钠，因后者会减少水杨酸制剂在胃肠道的吸收，增加肾脏的排泄，并促发或加重充血性心力衰竭。不能耐受水杨酸制剂者，可口选用布洛芬或萘普生。本类药物虽消炎作用显著但并不能恢复组织的病理改变，因而对心脏瓣膜病变的形成无明显预防作用。

（2）糖皮质激素　急性风湿热患者出现心脏受累表现时，用水杨酸制剂效果不佳时（热度不退，心功能无改善），则应及时足量足疗程加用糖皮质激素，通常选用泼尼松，成人每天 60 ～ 80mg，儿童每天 2mg/kg，分 3 ～ 4 次口服，炎症控制、炎症指标恢复至正常后逐渐减量至每天 5 ～ 10mg 维持，总疗程需 2 ～ 3 个月。病情严重者，可用氢化可的松每天 300 ～ 500mg；或地塞米松每天 0.25 ～ 0.3mg/kg，静脉滴注。停药前应合并使用水杨酸制剂，或滴注促肾上腺皮质激素 12.5 ～ 25mg，每天一次，连续 3 天，避免症状"反跳"。应用糖皮质激素时，还需考虑其潜在的不良反应，如消化道出血，水液潴留引起的心衰等。

3. 抗生素治疗

青霉素是治疗链球菌感染的首选抗生素。为防止自身免疫发生，A 族乙型溶血性链球菌感染性咽炎 9 天内应进行青霉素治疗，预防风湿热发生。风湿热一旦确诊，即使咽拭子培养阴性也应进行 10 ～ 14 天的青霉素治疗，以清除溶血性链球菌。一般选用苄星青霉素，体重 ≤ 27kg 者，60 万单位，体重 > 27kg 者，120 万单位，肌内注射。对青霉素过敏者，可予窄谱头孢菌素、红霉素、阿奇霉素或克林霉素。暂无实验证明大剂量青霉素对风湿热所致心脏瓣膜损害的治疗有明显优势，故不推荐长期大剂量给予抗生素。

4. 舞蹈症的治疗

此病为自限性。预后良好，不推荐常规应用镇静剂，治疗以对症支持为主。舞蹈症患者应尽量安置于安静的环境中，避免强光及噪声刺激。病情严重者可使用如苯巴比妥、地西泮（安定）等镇静，亦可用睡眠疗法。

5. 抗心衰治疗

风湿热心脏病变严重，出现心衰时初始治疗可选用利尿剂，此类药对大多数患者有效，严重心衰可运用血管紧张素转换酶抑制剂。

6. 手术治疗

瓣膜炎可发展为瓣膜狭窄或关闭不全，若心功能 I 级，未觉不适，不需手术治疗。心功能 II、III 级患者应行手术治疗。心功能 IV 级者应先行强心、利尿等治疗，待心功能改善后再行手术。伴有心房纤颤、肺动脉高压、体循环栓塞及功能性三尖瓣关闭不全者亦应手术，但手术危险性增大。有风湿活动或细菌性心内膜炎者应在风湿活动及心内膜炎完全控制后 6 个月再行手术。

（三）辨证治疗

根据"热者寒之"的治疗原则，风湿热总的治疗大法仍以清法为主线，兼以疏风，或解毒，或化湿，或散寒，或凉血，或化痰行瘀，或养血，或多法合而施之。整体地观察风湿热全病程各个阶段的不同病情，结合中医理论系统分析。

1.辨证论治

（1）湿热阻络证

治法：清热利湿，祛风通络。

方药：宣痹汤加减。

组成：防己、杏仁、滑石、连翘、山栀、薏苡仁、醋半夏、晚蚕沙、赤小豆皮。

（2）寒湿阻络证

治法：散寒除湿，养血祛风。

方药：蠲痹汤加减。

组成：羌活、独活、桂枝、秦艽、海风藤、桑枝、当归、川芎、乳香、木香、甘草。

（3）风湿淫心证

治法：祛风除湿，通络宁心。

方药：大秦艽汤加减。

组成：川芎、独活、当归、白芍、石膏、秦艽、羌活、防风、白芷、黄芩、白术、茯苓、生地、熟地、细辛、甘草。

（4）心脾阳虚证

治法：益肾健脾，温阳利水。

方药：真武汤合金匮肾气丸加减。

组成：白术、生姜、附子、芍药、茯苓、地黄、山药、山茱萸、茯苓、牡丹皮、泽泻、桂枝、附子。

（5）气虚血瘀证

治法：养血活血，益气通脉。

方药：补阳还五汤加减。

组成：生黄芪、当归尾、赤芍、地龙、川芎、红花、桃仁。

2.外治疗法

（1）针法　关节炎一般选阿是穴配辨证取穴。上肢关节痛常用穴：曲池、合谷、肩髃，备用穴：外关、后溪、养老。下肢关节痛常用穴：环跳、阳陵泉、足三里、绝骨；备用穴：风市、腰阳关、膝眼。心肌炎常用穴位为内关、间使、神门、郄门、心俞、膻中。发热者，加大椎、曲池、合谷、少商；气血不足者加气海、血海、脾俞；阳气虚衰者加关元、肾俞、脾俞。患者取合适体位，施针部位及将施针者手部常规消毒，将针刺入腧穴，得气后施以提拉捻转，一般取平补平泻手法，具体结合辨证。留针20～30分钟，期间行针1～3次。每日或隔日1次，10次为一疗程。

（2）灸法　选穴参考针法，风、寒、湿邪偏胜，酌选艾炷灸、艾条灸；阳气虚衰型风湿性关节炎，可考虑督灸，小儿及体质虚弱者慎用。

（3）药浴　湿热偏盛者用虎杖、忍冬藤、豨莶草、海桐皮、土茯苓、桑枝、丝瓜络各100g，生甘草、威灵仙各50g；风寒湿偏盛或阳气虚衰可用透骨草、桂枝、当归、川芎、威灵仙、羌活、独活、防风、丹参、苏叶、巴戟天、胡芦巴、桑寄生各100g。浴缸中注入热水，且把上药煮沸30分钟滤渣后将药液倒进浴缸热水中，水温调至40℃左右，患者全身浸浴于药水内，每次15～30分钟，每周2次，10次为1疗程。

（4）蜡疗　将医用石蜡间接熔化，放于保温器皿中，蜡温控制在55.5～57.5℃之间。然后将疼痛关节浸入蜡液之中（以形成较厚的蜡层而开始计算浸入蜡液的时间），15分钟后抽出，脱去蜡层。每日1～2次，15次为1疗程。适应证：关节炎。注意准确掌握温度，儿童进行蜡疗时温度需比成人低，治疗时出现疼痛应立即检查，以防烫伤；不宜直接接触创面。

（5）耳针　操作方法：取肝、脾、肾、神门、肾上腺、皮质下及相应部位。按毫针刺法，留针20～30分钟。每日或隔日1次，10次为1疗程。关节炎、心肌炎等症均适用。注意严格消毒；耳部有伤不宜针；一疗程结束后需间断数日再行下疗程治疗。

3.成药应用

（1）银黄颗粒　清热解毒消炎。用于急慢性扁桃体炎、急慢性咽喉炎、上呼吸道感染。风湿热急性期、初期表证阶段可选用，每次1～2袋，每天2次，开水冲服。

（2）四妙丸　每次6g，每天3次，口服。功效：清热利湿。用于湿热下注所致的痹病，症见足膝红肿、筋骨疼痛，可用于湿热痹阻所致的风湿热。

（3）独活寄生丸　成人每次1丸，每天2次。功效：养血舒筋，祛风除湿。本病症见用于风寒湿痹，腰膝冷痛，屈伸不利。

4. 单方验方

通痹汤　过山风蛇10g，板蓝根15g，大青叶15g，鸭跖草12g，公英10g，威灵仙10g，桑枝20g，千斤拔15g，海风藤10g，红花10g，鸡血藤20g，桂枝6g，防己10g。将方药加水煎煮取汁300ml，分早中晚3次口服。该方有祛风除湿、消肿止痛、调和气血之功效，用于治疗湿热痹阻证型风湿热患者。（《名医特效医疗经验精选》）

（五）名医诊疗特色

1. 严冬

严冬认为风湿性心脏病起病归结于邪气入侵，以风湿热邪侵袭较为常见，风寒湿邪在发展过程中与患者阳盛或阴虚体质相合化火化热。邪气入内影响津液气血运行，水饮、瘀血生成，二者与邪气相搏，内舍于心致心悸、怔忡等症。患者以气阴两虚、血瘀水停型为多见，治疗当从益气养阴、活血利水入手。常以黄芪生脉饮合五苓散加减为基础方。

2. 顾仁樾

顾仁樾认为风心病在外常由风湿热毒邪合而为病，在内多为气阴两伤，且不可忽视脾胃。按临床表现可分为血脉瘀阻、心脾两虚、气阴不足、心肾阳虚、虚阳欲脱等五个基本证型，血瘀贯穿疾病发展始终。治宜活血化瘀、行气通络，方取血府逐瘀汤加减，同时应注意顾护脾胃，使脾运健旺，助病体康复。主张患者平素清淡饮食，避免饱食。

3. 朱鸿铭

朱鸿铭认为风湿热舞蹈症初起情绪不稳、喜怒无常、手舞足蹈属外邪引动肝风所致，治宜疏散外风、平肝息风，方用羌菊白麻汤。方中羌活、防风、白芷、菊花、蝉蜕疏散风邪，白芍、钩藤、天麻、石决明、珍珠母平肝息风，白附子、制南星化痰祛风；若症状加重出现呼吸不规则、四肢动作障碍、言语及吞咽困难等为风邪化热、肝风内动、痰瘀阻络所致，治宜平肝息风、豁痰通络，方用五虫息风汤。方中白芍柔肝息风；钩藤、天麻、石决明平肝息风；全蝎、蜈蚣、地龙、穿山甲（现已禁用，需以他药代之）搜风镇痉；僵蚕、制南星化痰止痉。此急性发作后，情绪稳定，脉沉弦或沉缓属肝风虽止，肝肾阴亏未复，治疗以滋养肝肾为主，清热解毒为辅，方用滋肾养肝汤，方中熟地黄、女贞子、墨旱莲、枸杞子滋肾水，白芍、何首乌养肝肾，怀牛膝补益肝肾，生地黄、玄参滋肾壮水、降火解毒，肝肾真阴得复，筋脉濡润，疾病不再发作。

五、预后转归

70%的急性风湿热可在发作2～3个月内恢复，但65%的患者会出现心脏受累，风湿活动时间较长的患者往往有严重而顽固的心肌炎或舞蹈症。链球菌再次感染后易复发，初次发病后第一个五年复发率约为20%，第二个五年的复发率为10%，第三个五年的复发率为5%。急性风湿热的预后取决于有无复发、复发次数越多，心脏瓣膜受累机会越高，程度越大，从而影响寿命。

六、预防调护

（1）加强社区卫生宣教、建立卫生保障系统，通过改善社会经济情况、改善居住环境；预防营养不良、进行体育锻炼，提高抗病能力；防寒防潮、注意卫生，预防上呼吸道感染；定期对高发人群和易感人群进行链球菌感染筛查；对猩红热、急性扁桃体炎、咽炎、中耳炎和淋巴结炎等急性链球菌感染者，早期予以积极彻底的抗生素治疗等途径阻断 A 族乙型溶血性链球菌感染的传播，阻断风湿热发生。

（2）风湿热患者，应预防复发及继发性风湿性心脏病。预防用药可选苄星青霉素肌内注射 60～120 万 U；青霉素过敏者，可口服红霉素 500mg/d，或磺胺嘧啶 0.5～1g/d。

（3）风湿热患者当拔牙或行其他手术时，术前、术后应用抗生素以预防感染性心内膜炎。

（4）清淡且有营养的饮食，戒烟戒酒，配合食疗。咽部肿痛可予金银花 15g，菊花 15g，罗汉果 1 片代茶饮；有心肌炎者可予西洋参 5g，麦冬 12g，莲子 15g，冬虫夏草 3g，猪心 50g，蜜枣 1 个，姜 1 片炖汤。

七、评价及瞻望

随着生活水平的提高和抗生素的应用，风湿热的发病率有所下降，但我国风湿热发病率仍较高。急性风湿热是危害广大儿童和青少年的疾病，控制风湿热的根本途径是预防此病发生。中西医结合治疗风湿热可以克服西药的不良反应，促进疾病恢复。但风湿热预后不良的重要因素是并发的心瓣膜损害，中西医结合治疗是否能延缓或阻断这一病理进程的发展是未来研究的重点。

参考文献

[1] 李霞，杜忠东. 风湿热的一级预防及急性链球菌咽炎的诊治——美国心脏学会儿童心血管疾病委员会风湿热、心内膜炎和川崎病组及美国儿科学会 2009 年指南节选 [J]. 实用儿科临床杂志，2011，26（22）：1765-1768.

[2] 黄震东，饶栩栩，岑润超，等. 我国中小学生风湿热流行状况的调查 [J]. 中华心血管病杂志，1998（02）：14-17.

[3] 邰海服，都鹏飞. 风湿热免疫发病机制的研究进展 [J]. 医学综述，2008（05）：779-781.

[4] 庞浩龙，贡联兵. 风湿热中成药的合理应用 [M]. 北京：人民军医出版社，2016：749-750.

[5] 刘明兴，胡冰. 益气养阴宁心汤对风湿性心脏病急性心衰患者血流动力学、心功能标和生活质量的影响 [J]. 中国中医急症，2015，24（12）：2183-2185.

[6] 梁知，章怡祎，顾仁樾. 顾仁樾教授辨治风湿性心脏病经验撷英 [J]. 上海中医药大学学报，2012，26（04）：1-2.

[7] 谭俊，朱红梅，何焕平. 内服外敷治疗风湿热关节炎疗效观察 [J]. 四川中医，2008（08）：105-106.

[8] 张峰，周承志，邱明义，等. 六经辨证在风湿性心脏病中的运用 [J]. 中国中医急症，2007（09）：1090-1091.

[9] 刘虹. 药罐结合放血疗法治疗风湿热疗效观察 [J]. 西部中医药，2013，26（04）：95-97.

[10] 朱传伟. 朱鸿铭治疗舞蹈病经验 [J]. 中医杂志，2002（10）：735.

[11] 李新梅，徐大基. 名中医黄春林教授治疗风湿热的学术思想探讨 [J]. 中医药研究，2000（01）：39-40.

第二十四章　强直性脊柱炎

强直性脊柱炎（ankylosing spondylitis, AS）是一种慢性炎症性疾病，主要侵犯骶髂关节、脊柱骨突、脊柱旁软组织及外周关节，并可伴发关节外表现，严重者可发生脊柱畸形和强直，致患者终身残疾。本病自 19 世纪发现以来，有多种命名，如 Marie-strümpell 病、Von Bechterew 病、类风湿性脊柱炎等，随研究的深入，逐渐将其列为单独一类疾病，归至脊柱关节炎的范畴，命名强直性脊柱炎（AS）。其基本病理变化为肌腱、韧带骨附着点病变，可发生一定程度的滑膜炎症。临床以炎性腰痛、肌腱端炎和关节炎为特点。本病归属中医"痹症"或"腰痛"范畴，与古人描述的"龟背风""驼背""骨痹""肾痹""背偻""竹节风"等病类似。现代著名中医焦树德教授首次以"大偻"命名，得到中医界的广泛认同。

一、病因病机

（一）西医学认识

1. 流行病学

本病在不同地区不同种族的发病率由于调查时期及所用标准不同有很大差异。1949 年，West 估计本病在一般人群中的发病率为 0.05%，男女比例为 10∶1；国内广东省汕头大学医学院 1987 年调查 10647 人，患病率为 0.197%，20 世纪 90 年代与国际抗风湿病联盟合作调查，确定我国 AS 的发病率为 0.3%。

2. 发病机制

强直性脊柱炎的发病机制未明。西医学认为：该病可能与遗传素质、环境因素、感染及免疫等因素有关。

（1）遗传　遗传因素在 AS 的发病中具有重要作用。据流行病学调查，AS 患者 HLA-B27 阳性率高达 90% ～ 96%，而普通人群 HLA-B27 阳性率仅 4% ～ 9%；HLA-B27 阳性者 AS 发病率 10% ～ 20%，而普通人群发病率为 1% ～ 2%，相差约 100 倍。但是 HLA-B27 阳性者并不全部都发生脊柱关节病，5% ～ 20% 的脊柱关节病患者检测 HLA-B27 呈阴性，提示除遗传因素外，还有其他因素影响 AS 的发病，因此，HLA-B27 在 AS 表达中是一个重要的遗传因素，但并不是影响本病的唯一因素。有几种假设可以解释 HLA-B27 与脊柱关节病的关系：① HLA-B27 充当一种感染因子的受体部位；② HLA-B27 是免疫应答基因的标志物，决定对环境激发因素的易感性；③ HLA-B27 可与外来抗原发生交叉反应，从而诱导产生对外来抗原的耐受性；④ HLA-B27 增强中性粒细胞活动性。

（2）感染　近年来的研究提示，AS 发病率可能与感染有关。发现 AS 患者在 AS 活动期中肠道肺炎克雷白杆菌的携带率及血清中针对该菌的 IgA 型抗体滴度均较对照组高，且与病情活动呈正相关。有人提出克雷白杆菌属与 HLA-B27 可能有抗原残基间交叉反应或有共同结构，如 HLA-B27 宿主抗原（残基 72 ～ 77）与肺炎克雷白杆菌（残基 188 ～ 193）共有同源性氨基酸序列，其他革兰阴性菌是否具有同样序列则不清楚。免疫化学分析发现，HLA-B27 阳性 Reiter 综合征患者约 50% 血清中有抗体与这种合成的肽序列结合，HLA-B27 阳性 AS 患者有 29%，而对照组仅有 5%。据统计，83% 的男性 AS 患者合并前列腺炎，约 6% 的溃疡性结肠炎患者合并 AS，其他报道也证实，AS 患者中溃疡性结肠炎和局限性肠炎的发生率较普通人群高许多，故推测 AS 可能与感染有关。

（3）免疫因素　有人发现，60% AS 的患者血清补体水平增高，大部分病例有 IgA 型类风湿因子，血清 C4 和 IgA 水平显著增高，血清中有循环免疫复合物，但抗原性质未确定。以上现象提示，免疫机制参与本病的发病。创伤、内分泌、代谢障碍和变态反应等亦被疑为发病因素。

总之，目前本病病因未明，尚无一种学说能完满解释 AS 的全部表现，很可能在遗传因素的基础上受环境因素（包括感染）等多方面因素的影响而致病。

3.病理表现

本病早期的基本病理变化为肌腱、韧带骨附着点病变，也可发生一定程度的滑膜炎症。常以骶髂关节发病最早，以后可发生关节粘连、纤维性和骨性强直。组织学改变为关节囊、肌腱、韧带的慢性炎症，伴有淋巴细胞、浆细胞浸润。本病关节和关节旁组织、韧带、椎间盘和环状纤维组织有明显钙化趋势。

（1）骶髂关节炎　是强直性脊柱炎的病理标志，也常是其最早的病理表现之一。骶髂关节炎的早期病理变化包括软骨下肉芽组织形成，组织学上可见滑膜增生和淋巴样细胞及浆细胞聚集、淋巴样滤泡形成以及含有 IgG、IgA 和 IgM 的浆细胞。骨骼的侵蚀和软骨的破坏随之发生，然后逐渐被退变的纤维软骨替代，最终发生骨性强直。

（2）脊柱　最初损害是椎间盘纤维环和椎骨边缘连接处的肉芽组织形成。纤维环外层可能最终被骨替代，形成韧带骨赘，进一步发展将形成 X 线所见的竹节样脊柱。脊柱的其他损伤包括弥漫性骨质疏松、邻近椎间盘边缘的椎体破坏、椎体方形变及椎间盘硬化。其他脊柱关节病也可观察到相似的中轴关节病理学改变。

（3）周围关节　强直性脊柱炎的周围关节病理显示滑膜增生、淋巴样浸润和血管翳形成，但没有类风湿关节炎常见的滑膜绒毛增殖、纤维原沉积和溃疡形成。周围关节滑膜炎组织学改变中其滑膜炎浆细胞以 IgG 型和 IgA 型为主，滑液中淋巴细胞较多，并可见到吞噬了变性多核细胞的巨噬细胞。滑膜炎症很少有广泛侵蚀性和畸形改变。邻近的骨组织内也可有慢性炎性病灶，但其炎性病灶与滑膜的病变过程无关。

（4）肌腱端炎　是脊柱关节病的另一病理标志，是在韧带或肌腱附着于骨的部位发生的炎症，在强直性脊柱炎常发生于脊柱和骨盆周围，最终可能导致骨化。在其他脊柱关节病则以外周如跟腱附着于跟骨的部位更常见。

（二）中医学认识

中医认为，肾虚、督脉空虚是本病发病关键，风寒湿热之外邪为诱发因素，又与瘀血、痰浊、湿热等病理产物有关。中医对强直性脊柱炎的认识历史久远，《素问·痹论》首现"肾痹""骨痹"之论，其云"骨痹不已，复感于邪，内舍于肾"，又云"肾痹者，善胀，尻以代踵，脊以代头"。肾为先天之本，主一身之阴阳，又主骨生髓，唐宗海云："骨内有髓，骨者髓所生，周身之骨，以脊背为主，肾系贯脊。肾藏精，精生髓，髓生骨，故骨者肾之所合也。"患者先天或后天耗伤肾精，肾精亏虚，髓海不足，骨、髓为病。督脉总督一身之阳，《难经》云"督脉为病，脊强而厥"，督脉空虚，一身之阴阳失衡，久病累及脏腑，变生"虚""瘀""痰""湿""热"各种病理之邪，进一步阻滞经络筋骨，致腰脊、四肢关节疼痛。周彩云认为本病病位在"肝、筋"，肝血不充，肝气不疏，气血痹阻，筋脉失养为本病根本病机，瘀血为重要致病因素；范永升认为本病病机为肾督亏虚，实邪阻滞，湿邪为诸实邪的关键环节；娄多峰提出"虚邪瘀"理论，认为本病正气亏虚为本，六淫外邪乘虚而入，痰瘀气滞导致疾病进一步发展；宋欣伟认为本病为伏邪晚发致痹，"邪、瘀、痰、虚"是重要的病理因素，故疾病发展过程多呈现痰瘀痹阻征象。《医学衷中参西录》云："凡人之腰痛，皆脊梁处作痛，此实督脉主之，肾虚者，其督脉必虚，是以腰疼。"因此肾虚、督脉空虚是本病发病的关键。外邪亦为主要致病因素之一，素体空虚，风寒湿热之邪乘虚而入，或跌打损伤，瘀血稽留，气血津液运行不畅，筋脉失养，不通则痛，不荣则痛，故见腰骶及外周关节不适。临床上证候多样，当辨证论治。

二、临床诊断

（一）辨病诊断

AS 常累及青壮年，下腰背晨僵和疼痛为本病最常见和特征性的早期主诉。夜间或久坐后明显，晨起僵硬，活动后减轻，部分患者臀髋疼痛，早期多一侧间断性疼痛，后发展至双侧呈持续性。部分在病初或病程中出现外周关节病变，多为非对称性、少数关节或单关节，及下肢大关节的关节炎，以膝、髋、踝和肩关节居多，肘及手和足小关节偶有受累。跖底筋膜炎、跟腱炎和其他部位的肌腱末端病亦可发生。病情发展可累及其他脏器和系统，如眼、肺、肾、神经系统等。

1. 临床诊断

病史特点：根据病史，有下列表现时应考虑炎症性脊柱病。

（1）腰背部不适隐约性出现。

（2）年龄＜40 岁。

（3）持续 3 个月以上。

（4）清晨时关节僵硬。

（5）活动后症状有所改善。

有上述病史，X 线片有骶髂关节炎征象，即证实为脊柱病；进一步排除银屑病、炎症性肠病或 Reiter 综合征关节炎，即可做出原发性 AS 的诊断，而不要等到脊柱明显强直时才明确诊断。

1984 年修订的 AS 纽约标准：必要条件是 X 线证实的双侧或单侧骶髂关节炎。并分别附加下列临床表现中 1 条或者 1 条以上：①腰椎三个方向的运动（前屈、侧屈和后伸）受限；②腰背疼痛史或现有症状；③胸廓扩展受限，在第四肋骨间隙测量小于 2.5cm。

青年男性出现腰僵、腰痛，休息后不能缓解者，应怀疑本病，需及时拍摄高质量的骨盆正位 X 线片。不少学者认为，有腰痛加双侧骶髂关节炎（X 线表现），即可诊为本病。

2009 年 AS 推荐的中轴型 SpA 的分类标准：起病年龄 3 个月的患者，加上符合下述中 1 种标准。

（1）影像学提示骶髂关节炎加上≥ 1 个下述的 SpA 特征。

（2）HLA-B27 阳性加上≥ 2 个下述的其他 SpA 特征。其中影像学提示骶髂关节炎指的是：MRI 提示骶髂关节活动性（急性）炎症，高度提示与 SpA 相关的骶髂关节炎或明确的骶髂关节炎影像学改变（根据 1984 年修订的纽约标准）。

SpA 特征包括：炎性背痛、关节炎、起止点炎（跟腱）、葡萄膜炎、指（趾）炎、银屑病、克罗恩病、溃疡性结肠炎，对非甾体抗炎药（NSAIDs）反应良好；SpA 家族史；HLA-B27 阳性；CRP 升高。

2. 相关检查

（1）实验室检查　血小板升高、贫血、血沉增快和 C- 反应蛋白升高都可能提示 AS 病情活动，部分 AS 患者临床上腰背痛等症状较明显但上述指标正常。AS 类风湿因子一般为阴性，免疫球蛋白可轻度升高。HLA-B27 基因对于诊断 AS 起一定辅助作用，我国 AS 患者的 HLA-B27 的阳性率为 90% 左右，而我国正常人群的 HLA-B27 阳性率为 6%～8%，大约 80% 的 HLA-B27 阳性者并不发生 AS，大约 10% 的 AS 患者为 HLA-B27 阴性。

（2）X 线 骶髂关节软骨下骨缘模糊，骨质糜烂，关节间隙模糊，骨密度增高及关节融合。

通常按 X 线片骶髂关节炎的病变程度分为 5 级：0 级为正常；Ⅰ级可疑；Ⅱ级有轻度骶髂关节炎；Ⅲ级有中度骶髂关节炎；Ⅳ级为关节融合强直。

脊柱的 X 线表现有椎体骨质疏松和方形变，椎小关节模糊，椎旁韧带钙化以及骨桥形成。晚期广泛而严重的骨化性骨桥表现称为"竹节样脊柱"。耻骨联合、坐骨结节和肌腱附着点（如跟骨）的骨质糜烂，伴邻近骨质的反应性硬化及绒毛状改变，可出现新骨形成。

（3）骶髂关节 CT 骶髂关节密度增高、关节间隙模糊、骨质轻度糜烂、明显破坏及关节融合。

（4）骶髂关节 MRI 软骨下脂肪堆积；骨髓水肿；软骨不规则增粗、扭曲，软骨表面不规则、碎裂；骨侵蚀。

（5）超声影像学 适于肌腱受累、肌腱端炎、滑膜炎、滑囊炎、囊肿及关节面软骨和软骨下骨的糜烂、侵蚀等病变的诊断。经超声引导下经皮穿刺引流术及药物注射等治疗性检查，尤其适用于处于深部的髋关节，或者是结构复杂及局部血流丰富的关节。

（二）辨证诊断

强直性脊柱炎以腰背及外周关节疼痛为主要临床表现，归属中医"痹症"或"腰痛"范畴，与古人描述的"龟背风""驼背""骨痹""肾痹""背偻""竹节风"等病类似。但辨证分型均以病机为据，故辨证诊断合而论之。

望诊：疼痛面容，或关节畸形，晚期整个脊柱畸形或强直，活动受限。舌质红或淡红，苔白腻或黄腻，或舌质紫暗，有瘀斑。

闻诊：疼痛难忍，湿热者可有口臭。

问诊：腰背疼痛、僵硬拘紧，转侧不利，或四肢关节疼痛、肿胀、屈伸不利。或有骨蒸潮热，自汗盗汗；或怕风冷，阴雨天易加重；或身热不扬，汗出烦心，口苦黏腻，食欲不振。

切诊：腰骶、脊柱及外周关节有压痛、叩击痛，脉弦，或沉，或细。

1. 风寒湿痹证

临床证候：四肢关节疼痛，或有肿胀，疼痛固定，痛如刀割，屈伸不利，昼轻夜重，怕风冷，阴雨天易加重，肢体酸胀沉重。舌质淡红，苔薄白或白腻，脉弦紧。

辨证要点：关节疼痛、肢体酸胀沉重、怕风冷，阴雨天易加重。

2. 湿热蕴结证

临床证候：关节红肿，灼热焮痛，或有积液，或有水肿，肢节屈伸不利，身热不扬，汗出烦心，口苦黏腻，食欲不振，小便黄赤。舌红，苔黄腻，脉滑数。

辨证要点：关节红肿热痛，口苦黏腻，纳呆，苔黄腻。

3. 肝肾亏损证

临床证候：腰背疼痛，上连项背，下达髋膝，僵硬拘紧，转侧不利，俯仰艰难。腹股之间，牵动则痛，或有骨蒸潮热，自汗盗汗。舌尖红，苔白少津，脉沉细或细数。

辨证要点：以腰髋疼痛，脊柱僵硬拘紧，腹股之间牵动则痛。

4.痰瘀互结证

临床证候：关节疼痛肿胀明显，甚则变形，难以屈伸转动，动则痛剧，或寒或热，寒热错杂，全身乏力，两手时有震颤，四肢常有抽动。舌质紫暗，或有瘀斑，苔多白腻，脉沉细或涩。

辨证要点：关节疼痛、肿胀变形，动则痛剧，难以屈伸，全身乏力，舌质紫暗。

三、鉴别诊断

（一）西医学鉴别诊断

1.非特异性腰背痛

大多数腰背痛都是此类患者，该类疾病包括：腰肌劳损、腰肌痉挛、脊柱骨关节炎、寒冷刺激性腰痛等，此类腰痛类疾病没有 AS 的炎性腰背痛特征，进行骶髂关节 X 线或 CT 检查以及红细胞沉降率、C-反应蛋白等相关实验室检验容易鉴别。

2.臀肌肌筋膜炎

本病常出现单侧臀上部疼痛，需要和 AS 进行鉴别。但该病疼痛程度不重，一般不引起行动困难，无久卧加重的特点，炎性指标均正常，骶髂关节不会出现病变。

3.腰椎椎间盘脱出

椎间盘脱出是引起炎性腰背痛的常见原因之一。该病限于脊柱，无疲劳感、消瘦、发热等全身表现，多为急性发病，多只限于腰部疼痛，活动后加重，休息缓解；站立时常有侧曲。触诊在脊柱骨突有 1～2 个触痛扳机点。所有实验室检查包括血沉均正常。它和 AS 的主要区别可通过 CT、MRI 或椎管造影检查得到确诊。腰部 X 线椎间隙狭窄或前窄后宽或前后等宽；椎体后缘上或下角屑样增生或有游离小骨块；CT 可证实。

4.髂骨致密性骨炎

本病多见于青年女性，其主要表现为慢性腰骶部疼痛和发僵。临床检查除腰部肌肉紧张外无其他异常。诊断主要依靠 X 线前后位平片，其典型表现为在髂骨沿骶髂关节之中下 2/3 部位有明显的骨硬化区，呈三角形者尖端向上，密度均匀，不侵犯骶髂关节面，无关节狭窄或糜烂，故不同于 AS。该病无明显久坐、久卧疼痛的特点，且接受非甾体类抗炎药治疗时不如 AS 那样疗效明显也是两种疾病的鉴别点。对于一些女性 AS 早期的患者，和本病较难鉴别，骶髂关节 MRI 检查可能有一定帮助，但仍需综合临床情况判断，对于较难鉴别的患者建议随访观察。

5.类风湿关节炎

在 AS 早期，单纯以外周关节炎表现为主时特别需要与类风湿关节炎进行鉴别。

① AS 男性多发而类风湿关节炎女性居多。② AS 无一例外有骶髂关节受累，类风湿关节炎则很少有骶髂关节病变。③ AS 为全脊柱自下而上地受累，而类风湿关节炎只侵犯颈椎。④外周关节炎在 AS 为少数关节、非对称性，且以下肢关节为主，并常伴有肌腱端炎；在类风湿关节炎则为多关节、对称性和四肢大小关节均可发病。⑤ AS 无类风湿关节炎可见的类风湿结节。⑥ AS 的类风湿因子阴性，而类风湿关节炎的阳性率占 60%～95%。⑦ AS 以 HLA-B27 阳性居多，而类风湿关节炎则与 HLA-DR4 相关。

6.弥漫性特发性骨肥厚（DISH）

又称强直性骨肥厚，或 Forestier 病。该病发病多在 50 岁以上男性，是一种非炎症性疾病，常有脊椎痛、僵硬感以及逐渐加重的脊柱运动受限。其临床表现和 X 线所见常与 AS 相似。但是，该病 X 线可见韧带钙化，常累及颈椎和低位胸椎，经常可见连接至少 4 节椎体前外侧的流注性钙化与骨化，而骶髂关节和脊椎骨突关节无侵蚀，晨起僵硬感不加重，血沉正常及 HLA-B27 阴性。根据以上特点可将该病和 AS 进行区别。

7. 代谢性骨病

甲状旁腺功能亢进、钙磷代谢异常等代谢性骨病常出现脊柱疼痛变形、身高变矮、髋关节疼痛等表现，影像学可以见到骨质明显疏松或硬化，但骶髂关节面没有模糊、破坏，一些特征性的化验检查，如：血尿钙、磷离子，血清碱性磷酸酶、甲状旁腺素等异常可与 AS 鉴别。

8. 晚发型脊柱骨骺发育不良伴退行性关节病

本病是一种基因异常导致的骨骺发育不良性疾病，患者通常在 5～10 岁后因生长发育停滞而出现短躯干侏儒，并出现腰髋部和外周关节的轻度疼痛及活动受限。有身高矮，桶状胸，肩胛骨上抬，跛行步态，外周关节粗大等特殊体征。X 线可见脊柱侧 / 后凸畸形；椎体扁平，前后径及横径增宽；椎体前缘上边和下边骨化缺失呈"横置花瓶"状；骨盆小，髂翼耳状面缺失，髋臼浅，骶髂关节和耻骨联合间隙增宽，股骨颈粗短，年龄偏大者可见股骨头变扁，表面不平；外周关节关节间隙狭窄，干骺及骨端增大，继发骨关节炎。本病的体态与晚期 AS 相似，有时骶髂关节因骨质疏松、间隙增宽等原因会出现一些异常改变，因此需与 AS 进行鉴别。

9. 肠病性关节病、溃疡性结肠炎、局限性肠炎或肠源性脂肪代谢障碍（Whipple 病）

上述疾病都可发生脊柱炎，且肠病性关节病受累关节和 X 线改变与 AS 相似而不易区别，因此需要寻找肠道症状和体征，以资鉴别。溃疡性结肠炎的结肠黏膜溃疡、水肿及血性腹泻；局限性肠炎的腹痛、营养障碍及瘘管形成；Whipple 病的脂肪泻、急剧消瘦等，都有助于原发性疾病的诊断。肠病性关节病患者 HLA-B27 阳性率低，Crohn 病患者肠灌洗液 IgG 增高，而 AS 患者肠灌洗液中 IgG 基本正常。

10. Reiter 综合征和银屑病关节炎

两病均可发生脊柱炎和骶髂关节炎，但脊柱炎一般发生较晚、较轻，椎旁组织钙化少，韧带骨赘以非边缘型为主（纤维环外纤维组织钙化），在相邻两椎体间形成部分性骨桥与 AS 的竹节样脊柱不同；骶髂关节炎一般为单侧性或双侧非对称性，骨突关节病变少见，无普遍性骨质疏松。另外，Reiter 综合征有结膜炎、尿道炎、黏膜及皮肤损害；银屑病关节炎则有皮肤银屑病损害等可供鉴别。

11. 骨关节炎

常发生于老年人，特征为骨骼及软骨退变，滑膜增厚，以负重的脊柱和膝关节等较常见。累及脊椎者常以慢性腰背痛为主要症状，与 AS 易混淆；但不发生关节强直及肌肉萎缩，无全身症状，X 线表现为骨赘生成和椎间隙变窄。

（二）中医学鉴别诊断

本病应与一般腰痛相鉴别：两者均可见腰脊或脊旁部位疼痛。一般腰痛疼痛可因外感、内伤或跌扑闪挫造成，起病急，有诱因可循，无外周关节疼痛，少见全身症状，少见复发。后者疼痛往往诱因不明显，起病缓慢，可伴见外周关节疼痛，时时复发，晚期可见脊背强直，不能抬头等。

四、临床治疗

（一）提高临床疗效的要素

1. 早诊断、及早合理治疗

强直性脊柱炎尚无有效的根治方法，但若治疗及时、合理，早期炎症可控，甚至可逆，若诊断延迟，治疗不及时、不合理，病情进展，逐渐延及脊柱、四肢关节，会造成软骨和骨的破坏，最终发展为脊柱或者外周关节骨性强直、畸形，甚至致残。若能及早诊断并合理治疗，则可达到控制症状和改善预后的目的。故强直性脊柱炎的早期诊断和及早的干预治疗是改善预后的必要条件。

2. 坚持功能锻炼

功能锻炼是 AS 治疗过程中，防止病情发展、缓解症状的重要手段，病程各阶段均可在医护指导下进行相应的功能锻炼。其有助于维持全身各关节稳定，保持关节功能，减轻肌肉痉挛，促进血液循环，消炎止痛，减少致痛物质堆积，减轻晨僵。因此，有效的功能锻炼，可帮助患者保持胸廓活动度、脊柱生理曲度，避免畸形，降低致残率，是提高患者生活质量、战胜疾病的重要手段之一。

3. 中西医结合治疗

目前中西均无根本治疗 AS 的方法，两者均可不同程度缓解症状、减轻病情。中医注重整体观，在遵循辨病的基础上辨证，辨证基础上又随症加减，强调病无固定之证，治无不变之法，根据患者临床表现、舌脉、疾病不同时期的病理变化，因时、因地、因人制宜，可制定个体化的中医治疗方案。通过中药内服、外用、针刀、艾灸、贴敷疗法、穴位埋线、中药熏蒸、推拿按摩等治疗方法，调阴阳气血、通经络、解筋结，达到缓解疼痛，改善病情的效果，临床疗效佳，患者接受度高。

（二）辨病治疗

目前治疗目的是减缓疼痛和僵硬感，最大限度地恢复患者身体功能，提高患者的生活质量。如增加脊柱活动度，提高社会活动能力和工作能力，防止累及髋、肩、中轴和外周关节，避免新骨形成、骨质破坏、骨性强直和脊柱变形，防止脊柱骨折、屈曲性挛缩，特别是颈椎。治疗包括物理治疗、药物治疗及手术治疗。

1. 物理治疗

（1）患者教育 对患者及其家属进行疾病知识的教育，有助于患者主动参与治疗并与医师的合作。长期计划还应包括患者的社会心理和康复的需要。

（2）功能锻炼 劝导患者要谨慎而不间断地进行功能锻炼及适当的体育锻炼，以取得和维持脊柱关节的最好位置，增强椎旁肌肉、增加肺活量，其重要性不亚于药物治疗。

（3）生活习惯 ①站立时应尽量保持挺胸、收腹和双眼平视前方的姿势；坐位也应保持胸部直立；应睡硬板床，多取仰卧位，避免促进屈曲畸形的体位；枕头要矮，一旦出现上胸或颈椎受累应停用枕头。②减少或避免引起持续性疼痛的体力活动。③定期测量身高，保持身高记录是防止不易发现的早期脊柱弯曲的一个好措施。

（4）炎性关节或其他软组织的疼痛选择必要的物理治疗。

2. 药物治疗

（1）非甾体抗炎药 为早期或晚期 AS 患者首选用药，可迅速改善患者腰髋背部疼痛和发僵，减轻关节肿胀和疼痛及增加活动范围。非甾体抗炎药种类繁多，但对 AS 的疗效大致相当。可选用的药物有：吲哚美辛栓剂 50mg 或 100mg，塞入肛门内，每日 1～2 次；阿西美辛 90mg，每日 1 次；双氯芬酸钠通常每日总剂量为 75～150mg；塞来昔布 200mg，每日 2 次；洛索洛芬钠 60mg，每日 3 次；美洛昔康 15 mg，每日 1 次。AS 夜间疼痛明显，睡前应用上述药物效果最为理想。

胃肠不适为此类药物常见不良反应，少数可引起溃疡，而栓剂是通过直肠吸收，可以减少胃肠的不良反应，塞来昔布对胃肠的不良反应亦较小。其他不良反应较少见，有头痛、头晕，肝、肾损伤，血细胞减少，水肿，高血压及过敏反应等。

医师应针对每例患者的具体情况选用一种抗炎药物。同时使用 2 种或 2 种以上的抗炎药不仅不会增加疗效，反而会增加药物不良反应，甚至带来严重后果。抗炎药物通常需要2个月左右，待症状完全控制后可减少剂量，以最小有效量巩固一段时间后，再考虑停药，过快停药容易引起症状反复，如一种药物治疗2～4周疗效不明显，应改用其他不同类别的抗炎药，在用药过程中应始终注意监测药物不良反应并及时调整。不应把本类药物简单理解为止痛药物而忽视其应用，本类药物具有抗炎作用而非单纯止痛，特别是近年发现长期持续应用本类药物可能会延缓疾病的进展更说明了该类药物治疗AS的重要性，因此，目前主张AS患者只要是出现腰骶背部疼痛就应不迟疑地应用此类药物，不应为防止出现不良反应而忍受疼痛，否则长期疼痛、僵硬很容易逐渐出现脊柱僵直、驼背等畸形。

（2）柳氮磺吡啶　自1984年以来，SSZ在全世界广泛用于治疗强直性脊柱炎，其基本原理在于强直性脊柱炎患者有回肠炎症以及强直性脊柱炎和炎性肠病（克罗恩病和溃疡性结肠炎）有相关性。该药可改善AS的关节疼痛、肿胀和发僵，并可降低血清IgA水平及其他实验室活动性指标，特别适用于改善AS患者的外周关节炎，并对本病并发的葡萄膜炎有预防复发和减轻病变的作用。至今，该药对AS的中轴关节病变的治疗作用及改善疾病预后的作用均缺乏证据。通常推荐用量为每日2.0g，分2～3次口服。本品起效较慢，通常在用药后4～6周。为了增加患者的耐受性，一般以0.25g，每日3次开始，以后每周递增0.25g，直至1.0g，每日2次，或根据病情，或患者对治疗的反应调整剂量和疗程，维持1～3年。为了弥补柳氮磺吡啶起效较慢及抗炎作用欠强的缺点，通常选用一种起效快的非甾体抗炎药与其并用。本品的不良反应包括消化系统症状、皮疹、血细胞减少、头痛、头晕以及男性精子减少及形态异常（停药可恢复）。磺胺过敏者禁用。

（3）甲氨蝶呤　活动性AS患者经柳氮磺吡啶和非甾体抗炎药治疗无效时，可采用甲氨蝶呤。但经对比观察发现，本品仅对外周关节炎、腰背痛、发僵及虹膜炎等表现，以及ESR和CRP水平有改善作用，而对中轴关节的放射线病变无改善证据。通常以甲氨蝶呤7.5～15mg，个别重症者可酌情增加剂量，口服或注射，每周1次，疗程0.5～3年不等。同时，可并用1种非甾体抗炎药。尽管小剂量甲氨蝶呤有不良反应较少的优点，但其不良反应仍是治疗中必须注意的问题。这些包括胃肠不适、肝损伤、肺间质炎症和纤维化、血细胞减少、脱发、头痛及头晕等，故在用药前后应定期复查血常规、肝功能及其他有关项目。

（4）来氟米特　本药对AS的外周关节炎疗效较佳，有个别报道亦能减轻骶髂关节炎症的进展，该药在临床上主要用于AS的脊柱外表现的治疗。该药通常以10mg/d剂量应用，病情较重者可加至20mg/d。该药的最常见不良反应是肝功能损害，建议应用该药期间同时并用护肝药物，且用药初期应每2～4周查肝功能，以后每3～6个月复查1次。食欲减退、瘙痒性皮疹（常于用药较长一段时间出现）、体重下降等亦可在该药治疗过程中出现。

（5）糖皮质激素　临床上常简称为"激素"。少数病例即使用大剂量抗炎药也不能控制症状时，甲泼尼龙15mg/（kg·d）冲击治疗，连续3天，可暂时缓解疼痛。对其他治疗不能控制的下背痛，在CT指导下行糖皮质激素骶髂关节注射，部分患者可改善症状，疗效可持续3个月左右。本病伴发的长期单关节积液，可行长效皮质激素关节腔注射。重复注射应间隔3～4周，一般不超过2～3次。糖皮质激素口服治疗不仅不能阻止本病的发展，还会因长期治疗带来不良反应。

（6）沙利度胺（thalidomide，反应停）一些难治性 AS 患者应用后，临床症状、ESR 及 CRP 均明显改善。初始剂量 50mg/d，每 7～10 天递增 50mg，至 150～200mg/d 维持剂量。本品的不良反应相对偏多，常见的有嗜睡、头晕、口渴、便秘、头皮屑增多，少见的不良反应有白细胞下降、肝酶升高、镜下血尿及指端麻刺感等，对选用此种治疗者应做严密观察，在用药初期应每 2～4 周查血和尿常规、肝肾功能。对长期用药者应定期做神经系统检查，以便及时发现可能出现的外周神经炎。妊娠期女性服用该药可导致胎儿呈短肢畸形（海豹胎），因此对于妊娠期女性以及拟生育的患者（包括男性）应禁用本药。

（7）阿米替林（Amitriptyline）阿米替林是一个三环类抗抑郁药物，有 5- 羟色胺和抗胆碱酯酶活性，主要有镇静、止痛和催眠作用。其用于治疗强直性脊柱炎的最大优势在于它可促进睡眠的完整性，并由此减轻疲劳感。

3. 生物制剂

所谓生物制剂即选择性地以参与免疫反应或炎症过程的分子或受体为靶目标的单克隆抗体或天然抑制分子的重组产物。生物制剂针对风湿病的发病机制，比传统免疫抑制治疗更具特异性，从理论上讲，有可能从根本上控制疾病的进展，而不对正常的抗感染免疫产生影响。该类药物的出现使 AS 等风湿性疾病的治疗进入到一个崭新的阶段。越来越多的证据以及临床实践证实抗肿瘤坏死因子（TNF-α）类生物制剂对 AS 以及脊柱关节炎具有很好的疗效，且发现该类药物对 AS 及脊柱关节炎的疗效要优于对类风湿关节炎的疗效。目前，国内已经上市了三种类型的抗 TNF-α 生物制剂。

（1）依那西普（Etanercept）是将编码人 TNFp75 受体可溶性部分的 DNA 与编码人 IgG1Fc 段分子的 DNA 连接后在哺乳动物细胞系表达的融合蛋白，它能可逆性地与 TNF-α 结合，竞争性抑制 TNF-α 与 TNF 受体位点的结合。推荐用法：25mg，皮下注射，每周 2 次；或 50mg，皮下注射，每周 1 次，两种用法对 AS 的疗效相近。

（2）英夫利西单抗（Infliximab）是人 - 鼠嵌合的抗 TNF-α 特异性 IgG-1 单克隆抗体。其治疗 AS 的推荐用法：5mg/kg，静脉滴注，首次注射后于第 2、6 周重复注射相同剂量，此后每隔 6 周注射相同剂量。

（3）阿达木单抗（Adalimumab）是一个全人源化的抗 TNF-α 特异性 IgG-1 单克隆抗体。推荐用法为皮下注射 40mg，每 2 周 1 次。

上述三种抗 TNF-α 生物制剂均有起效快（几小时到 24 小时）、疗效好的特点。大多数患者的病情可迅速获得显著改善，如晨僵、腰背痛、外周关节炎、肌腱末端炎、扩胸度、ESR 和 CRP 等，应用一段时间后，患者的身体功能及健康相关生活质量明显提高，特别是可使一些新近出现的脊柱活动功能障碍得到恢复。

抗 TNF-α 生物制剂自从 20 世纪末开始应用于治疗 AS 以来，其卓越的疗效获得广泛认可。特别是对于主要以中轴受累的活动性 AS 患者，一般药物往往治疗效果不佳，本类药物更是治疗的较好选择。前述药物的推荐用法都是 AS 病情活动期的足量用法，在足量使用该类制剂 2～3 个月病情得到控制后，可以逐渐拉长用药间隔时间，同时并用其他类型药物，很多患者的病情不会出现明显复发。

抗 TNF-α 生物制剂共同的一个主要缺点是可降低人体对结核菌的抵抗力，因此在准备使用前必须对患者进行有关结核感染的筛查，包括：询问是否有结核病史、肺部影像学检查和结核菌素纯蛋白衍化物试验（PPD 试验），有条件者可进行 TB-ELISPOT 检查。对于有结核病史、肺部发现结核陈旧灶的患者应禁用抗 TNF-α 类生物制剂；对于单纯 PPD 试验反应为强阳性的患者应暂时避免使用，可经抗结核药物治疗一段时间使对 PPD 试验反应减弱后，与抗结核药物合并使用；对于单纯 PPD 试验反应为（++）的患者应慎重使用本类药物，必要时并用抗结核药物。在使用本类药物治疗期间应避免和活动性结核病患者密切接触。

该类制剂尚可能导致其他一些类型的不良反应，包括注射部位皮肤反应、增加细菌感染风险、使活动性乙型病毒性肝炎加重、使原有充血性心力衰竭加重以及个别患者出现神经脱髓鞘病变等，另外，少数患者对英夫利西单抗可能出现输液反应，建议首次使用该药时应密切观察。但总体来说，生物制剂还是比较安全的，其安全性与传统的病情改善类抗风湿药物相似，具有良好的临床应用前景。

4. 外科治疗

（1）肌腱松解术　对关节尚能活动，畸形是由于关节周围软组织挛缩造成的患者，常用肌腱切断术和肌腱延长术，必要时可再加用关节囊切除术及其他软组织松解术。

（2）骨关节手术　对关节强直是畸形造成的患者，可施行下列手术。

①切骨矫形术：在近关节处切骨，然后将肢体置于功能位。此项手术最多用于髋关节畸形。矫正驼背畸形，可用脊椎切骨术，于腰 3 与腰 4 部位进行。手术先切断切除部位的棘突、椎板和关节突，然后以手法将脊柱压直，术后用接骨板内固定棘突，或嘱患者在石膏床上休息 6～8 周。有髋关节畸形者不宜采用脊椎切骨术。

②关节融合术：若关节强直不够坚固，并在活动时产生疼痛，或关节畸形不能用上述方法矫正时，可考虑采用关节融合术。

③关节成形术：双侧髋关节均发生强直时，应行双侧或单侧关节成形术。效果较为满意的是不锈钢帽成形术。另外，亦可考虑 Batchelor 假关节术。

髋关节受累引起的关节间隙狭窄、强直和畸形是本病致残的主要原因。对于髋关节间隙出现明显狭窄或股骨头坏死变形的患者，为了改善患者的关节功能和生活质量，可考虑行人工全髋关节置换术。置换术后绝大多数患者的关节痛得到控制，部分患者的功能恢复正常或接近正常，置入关节的寿命 90% 达 10 年以上。

（3）针刀疗法

选穴：骶髂关节压痛部位、胸腰棘突间或椎体棘突旁压痛部位，以痛为穴。

操作方法：选穴部位常规消毒铺无菌孔巾，治疗人员佩戴无菌手套，采用利多卡因注射液（0.5%）进行局部浸润麻醉，根据不同的部位选择 3 号或 4 号针刀，针刀垂直于皮肤、刀口线与脊柱方向平行，快速刺入穴位皮肤，缓慢进针刀达肌肉附着点，纵行疏通剥离 3～5 次，横行切割松解 4～5 次，松解相关的韧带、筋膜、棘间、肌腱、肌肉、关节囊及其周围粘连挛缩的软组织。出针刀，无菌纱布覆盖刀口并按压 3～5 分钟。每周 2 次，4 周 1 疗程。连续治疗 2 个疗程。

适应证：强直性脊柱炎腰骶部疼痛明显、僵硬者。

注意事项：密切观察患者是否有不良反应，告知患者伤口处避免污染、避风寒潮湿，保持良好的姿势，适当地进行腰背部功能锻炼。

5. 并发症治疗

（1）眼部　为了预防虹膜炎发展为青光眼和失明，可局部或全身应用阿托品和糖皮质激素治疗。

（2）心脏病　主动脉瓣关闭不全、充血性心力衰竭、心脏扩大、心脏传导阻滞的治疗，与其他原因造成上述心脏异常的治疗相同。有手术指征时可考虑手术治疗。

（3）肺部并发症　并发细菌或真菌感染时，可应用有效的抗生素或抗霉菌制剂。

（三）辨证治疗

1. 辨证论治

（1）风寒湿痹证

治法：散寒除湿，祛风通络。

方药：薏苡仁汤加减。

组成：薏苡仁、川芎、当归、麻黄、桂枝、羌活、独活、防风、制川乌（先煎）、川牛膝。

（2）湿热蕴结证

治法：清热解毒，祛风利湿。

方药：除湿解毒汤合羌活胜湿汤加减。

组成：生薏苡仁、土茯苓、山栀子、金银花、连翘、川牛膝、木通、羌活、独活、防风、川芎。

（3）肝肾亏损证

治法：补益肝肾，活血通络。

方药：大补元煎合身痛逐瘀汤加减。

组成：熟地黄、葛根、羌活、杜仲、枸杞子、秦艽、土鳖虫、桃仁、红花、乳香、川牛膝。

（4）痰瘀互结证

治法：补益气血，化痰破瘀。

方药：趁痛散合圣愈汤加减。

组成：黄芪、党参、当归、川芎、桃仁、红花、制乳香、制没药、土鳖虫、白芥子、全蝎（研冲）。

2. 外治疗法

（1）手法推拿法　以按、捏、点、推法，沿督脉及足太阳膀胱经走行反复进行20分钟，对肿胀关节部位及痛点实行先松解后镇定手法，每日一次。适应证：早期强直性脊柱炎伴有腰部僵硬疼痛。

（2）罐疗法　先沿督脉及足太阳膀胱经走行方向行闪罐、走罐、提拿、揉按，然后留罐。隔日一次，每次15分钟。适应证：本病伴有背部疼痛及呼吸受限症状。

（3）针灸法　大椎、身柱、脊中、命门、肾俞、阳关等穴。合并坐骨神经疼痛者，选用环跳、委中、承山等穴。手法：用捻转法进针。风湿寒邪偏盛者用泻法，肝肾亏虚者用补法。每次选4～5个穴位，每日1次。

（4）盘龙灸法　患者俯卧位，暴露背部皮肤，以生姜切片并用针扎孔，摆放患者背部督脉之上，艾绒均匀平铺，点燃3壮，每天一次。适应证：寒湿痹阻证。

（5）盘龙刺温针法

主穴取夹脊穴、身柱、至阳、命门。

操作方法：取华佗夹脊穴，自上而下、依次左右交替选穴针刺，如取第1胸椎左侧夹脊穴，后取第2胸椎右侧夹脊、第3胸椎左侧夹脊，左右交替，刺左不刺右，刺右不刺左，隔日换针对侧。施捻转补法，留针30分钟。针刺操作得气后，在针柄上插艾条，每次选4～6穴，1日1次，12次为一个疗程，疗程间休息3天，共2个疗程。

适应证：强直性脊柱炎腰骶部疼痛、畏寒、怕风者。

注意事项：有皮肤溃破、感染或肿块部位应当避免针刺；空腹或饭后1小时内避免针刺；有出血倾向者避免针刺；防止艾灰脱落烫伤，可在穴位处垫上硬纸片，待艾条燃尽针柄冷却后，去艾灰出针。

（6）中药离子导入法　当归20g，川芎20g，桃仁20g，红花20g，桂枝15g，川椒15g，透骨草15g，伸筋草15g，海风藤12g，细辛3g，秦艽10g，蜈蚣3g，川乌、草乌各6g，苦参20g，白鲜皮20g，紫草20g。将上药用布包好，放入2500ml水中，文火煎至800ml后将药液装入瓶中备用。用时将药液浸入中药离子导入机的药垫中实行导入。每日一次，每次 20 分钟，10 天为一疗程。主要用于局部关节肿痛明显者。

（7）任督周天大艾灸法 选任脉（天突穴至中极穴）、督脉（大椎穴至下髎穴）穴位，进行艾灸治疗，任督脉各灸 1 小时，1 周 1 次，疗效较佳。适用于肾阳虚明显，伴夜间腰背部疼痛发作。

3. 成药应用

（1）雷公藤多苷片 每次 2 片，每日 3 次，口服。适应证：风湿热瘀、毒邪阻滞所致腰背部、颈部僵硬疼痛等。

（2）风湿寒痛片 每次 6～8 片，每日 2 次，口服。适应证：肝肾不足，外感风寒湿痹阻经脉，引起局部关节肿痛，四肢麻木，腰膝酸痛等。

（3）活络丹 每次 1 粒，每日 2 次，口服。适应证：痰瘀痹阻引起的骶髂关节、腰部疼痛，严重时夜间翻身困难。

（4）知柏地黄丸 每次 8 粒，每日 3 次，口服。适应证：长期熬夜引起的阴虚火旺证，症见除腰背部僵硬疼痛外伴有潮热盗汗，口干咽痛，耳鸣遗精，小便短赤等。

（5）尪痹胶囊 每次 5 粒，每日 3 次，口服。适应证：肝肾不足，风湿阻络所致的外周小关节肿痛，症见肌肉、关节疼痛，局部肿大、僵硬畸形，屈伸不利，腰膝酸软，畏寒乏力。

4. 单方验方

莳萝子顽痹散：莳萝子 10g，生川乌、生南星、肉桂、细辛、威灵仙、木瓜、透骨草、伸筋草、乳香、没药、川芎、红花各 5g。将以上药物各等份粉碎为细末，60g 为 1 袋，用黄酒调配成稠状，摊涂纱布上外敷腰骶部，每日 1 次，每次 30 分钟，7 天为 1 疗程。该方有温肾壮督、祛风散寒、化瘀通络的功效，用于治疗肾虚督寒证型强直性脊柱炎患者。

（四）名医诊疗特色

1. 路志正

路教授认为肾虚督亏复感外邪，内外合邪为本病病因，寒湿、痰浊、瘀血亦会加重病情，致病情缠绵不愈。治疗上以补肾强脊为本，配合祛风、散寒、除湿、清热、活血、散瘀、消痰等法，以达蠲痹通络之效，临床上对于肾虚督寒、经脉瘀滞证，选用阳和汤、右归丸、龟鹿二仙胶等方，配合桃仁、红花、四物汤、鸡血藤等，以温肾强脊、活血通络；肝肾亏虚或肝脉郁滞、筋骨失养证，常选用独活寄生汤、柴胡疏肝散，配合肝肾同补、滋补肝肾、强健筋骨、舒筋活络等药物，并辅以疏肝、柔肝理气之品，达到养肝益肾、柔筋壮骨的效果；太阳经气不利、风湿痹阻证者，以祛除外邪为首要；对于阳气不固、气血不足者，取温阳益气、养血宣痹之法，阳气盛则血运畅达，痹痛可通；另外路老师常将健脾和胃、调和营卫二法并用，以达到脾胃健、气血充、营卫和，则痹病除之目的。

2. 李济仁

李教授认为肝肾亏损、督脉不充为本病病机；外邪侵袭，经络痹阻为发病重要因素；补益肝肾、强壮腰督，为治疗之根本，搜风通络为治疗之重点，舒筋活络为治疗之关键。临床上擅长使用川芎、制乳香、制没药等品活血祛瘀，通络止痛；淡全蝎、蜈蚣、地龙、土鳖虫、白僵蚕、水蛭等虫类药物透骨搜络、蠲痹豁痰、破瘀祛顽；海风藤、青风藤、络石藤、忍冬藤、雷公藤、鸡血藤、活血藤等藤类药物通达经络。李老还将治疗与调养相结合，因事、因地、因人而治宜，把日常调摄贯穿疾病治疗的始终，做到辨证论治、整体治疗，从而达到满意的疗效。

3. 林昌松

林昌松认为肾虚血瘀为本病的主要病机，其中肾虚为本，血瘀为标，痹病日久易生瘀，瘀血留滞于经脉、关节又进一步加重了临床症状，因此瘀血与 AS 发病密切相关。临床上林昌松善用经方，以桂枝茯苓丸为基，创立强脊方补肾祛瘀，组成：桂枝 10g，茯苓 20g，牡丹皮 10g，白芍 15g，桃仁 10g，姜黄 15g，杜仲 20g，狗脊 30g，宽筋藤 30g，络石藤 20g，全蝎 5g，炙甘草 6g，善用虫类药、岭南道地药材，注重医患合作、功能锻炼，治疗强直性脊柱炎疗效突出。

4. 宋欣伟

宋欣伟认为本病由伏邪晚发致痹，治疗上祛邪贯彻始终，同时注重化瘀祛痰以应对复杂的症状，提倡"补法亦可去实"的理论，用补益肝肾之药达到补虚祛邪的效果，临床善用复法重剂取效，疗效显著。

5. 周彩云

周彩云教授认为本病病位在"肝、筋"，以"酸以养肝体、辛以助肝用，甘以缓筋急"为原则，善用白芍、葛根、甘草三味药，养血柔肝、滋养筋脉，同时滋养肾精，强筋健骨；注重外邪、瘀血等致病因素；认为活动期患者常见湿热蕴结之证，治疗以祛邪为主，兼以扶正，多选用清热解毒利湿之品，如四妙勇安汤、白花蛇舌草等，临床疗效佳。

6. 何晓瑾

何晓瑾认为，肾、脾两脏在生理、病理上相互影响，互为因果，肾虚督亏是 AS 之本，脾虚湿盛是发病关键，因而确立了温肾强督、健脾祛湿治疗大法，从肾-脾轴论治 AS，自拟基础方温肾健脾定脊汤治疗 AS，临床疗效佳。

7. 李堪印

李堪印教授认为阴阳的盛衰和免疫功能的平衡有着某种特殊的联系，他将强直性脊柱炎的病机概括为阴虚、阳虚两种证型，认为机体免疫功能亢进病态对应阴虚，免疫功能低下病态对应阳虚，用滋阴法配合能抑制免疫功能的中药来调节阴虚-免疫功能亢进，用温阳法配合增强免疫功能的中药来调节阳虚-免疫功能低下，临床上取得较好疗效。

五、预后转归

强直性脊柱炎的病程演变差异很大，其特征是自发缓解和加重交替出现，一般预后较好，有自限性。少数患者迅速骨损，并在早期出现严重残疾，髋关节受累及颈椎完全强直。轻型患者的存活期和一般人群无差别。然而，并发脊柱骨折、心血管系统受累、肾淀粉样变性，以及其他严重并发症会使某些患者的生存期缩短。大多数患者的功能丧失发生在发病的头十年内，并与外周关节炎、脊柱的 X 线变化和"竹节状脊柱"有关。病程大于 20 年，80% 的患者仍有疼痛与发僵，60% 以上的患者需要药物治疗。约 85% 的患者预后较好，即使发生严重畸形或造成残废，经手术治疗仍能生活自理。少数患者有可能死于心力衰竭、尿毒症及颈椎骨折并发截瘫。

本病初期多为风寒湿痹证、风湿热痹证，及时治疗可控制病情，随着病程的延长，肝肾愈发亏虚，痰、瘀逐渐形成，由疼痛、晨僵转变为肢体关节活动功能受限，髋关节屈伸困难，腰背部、颈部屈伸旋转不利，甚至"尻以代踵，脊以代头"，造成功能障碍甚至残疾。

六、预防调护

（一）预防

因病程长久，病情易反复，坚持功能锻炼，避免过度劳累等。故患者应增强战胜疾病的信心，保持心情愉快。

（1）加强营养，饮食有节，咸淡适宜。

（2）坚持体育锻炼，保持脊柱的生理弯曲，防止畸形。保持胸廓活动度，维持正常的呼吸功能。保持骨密度和强度，防止骨质疏松和肢体废用性肌肉萎缩等。患者可根据个人情况采取适当的运动方式和运动量。如新的疼痛持续2小时以上不能恢复，则表明运动过度，应适当减少运动量或调整运动方式。指导患者进行适当锻炼，减少脊柱、髋关节的畸形程度。每天应早晚各1次进行脊柱及髋关节的屈曲与伸展锻炼。锻炼前须先按摩松解椎旁的肌肉，减轻疼痛，防止锻炼过程中对肌肉的损伤。

（3）预防肺部感染　注意早期预防，鼓励患者每天做扩胸运动，进行深呼吸。对不能自理的患者应注意经常翻身拍背，同时要督促患者作咳嗽、深呼吸，以提高肺活量。注意营养，增强机体抵抗力，禁吸烟，保持环境空气新鲜，每天通风换气，尽量避免去人员聚集的地方，以免交叉感染。一旦发生呼吸道感染应及时治疗，防止病情发展。

（二）调护

1. 宣教

使其了解疾病的性质、大致病程、可能采用的措施以及将来的预后，以增强抗病的信心和耐心，取得他们的理解和密切配合。

2. 姿势及体位护理

注意日常生活中要维持正常姿势和活动能力，如行走、坐位和站立时应挺胸收腹，睡觉时不用枕或用薄枕，睡硬木板床，取仰卧位或俯卧位，每天早晚各俯卧半小时。参与力所能及的劳动和体育活动。工作时注意姿势，防止脊柱弯曲畸形等。避免长期弯腰活动，尽量减少对脊柱的负重和创伤，对于身体偏胖的患者，鼓励其减肥，以减轻负重关节的负担。

3. 保持乐观情绪

消除紧张、焦虑、抑郁和恐惧的心理；戒烟酒；按时作息，参加医疗体育锻炼。

4. 了解药物作用和不良反应

学会自行调整药物剂量及处理药物不良反应，以利配合治疗，取得更好的效果。

七、专方选要

（1）益肾通督汤　鹿角片10g，狗脊15g，杜仲炭10g，枸杞子10g，续断15g，骨碎补10g，当归10g，白芍10g，降香5g，生黄芪20g，鸡血藤30g，淫羊藿10g，补骨脂10g，菟丝子10g，山萸肉10g，女贞子10g，威灵仙10g，白芍10g，白芥子10g，蜈蚣2条，细辛3g，桂枝10g，水蛭3g。用于治疗肾虚瘀阻证患者。

（2）肾痹汤　熟地黄、何首乌、淫羊藿、桑寄生、续断、丹参各20g，杜仲、地龙各15g，川芎、红花各12g，金毛狗脊30g。用于治疗肾督亏虚为本，风寒湿热为标的强直性脊柱炎患者。

八、评价及瞻望

AS是常见的风湿免疫性疾病，目前国内外对AS的研究取得了很大的进展，西医主要以对症治疗为主，在取得良好效果的同时也存在一定的不足。中医注重整体观，辨证论治，临床上中医内外合治法治疗强直性脊柱炎，可明显提升疗效，促进康复，改善患者生理功能，提高患者生活质量。中医辨证论治及多样化的外治法，体现了个体化的辨证施治、多样化的治疗方法、综合性治疗方案等方面的诊疗理念。目前中医治疗AS仍很大的研究空间，如中医证型分型看法不一，中药疗效及安全性的研究缺乏大量数据等，未来，病因病机探讨、证候研究、临床治疗会成为中医临床研究的重大课题，中医将会在治疗强直性脊柱炎中发挥独特的作用。

参考文献

[1] Tam Lai-Shan, GuJieruo, Yu David. Pathogenesis of ankylosing spondylitis. [J]. Nature reviews. Rheumatology, 2010, 6（7）.

[2] 朱洪民. 强直性脊柱炎早期诊断的临床研究 [D]. 南方医科大学, 2011.

[3] 邓玉华, 黄东梅, 潘英华. 功能锻炼在强直性脊柱炎护理中的应用 [J]. 心血管外科杂志（电子版）, 2018, 7（1）: 167-168.

[4] 李寒玉. 指导性功能锻炼对强直性脊柱炎患者康复的影响 [J]. 中医药临床杂志, 2016, 28（12）: 1780-1782.

[5] 王磊, 赵文龙, 孟双全, 等. 中药熏蒸联合小针刀治疗强直性脊柱炎临床研究 [J]. 新中医, 2020, 52（7）: 87-90.

[6] 张涛, 张海杰. 穴位埋线法治疗强直性脊柱炎33例 [J]. 光明中医, 2016, 31（16）: 2390-2391.

[7] 柴一峰. 夹脊盘龙刺配合中药熏蒸治疗强直性脊柱炎30例 [J]. 中医临床研究, 2014, 6（13）: 51-52.

[8] 赵玉玲, 袁丽. 莳萝子顽痹散治疗强直性脊柱炎（肾虚督寒证）的临床研究 [J]. 中国中医急症, 2018, 27（2）: 243-245.

[9] 韩曼, 姜泉, 路志正. 路志正治疗强直性脊柱炎经验 [J]. 中医杂志, 2016, 57（19）: 1634-1636.

[10] 王维熙, 林昌松. 林昌松补肾祛瘀法论治强直性脊柱炎经验 [J]. 辽宁中医杂志, 2020, 47（1）: 48-50.

[11] 范为民, 李艳. 国医大师李济仁教授辨治强直性脊柱炎经验探要 [J]. 环球中医药, 2016, 9（1）: 54-56.

[12] 陈汉玉, 兰培敏. 扶阳强脊散结合离子导入治疗活动期肾虚瘀阻证强直性脊柱炎疗效及对各指标的影响 [J]. 现代中西医结合杂志, 2017, 26（31）: 3428-3431.

[13] 田元生, 唐迪, 田晨辉, 等. 任督周天大艾灸联合柳氮磺胺吡啶治疗强直性脊柱炎临床观察 [J]. 中国针灸, 2016, 36（10）: 1037-1040.

[14] 谢国倩, 何晓瑾, 金实, 等. 从肾-脾轴论治强直性脊柱炎 [J]. 南京中医药大学学报, 2020, 36（1）: 11-13.

[15] 张晓亮, 袁普卫, 李堪印. 李堪印治疗强直性脊柱炎经验 [J]. 辽宁中医杂志, 2016, 43（7）: 1371-1373.

第二十五章　银屑病关节炎

银屑病关节炎（psoriatic arthritis，PsA）又称牛皮癣关节炎，是与银屑病伴发的一种慢性、炎症性关节炎，病变累及皮肤、关节、指（趾）甲及眼等组织。临床特征主要为银屑病皮损，和不同程度的侵蚀性多关节炎，多累及远端指间关节，关节症状往往随皮肤症状加重而加重。有些患者还会出现葡萄膜炎、炎症性肠病和代谢综合征等关节外表现。除了这些特征外，PsA患者还会出现疲劳、身体功能受限、睡眠障碍以及工作能力和社会参与能力下降的情况。PsA具有类风湿关节炎和血清阴性脊柱关节病两者的特点。1818年，Alibert医生就报道本病，并指出了银屑病和关节炎之间的相互关系。1959年Wright首先提出的把银屑病关节炎作为病名。1964年美国风湿病学会将PsA作为一种独立的疾病，区别于其他的关节炎。

银屑病在古代医籍中有"白疕""干癣""风癣"等描述，而关节炎属于中医学"痹证"的范畴，因此在中医学上银屑病关节炎当属"白疕"与"痹证"的范畴。

一、病因病机

（一）西医学认识

1. 流行病学

PsA在世界各地都有发病，但患病率在不同国家间差异很大。相比于黄种人和黑种人，白种人发病率相对较高。PsA与银屑病的关系密切，有30%的银屑病患者会发生PsA，银屑病的症状平均比关节炎早10年。在欧洲、北美洲及南非的银屑病患者中，PsA发病率从6.25%到48%不等，在亚洲相对较低。根据我国1984年24省市

600万人口银屑病流行病学调查结果，我国银屑病总的患病率是1.23‰，其中主要是寻常型银屑病（占97.98%），银屑病关节炎仅占银屑病的0.69%。银屑病关节炎患者的男女之比为1:（1.04～1.4）。平均发病年龄为32～45岁。起病年龄常在30～55岁间，男女发生概率相等。但银屑病性脊椎炎男女之比为2.3:1。2011年一项在中国的横断面研究显示，中国银屑病患者PsA患病率为5.8%。据报道，PsA年发病率为2%～3%。该病可发生于任何年龄，高峰年龄为30～50岁，无性别差异，但脊柱受累以男性较多。

2. 病因

PsA病因目前尚未明确。遗传、免疫和环境因素在炎症过程的发展中起着重要作用。

（1）遗传因素　PsA是常染色体显性遗传，伴有不完全外显率，但也有人认为是常染色体隐性遗传或性联遗传。本病常有家庭聚集倾向，有研究证明患者一级亲属患病率较一般人高，同卵双生子较异卵双生子患病率高，这证实了该病的遗传易感性。银屑病患者同时具有HLA-B7和HLA-B27注定要发展成关节炎。在银屑病和银屑病关节炎患者中有高频率的HLA-DR7a。有研究显示银屑病关节炎的不同亚型有其特定的HLA易感基因。HLA基因可以作为保护基因或者风险基因参与PsA的发病，并且在其中起到重要作用。有学者通过meta分析发现了32个PsA的保护性基因，31个风险基因。

全基因组筛选证实银屑病与染色体17q，4q和6p位点连锁。连锁最强的证据是染色体6p位点。然而现在尚未有银屑

病与银屑病关节炎相关的易感基因的研究。银屑病关节炎是一种临床异质性的疾病，因此，很可能有许多低到中度强度的不同基因在易感性中发挥作用。银屑病和银屑病关节炎的研究证实了疾病的不同表达取决于疾病遗传父母的性别。对于这两种疾病，呈现出突出的父性遗传。

（2）感染因素　患者感染某些病毒或细菌后发生或加重银屑病或银屑病关节炎的短暂关系提示这些微生物在银屑病关节炎发生过程中有致病作用。

①病毒感染：有人对银屑病关节炎合并病毒感染的患者进行抗病毒治疗，银屑病关节炎病情也随之缓解。

②链球菌感染：据报道，约6%的患者有咽部感染史及上呼吸道症状，而且其抗"O"滴度亦增高。但来源于银屑病关节炎患者的细胞与来自于类风湿关节炎患者的细胞对链球菌抗原的反应没有区别，使得链球菌感染在银屑病关节炎发病中的作用受到怀疑。

③内分泌功能障碍：银屑病与内分泌腺功能状态的相关作用早已引起人们的重视。

④神经精神障碍：很多研究报告精神因素与本病有关，如精神创伤，精神受刺激后血管运动神经张力升高可引起本病发作或使病情加重。

⑤其他：多数患者冬季复发、加重，夏季缓解或自然消退，但久病者季节规律性消失。也有的女性患者经期前后加重，妊娠期皮疹消退，分娩后复发。

（3）免疫因素　银屑病关节炎皮肤及关节损害都是炎症反应，患者的关节液、滑膜及皮损中可出现高表达的炎症因子，在长期慢性炎症的影响下，可引起血管增生，血管翳形成，最终导致关节肿胀变形。银屑病皮损局部细胞、中性粒细胞、角质形成细胞的相互作用形成环路，促使银屑

病反复发作及慢性化。以白介素家族为主的炎症因子，在滑膜组织纤维化过程中存在促进作用，同时也是患者骨质改变的重要因素。PsA病理改变过程不但和炎症因子的高表达相关，和患者的免疫功能也有关系。

银屑病关节炎较类风湿关节炎滑膜衬里细胞增生轻，巨噬细胞少。银屑病关节炎的细胞因子谱表明T细胞和单核-巨噬细胞间的复杂相互作用。Th1细胞因子（TNF-α、IL-13、IL-10）的表达在银屑病关节炎高于类风湿关节炎，提示这两种疾病可能存在不同的发病机制。

银屑病关节炎患者血中的抗核抗体被认为可与皮肤角质层抗原反应。在银屑病和银屑病关节炎的患者血清中也发现了抗上皮角蛋白和抗细胞角蛋白18抗体。

有研究发现在PsA患者皮损处和滑膜中有库普弗细胞，它可在混合淋巴细胞反应中参与反应。推测库普弗细胞递呈未知的抗原给CD^{4+}细胞，激活T细胞在银屑病关节炎患者的皮损和关节炎中起到作用。来自皮肤和滑膜的成纤维细胞增殖反应增强，分泌能力增强，增加IL-1、IL-6和血小板来源的生长因子的分泌。几个研究提示，从激活T细胞和其他单核细胞分泌的致炎细胞因子可诱导皮肤和滑膜的成纤维细胞的增殖。皮肤内的银屑斑白三烯B4水平是增加的，注入白三烯B4可引起上皮内的微脓肿，提示这种混合物在银屑病发展中的作用。

3.病理

（1）皮肤病理　根据皮损特征，一般分为寻常型、脓疱型和红皮病型。

①寻常型：病理基本特点是真皮乳头毛细血管扩张迂曲，达到顶部；真皮浅层血管周围单一核细胞浸润；表皮棘层肥厚，表皮突规则下延（表皮银屑病样增生）；真皮乳头上方表皮变薄；角化不全及颗粒层

②脓疱型：其病理改变基本与寻常型相同，但角化层可见有较大的脓疱，疱内主要为中性粒细胞。棘细胞层增厚与棒状乳头变化均不明显。真皮层炎性浸润较严重，主要为淋巴细胞、组织细胞及少量中性粒细胞。

③红皮病型：除有银屑病的病理特征外，其他变化均与皮炎相似，呈显著角化不全，颗粒层变薄与消失，棘细胞层肥厚，表皮突延长，有明显的细胞内外水肿，但不形成水疱。真皮上部水肿，血管扩张充血，血管周围有淋巴细胞和中性粒细胞浸润，有时可见嗜酸粒细胞。晚期浸润多为淋巴细胞、组织细胞及浆细胞等。

（2）关节炎病理 缺乏典型的类风湿血管翳，其他基本与类风湿关节炎相似。早期可有滑膜水肿和充血，以后滑膜细胞轻度增生，绒毛形成。滑膜血管周围有淋巴细胞、浆细胞浸润。病程长者成纤维细胞增生，滑膜发生纤维化。典型改变为指（趾）骨溶解，系骨膜非炎症性增生而使骨皮质间断性丧失所致。同时可伴有成骨细胞活性增强而引起的轻度新骨形成，但整个过程，是以溶骨为主，并以足部跖趾关节改变为明显。

（二）中医学认识

中医学没有银屑病关节炎这个病名，但中医古籍中银屑病被称为"白疕""干癣""风癣"，而关节炎属于"痹证"范畴，因此在中医学上银屑病关节炎当属"白疕"与"痹证"的范畴。《诸病源候论》认为："风湿邪气，客于腠理，复值寒湿与气血相搏所生。若其风毒气多、湿气少，则风沉入深，为干癣也。"论述了银屑病与风寒湿邪的关系，《外台秘要》和《圣济总录》关于此观点亦有论述。风寒湿邪与痹证的关系也不容置疑，《素问·痹论》云："风寒湿三气杂至，合而为痹。"金元时期严用和认为银屑病的发生与热邪也有关系，在《医学全书》述："肺毒热邪……生疮癣。"久居炎热潮湿之地，外感风湿热邪，袭于腠理，痹阻气血经脉，滞留于肢体、经络、关节，也可发为热痹。明代李梴在《医学入门》中写道："疥癣皆血分热燥，以致风毒克于皮肤，浮浅者为疥，深沉者为癣。"《外科正宗》曰"此等总皆血燥风毒克于脾、肺二经"，他们认为银屑病的发病是因血分燥热，感受外邪风毒所致，血分燥热日久化瘀，最终可发展为血瘀型银屑病。《医林改错》云"痹证有瘀血"，由此可见瘀血在痹证中也有致病作用。

张鸣鹤认为内生郁热、外感风热毒邪深入血分，日久热灼血凝，以致风、热、毒、瘀互结，热毒泛溢肌肤、攻注关节为其主要病因病机。风、热、毒、瘀是银屑病关节炎的根本病机，患者或因情志内伤，或因饮食失节伤及脾胃，以致郁热内生，复感风热毒邪，内外相合，热毒深入血分，血热夹风泛溢肌肤则表现为皮肤鳞屑、红斑；风热毒邪流注关节，痹阻经络，则出现关节红肿疼痛，甚则强直变形。

刘爱民认为银屑病关节炎发生多与情志相关，情志不遂影响气机，气滞则易化火；或饮食不节，脾胃失和，气机不畅，郁久化火，内生血热，复受风热毒邪而发病。病久则耗伤阴血，化燥生风，气血凝结，肌肤失养，日久可进一步致血瘀。在此基础上，感风湿毒热或气血失和，经络痹阻或经脉失养，则生关节痹证。此病有血热证、血燥证、血瘀证、外寒内热证和阳虚外寒证。血热证血热大多为表象，探其根多源于风热蕴毒、积热入血、肝经郁热、湿热内蕴入血分等；血燥多来源于热耗阴血、血虚逢热化燥、气血两虚、郁热留滞等；血瘀来源于血热日久而瘀、阴血亏虚郁热留滞等。

林昌松认为虽然"风寒湿三气杂至，合而为痹"，但本病关键病因病机为湿邪久聚，风、寒、热、瘀等邪夹湿壅滞血脉致脉道不利，筋骨失养，肌肤失濡。湿是在本病的发生中为最重要的因素，脉道不利为本病发生的另一关键。

从上可知，中医学认为风寒湿热四邪以及血瘀为银屑病关节炎发病的关键因素。

二、临床诊断

（一）辨病诊断

1. 临床诊断

（1）诊断分类标准

2006 年的 CASPAR（Classification criteria for the Study of Psoriatic Arthritis）分类标准（表 25-1）患者存在炎症性关节病（关节炎、脊柱炎或肌腱端炎），且下表 5 项中总计得分 ≥ 3 分者，可诊断为 PsA。

表 25-1　CASPAR 分类标准

项目		计分 / 分	具体诊断标准
银屑病的证据	现病史	2	就诊时经风湿病医师或皮肤病医师判断，有银屑病皮损或头皮病变表现
	个人史	1	由患者本人、家庭医师、皮肤病医师、风湿病医师或其他有资质的医护人员证实，曾患有银屑病
	家族史	1	患者报告其一级或二级亲属中有银屑病病史
银屑病甲萎缩		1	体检发现典型的银屑病甲萎缩，包括甲剥离、顶针样改变、过度角化等
类风湿因子检查阴性		1	类风湿因子检测可用凝胶法之外的其他任何方法，但最好采用酶联免疫吸附试验或比浊法。结果判读应依据当地实验室检查的参考值范围
指（趾）炎	现病史	1	整根手指（足趾）肿胀
	既往史	1	由风湿病医师记录的指（趾）炎病史
由风湿病医师记录的指（趾）炎病史		1	手足 X 线平片关节边缘可见边界不清的骨化（需排除骨赘）

Moll 和 Wright 的 PsA 分类标准：

同时符合以下①②③者分类为 PsA，即：

①至少有一个关节炎并持续 3 个月；

②至少有银屑病皮损和（或）一个指（趾）甲上有 20 个以上顶针样凹陷的小坑或甲剥离；

③血清 IgM 型 RF 阴性（滴度 < 1 : 80）。

如果 RF 阳性需排除银屑病和类风湿关节炎的合并存在。银屑病患者仅表现为远端指间关节受累也可能造成诊断的麻烦，因为银屑病也可和骨关节炎合并存在。

（2）临床分类

①非对称性寡关节炎：占 70%，此型最具诊断特异性。以手、足远端或近端指（趾）间关节为主，膝、踝、髋、腕关节亦可受累，分布不对称，因伴发远端和近端指（趾）间关节滑膜炎和腱鞘炎，受损指（趾）可呈现典型的腊肠指（趾），常伴有

指（趾）甲病变。约 1/3 甚至 1/2 此型病患者可演变为多关节炎类型。

②对称性多关节炎型：占 15%，受侵犯关节数目较多且呈对称性，与类风湿关节炎表现类似，病变以近端指（趾）间关节为主，可累及远端指（趾）间关节及大关节，如腕、肘、膝和踝关节等，伴随的腊肠趾有助于与类风湿关节炎相鉴别。

③残毁性关节型：约占 5%，是银屑病关节炎的严重类型。好发于 20～30 岁，受累指、掌、跖骨可有骨溶解，指节常呈杯中铅笔征象及严重的指、趾缩短畸形，即所谓的望远镜式的"套叠"现象。也可出现关节强直、畸形，伴发热和骶髂关节炎。此型的皮肤银屑病常广泛而严重，为脓疱型或红皮病型。

④远端指间关节型：占 5%～10%，病变累及远端指间关节，为典型的银屑病关节炎，通常与银屑病指甲病变相关。

⑤脊柱病型：约 5% 为年龄大的男性，以脊柱和骶髂关节病变为主（常为单侧或节段性），下背痛或胸壁痛等症状可缺如或很轻，脊柱炎表现为韧带骨赘形成，严重时可引起脊柱融合，骶髂关节模糊，关节间隙狭窄甚至融合，可影响颈椎导致寰椎和轴下不全脱位。

2. 相关检查

目前尚缺乏特异性实验室检查指标和辅助检查手段，其确诊通常需要结合临床特点综合判断。

（1）实验室检查　本病无特异性实验室检查，病情活动时血沉加快，C- 反应蛋白增加，IgA、IgE 增高，补体水平增高等。滑液呈非特异性反应，类风湿因子阴性，5%～16% 患者出现低滴度的类风湿因子。2%～16% 患者抗核抗体低滴度阳性。约半数患者 HLAB-27 阳性，且与骶髂关节和脊柱受累显著相关。

①血常规：在病情活动期，多有不同程度的白细胞增多和血小板增多，以中性粒细胞为主。

②炎症指标：血沉与 PsA 炎症反应的程度一致，特别是在多关节炎型患者中，可反映皮肤病变的严重性。但血沉为特异性指标，受到贫血、药物等许多因素的影响；C- 反应蛋白是评价 PsA 病情活动性的最敏感和最有效的指标，有效的治疗可以使其水平下降，通常比血沉的变化更敏感；但是 CRP 反映的是整个机体的炎症水平，故也并不是 PsA 的特异指标，而且有时候与某一个单关节的变化可能不一致。

③尿常规：重叠瑞特综合征者可见有不同程度的尿道炎改变，但尿培养无细菌生长。前列腺液镜检可见炎性细胞。

④免疫球蛋白：血清免疫球蛋白水平的升高幅度与 PsA 病程和严重程度有关。部分 PsA 患者可以出现高血球蛋白血症、免疫球蛋白 A（IgA）水平升高，并且 IgA 血清浓度与 CRP 水平显著相关，可作为 PsA 病情活动的观察指标之一。

⑤免疫学指标：类风湿因子、LE 细胞及抗核抗体均阴性。PsA 患者如出现 HLA-B27 阳性提示患者可能会出现中轴关节受累。

（2）影像学检查

①X 线：基本表现为关节周围软组织肿胀、关节间隙狭窄或增宽、骨质侵蚀、骨质增生、骨膜反应、骨强直及韧带附着点处骨质增生。手和足的小关节呈骨性强直，指间关节破坏伴关节间隙增宽，末节指骨茎突的骨性增生及末节指骨吸收，近端指骨变尖和远端指骨骨性增生，造成"带帽铅笔"样畸形。

②CT：主要表现在骶髂关节的改变，骶髂关节间隙狭窄，关节面毛糙，周围软组织增生硬化，关节韧带骨化，关节处骨刺样增生等。

③MRI：可见炎症、水肿及周围组织

的改变，区别 PsA 和类风湿关节炎。

④超声：对前期诊断具有重要的作用。可观察周围炎症、关节积液及血流状况。若纤维结构模糊，边缘不规则血流信号增强，血管增生，关节面毛糙连续性较差，则可以辅助诊断。

（二）辨证诊断

1. 风寒痹阻证

临床证候：多见于儿童或初发病例。皮损多发生于头皮或四肢，红斑不明显，鳞屑白厚，风邪盛则关节疼痛游走不定或寒邪盛则关节剧痛固定不移。症状遇冷加重，伴畏寒肢冷，腹胀便溏，舌淡苔白，脉弦紧。

辨证要点：皮损红斑不明显，鳞屑白厚，关节疼痛游走不定或剧痛固定不移，遇冷加重，得热则舒。舌淡苔白，脉弦紧。

2. 湿热蕴结证

临床证候：皮损色红，多见于掌跖及关节屈侧和皮肤褶皱处，痂屑黏腻，或见脓疱，关节热痛肿胀，或有积液。伴神疲乏力，纳呆，四肢酸沉，大便黏腻不爽。舌红，苔黄腻，脉滑数。

辨证要点：皮损色红，痂屑黏腻，或见脓疱，关节肿胀热痛，或有关节积液，舌红，苔黄腻，脉滑数。

3. 热毒炽盛证

临床证候：皮肤焮红发热，可见密集小脓点，层层鳞屑，瘙痒剧烈，抓之出血，旧疹未退即见新疹，关节灼痛，全身症状见发热，心烦易怒，口干咽燥、渴喜冷饮，眠差，大便干，小便黄赤，舌红绛，苔黄或少，脉洪数。

辨证要点：皮肤焮红发热，关节热痛，全身症状见发热，心烦，口渴喜冷饮，大便干，舌红绛，苔黄或少，脉洪数。

4. 风热血燥证

临床证候：病程较久，皮疹多呈斑片状，颜色淡红，鳞屑减少，干燥皲裂，自觉瘙痒，伴口咽干燥，舌质淡红，苔少，脉缓或沉细。

辨证要点：皮肤干燥皲裂，鳞屑减少，自觉瘙痒，口咽干燥，舌质淡红，苔少，脉缓或沉细。

5. 肝肾亏虚证

临床证候：病程迁延不愈，皮损红斑色淡，大多融合成片，关节疼痛僵硬，腰膝酸软，头晕耳鸣，舌黯红，苔白，脉沉缓。

辨证要点：病程迁延不愈，皮损红斑色淡，关节疼痛僵硬，腰膝酸软，头晕耳鸣，舌黯红，苔白，脉沉缓。

三、鉴别诊断

（一）西医学鉴别诊断

当关节炎患者有典型的银屑疹时，诊断较易，但尚未出现皮疹或皮疹被忽略时易与其他疾病混淆，常需与下列关节炎性疾病相鉴别。

1. 类风湿关节炎

虽二者均有小关节炎，但类风湿关节炎多发于女性，伴明显晨僵，类风湿因子及抗环瓜氨酸多肽抗体等抗体阳性，X 线早期可见骨质疏松，中晚期可有囊性变、关节间隙狭窄或关节融合。无银屑病皮损、特殊指甲病变及特殊的 X 线表现，如笔帽样改变。

2. 强直性脊柱炎

脊柱关节炎型和寡关节炎型银屑病关节炎易于强直性脊柱炎混淆。但强直性脊柱炎多见于青年男性，腰痛为突出表现，夜间疼痛明显、翻身困难，晨起僵硬，活动可缓解。部分强直性关节炎患者可伴有外周关节表现，多以下肢为主，膝、髋受累最多，90% 以上的患者 HLA-B27 阳性，有影像学的骶髂关节炎的改变。银屑病关节炎有银屑病皮损和指甲改变；可见多关节受累、远端关节受累、腊肠指（趾）、指（趾）甲病变，常有银屑病家族史，X线单侧骶髂关节炎和跳跃性的椎体骨赘有助于银屑病关节炎的诊断。

3. 骨性关节炎

对于仅有远端指间关节受累的银屑病关节炎需与骨性关节炎相鉴别。骨性关节炎多见于老年人，以关节疼痛为主，活动时疼痛明显，休息后缓解，无银屑病皮损和指甲病变，可有赫伯登（Heberden）结节、布夏尔（Bouchard）结节。X线可见增生性改变，无骨质侵蚀。

4. 痛风

银屑病活动期患者血尿酸常增高，其关节炎若表现为急性单关节或小关节滑膜炎，并有高尿酸血症时，易误诊为痛风。但痛风有典型的发作史，发作前患者常有过度疲劳、暴饮暴食、酗酒等诱因，并对秋水仙碱治疗有效。慢性反复发作常有痛风石形成。

（二）中医学鉴别诊断

银屑病关节炎属中医学"白疕"与"痹证"范畴，属两病合病症状，故中医鉴别应将二病的中医鉴别诊断相结合。临床应与风热疮合并痹证相鉴别，风热疮好发于躯干、四肢近端；特征性皮疹为椭圆形红斑，上覆糠秕状鳞屑，长轴与皮纹走向一致，无薄膜及筛状出血现象。白疕皮损可发生于身体各处，皮损为大小不等的红色斑片，其上覆有较厚的银白色鳞屑，搔抓后可见出血点，病程较长，较风热疮更常见关节疼痛。

四、临床治疗

（一）提高临床疗效的要素

（1）早期诊断 银屑病关节炎的特征是既有关节炎又有银屑病，而且多数患者先有银屑病，特别是约有80%的患者有指（趾）甲变形和损害，如甲下角质增生、甲板增厚、浑浊、失去光泽、血甲、表面高低不平等。而这种情况在单纯银屑病患者中仅有20%。对那些只有关节炎而无银屑病史者，应仔细检查头皮及肘关节等伸侧皮肤好发部位，是否有不易被发现的皮损存在，对本病早期诊断有意义。

（2）早期治疗 对于提高疾病的预后非常重要，PsA在疾病发生的前两年内骨侵蚀发生率高达47%。本病为慢性反复进行性、关节性疾病。病因不完全清楚。迄今为止，治疗方法不少，但仍无满意疗法。因此应采取综合疗法，多学科协作，中西医结合，发挥各自的长处，使病情得到早期有效控制。本病临床类型较多，治疗也应因人而异，兼顾皮损与关节炎。

（二）辨病治疗

银屑病关节炎的治疗目的是通过控制炎症症状，改善皮损，预防关节骨质破坏，使患者可以正常参与社会生活。

1. 一般治疗

适当休息，避免过度疲劳和关节损伤，注意关节功能锻炼，忌烟、酒和刺激性食物。

2. 药物治疗

（1）非甾体抗炎药（NSAIDs） 适用于轻、中度关节炎，可减轻炎症。但对皮肤损伤和关节毁坏无效。常用的有阿司匹林、布洛芬、吲哚美辛、双氯芬酸等，可根据患者耐受能力、临床疗效及经济条件选择一种口服。治疗剂量应个体化，一种NSAIDs足量使用1～2周无效后可更改为另一种。避免同时服用两种及以上NSAIDs。

（2）改善病情抗风湿药（DMARDs） 防止病情恶化及延缓关节组织的破坏，有关节炎和预后不良因素的患者建议尽早使用。单用一种 DMARDs 无效时可联合用药。以下简述几种常用的 DMARDs。

①甲氨蝶呤：为氨蝶呤的衍生物，甲氨蝶呤通过与叶酸竞争性结合二氢叶酸还原酶而阻碍快速增生的表皮细胞合成 DNA，抑制 T 淋巴细胞、B 淋巴细胞以及细胞因子的分泌，对银屑病有较好疗效，对皮损和关节炎均有效，可作为首选药。该药适用于红皮病型、脓疱型以及有广泛性皮损者。可以口服、肌内注射或静脉注射，每周用量 20～25mg，或每天口服 2.5mg，连服 5 天，停药 2 天，再服 5 天，再停药 7 天。但该药的中毒剂量和治疗剂量接近，安全范围较窄，使用时要严格选择适应证。PsA 患者使用甲氨蝶呤造成肝损害的风险可能比类风湿关节炎患者更大。服药期间应定期查血常规和肝功能。

②柳氮磺吡啶：可以降低血沉、减轻疼痛、缩短晨僵时间，可以改善外周关节炎和皮肤病损，但不可阻止关节损伤的进展。使用方法：每日小剂量开始，之后每周增加适宜剂量，如疗效不明显可增至最大量（需要遵医嘱），服药期间应定期查血常规和肝功能。

③来氟米特：用于中、重度患者。不仅可以改善皮损和关节症状，有研究表明也可阻止关节的影像学进展。常见不良反应有胃肠道反应、过敏、丙氨酸氨基转氨酶升高等。

④环孢素：美国 FDA 已通过将其用于重症银屑病治疗，改善皮损效果较好，对关节炎亦有效。但不良反应较多：如血压、血脂升高，手足震颤，头疼，肾脏损害等，服药期间应注意检查血常规、肝功能、肾功能、血压等指标。

⑤青霉胺：口服适宜量，口服见效后可逐渐减至维持量。青霉胺不良反应较多，长期大剂量可出现肾损害（包括蛋白尿、血尿、肾病综合征）和骨髓抑制等，但及时停药多数患者能恢复。治疗期间应定期查血、尿常规和肝肾功能。

⑥硫唑嘌呤：对皮损有效，按每日常用剂量起服用，见效后给予维持量。服药期间应定期查血常规和肝功能等。

（3）生物制剂　传统 DMARDs 无法完全达到疾病活动度或者未达到疾病完全缓解目标时，可以选择针对不同细胞因子的生物制剂。

（4）阿维 A 酯　属芳香维 A 酸类，用于治疗银屑病皮肤损害。口服适宜剂量（遵医嘱）。病情缓解后逐渐减量，疗程 4～8 周，肝肾功能不正常及血脂过高，孕妇、哺乳期妇女禁用。长期使用可使脊柱韧带钙化，因此中轴病变应避免使用。该药有潜在致畸性和体内长期滞留，所以患者在服药期间和停药后至少避孕一年。用药期间注意定期监测肝功能及血脂等。

（5）糖皮质激素　目前不主张全身应用此类药物，因其不良反应大，且减量或停药后可发生反跳现象，一般仅用于其他药物无效的红皮病型和泛发性脓疱型银屑病性关节炎。也有学者认为口服小剂量糖皮质激素可缓解患者症状，可作为 DMARDs 起效前的"桥梁"作用。

（6）天然药物制剂（雷公藤）　雷公藤多苷每日分 3 次饭后服（剂量遵医嘱）。

（7）局部用药

①关节腔注射长效皮质激素类药物：单关节炎或寡关节炎关节腔注射有效，选择性注射激素可改善肌腱炎。但不应反复使用，一年内不宜超过 3 次，同时避开皮损处，过多的关节腔穿刺除了易并发感染外，还可发生类固醇晶体性关节炎。

②银屑病皮损局部用药：依据皮损类型、病情等不同而选用不同药物。如外用糖皮质激素一般用于轻、中度银屑病，使用不当或滥用尤其是大剂量情况下可导致

皮肤松弛、变薄和萎缩。焦油类制剂易污染衣物，有异味，一般可在睡眠时服用。此类药物除引起皮肤激惹现象，很少有其他不良反应。蒽林对寻常型银屑病有效，但使用不便及其不良反应限制其广泛应用。外用维生素 D_3、钙泊三醇用于中度银屑病治疗，有一定不良反应，但无污染和异味，不推荐用于面部和生殖器皮肤及妊娠期妇女和儿童。水杨酸制剂通常用于糖皮质激素、蒽林或煤焦油制剂的联合治疗，以提高这些药物的效果。他扎罗汀是用于治疗银屑病的外用视黄醛或维生素 A 衍生物，可调节角质形成细胞的分化异常，改善角质形成细胞的过度增殖，促进炎症消退。最明显不良反应是使皮肤变为亮红色，常使人误认为病情恶化，一般不用于皮肤皱褶处，如腹股沟和眼睛周围。其他有黑馏油软膏、喜树酊溶液等。

3.非药物治疗

（1）光化学疗法　口服甲氧沙林，2小时后照射长波紫外线，对银屑病皮损疗效较好，有报道关节炎的症状也能相应的减轻。

（2）物理疗法　短波电疗法、超声疗法、全身矿泉热水浸浴法、全身蒸气浴法。

（3）麻醉疗法　星状神经节阻滞、指关节滑膜注药疗法、骶髂关节滑膜注药疗法、膝关节滑膜注药疗法。

（三）辨证治疗

1.辨证论治

（1）风寒痹阻证

治法：祛风散寒，活血通络。

方药：黄芪桂枝五物汤合身痛逐瘀汤加减。

组成：生黄芪 20g，桂枝 12g，秦艽 15g，羌活 15g，当归 15g，桃仁 10g，红花 10g，乌梢蛇 15g，川牛膝 20g，地肤子 12g，炙甘草 6g。

（2）湿热蕴结证

治法：清热利湿，祛风活血。

方药：四妙散合身痛逐瘀汤加减。

组成：苍术 10g，黄柏 12g，生薏仁 20g，秦艽 15g，羌活 15g，白鲜皮 20g，苦参 12g，茯苓 30g，猪苓 15g，桃仁 10g，土茯苓 30g，川牛膝 20g。

（3）热毒炽盛证

治法：清热解毒，活血凉血。

方药：解毒清营汤加减。

组成：金银花 30g，连翘 20g，蒲公英 20g，板蓝根 20g，生地 20g，牡丹皮 20g，知母 15g，生石膏 60g，石斛 15g，赤芍 20g，丹参 20g，水牛角 30g。

（4）风热血燥证

治法：解毒祛风，凉血润燥。

方药：消风散加减。

组成：金银花 20g，蒲公英 20g，生地 30g，牡丹皮 20g，赤芍 20g，丹参 20g，蝉蜕 10g，石斛 15g，苦参 12g，知母 15g，生石膏 30g，地肤子 20g。

（5）肝肾亏虚证

治法：补益肝肾，祛风活血。

方药：大补元煎合身痛逐瘀汤加减。

组成：生地 20g，熟地 20g，当归 15g，杜仲 12g，山茱萸 12g，枸杞子 15g，秦艽 15g，桃仁 10g，红花 10g，羌活 12g，川芎 12g。

2.外治疗法

（1）中药湿渍法　中药湿渍是中药药膏湿敷结合 TDP 照射患处的一种外治法。以达到清热解毒、燥湿止痒等目的。推荐中药组成：马齿苋、生地榆、黄芩、黄柏等。

（2）中药熏蒸法　选取鸡血藤、忍冬藤、雷公藤、土茯苓、桂枝、黄芪等有养血解毒、润肤止痒、疏通经络、活血化瘀等功效。操作时要注意温度，小心烫伤。

（3）中药淋洗法　选取大青叶、侧柏

叶、桑叶、皂角、连翘、丹参、蛇床子等具有清热解毒、祛风止痒等功效的汤剂煎汤淋洗，适用于头部银屑病皮损。操作时要注意温度，小心烫伤。

（4）外用药膏涂擦　黄连膏、青黛膏、黄连紫草膏等有清热解毒、软坚散结、活血化瘀、润肤止痒等功效的药膏，适用于各类银屑病皮损。

（5）中药封包疗法　将药物打成细粉，放入绢布袋，扎紧后加热至50℃左右。先使皮肤间断接触药袋，耐受后将封包放在患者皮肤上，通过远红外线将药力导入皮肤。适应证：寻常型银屑病表现静止期、退行期。注意温度控制，避免烫伤；皮肤出血忌用。

（6）火针疗法　常规消毒皮肤，点燃酒精灯，左手持酒精灯，右手持1寸毫针，酒精灯加热针体，直至针尖烧至红白，迅速浅刺、轻刺皮疹部位，密度0.2～0.3cm，直至皮疹区布满刺点，1次/周，5次为1个疗程。适应证：银屑病关节炎寻常型银屑病表现的静止期及退行期注意刺后24小时不沾水避免感染，伤口可用碘伏消毒。

3. 成药应用

（1）昆仙胶囊　补肾通络，祛风除湿；主治银屑病关节炎属风湿痹阻兼肾虚证；用法：2粒/次，3次/日，饭后口服。

（2）克银丸　清热解毒，祛风止痒；用于皮损基底红，舌基底红，便秘，尿黄属血热风燥型的银屑病；用法：100粒/次（1袋），2次/日，口服。

（3）白芍总苷胶囊　养血柔肝，缓急止痛；用于银屑病关节炎属于肝血亏虚证；用法：每次600mg，2～3次/日，口服。

（四）名医诊疗特色

1. 李发枝

李老认为银屑病关节炎从血论治是辨证论治的要点，血热－血燥－血瘀的演变贯穿整个疾病的始终，治疗上要兼顾血热、血燥、血瘀。血热证是发病之始，也是病情转化的关键。以热盛化火，动血生风为病机的，治宜清热凉血、祛风散邪，在清热凉血药物基础上配伍祛风散邪，可使深入血分之热，得以透散；将清、润、化、散治疗原则贯穿于治疗始终。针对此类银屑病关节炎，李发枝自拟凉血祛风汤，药物组成有土茯苓、莪术、乌梅、紫草、槐花、生地黄、牡丹皮、甘草、丹参、蝉蜕、防风、白鲜皮。风盛瘙痒明显者，加乌梢蛇、地肤子；鳞屑较多、脾虚湿盛者，加白术、薏苡仁；皮损肥厚色暗者，加三棱、浙贝母；关节肿痛明显者，加黄柏、苍术；关节疼痛为主、无明显肿胀者，加忍冬藤、青风藤；红斑糜烂、有渗出者，加萆薢、泽泻；脓疱泛发者，加苦参、黄柏（或半夏泻心汤）。急则治标，缓则治本，缓解期，重在调理脏腑气血津液，以减少复发、防止病情恶化，同时注重调理情志。

2. 刘爱民

刘爱民认为银屑病关节炎就是寻常银屑病的变证，治疗时要注重整体观念，可能皮损和关节症状变证不符，局部与整体变证不符，此时需坚持原有辨证体系和思路不变，兼顾他证，不能只顾皮损只顾关节，反之亦然。如皮损为血燥，遵照变证辨证体系，审查病因为气血两虚，郁热留滞，理当圣愈汤加栀子、紫草等成方；而关节表现为红肿伴疼痛，符合湿热阻络证，此时要在圣愈汤基础上加清热除湿、通利关节的药物。

刘爱民在诊治银屑病关节炎时善于运用虫类药以及土茯苓、雷公藤等药物。虫类药如蜈蚣、全蝎都可起到祛风通络止痛的作用；土茯苓善于除湿通络、清热消肿，现代研究发现，其乙酸乙酯部位具有很好的消炎镇痛作用；雷公藤通络活血之功效较强，其活性成分雷公藤甲素通过多种途径发挥免疫抑制作用及抗炎活性。

3. 沈丕安

沈丕安认为 PsA 与自身免疫有关，与对紫外线不敏感也有关。治疗时两类药十分关键，一类是有免疫抑制作用的中药，如生地黄、土茯苓、黄芩、黄连、牡丹皮、赤芍、当归、郁金、地肤子、荆芥、蝉蜕等；另一类是可以促进紫外线吸收的中药，如补骨脂、紫苏。白鲜皮、虎杖、紫草三药兼有这双重作用，宜大剂量使用。

4. 张鸣鹤

张鸣鹤认为热毒与风湿类疾病关系极为密切，同样也是诱发银屑病关节炎的根本因素，故治疗上清热解毒应贯穿始终。用药常选白花蛇舌草、半枝莲、连翘，以白花蛇舌草最为常用。银屑病关节炎热毒入血分时，在清热解毒的同时需配伍清营凉血药物，多选青黛、紫草、水牛角、牡丹皮、赤芍。外感风湿之邪是诱发银屑病关节炎的重要因素，临证处方时可配伍祛风药以祛癣止痒。随着病程的发展，热灼血凝，往往涉及血瘀为患，要注意活血化瘀的应用。同时注重顾护脾胃，虽不为主要治法，但可防止苦寒之清热解毒药损伤脾胃。

5. 王玉玺

王教授认为营卫郁滞、风盛血燥为银屑病的基本病机，应根据分期随症加减。进行期患者多由湿热内蕴，复感外邪而诱发，临床表现为皮损色鲜红，鳞屑多，瘙痒明显，并相继有新发皮损，或伴有肢体困重、大便秘结、小便黄赤等，舌红苔黄腻，脉滑数或浮滑。治疗宜清热凉血、祛风除湿，方以消风散加减。若患者秋冬发病（或复发），或在寒冷时节皮损增多，皮疹色淡，鳞屑银白，多在人体上部及暴露部位，遇寒加重，畏寒肢冷，少汗或无，便溏，舌淡苔薄白，脉沉细或缓。辨为风寒挟湿之证，治以祛风散寒化湿，王教授

自拟祛风败毒汤（荆芥、防风、羌活、独活、苍术、威灵仙、当归、川芎、乌梢蛇、蜈蚣、白鲜皮、甘草）治疗。

6. 查旭山

查旭山认为临床上虽多从血热、血瘀、热毒等阳性证候对银屑病关节炎进行辨证论治，但随着现代人生活习惯的改变，关节型银屑病患者可表现出阳虚寒凝的特点。阳虚无以温煦经脉，血脉通行不畅，瘀血凝滞，故可见银屑病之出血点、斑丘疹等典型表现；瘀血不去，新血难生，血虚风燥，肌肤失养，故可见银白色鳞屑、薄膜、出血点等典型症状。治疗需明辨寒热真假。

五、预后转归

病程漫长，可持续数十年，甚至可迁延终身，易复发。预后一般较好，少数受累关节较多、皮损严重的患者关节破坏和畸形的风险较高。有银屑病家族史，发病年龄小于 20 岁，HLA-DR3/DR4 阳性、侵袭性关节病变或多关节病变及有广泛皮肤病变者预后较差。本病本身很少引起死亡，然而糖皮质激素和细胞毒药物治疗可引起致命的并发症，如严重感染、消化性溃疡及穿孔等对生命威胁较大。

六、预防调护

（1）避免外邪、精神创伤、紧张、外伤等诱因；积极防治感染。

（2）养成良好的饮食习惯，忌食辛、辣食物的刺激；生活规律，保持舒畅的心情，加强身体锻炼，提高机体免疫力。

（3）注意皮肤清洁卫生，防止皮肤感染。

（4）提高对银屑病的认识，本病无传染性，经积极治疗可以缓解。

七、专方选要

（1）消疕通络汤　生地黄 15g，牡丹皮

10g，女贞子 10g，墨旱莲 10g，黄柏 10g，牛膝 10g，苍术 10g，丹参 10g，薏苡仁 15g，川芎 10g，威灵仙 10g，鸡血藤 10g，杜仲 10g，甘草 6g。联合甲氨蝶呤治疗湿热痹阻型 PsA 能改善患者各项观察指标，且未加重不良反应，其疗效优于单用甲氨蝶呤。

（2）自拟方抑免汤　生地黄 30g，连翘 20g，牡丹皮 15g，赤芍 15g，黄芩 15g，土大黄 10g，虎杖 15g，土黄芪 15g，徐长卿 15g，功效：滋阴凉血，清热止痒；适用于血热内蕴型银屑病。

（3）养血解毒汤　天麦冬各 10g，当归、丹参、玄参、露蜂房各 15g，鸡血藤、生地、白茅根、土茯苓、白鲜皮各 30g，水煎服。养血滋阴润肤，用于银屑病血虚血燥型的治疗。（《风湿病中医临床诊疗丛书》）

（4）祛风败毒汤　荆芥 10g，防风 10g，苍耳子 10g，羌活 10g，独活 15g，威灵仙 15g，当归 12g，川芎 10g，乌梢蛇 30g，蜈蚣 2 条，白鲜皮 15g，水煎服。祛风败毒，润燥通络。主治寻常型银屑病静止期。（《风湿病中医临床诊疗丛书》）

（5）凉血润燥饮　生地 30g，丹皮 9g，紫草 15g，茜草 12g，黄芩 9g，大青叶 15g，玄参 9g，麦冬 6g，石斛 9g，天花粉 9g，白蒺藜 9g。水煎服。凉血清热，滋阴润燥，治疗毛发红糠疹，头皮、颜面、双肘、膝部皮肤发红脱屑、瘙痒。（《朱仁康临床经验集》）

（6）清热养阴除湿丸　金银花、连翘、半枝莲、虎杖、生地黄、白芍等。功效：养阴清热、消肿止痛；主治：肺胃热盛引起的银屑病急性期。

（7）复方青黛丸　马齿苋、土茯苓、白鲜皮、白芷、青黛、紫草、丹参、蒲公英、贯众、粉草薢、乌梅、五味子、山楂、建曲。功效：清热解毒，化瘀消斑，祛风止痒；主治：血热引起的银屑病等。

八、评价及瞻望

PsA 的治疗目的在于改善临床症状，延缓关节破坏。临床选择治疗方案应遵循个体化，综合考虑疗效、费用以及安全性等多方面问题。长期使用非甾体抗炎药物、抗风湿药、糖皮质激素治疗不良反应明显；生物制剂虽不良反应小，但因价格较高，给患者带来的经济负担较大。中医药结合治疗，疗效明显且价格低廉，具有优势。结合患者不同情况选择中西医结合治疗，即可改善患者症状，又能减轻不良反应。但中医治疗也有不足之处，各医家对于 PsA 的辨证分型和治疗方法尚无统一；远期疗效观察较少；中医药治疗本病机制尚未完全明确。在以后的临床工作中，需规范中医辨证分型及治疗方案；探究本病的发病机制及中医药治疗方面的物质基础和作用机制。

参考文献

［1］Yang Q，Qu L，Tian H，et al. Prevalence and characteristics of psoriatic arthritis in Chinese patients with psoriasis. J EurAcad Dermatol Venereol. 2011，25（12）：1409-1414.

［2］魏士雄，袁铭崎，赵雪婷，等. 银屑病性关节炎影像学表现及诊断要点［J］. 西部医学，2019，31（11）：1797-1800.

［3］李玲玉，彭江云，杨会军. 银屑病关节炎的中医治疗研究进展［J］. 云南中医学院学报，2013，36（05）：91-94.

［4］皮肤科分会银屑病中医治疗专家共识（2017 年版）［J］. 中国中西医结合皮肤性病学杂志，2018，17（03）：273-277.

［5］马丛，张秦，邵培培，等. 清热养阴除湿丸治疗湿热型银屑病关节炎疗效及安全性的随机对照研究［J］. 北京中医

药, 2017, 36（10）: 877-881.

[6] 张子扬, 周淑娟, 辛凯. 李发枝教授凉血祛风汤治疗银屑病关节炎经验 [J]. 风湿病与关节炎, 2019, 8（11）: 43-45+54.

[7] 徐胜东, 韩冰莹, 刘爱民. 刘爱民教授辨证论治银屑病关节炎经验 [J]. 风湿病与关节炎, 2018, 7（06）: 52-53+67.

[8] 王鹏飞, 李仓廪, 李作强, 等. 张鸣鹤治疗银屑病关节炎经验 [J]. 中医杂志, 2019, 60（14）: 1185-1187.

[9] 杨美凤, 史周薇, 韩隆胤. 林昌松教授诊治银屑病关节炎经验 [J]. 中医研究, 2020, 33（05）: 35-39.

[10] 谢娟, 席建元, 李小鹏. 消疕通络汤联合甲氨蝶呤治疗银屑病关节炎湿热痹阻证临床观察 [J]. 广西中医药, 2019, 42（06）: 21-23.

[11] 邓婉莹, 陆泽楷, 黄树宏, 等. 查旭山教授运用通脉四逆汤加减治疗关节型银屑病经验 [J]. 四川中医, 2018, 36（04）: 20-22.

[12] 王晶亚, 朴勇洙, 贺春雪, 等. 国医大师卢芳自拟抑免汤治疗湿热血瘀型银屑病关节炎经验 [J]. 湖南中医药大学学报, 2018, 38（08）: 849-852.

[13] 孙剑, 陈朝蔚, 虞胜, 等. 沈丕安治疗银屑病性关节炎经验 [J]. 中医杂志, 2012, 53（17）: 1510-1511.

第二十六章　反应性关节炎

反应性关节炎（reactive arthritis，ReA）是一种急性、无菌性、炎性关节病，是继发于身体其他部位（如肠道、泌尿生殖道、呼吸道）感染之后而出现的急性非化脓性关节炎。Aho 于 1973 年首次提出反应性关节炎这一概念。除关节表现外，常伴一种或多种关节外表现。赖特综合征（Reiters syndrome，RS）是具有关节炎、尿道炎及结膜炎三联征的反应性关节炎，指某些特定的泌尿生殖系或胃肠道感染后短期内发生的一类外周关节炎，为经典反应性关节炎中的经典。近年发现，包括细菌、病毒、衣原体、支原体、螺旋体等在内的绝大多数微生物感染后均可引起反应性关节炎，因此广义的反应性关节炎范围甚广，是临床上常见的关节炎之一。中医学中无反应性关节炎的病名，根据本病以感染后关节疼痛为主要表现，可将其归属中医"痹证""肠痹"等范畴。

一、病因病机

（一）西医学认识

1. 流行病学

反应性关节炎多发生于 18 ～ 40 岁，也可见儿童及老年人。国外发病率在 0.06% ～ 1%，国内尚无相关的流行病学数据报道。男女发病率无明显不同。本病无地域差异，可发生于世界各地。反应性关节炎的临床表现轻重不一，轻症病例甚至并不引起注意。因此，本病的确切发病率较难统计。芬兰的调查发现，在成人中，反应性关节炎的发病率为 30/10 万。而在沙门菌、志贺菌和弯曲菌肠道感染的患者中，反应性关节炎的发病率可高达 8% ～ 10%。

2. 发病机制

（1）感染　绝大多数微生物感染后均可引起反应性关节炎，目前有报告将其分为三大类型。①细菌性腹泻后发病型：主要为沙门菌、志贺菌、耶尔森菌、弯曲菌、弧菌；②非淋病性尿道炎后发病型：主要为衣原体；③链球菌感染后发病型：主要为链球菌、引起扁桃体炎（扁桃体隐窝脓肿）的其他许多细菌；此外还有支原体、布氏杆菌、Bedsonis 病毒、肺炎衣原体等。目前感染在发病中机制并不清楚，有学者认为，肠道的感染所致的肠壁炎症会导致肠道的通透性增加，进而对于循环的免疫复合物的再次吸收，致使抗原物质堆积在关节使关节产生炎性反应。

（2）遗传标记（HLA-B27）　反应性关节炎多数患者 HLA-B27 阳性，其发病相对风险是 HLA-B27 阴性者的 50 倍，并且病情重，持续时间长，患者亲属中骶髂关节炎、强直性脊柱炎和银屑病发病数均高于正常人群。肠道及泌尿生殖道感染引起的反应性关节炎多与易感基因 HLA-B27 有关，而链球菌、病毒、螺旋体导致的反应性关节炎一般无 HLA-B27 因素参与。

关于 HLA-B27 及感染如何引起关节炎有多种假说，但均未定论，主要的两大假说是：① HLA-B27 为 T 淋巴细胞的免疫反应提供攻击的目标；② HLA-B27 促使病原菌在机体组织包括滑膜中持续存在。

（二）中医学认识

中医对该病的认识属于痹症中"痹症""肠痹"等范畴。《内经》中记载"风寒湿三气杂至合而为痹"，明确指出风寒湿之邪侵袭人体是痹症的主要外因。而正气不足当为风湿痹症之内因，此即所谓"风雨寒热不得虚，邪不能独伤人"。杨敏等认为风寒湿痹外袭，日久不愈，邪留经络关节，郁而化热，或外感风热之邪，与内湿合并，风湿热合邪为患，而成关节红肿疼痛、发热等症，而形成热痹。王志红等认为本病病机为邪热内郁，气血瘀滞，患者因感染、过劳后正虚不足，外感风寒湿之邪经久不去，郁而化热，故关节红肿；病久不愈，气血运行不畅，致瘀血内生，则为肿为痛。高宏敏认为，反应性关节炎属于"痹证"范畴，因正气亏虚，卫外不固，复感风寒湿热之邪，邪气痹阻肢体经脉关节，导致患者气血痹阻不通而致病。因此，反应性关节炎起因为风寒湿之邪所致，而感染、过劳后正虚不足以御邪，继则外邪内侵，感邪经久不去，郁而化热，而表现红肿；病久不愈，气血运行不畅，致瘀血内生，则为肿为痛。故本病之病机当为邪热内郁，气血瘀滞。治则当清热祛邪，化瘀活血。

二、临床诊断

（一）辨病诊断

反应性关节炎类似于瑞特综合征的关节表现，如发病前 1～2 周有肠道感染史，随后患者突然关节肿痛。常累及膝、踝、趾关节和跖关节，有时也累及腕关节和指关节，常为不对称性小关节炎症，有时表现为游走性关节痛。也常见关节周围炎或肌腱附着点炎。

1. 临床诊断

（1）1996 年 Kingsley 与 Sieper 提出的反应性关节炎的分类标准

①外周关节炎：下肢为主的非对称性少关节炎。

②前驱感染的证据：a. 如果 4 周前有临床典型的腹泻或尿道炎，则实验室证据可

有可无；b. 如果缺乏感染的临床证据，必须有感染的实验室证据。

③排除引起单或寡关节炎的其他原因，如其他脊柱关节炎、感染性关节炎、莱姆病及链球菌反应性关节炎。

④ HLA-B27 阳性，反应性关节炎的关节外表现（如结膜炎、虹膜炎、皮肤、心脏与神经系统病变等），或典型脊柱关节炎的临床表现（如炎性下腰痛、交替性臀区疼痛、肌腱端炎或虹膜炎）不是反应性关节炎确诊必须具备的条件。

（2）1999 年 Sieper& Braun 诊断标准

①非对称性下肢为主的关节炎。

②前驱感染的证据。

注：除外其他风湿病；感染证据包括：发病前 4 周内有腹泻或尿道炎史；大便培养阳性；晨尿或泌尿生殖道拭子，查沙眼衣原体阳性；抗耶尔森和抗志贺菌抗体阳性；抗沙眼衣原体阳性；PCR 检查关节液体衣原体 DNA 阳性。

2. 相关检查

（1）病原体培养　有尿道炎症状者可作培养；有肠道症状时，大便培养对确定诱发疾病的微生物有帮助。然而由于抗生素的应用或感染的自然清除，所以在关节症状出现时，细菌培养常呈阴性，因此强调宜在前驱感染时进行细菌培养。另外还应做有关的细菌血清学凝集试验，如诊断耶尔森菌关节炎，有赖于其凝聚抗体滴度＞1∶160，通常急性期其效价可高达 1∶20480，一般最高峰在感染后 2 周，1 个月后开始下降。诊断沙门菌感染，其抗体滴度需≥1∶160。

（2）炎症指标　急性期有白细胞计数增高，红细胞沉降率（ESR）增快和 C-反应蛋白（CRP）升高。慢性患者可出现轻度正细胞性贫血。补体水平可增高。甲型链球菌感染可有抗"O"效价升高，通常≥500 单位。

（3）HLA-B27检测　HLA-B27阳性与中轴关节病、心肌炎和葡萄球膜炎相关，因此，该项检查对本病的诊断有辅助价值。同其他脊柱关节炎一样，患者通常为类风湿因子（RF）阴性和抗核抗体阴性。HLA-B27阳性率50%～80%。

（4）滑液检查　外观清或浑浊，白细胞升高，以多核为主。滑膜组织病理学检查表现为非特异性血管炎。

（5）放射学检查　虽然放射学检查并非诊断的必要条件。但是对于患者的评价仍非常重要。在病程的早期，放射学的表现可以是完全正常的或仅显示软组织肿胀，当关节炎反复发作，约20%的患者可出现放射学异常。最具特征性的受累部位包括足小关节、跟骨、踝和膝关节，在中轴部位则包括骶髂关节、脊柱、耻骨联合和胸肋关节等。炎症部位非对称的骨化是具有诊断价值的放射学特征。肌腱附着点特别是在跟腱、足底肌腱和筋膜处可见骨膜反应和骨侵袭。侵袭性关节可累及足小关节，有12%的患者可出现足畸形。10%的患者在疾病早期即出现骶髂关节炎。慢性反应性关节炎患者最终约有70%出现单侧（早期）或双侧（晚期）骶髂关节异常；非对称性椎旁"逗号样"骨化是反应性关节炎独特的影像学发现，多累及下3个胸椎和上3个腰椎，椎体方形变不常见。

（6）超声检查　其优势在于简便无创，在关节炎早期便能发现关节积液或滑膜增生，同时能发现早期跟腱和肌腱病变，有利于早期诊治，并可以作为对疗效和疾病进展评估的可靠手段。

（7）X线检查　可有轻度、暂时的骨质疏松或正常。未见到如瑞特综合征的骨质侵蚀和骨膜炎改变。有3%～20%急性反应性关节炎有X线骶髂关节炎，而许多患者既往没有关节炎病史。

（二）辨证诊断

中医无反应性关节炎病名，其以其病疼痛为主要表现属中医"痹证""肠痹"等范畴。辨证分型均以病机为据，故辨证诊断合而论之。

望诊：表情痛苦，关节肿胀，屈伸不利，可有皮肤红斑。舌红或淡有瘀点，苔黄腻。

闻诊：口中无异常气味。

问诊：发病前有外感或腹泻病史，可有口渴、小便短赤、便秘情况。

切诊：关节肿痛处压痛，脉或滑数，或弦数，或细弱。

1. 风湿热证

临床证候：发热恶风，汗出不解，口渴欲饮，咽部红肿疼痛，关节肿痛，局部灼热，或呈游走性，可有鼻衄，皮肤红斑，小便黄赤，大便秘结，舌质红，苔黄厚腻，脉滑数。

辨证要点：关节红肿热痛，呈游走性，小便黄赤，舌质红，苔黄厚腻，脉滑数。

2. 风寒湿证

临床证候：发热畏风、怕寒、恶寒或少汗，关节肿胀疼痛，痛有定处，皮肤肌肉酸痛，疼痛遇冷加剧，得热稍缓，面色苍白或萎黄，舌质淡胖，苔白，脉弦紧或弦缓。

辨证要点：痛有定处，遇冷加剧，得热稍缓，舌质淡胖，苔白，脉弦紧或弦缓。

3. 湿热瘀结

临床证候：关节肿痛，局部红肿，遇热加剧，得寒痛减，或有高热，烦闷乏力，活动障碍，小便黄赤，大便干结或溏，舌质红绛，苔黄腻，脉滑数。

辨证要点：可有高热，烦闷乏力，舌质红，苔黄腻，脉滑数。

4. 气虚血瘀

临床证候：病程日久，神疲乏力，心

悸气短，动则尤甚，面晦颧红，唇甲发绀，形体瘦弱，舌质紫暗，苔薄，脉细弱或结代。

辨证要点：神疲乏力，心悸气短，动则尤甚，舌质紫暗，苔薄，脉细弱或结代。

三、鉴别诊断

（一）西医学鉴别诊断

反应性关节炎需同多种风湿性疾病。如急性风湿热、痛风性关节炎和脊柱关节炎的其他类型（银屑病关节炎、强直性脊柱炎、肠病性关节炎等）相鉴别。但最重要的是排除细菌性关节炎。

1. 细菌性关节炎

是关节腔本身的细菌感染所致，多为单关节炎，急性发病，常伴高热和乏力等感染中毒症状。关节局部多有较明显的红、肿、热、痛，还可出现身体其他部位感染表现，甚至败血症表现，一般无眼炎、骶髂关节炎和皮肤黏膜损害等。关节滑液为重度炎性改变，白细胞计数常 $50 \times 10^9/L$，中性粒细胞比例多在 75% 以上。滑液培养可发现致病菌。

2. 急性风湿热

本病属于广义反应性关节炎的范畴，患者多为医疗条件较差地区的青少年，发病较急，起病前 2～3 周多有链球菌感染史，临床上常有咽痛、发热和四肢大关节为主的游走性关节炎，关节肿痛消退后不遗留骨侵袭和关节畸形，患者还常同时伴皮肤环形红斑和心肌炎，外周血白细胞增高，抗链 "O" 升高。

3. 痛风性关节炎

多发于中老年男性，最初表现为反复发作的急性关节炎，最常累及足第一跖趾关节和跗骨关节，表现为关节红肿和剧烈疼痛，多有高嘌呤饮食史，血清中血尿酸水平往往升高，滑液中有尿酸盐结晶。

4. 银屑病关节炎

本病好发于中年人，起病多较缓慢，反应性关节炎主要与其 5 种临床类型中的非对称性小关节炎型相鉴别。此型常累及近端指（趾）间关节、掌指关节、跖趾关节、膝和腕关节等四肢大小关节，少数可遗留关节残毁。银屑病关节炎患者常有银屑病皮肤和指（趾）甲病变可作为鉴别要点。

5. 强直性脊柱炎

本病好发于青年男性，主要侵犯脊柱，但也可累及外周关节，在病程的某一阶段甚至可出现类似反应性关节炎的急性非对称性小关节炎，但患者常同时有典型的炎性下腰痛和影像学证实的骶髂关节炎。

6. 肠病性关节炎

本病除可有类似反应性关节炎的急性非对称性小关节炎外，还伴有明确的肠道症状如反复腹痛、脓血便和里急后重等，纤维结肠镜检查可明确克罗恩病或溃疡性结肠炎的诊断。

7. 结核性风湿病

也称之为结核反应性关节炎，蓬塞综合征或 Poncet 病，是结核菌在体内引起的变态反应引起的非特异性、非感染性多发性关节炎，临床表现为多发性、游走性关节疼痛，可伴不同程度发热（弛张热、不规则热），亦可有关节活动受限及关节腔积液。关节症状可反复发作，有自愈和再发倾向，但不留任何关节强直和肌肉萎缩，X线片检查无关节骨质破坏。还常伴结节性红斑、皮下结节、口腔生殖器溃疡和眼疱疹性结膜炎等皮肤黏膜表现，易与反应性关节炎相混淆。结核灶活动与否，关节症状轻重并非正性相关，多数患者缺少结核中毒症状，病情变化具有周期性好转与恶化的特点，且与天气变化有明显关系，每遇寒冷或阴雨天加重，故又称结核性风湿病，辅助检查可见血沉增快、PPD 阳性及陈旧结核病灶，抗风湿治疗无效而抗结核治疗有效是鉴别要点。

（二）中医学鉴别诊断

应与痛风相鉴别：痛风与反应性关节炎均有关节的红肿热痛症状，均可反复发作。痛风关节疼痛剧烈难忍，一般发生于夜间，以足大趾多见，其次为足背、踝、足跟、腕、手指等处的关节，发病前多有饮食不节史，而反应性关节炎关节疼痛程度多较痛风轻，以膝、踝、跖趾多见，上肢关节也可见受累，发病前多有外感或腹泻等病史两者不难鉴别。

四、临床治疗

（一）提高临床疗效的要素

（1）遵照医嘱，调理饮食和忌口。

（2）坚持体育锻炼以增强体质，提高抗病能力。

（3）保持良好的精神状态，正确对待疾病，切不可急躁焦虑。

（4）注意起居，房屋多通风保持空气新鲜，避免受风、受潮，勿受凉；温水洗漱；睡前泡脚。

（5）急性期或急性发作期，有明显的红、肿、热、痛者，要卧床休息2～3周，肾虚及腰椎病患者忌性生活。

（二）辨病治疗

1. 一般治疗

口腔与生殖器黏膜溃疡多能自发缓解，无需治疗。急性关节炎可卧床休息，避免固定关节夹板以免引起纤维强直和肌肉萎缩。当急性炎症症状缓解后，应尽早开始关节功能锻炼。

2. 非甾体抗炎药（NSAIDs）

本类药物种类繁多，包括双氯芬酸钠、洛索洛芬钠、美洛昔康、吲哚美辛和塞来昔布等，但疗效大致相当。具体选用因人而异，可减轻关节肿胀和疼痛及增加活动范围。NSAIDs是本病早期或晚期患者症状治疗的首选。

3. 抗生素

对于获得性反应性关节炎，短期使用抗生素（氧氟沙星或大环内酯类抗生素）治疗并发的尿道感染可能减少有反应性关节炎病史患者的关节炎复发风险，但对于已有的关节炎本身是否有益尚缺乏证据，另外也不推荐长期抗生素治疗慢性反应性关节炎。而对于肠道型反应性关节炎，抗生素治疗常常无效，并不推荐于反应性关节炎发生之后使用。

4. 糖皮质激素

对非甾体抗炎药不能缓解症状的个别患者可短期用糖皮质激素，但口服治疗既不能阻止本病发展，还会因长期治疗带来不良反应。外用糖皮质激素和角质溶解剂对溢脓性皮肤角化症有用。关节内注射糖皮质激素可暂时缓解膝关节和其他关节肿胀。对足底筋膜或跟腱滑囊引起的疼痛和压痛可局部注射糖皮质激素治疗，使踝关节早日活动以免跟腱变短和纤维强直。必须注意避免直接跟腱内注射，这样会引起跟腱断裂。

5. 慢作用抗风湿药

当非甾体抗炎药不能控制关节炎，关节症状持续3个月以上或存在关节破坏的证据时，可加用慢作用抗风湿药，应用最广泛的是柳氮磺吡啶，对于重症不缓解者可使用甲氨蝶呤和硫唑嘌呤等免疫抑制剂。

6. 生物制剂

肿瘤坏死因子（TNF）抑制剂已成功地用于治疗其他类型的血清阴性脊柱关节炎，如强直性脊柱炎和银屑病关节炎等，目前国内上市的肿瘤坏死因子抑制剂包括依那西普、英夫利昔单抗、阿达木单抗。但对反应性关节炎尚缺乏随机对照的研究验证其有效性和安全性。一些小样本的开放研究或病例报道表明其可能有效。

（三）辨证治疗

1. 辨证分型

（1）风湿热证

治法：疏风清热，祛湿宣痹。

方药：宣痹汤合银翘散加减。

组成：防己、杏仁、滑石、连翘、山栀、薏苡仁、醋半夏、晚蚕沙、赤小豆皮、银花、牛蒡子、桔梗、豆豉、粳米、甘草。

（2）风寒湿证

治法：疏风散寒，祛湿宣痹。

方药：防风汤加减。

组成：防风、甘草、当归、茯苓、杏仁、官桂、黄芩、秦艽、葛根、麻黄。

（3）湿热瘀结证

治法：清热散瘀，祛湿活血。

方药：白虎汤合二妙丸加减。

组成：生石膏、桂枝、知母、人参、连翘、金银花、赤芍、生地、牡丹皮、甘草。

（4）气虚血瘀证

治法：益气养血，除痰化瘀。

方药：补阳还五汤合二陈汤加减。

组成：生黄芪、当归尾、赤芍、地龙、川芎、红花、桃仁、陈皮、法半夏、茯苓、甘草。

2. 外治疗法

（1）针灸法 对于上肢关节肿痛可选曲池、合谷、天井、外关，下肢关节肿痛可选用风市、梁丘、昆仑、照海等腧穴以疏风通络、行气消肿。

（2）灸法 取病变局部阿是穴、大椎、肩髃、曲池、合谷、风市、足三里、三阴交、悬钟、身柱、腰阳关、肾俞、气海。用艾卷温和灸或针上加灸或隔药膏灸，每次选4～6穴，每穴每次施灸10～20分钟，每日灸1～2次，10次为1疗程。也可用隔姜巴豆灸，施灸时以手或镊子夹巴豆未去壳端，点燃去壳端迅速置于生姜片上，当接触姜片时，火即熄灭，所灸穴位即感灼热或疼痛。每穴3～5壮，重者2～3次/日，适用于痹证属虚寒阴证者。

（3）推拿法 于病变关节周围用擦法治疗，若病变关节较小则用一指禅推法治疗，同时配合该关节的功能活动；再按、揉病变关节周围穴位，以酸胀为度；病变关节较大者，则可用搓法，关节较小者，则可用捻法；然后在关节周围用擦法治疗，以透热为度；关节活动受限者，用摇法施于该关节，最后用抖法及搓法结束该治疗。肌肉痹证先按、揉患部及其周围的穴位，再用擦法在患部及其周围治疗，配合按、拿法，然后在患部用擦法治疗，以透热为度；肌肤麻木者可用拍击法治疗。热痹先用一指禅推法或擦法在患部周围治疗，逐渐移到病变关节，手法宜轻快而柔和，同时患部周围配合轻快的推拿法，再按、揉患部周围腧穴，以微有酸胀为度，然后搓、揉患部，最后对病变关节作缓慢的小幅度的摇法。

（4）三步推拿点穴手法 于患者膝关节处由近至远依次采用推、拿、按、揉、擦等手法放松其腘绳肌、股四头肌腱、髌韧带两侧，以患者感受到酸胀感为度；依次采用推、搓、旋、提等手法向上、下、内、外及内上、内下、外上、外下等方向推挤髌骨，每次操作持续数秒后松开，反复数次；对委中、足三里、三阴交、委阳、阑尾、内外膝眼、鹤顶、血海、犊鼻、曲泉、阳关、合阳等穴位和经脉进行按、揉操作5～10秒，并放松膝关节、踝关节。每日1次。适应证：膝关节红肿、疼痛、晨僵、活动障碍。

（5）刮痧法 背部取大杼、膏肓、膈俞、筋缩、肾俞、关元俞；上肢部取肩井、肩髃、肩贞、肩髎、曲池、尺泽、手三里、阳池、大陵、合谷；下肢部取环跳、委中、犊鼻、足三里、阳陵泉、阴陵泉、解溪、昆仑、太溪。适用于背部怕冷伴有上肢或下肢肿痛、活动受限等。

（6）中药熏洗法 根据病情辨证选择不同方药，如：风湿热证患者可选四妙散加减；风寒湿证可选乌头汤加减；瘀血者可选逐瘀汤加减等。关节肿胀加白芷、艾叶；上肢加桂枝、姜黄、桑枝；下肢加牛膝、木瓜；腰背痛加杜仲、桑寄生；坐骨神经痛加伸筋草；骨质增生加骨碎补、透骨草，煎水熏洗或浸洗，每天一次，每次20～30分钟。适应证：四肢及小关节疼痛。

3. 成药应用

（1）四妙丸 具有清热利湿、通筋利痹的作用；用于湿热下注所导致的痹证，如足膝红肿、筋骨疼痛；用法：一次6g，一日2次，口服。

（2）尪痹胶囊 具有补肝肾、强筋骨、祛风湿、通经络的功效。可用于治疗肝肾亏虚、风湿痹阻经络所致痹证；用法：一次5粒，一日3次，口服。

（3）祛风止痛胶囊 强壮筋骨、祛风止痛以及舒筋活血的功效；对风寒湿痹、腰膝疼痛以及四肢麻木导致的痹证；用法：一次6粒，一日2次，口服。

（4）金天格胶囊 强筋壮骨；用来改善伴有腰部和背部疼痛、腰部和膝盖酸痛、下肢无力和行走困难的症状。用法：一次3粒，一日3次，口服。

4. 单验方

（1）逐痹丹 人参6g，茯苓15g，薏苡仁30g，生白术15g，肉桂3g，升麻6g，神曲6g，生甘草6g。适用于寒湿痹，病机乃是风寒湿同结于大肠，症见：两足牵连作痛，大便微溏，人不能寐，卧倒足缩而不能伸、伸则愈痛者。

（2）桑枝膏 取桑枝1000g，加水煎煮二次，每次4小时，合并煎液，静置，滤取上清液，浓缩至相对密度为1.18（热测）的清膏；每100g清膏加蔗糖230g混匀，继续浓缩至相对密度为1.36（热测），约得370g煎膏，即得。适用于上肢痹证；功效：舒经活血、祛风除湿作用。（《景岳全书》）

（3）三妙散 黄柏、苍术、牛膝以3∶2∶1比例研末，面糊为丸，开水送服，具有清热燥湿、消肿止痛之功。（《医学正传》）

（四）名医诊疗特色

1. 莫成荣

莫成荣认为本病性质为本虚标实，气血阴阳亏虚为本，风寒湿热等邪气为标。以扶正祛邪为治疗基本大法，清热利湿为主，活血化瘀贯穿始终，同时指出，发作期当以祛邪为主，兼以扶正；静止期以扶正为主，兼以祛邪，强调扶正不可过补，以防邪气留滞不出，祛邪不可过缓，以防邪气留恋伤及正气，要注重整体观念，并要与辨证论治相结合，临床分三型论治。①邪实型，以清热解毒逐瘀祛邪为主，养阴清热扶正为兼，予三妙丸加减；药物组成：黄柏、川牛膝、苍术、红花、赤芍、鸡血藤、苦参、知母。②正虚型：以滋肾养肝扶正为主，活血通络为辅。予六味地黄丸加减。药物组成：熟地、山药、山茱萸、泽泻、茯苓、牡丹皮、红花、桃仁。③正虚邪恋型：当扶正祛邪通用，治以温通筋脉、活血通络，用桃红四物汤加减。药物组成：桃仁、红花、当归、川芎、赤芍、生地、鸡血藤、桑枝、海风藤、地龙；临床用药亦有特色，注重引经，选药部位分明，使药物直达病所；善用枝藤，尽其祛邪通经活络之功；妙用虫药，用其搜剔经隧之瘀。

2. 王承德

王承德认为气血不足，肝肾亏虚为本病内因，风寒湿热等邪外袭为外因，经脉、关节、肌肉气血受邪，气血不畅，日久酿生痰浊、瘀血。其性质为本虚标实，将其辨证分为以下。①湿热蕴结证，治以清热利湿，疏经通络，方用白虎桂枝汤合四妙散加减；药物组成：石膏、知母、甘草、粳米、桂枝、苍术、黄柏、牛膝、薏苡仁、黄芩。②寒湿痹阻证，治以温经散寒、祛湿通络，方用甘草附子汤加减；药物组成：甘草、附子、人参、黄连、黄芩、生姜、大枣。③痰瘀互结证，治以化瘀除痰、通络止痛，方用身痛逐瘀汤合二陈汤加减；药物组成：秦艽、川芎、桃仁、红花、甘草、羌活、没药、当归、五灵脂、香附、牛膝、地龙、陈皮、半夏、茯苓。④肝肾阴虚证，治以滋补肝肾、强筋健骨，方用知柏地黄汤加减；药物组成：知母、熟地黄、黄柏、泽泻、山茱萸、白茯苓、牡丹皮、山药。⑤气血亏虚证，治以补益气血、通络止痛，方用八珍汤合桂枝汤加减；药物组成：当归、川芎、熟地黄、白芍、人参、白茯苓、白术、生姜、大枣、桂枝、生白芍、炙甘草。

3. 薛伯寿

薛伯寿认为本病病机本虚标实，临床运用黄芪赤风汤（黄芪、赤芍、当归、银花、玄参、连翘、牛蒡子、薄荷、白蒺藜、防风、薏苡仁、木瓜、虎杖、土茯苓、苍术、白术、肉苁蓉）表里同治，益气活血、清热利湿，治疗气虚为本的湿热血瘀证患者。

4. 王志红

王志红认为本病病机为邪热内郁，气血瘀滞，治当清热解毒化瘀通滞，用黄连解毒汤化合四物汤加荆芥、连翘、薄荷、柴胡、桔梗、白芷、甘草，创荆芥连翘汤治疗本病。徐卫东等认为湿热毒邪侵入人体，留注关节，气血运行不畅，故出现关节疼痛、肿胀、关节活动不利，自拟雄黄复方（水飞雄黄、苍术、黄柏、薏苡仁、川牛膝、丹参、赤芍、虎杖、土茯苓、忍冬藤、络石藤、地龙、甘草），达清热解毒

利湿、活血通络止痛之功。

五、预后转归

反应性关节炎患者大多可呈自限性，关节炎一般在3～5个月内消退，但个别病例长达1年以上，甚至10年。如有关节炎反复发作，病程长者，可发生关节强直。偶可并发主动脉关闭不全，心脏传导阻滞和IgA肾病等。远期预后情况主要取决于两个因素：即HLA-B27的存在和前驱感染的复发。初次发作时HLA-B27阴性者比HLA-B27阳性者症状要轻。

中医认为本病初期病位较浅，治疗得当，可获痊愈，若调护不当，治疗延误，病情缠绵，正气亏虚，肝肾气血不足，则会形成虚实夹杂之证，治疗棘手。

六、预防调护

（1）消除和减少或避免发病因素，改善生活环境，养成良好的生活习惯，防治感染。注意饮食卫生，合理膳食调配，注意补充营养，给予丰富蛋白质和维生素的饮食。

（2）关节护理可予热敷、按摩促进局部血液循环，减轻疼痛。鼓励适当的活动。

（3）鼓励患者自我调整心理状态，保持乐观的情绪，树立信心，以利于机体恢复。

（4）嘱咐患者规律用药，适时复诊，在医生的指导下，尽量彻底地治疗疾病。

七、专方选要

（1）三藤清痹汤　青风藤、鸡血藤、忍冬藤、石膏、桑枝、丹皮、赤芍、白芍、穿山龙、知母、黄柏、薏米、陈皮、甘草。功能：清热解毒、疏风除湿、活血通络；主治：风湿热痹。

（2）滑膜炎颗粒　夏枯草、防己、泽兰、豨莶草、女贞子、薏苡仁、丹参、功

劳叶、土茯苓、当归、黄芪、丝瓜络、川牛膝。功能：清热利湿，通络止痛。主治：急、慢性滑膜炎及膝关节术后的患者。

八、研究进展

（一）治法探讨

高宏敏等运用当归拈痛丸（羌活、茵陈、防风、升麻、葛根、白术、人参、当归），利湿清热、疏风止痛、扶正健脾，治疗幼年反应性关节炎，临床多获良效。杨敏等以祛风清热、活血通络止痛为治则，运用三藤清痹汤，祛风清热、活血通络止痛，来治疗反应性关节炎，疗效可。张意侗等以滑膜炎颗粒治疗膝反应性关节炎湿热阻络证，取其清热利湿，活血通络之功，临床上在湿热阻络证患者的疼痛程度、减轻关节肿胀、促进关节积液吸收、改善关节功能、恢复关节活动度、降低炎性指标（ESR、CRP）等方面效果佳。

（二）外治疗法

武九龙等运用针刺联合走罐治疗反应性关节炎，沿督脉和膀胱经走罐20次，后选针刺脾俞、胃俞和大肠俞，均匀捻转，平补平泻，得气后留针30分钟，每隔10分钟行针1次，走罐1周1次，针刺隔日1次。

（三）评价及瞻望

西医对于反应性关节炎临床研究及报道较多，病因病机也在不断深入研究中。中医在治疗过程中尽其辨证论治之优势，可为患者提供个体化治疗方案，达到缓解疼痛、控制病情发展、提高疗效、促进康复、降低药物不良反应的目的。但是目前中医对反应性关节炎的研究偏少，大多划属至关节炎论治，现有文献中对反应性关节炎发病机制及治疗原则探讨各有不同，中药、方剂及各种外治法等临床研究少、

现有研究样本数小、缺乏中长期的跟踪随访。未来，统一对反应性关节炎病因病理机制的认识，规范辨证分型，规范中医药内治、外治法，更加深入研究和挖掘中医药治法对反应性关节炎治疗作用机制，增加大样本、多中心的协作项目，将会是本病今后研究的重点。

参考文献

[1] 陆乐，蔡辉. 从毒邪论治反应性关节炎 [J]. 中医学报，2017，03：402-404.

[2] 辛华. 莫成荣教授治疗反应性关节炎经验总结 [D]. 辽宁中医学院，2005.

[3] 王承德. 实用中医风湿病学 [M]. 人民卫生出版社，2009，9：726-732.

[4] 张意侗，梁晖. 滑膜炎颗粒治疗膝反应性关节炎湿热阻络证的临床研究 [J]. 中医药导报，2019，02：92-94.

[5] 李佳，韩仕锋. 薛伯寿运用黄芪赤风汤经验举隅 [J]. 中华中医药杂志，2009，06：748-750.

[6] 杨敏. 三藤清痹汤治疗反应性关节炎80例临床观察 [J]. 内蒙古中医药，2013，08：12-13.

[7] 王志红，金哲峰. 荆芥连翘汤治疗膝反应性关节炎24例临床分析 [J]. 中国医药科学，2011，17：120+146.

[8] 徐卫东，胡林飞，莫丽莎，等. 自拟雄黄复方治疗反应性关节炎39例临床观察 [J]. 风湿病与关节炎，2014，11：23-26.

[9] 王明希. 逐痹丹加减治疗反应性关节炎（寒湿痹阻证）的临床研究 [D]. 长春中医药大学，2017.

[10] 高宏敏，李庆海. 当归拈痛丸联合尼美舒利治疗幼年反应性关节炎临床研究 [J]. 中医学报，2015，09：1341-1343.

[11] 潘海燕，马磊. 应用三步推拿点穴手

法联合中药熏洗治疗膝关节炎疗效观察 [J]. 西部中医药，2020，03：114-116.

[12] 武九龙，张建斌. 针刺联合走罐治疗反应性关节炎 1 例——兼谈"膝痛不可屈伸治其背内" [J]. 江苏中医药，2015，09：48-49.

第二十七章　炎性肠病性关节炎

炎性肠病性关节炎（arthritis with inflammatory bowel disease，IBD）主要指的是由溃疡性结肠炎（ulcerative colitis，UC）和克罗恩病（Crohn's disease，CD）两种炎性肠道疾病所引起的关节炎。溃疡性结肠炎和克罗恩病一起统称为炎性肠病。

溃疡性结肠炎是一种原因不明的慢性病，病变主要在结肠黏膜，以溃疡为主，多累及远端结肠。主要症状有腹痛，腹泻，便中带血、带脓和黏液。病程较长，病情轻重不一，有缓解和反复发作的倾向。本病由 Wilks（1859）首先描述，此后对它的认识也不断提高。过去一直认为本病只发生在欧洲和北美洲，现在发现南美和中美的发病率也逐年增高，世界各地均有病例报告。在 20 世纪 30 年代，Crohn 发现局限性肠炎，初步将溃疡性结肠炎与小肠肉芽肿性疾病加以澄清。这两种疾病有不同的病理特征，累及的器官系统也有所不同，在病理上和解剖部位上有明显重叠现象。两种疾病可能具有共同的致病原因，只是由于组织对有害因子反应不同而引起两种不同表现。

克罗恩病（Crohn's disease，CD）是一种病因未明的胃肠道非特异性的肠道肉芽肿性炎症性疾病，伴有溃疡、肉芽肿、瘢痕形成和关节炎等病理变化。本病整个消化道均可发生，但主要累及末端回肠和邻近结肠，病变呈节段性分布。临床以腹痛、腹泻、腹块、肠瘘、肠梗阻为特点，常伴有发热等肠外表现。病程多迁延，呈发作缓解交替出现，重症者迁延不愈，常有各种并发症，预后不良。

二者虽然是两种不同的疾病，但临床表现具有慢性迁延、反复发作、不易根治的特点。溃疡性结肠炎和克罗恩病的关节表现相似，包括外周关节炎和中轴病变，并可伴发关节外或肠道外其他临床表现。常侵犯下肢大关节为主，并有单侧、非对称性的特点，血中类风湿因子阴性，被列入脊柱关节病范围。

炎性肠病性关节炎在中医文献中无相似病名的记载，但是典型的肠道和关节临床表现在许多古典医籍中有类似的描写。现代多数学者认为宜将本病归属"痹病"范畴中的"肠痹"或"痢风"加以辨证分析，也有将炎性肠病归于"久泻""痢后风"范畴。

一、病因病机

本病病因既有先天禀赋不足，或内伤致病，又有外邪侵犯肠道，或外邪侵袭肌表发病，病机虽见寒、热、虚、实、痰、瘀之不同，复杂多变，病情急时凶险，缓时缠绵，病程日久难愈，但总以正虚为本，邪实为标。与其他痹病有所不同，本病多先伤及脏腑肠道，而后显形于外。

（一）西医学认识

1. 流行病学

根据最新流行病学表明，2011 年亚洲 IBD 平均发病率为 1.4/10 万，发病率增长速率呈逐年升高趋势，而且 UC 为 CD 的两倍，但 CD 的增长速率比 UC 快，男女均发病，青年和儿童多见。其中 10%～20% 的患者外周关节受累，克罗恩病稍多于溃疡性结肠炎；10%～20% 的患者中轴关节受累。郑连鹏等对我国大陆地区炎性肠病肠外表现分析显示，溃疡性结肠炎和克罗恩病骨关节病变的发生率分别为 5.12% 和 7.49%。

病因及发病机制迄今未明，一般认为与遗传、免疫、病毒感染、肠道通透性有关。

关于克罗恩病 1932 年 Crohn 首先报告本病，命名为末端回肠炎，以后又命名为局限性肠炎、肉芽肿性小肠结肠炎。1973年世界卫生组织建议命名为克罗恩病。本病青壮年发病为最多，任何年龄均可发病，以 15～35 岁为多见，男女罹患无显著差别。

溃疡性结肠炎在欧美发病率较高，一般为 3/10 万～7/10 万人，据报道，白种人较其他人种高 2～4 倍，黑人发病仅为白人的 1/5。我国发病率较低，近年报道有增多趋势，但尚无明确统计。溃疡性结肠炎可发生于任何年龄，但以 30～50 岁为高峰。克罗恩病常见于欧美国家，但近年我国该病的发病率呈上升趋势，以 20～29 岁的青年人居多，29 岁以上的发病率随着年龄的增长而下降。

2. 发病原因

本病的病因迄今尚不明确，有下列几种学说。

（1）感染因素　本病的结肠黏膜炎症性改变与许多感染性结肠炎相似，但未能在本病中鉴定出细菌、病毒或真菌，而且人群间也无传染本病的证据。也有人认为本病是由痢疾杆菌或溶组织阿米巴引起，漫长的病程也可能是由于一般无致病的肠内细菌所致，有待进一步证实。

（2）精神神经因素　有人认为大脑皮质活动障碍可致自主神经功能紊乱，引起肠道运动亢进、肠血管平滑肌痉挛收缩、组织缺血、毛细血管通透性增高，从而形成肠黏膜炎症、糜烂和溃疡。目前多认为该因素可能是本病反复发作所致的继发表现。

（3）遗传因素　遗传因素是重要的易感因子，但是通过什么机制来起作用并不清楚。在人类疾病中，已经很清楚，

HLA-B27 是一个易感因素，但在肠病性关节炎中，它仅与少数有脊柱关节受累的患者相关。在通过内窥镜技术收集的强直性脊柱炎和类风湿关节炎的空肠液中，检测有抗肺炎克雷白杆菌抗体、抗埃希杆菌抗体和抗奇异变形杆菌抗体。与几种慢性关节炎的常见表现一样，在肠道局部也出现抗各种微生物免疫反应的增强。敲除基因小鼠提示 IL-2、IL-10 和转移生长因子可能是保护性因子，而 HLA-B27 可能影响细胞因子的表达。因此，肠道内细胞因子平衡的改变也许是重要的致病因素。

（4）免疫因素　近年研究发现患者血清中存在非特异性抗结肠抗体，其中已鉴定的有抗肠上皮的糖胺聚糖抗体和抗大肠埃希菌多糖成分的抗体。在溃疡性结肠炎病变组织中分离出可与 IgG 结合的 40kD 器官特异性蛋白，支持本病是自身免疫病的很强的证据。

（5）过敏学说　由于少数患者对某种食物过敏，排除食物的过敏或脱敏后，病情即好转或痊愈，故有人提出本病为过敏所致。

（6）肠道通透性　肠道通透性的增加已经被证实是发病机制中重要的因素。从炎性肠病患者肠腔内获取的细菌可以被 IgG 抗体以及分泌型 IgA 和分泌型 IgM 结合。由于炎症性黏膜外漏的增加使得补体结合 IgG 外移增加，这又引发炎症，反过来进一步增加肠道通透性。在克罗恩病和溃疡性结肠炎，对于细菌产生的免疫反应的增强和变化是不同的。这些不同在发病机制中的作用仍不清楚。在炎性肠病，肠道通透性的增加已被发现多年，其中部分是由于遗传的影响。一个研究显示尽管克罗恩病患者亲属的基础通透性是正常的，但在摄入阿司匹林后肠道通透性异常增加。环境因素对通透性的影响部分可能是由细菌内毒素介导的。在大鼠肠道的一个体外灌注

研究显示是浆液，而不是黏膜变化损害了黏膜屏障，吸收的细菌物质可加重已有损害的屏障。

西欧等国家研究认为，遗传因素与溃疡性结肠炎的发生也有一定的影响。有5%～15%患儿的亲属患有本病。其组织相关抗原（HLA）的 HLA-B11、HLA-B7 发生率增高。患儿血中淋巴细胞抗体检出率高达51%，提示免疫功能的减弱可能受遗传因素的影响。

3. 发病机制

公认的观点是 IBD 存在着"免疫负调节（down regulation）"障碍，通过影响胃肠道区分外来的和自身抗原的能力，和（或）影响胃肠道黏膜免疫反应障碍致病。研究证实，患者血清中存在抗结肠抗体，对自体和同种结肠上皮细胞出现反应。约半数患者血清中存在着抗大肠抗体或循环免疫复合物（CIC），当患者耐受性降低时，引起结肠黏膜损害。患者循环的淋巴细胞对自体或同种胎儿结肠上皮有细胞毒作用，激活 K 细胞释放淋巴因子，起到杀伤作用。两病多有肠外损害，如关节炎、葡萄膜炎，用糖皮质激素可缓解病情。这些都说明 IBD 的发生可和自身免疫反应有关。

在 IBD 活动期，病变肠黏膜组织中嗜酸性细胞增多，肥大细胞颗粒及组胺升高，同时激活内皮细胞的激肽释放酶-激肽系统，发生微循环改变，引起血管通透性增加，肠壁充血水肿，平滑肌痉挛，黏膜发生糜烂与溃疡等而发病。

IBD 的临床表现与病理变化和肠感染性疾病相似，但至今仍未找出致病的病原体。有人提出精神神经因素是 IBD 的病因或诱发因素，但临床资料说明 IBD 有精神异常或创伤史者，并不比一般人群多见。

溃疡性结肠炎、克罗恩病和强直性脊柱炎均有家族关系，而且这三种病都与 HLA-B27 有一定关系，但外显率并不高。近年来资料证明。肠黏膜的黏液分泌异常与遗传素质有关。

肠道通透性的增加已经被证实是发病机制中重要的因素。从炎性肠病患者肠腔内获取的细菌可以被 IgG 抗体以及分泌型 IgA 和分泌型 IgM 结合。由于炎症性黏膜外漏的增加使得补体结合 IgG 外移增加，这又引发炎症，反过来进一步增加肠道通透性。在克罗恩病和溃疡性结肠炎，对于细菌产生的免疫反应的增强和变化是不同的。这些不同在发病机制中的作用仍不清楚。在炎性肠病，肠道通透性的增加已被发现多年，其中部分是由于遗传的影响。一个研究显示尽管克罗恩病患者亲属的肠道基础通透性是正常的，但在摄入乙酰水杨酸后肠道通透性异常增加。环境因素对通透性的影响部分可能是由细菌内毒素介导的。在大鼠肠道的一个体外灌注研究显示是浆液，而不是黏膜变化损害了黏膜屏障，吸收的细菌物质可加重已有损害的屏障。

儿童溃疡性结肠炎的病因目前仍不十分清楚，多数人认为与免疫功能障碍、感染、精神以及遗传等因素密切相关，其中自身免疫功能失调备受学者关注，炎症介质的作用也是受到学者重视的重要课题。

（二）中医学认识

溃疡性结肠炎在中医学文献中无相似病名记载，多数人将该病归属于"肠澼"或"痢风"范畴。UC 属中医"泄泻""腹痛""痢疾""肠风"等范畴，其病因病机目前尚未统一。中医学并没有 CD 这一病名，从症状诊断可归属中医学"腹痛""泄泻""肠澼""肠癖"等范畴。对该病的病因病机各医家的论述也各有所异。一般认为本病以脾胃虚弱为本，气滞、血瘀、湿阻等是疾病的病理产物，同时也是致病因素，贯穿于疾病的始终。本病的治疗原则以健脾化湿为主。

1. 正气不足是根本内因

先天禀赋不足，素体本虚，或因饮食不节，情志不遂，起居失调，胃肠虚弱，邪至肠道。或因脾虚不运，肌肤失养，卫外不固，外邪易于入侵，阻塞气血经络，留注于经络、关节、肌肉、脊柱，而致本病。或因房劳过度，内伤肾气，精气日衰，则邪易妄入，又因过于劳逸，缺少锻炼，正气渐虚，筋骨脆弱，久致脾肾虚损，气虚血亏，稍有外感或饮食不节，邪气乘虚而入，与血相搏，阳气痹阻，经络不畅，痰瘀内生，留注关节。若久痹不愈，可以内舍于脏腑。

2. 六淫诸邪是发病外因

六淫诸邪既可伤于肠胃，气血不足，脉道闭痹发病；也可侵袭肌表使其痹更重。《景岳全书·腰痛》指出："腰痛证凡悠悠戚戚，屡发不已者，肾之虚也；遇阴雨或久坐痛而重者，湿也；遇诸寒而痛，或喜暖而恶寒者，寒也；遇诸热而痛及喜寒而恶热者，热也；郁怒而痛者，气之滞也；忧愁思虑而痛者，气之虚也；劳动即痛者，肝肾之衰也。当辨其因而治之。"

3. 瘀血痰浊使其病因病机纷繁缭乱

瘀血痰浊是诱发炎性肠病的病因，也是病邪作用人体的病理性产物。一方面，因正气不足，脏腑气血阴阳失调，导致瘀血与痰浊内生。另一方面，炎性肠病是一种慢性缠绵日久的病变，久病入络，与外邪的作用相合，又可加重瘀血和痰浊。

二、临床诊断

本病的主要诊断依据为慢性腹泻，粪便带血、带脓和黏液，可有不同程度的全身症状或其他系统症状，全身症状包括厌食、体重下降、体温正常或升高，急性期可有发热、脉率快及脱水。但多次培养无病原体发现，再结合X线检查、乙状结肠镜或纤维结肠镜检查，便可做出诊断。对

已确定为慢性溃疡性结肠炎的患者，若再有关节炎表现及X线特征表现，即可诊断为溃疡性结肠炎性关节炎。

（一）辨病诊断

1. 临床诊断

（1）肠道症状 腹胀、腹痛、腹泻、里急后重、有大量黏液脓血便，可表现腹泻与便秘交替，一般每天腹泻2～4次，为混有血和黏液的糊状软便，严重者每天腹泻10～30次，为血水样便。腹部可出现阵发性结肠痉挛性绞痛，多局限于左下腹或下腹部，疼痛后即有便意，排便后疼痛可暂时缓解。还可有上腹部不适、恶心、呕吐、腹胀和下背部疼痛、消瘦、乏力、贫血、低蛋白血症，甚至侵犯肠系膜淋巴结，出现肠周脓肿、肠粘连和肠壁增厚，形成腹部包块，严重者造成肠梗阻、溃疡穿孔和肠道瘘管形成，少数可以癌变。

（2）关节症状 有研究报告的79例有活动性溃疡性结肠炎的患者中，49例（62%）有关节受累。关节炎为小关节型，且大多为非对称性的；常呈一过性和游走性，大小关节均可受累，以下肢关节受累为主；通常为非破坏性的，多在6周内缓解，但复发常见。可出现腊肠指（趾）、肌腱端病，尤其是跟腱或足底筋膜附着点的炎症，也可累及膝关节或其他部位。克罗恩病可出现杵状指，而骨膜炎罕见。一些病例外周关节炎可转为慢性。小关节和髋关节的破坏性损害已有报道。

大多数病例肠道症状先于关节表现或同时出现，但关节症状可能先于肠道症状数年。有资料表明在一些脊柱关节病中，关节和肌腱炎症为其唯一的临床表现，而克罗恩病的临床症状并不明显。溃疡性结肠炎的关节炎发作与肠病发生有较明显的时相联系，手术切除病变的结肠部分能缓解外周关节炎。在克罗恩病中，结肠受累

增加了外周关节炎的易感性，但手术切除病变结肠对关节病变几乎没有影响。

中轴关节受累与无并发症的强直性脊柱炎在 X 线上难以区分，非对称性骶髂关节炎的频率可能比强直性脊柱炎高。

（3）肠道外和关节外的特征　炎性肠病可出现许多的皮肤、黏膜、浆膜和眼部表现，其中以皮肤损害最多见，占 10%～25%。结节性红斑和肠道疾病活动相平行，且在活动性外周关节炎患者更易出现，可能是一种疾病相关性表现。坏疽性脓皮病是一种更严重但少见的关节外表现，与肠道和关节疾病不相关，也许是一种并发的疾病，有时也可能并发腿部溃疡和血栓性静脉炎。

眼部表现常并发于炎性肠病（3%～11%），主要为葡萄膜炎。葡萄膜炎常为急性发病，呈非对称性和短暂性，但常反复出现。脉络膜和视网膜常不受累，但可有眼后部的慢性炎症。肉芽肿性葡萄膜炎罕见，但可能出现于克罗恩病。急性前葡萄膜炎、中轴关节受累与 HLA-B27 关系比较密切。结膜炎和外层巩膜炎也有报道。

心包炎是一种不常见的并发症，但在克罗恩病能见到伴有主要器官受累的继发性淀粉样变性。

（4）泌尿生殖系统　尿路结石是克罗恩病常见的并发症，多见于结肠切除和回肠造瘘术者。这可能是由于严重腹泻或回肠造瘘使大量分泌物丧失，尿液浓缩，引起尿 pH 值降低，而形成尿酸盐结石。胆盐吸收障碍，使小肠内草酸盐吸收过多，也是引起尿路结石的原因。此外，梗阻性肾盂积水、肾周围脓肿和肾淀粉样变病及肠瘘管形成导致尿路病变等，也可引起尿路结石。

（5）皮肤黏膜表现　常见的皮肤损害包括斑丘疹、紫癜、多形红斑、口疮性溃疡、结节性红斑和坏疽性脓皮病。皮损常随肠道炎症缓解而消失。口疮性溃疡和结节性红斑一般在肠道症状急性发作后 24 小时出现。多形红斑也往往发生于肠道症状出现之后。坏疽性脓皮病为一种反复发作性皮肤溃疡，此种皮损容易对碘和溴过敏。一旦出现过敏，皮损便可恶化或泛发至全身，多分布于下肢和下半身，其发作一般是先出现一个或多个脓疱，以后即形成并融合成为较大的溃疡。有时也可先出现红色的结节，逐渐再发展成溃疡。坏疽性脓皮病的溃疡一般为多发性，也可为全身性。

老年人溃疡性结肠炎最常见的临床症状是血便及血性腹泻。儿童溃疡性结肠炎的临床特点有黏液血便，以及排便时下腹部绞痛。儿童炎症性肠病常引起生长延缓及性成熟延迟。青春期前的溃疡性结肠炎患儿有生长延迟者可达 60%～80%。腕部摄片显示骨骼成熟延迟。关节痛、关节炎是患儿另一重要表现，可累及大关节如膝、踝、髋关节等，很少出现关节变形。生长和性发育推迟是小儿炎症性肠病的又一临床特征。

2. 相关检查

（1）实验室检查　血清炎症标记物增高（尤其是 C- 反应蛋白）、血小板增高和低色素性贫血是常见的实验室表现。滑液分析为非特异性的，和炎性关节炎相一致。白细胞计数为（15～50）×10⁹/L；培养阴性。滑膜活检少见报道，但发现在某些克罗恩病患者有肉芽肿形成。溃疡性结肠炎和克罗恩病可能存在遗传基础，因为它们都在同一家族内出现，但与 HLA 抗原无明显相关性，在仅有外周关节炎的患者中 HLA-B27 频率处于正常范围内。

血清 α_2 球蛋白升高。腹泻明显者常见低钾、低镁血症。低钙血症是由于广泛肠黏膜受累和维生素 D 吸收不良所造成的。低蛋白血症是由于蛋白质漏出而引起的。十二指肠液检查甘氨酸和牛磺酸含量比值增高，提示末端回肠病变广泛。血清溶菌酶能反映出活动性肉芽肿的炎症程度，其正常值为 5mg/L，本病则在 10mg/L 以上，可用以判断病期活动性及观察治疗效果。广泛小肠切除有碘 – 聚维酮试验（I-PVP）异常，复发者碘 – 甘油三油酸酯试验（I-triolein）异常。

类风湿因子、狼疮细胞均为阴性。HLA-B27 阳性者易发生周围关节炎或强直性脊柱炎。血清 IgA 示预后良好。

（2）X 线检查 发病部位以末端回肠为多见，早期由于黏膜下层炎症水肿，X 线检查表现肠黏膜皱襞增粗、变平及消失，病变肠形态较固定，但肠管一般无明显狭窄。其他肠道可出现分节、舒张等功能改变。由于分泌增多，钡剂常分散呈斑片状。随着病变的发展，黏膜下层可有大量肉芽组织增生，黏膜皱襞可出现卵石样或息肉样充盈缺损，溃疡形成后，肠腔充盈时轮廓常呈锯齿状或尖刺状，此即龛影所在。肠管外形常固定，局部蠕动消失。因肠壁增厚，肠间距可增宽。晚期肠段可发生大量纤维化。肠腔明显狭窄时，X 线显示肠腔呈线状不规则狭窄，黏膜皱襞消失，狭窄段长短不一，从 1～2cm 到较长范围不等，而且可以间断多发。有时见机械性肠梗阻的 X 线表现，但多为不完全性肠梗阻。

局限性肠炎单独侵犯结肠者较少见，多发生于右侧结肠，尤以盲肠好发，并常同时伴有回肠末端病变。结肠受侵犯时也可发生于多个节段，并累及左侧结肠。早期表现为结肠动力增速，刺激征象明显，钡剂不易充盈。慢性期肠腔变窄，肠袋变浅或消失，多为一侧性，但有时亦可呈对称性，肠管边缘可有乳头状高低不平的突出或有纵行的小溃疡。

除小肠及结肠改变外，还可出现多发性周围性关节炎，但在 X 线上可以不出现关节侵蚀改变。骶髂关节炎的 X 线改变同强直性脊柱炎。Acheson 在 1960 年调查研究中发现，在 742 例局限性小肠炎病例中，2.3% 的患者患有强直性脊柱炎。

（3）内镜检查 纤维结肠镜检查可发现小的和初期病变，通过活检可获得确切诊断。内镜可见：①溃疡；②黏膜呈铺路石形；③充血、水肿；④袋形改变，狭窄、假息肉形成等。肠壁溃疡有两种：一种为细小溃疡，多见于早期；另一种为较大的圆形、椭圆形或缝状溃疡。在病灶处活检可找到典型的肉芽肿和非特异性炎症，乙状结肠镜检仅对直肠和乙状结肠病变有价值，部分患者活检可见到肉芽肿。食管、胃、十二指肠和空肠病变者，可作纤维内镜检查。

3. 病理

肠道病理改变，多累及直肠和乙状结肠，也可延伸到降结肠和整个结肠。

（1）黏膜 黏膜改变程度取决于炎症程度和病程的长短。一般可分为 5 期。

①早期：黏膜充血、肿胀，继之出现杯状细胞减少，损伤的黏膜因细菌感染可进一步形成隐窝脓肿和局灶性中性粒细胞浸润。淋巴细胞、浆细胞成团分布并伴有肠壁淋巴组织增生，可能是一种早期免疫反应。

②活动期：黏膜毛细血管明显充血、扩张，伴有肠壁出血，可有不同程度的上皮细胞坏死，杯状细胞数减少，严重时可消失。固有层内淋巴细胞、浆细胞聚集，伴有隐窝内的局灶性中性粒细胞浸润，可形成隐窝脓肿。黏膜轮廓不规则，表面覆有脓、血和剥脱的上皮细胞。

③消散期：黏膜充血、肿胀减轻，中性粒细胞和隐窝脓肿逐渐消失。上皮细胞重新增生。杯状细胞数可恢复正常，固有层内淋巴细胞、浆细胞数逐渐减少。随着炎症过程的消失，可逐渐变成，局灶性浸润。

④缓解期：患者发作 1～2 次后就进入缓解期，有时可持久性缓解。用乙状结肠镜检查可见黏膜接近正常，但 X 线异常可持续存在。镜下可见有不同程度的黏膜萎缩，有时仅有单层柱状上皮，并有很小且短的隐窝。另外，还有很少的淋巴细胞、浆细胞局灶性浸润，隐窝基底部可有上皮增生，而杯状细胞无明显减少。

⑤静止期：有些患者表现为无明显缓解和恶化的持续性结肠炎。这些患者的黏膜炎仅限于固有层淋巴细胞和浆细胞增加的部位，偶可见隐窝脓肿。上皮可有轻度杯状细胞减少，黏膜内淋巴滤泡数增加。

（2）肌层　肌层异常为本病常见的特征之一，主要表现为结肠缩短，结肠袋消失，乙状结肠襻长度减短，结肠壁增厚，肠腔狭窄。这些改变是由于肌层异常引起的。肌层异常的性质是平滑肌收缩，而不是痉挛。

（3）肛门　本病可有急性肛裂，急性肛周或坐骨肛门窝脓肿，有时也可有低位肛瘘和直肠阴道瘘。

（4）肠道外病理改变　关节滑膜活检，在显微镜下显示为滑膜增生，成纤维细胞增殖，血管增生，滑膜表面纤维素沉着，伴有中性粒细胞、淋巴细胞和浆细胞浸润。有些部位有明显软骨侵蚀现象。其他器官系统病理改变与克罗恩病关节炎相同。

（5）老年人溃疡性结肠炎病理组织学特点和年轻人大致相似，二者也可能存在某些免疫反应的差别。Gebber 和 Ottc 在病变活动的炎症区域中发现，老年溃疡性结肠炎的浆细胞/淋巴细胞比率较低。这种差别提示，老年人和年轻人相比，可能存在有某些免疫反应的差别。

（6）儿童溃疡性结肠炎同成人病理组织学改变基本相似。病变多数发生于直肠和乙状结肠。有时可向上蔓延至左半结肠、横结肠，甚至全结肠，极少累及回肠末端。

病理变化分二期，急性期，首先是黏膜充血水肿，散在细小表浅的溃疡，附脓、血及黏液，伴有淋巴细胞、浆细胞浸润，亦可有嗜酸粒细胞及中性粒细胞浸润。慢性期充血水肿消退，溃疡愈合，黏膜再生，大量新生肉芽组织形成假性息肉，并可见嗜酸粒细胞浸润及脱颗粒现象等。

（二）辨证诊断

本病属于本虚标实之证，早期病势较急，以标实为主；慢性期以本虚为主，易复感，病程迁延，日久难愈，继而损伤脾、胃、肝、肾。常起于胃肠，而伤腰背、四肢肌肉关节，最终又导致多脏器受损，证候纷繁复杂。

1. 热毒内攻，闭阻经络

临床证候：低热，身重，腹胀，腹痛，腹泻，里急后重，大便黏腻臭秽，恶心呕吐，腰背疼痛，膝踝关节红、肿、热、痛，不可触，屈伸不利，或关节游走疼痛，足趾手指漫肿疼痛，目赤肿痛，心烦口渴，尿黄，口舌溃疡，舌质红，苔黄腻，脉滑数。

辨证要点：低热，腹胀，腹痛，大便黏腻臭秽，膝踝关节红、肿、热、痛，不可触，屈伸不利，目赤肿痛，心烦口渴，尿黄，口舌溃疡，舌质红，苔黄腻，脉滑数。

2. 卫阳虚弱，三邪犯经

临床证候：间断腹泻，时发时止，下利清谷，或便血色淡，腹胀腹痛，关节疼痛，劳累或遇寒加重，恶风怯寒，面色萎黄或苍白，神疲肢倦，身重乏力，消瘦纳差，舌质淡，苔白或腻，脉沉细。

辨证要点：间断腹泻，下利清谷，关节疼痛，劳累或遇寒加重，恶风怯寒，舌质淡，苔白腻，脉沉细。

3. 湿热蕴热，流注关节

临床证候：腰背疼痛，关节热痛肿胀，关节屈伸不利，四肢酸胀困乏，手指或足趾红肿，痛不能触，或见潮热，恶热，口干不欲饮，五心烦热，腹满纳呆，大便黏腻臭秽，便下不爽，舌质暗红，苔黄厚腻，脉滑数。

辨证要点：腰背疼痛，关节热痛肿胀，关节屈伸不利，或见潮热，恶热，口干不欲饮，舌质暗红，苔黄厚腻，脉滑数。

三、鉴别诊断

（一）西医学鉴别诊断

1.急性阑尾炎

急性阑尾炎有发热、右下腹痛等症状，与本病相似，但对抗生素治疗效果好，而本病对糖皮质激素治疗反应良好。组织活检可以帮助诊断。

2.急性出血性肠炎

二者都有腹痛、腹泻、便血和局部压痛。但克罗恩病多为慢性型，经常反复，急性出血性肠炎极少复发。另外，X线及内镜检查结果也不相同。

3.溃疡性结肠炎

多数呈弥漫性侵犯结肠和直肠，为肠黏膜的浅层炎症，罕见有增殖性变化，肠壁肥厚、狭窄、瘘管形成及肛门病变少见。对不典型病例，二者较难鉴别，偶尔两病也可同时存在。

4.缺血性肠炎

发病年龄约80%在50岁以上，既往有心血管病史，起病突然，病情发展快，常形成缩窄。受累的肠段多为脾曲、横结肠与降结肠，钡灌肠检查常可见有"拇指纹征"。

5.肠结核

在临床症状、好发部位上与克罗恩病相似。肠结核的典型X线征象是可以见到与肠管长轴成直角的环状或带状溃疡和由于溃疡周围瘢痕形成的特征性狭窄，无卵石征及跳跃区。鉴别困难者可试行抗结核治疗观察。

6.老年溃疡性结肠炎

老年人发病如有便血首先要和大肠癌或缺血性结肠炎鉴别。很多肠道疾病的临床表现与老年人炎症性肠病相似，因而早期确诊较困难。缺血性肠炎虽然其临床表现类似于炎症性肠病，但常具有自限性及复发率低的特点，炎症性肠病急性期与憩室炎的表现相似，其鉴别依据在于继发临床病程及组织学检查。

（二）中医学鉴别诊断

本病主要与中医学中的"尪痹"相鉴别。尪痹是指具有关节变形、肿大、僵硬、筋缩肉卷、难以屈伸、骨质受损症状的痹病。

四、临床治疗

（一）提高临床疗效的要素

1.首先辨明疾病早中晚期

本病早期常伴腹痛、腹泻、关节肌肉疼痛等，以湿热更为多见，以后胃肠症状虽然可能消失，但腰背四肢肌肉关节仍持续疼痛，甚至逐渐畸形。

2.辨明疾病的标本虚实

本病多表现本虚标实，早期病势较急，以标实为主。慢性期易复感，病程迁延，日久难愈，继而损伤脾胃肝肾脏腑之气，以本虚为主。

3.掌握急性期重肠胃，慢性期重关节的原则

先治疗肠胃，后治疗关节。急性期重祛邪，慢性期重补益，脾胃治疗为本，关节筋骨治疗为标，或标本同治，辨证论治。

4.中西合璧，长短互补

炎性肠病性关节炎主要由免疫反应所致，故西医治疗原则是以抑制免疫为主，中医认为与其感染湿热为主，故清热解毒、

利湿消肿之剂可祛邪，健脾补益之剂以扶正，增强机体抵抗力。

5. 内外同治，双管齐下

在进行内科治疗的同时，给予局部外用药物治疗，如针灸、中药溻渍、药物灌肠等可更好地消除症状，缓解病情。

（二）辨病治疗

1. 全身治疗

包括柳氮磺吡啶（SSZ）、硫唑嘌呤、糖皮质激素等，使用前应除外肠结核。鉴别困难者可先行2～3个月的抗结核治疗。

SSZ为首选药物，开始每天2～3g，分4次口服，活动期每天4～6g，维持量为每天2～3g。若用药2周无效，可改用泼尼松每天30～40mg，分3～4次口服。严重者可用ACTH20～40U肌内注射或静滴。有降结肠病变者，可并用氢化可的松保留灌肠。SSZ对早期病例有效，见效后应尽早减量，有腹腔内感染和败血症者禁用，有瘘管形成者慎用。长期用药能引起菌群失调，使手术病例增加，病死率也明显上升。

硫唑嘌呤或巯嘌呤（6-巯基嘌呤）与糖皮质激素合用，可减少激素的用量，但单独使用不比SSZ合用糖皮质激素效果好。甲硝唑每天0.4～0.6g，分2～3次口服，对不太顽固的病例有效。

糖皮质激素：能降低毛细血管通透性，稳定细胞及溶酶体膜，调节免疫功能，减少巨噬细胞及中性粒细胞进入炎症区，能阻滞白三烯、前列腺素、血栓素等形成，降低炎症反应，而使溃疡性结肠炎临床症状迅速改善。一般活动性溃疡性结肠炎口服泼尼松40～60mg/d；病情重口服疗效不佳者，可静脉滴注琥珀酸氢化可的松200～300mg/d，或以琥珀酸氢化可的松100mg加入100ml液体中直肠滴注，优于保留灌肠。

糖皮质激素长期应用易生不良反应，故待症状好转后应渐减量，经2～3个月停药，对溃疡性结肠炎缓解率为55.7%～88.2%，长期持续应用糖皮质激素维持治疗，并不能防止复发。近年一些新型皮质激素如布地奈德、巯氢可的松（Tixocorto pivalate）等，无全身不良反应，灌肠治疗溃疡性结肠炎，疗效优于其他皮质激素。丙酸氟替卡松（Fluticason propionate）系一口服后全身生物利用度低的含氟皮质类固醇，具有不易被吸收，大部分到达结肠的特点，以每次5mg，4次/天口服，共4周，其疗效因用量小而较泼尼松稍差，如提高用量疗效亦提高，但很少有不良反应。尚有糖皮质激素泡沫剂（Foam），小剂量直肠注入与大剂量氢化可的松保留灌肠疗效相等，较灌肠方便。

甲硝唑（甲硝唑）：可抑制肠内厌氧菌、减轻溃疡性结肠炎症状。另外，甲硝唑有影响白细胞趋化性及某些免疫抑制作用，对溃疡性结肠炎有一定疗效。但用量大、用时较久，易发生胃肠反应。

色甘酸：能稳定肥大细胞膜，阻止脱颗粒，抑制组胺、5-羟色胺、慢反应物质等介质释放，减轻抗原-抗体反应对肠壁损伤。每次200mg，每天3次餐前服；或600mg保留灌肠，有报道与泼尼松20mg疗效相似。

2. 外科治疗

需手术者达70%以上，急性者往往被误诊为急性阑尾炎而予手术，一旦发现是本病，就不能行阑尾切除，否则可形成肠瘘。手术的适应证包括不可逆性肠狭窄或肠梗阻、难治性肠瘘、腹内脓肿、穿孔、大出血、癌变和内科治疗无效者。手术效果不如溃疡性结肠炎好，复发率高达50%以上。手术后由于胆汁酸代谢变化及肠内细菌丛变动，可引起有机酸代谢障碍、胆石症、尿路结石或骨关节障碍，有时手术可成为直接或间接的死亡原因，故应慎重，切除范围不宜超过 3.0cm。

3. 溃疡性结肠炎的营养

溃疡性结肠炎的营养障碍的发生率很高，因而治疗上应全面纠正营养障碍。营养治疗是根据病理与患者心理、生理基本特点，用恰当方式给予恰当的营养以增强机体抵抗力，促进组织的修复。营养治疗作为溃疡性结肠炎的支持和辅助治疗措施，近几年来逐渐引起人们重视，对重症、活动期不能进食或以饮食方式不能提供营养的患者，营养治疗具有症状缓解、机体状态改善、合成代谢增强、免疫功能改善等优点。它是治疗的手段之一，与药物、手术等具有同等的重要性。

营养疗法包括肠内、肠外营养治疗。肠内营养治疗多应用合成氨基酸、糖类、矿物质及维生素等给予口服或鼻饲。肠外营养治疗主要用于不能进食的患者，也可用于活动期或重型患者，或伴有并发症及手术后患者。

（1）营养评估 对溃疡性结肠炎患者进行营养治疗之前，进行营养评估非常重要。可全面衡量患者的营养状况，采取合理的营养措施。通过营养状态的评估，可以了解到患者疾病状态对其摄食及营养利用的概况，从而可制定出营养治疗的目标。营养治疗的目标是在对胃肠道基础病变，如炎症或梗阻等治疗的基础上，提供、补充并满足患者的营养需要。

一旦确诊营养不良，则需要进行更准确的营养状态的测定。病史可提供体重减少的速度和程度及营养摄取的数量和质量，新近体重减少 > 10%（在 3 个月期间），则标志着严重的蛋白热量营养不良。在西方国家，肥胖者更多见，体重减少的百分率可能比与理想体重标准的比较更可靠。患者的病史还可提供饮食特点的信息，以及味觉、咀嚼、吞咽改变、食物过敏、药物

和酒精摄入及厌食等情况。体检可能发现皮肤干燥、鳞屑及萎缩、肌肉消耗、凹陷性水肿、肌肉强度丧失。由有经验的临床医生获得一份完整的病史和体检，也许是最简单、最好的营养评估方法。

（2）营养需求与实施

①营养需求：患者每天营养的需要量，一般根据病情和患者的年龄、体重计算，视病情而有变动。营养的供应包括热量、氨基酸、电解质及微量元素。

②供热能物质：供热能物质主要是葡萄糖和脂肪。热量需要量应以维持理想体重（IBW）和氮平衡为标准。一般每天给予 125.4 ～ 146.3 kJ/kg 即可维持 IBW，每天给予 167kJ/kg 可使体重轻度增加。有其他高代谢状态时，则需要更多的热量。为提供足够热量，常需用高浓度（20% ～ 40%）的葡萄糖溶液。用 5% ～ 10% 的葡萄糖会使液体供给量超过需要。高渗糖因其渗透压高，且为避免局部血管刺激，应从中心静脉进入。输糖的同时需补充胰岛素，以避免发生高血糖。胰岛素的用量，一般为每 4 ～ 20g 葡萄糖给 1U（可从 10：1 左右开始，再按血糖值调整）。人体利用糖的能力为每小时 0.5g/kg，在应激状态下，糖的利用率降低。脂肪的含热量高（产热量 37.7kJ）。常用脂肪乳剂，除提供热量外，还供给人体不能合成的必需氨基酸。脂肪氧化供能不需氨基酸参与。脂肪乳剂为等渗液，可经外周静脉输入，输入后不会从尿、粪中排出。近来有含中链三酰甘油的脂肪剂供应。中链三酰甘油在人体内水解为甘油和中链脂肪酸，后者进入人体细胞线粒体，再次氧化。脂肪乳剂的脂肪颗粒一般与乳糜微粒大小相似，稳定性好。成人常用量为每天 1 ～ 2g/kg，如用于防止必需氨基酸缺乏症，每周 1 ～ 2 次即可。应激状态时机体脂肪利用率提高。

③供氮物质：供氮物质主要是各种

复方氨基酸溶液。输注的氨基酸溶液应满足氨基酸及正氮平衡的需要，每天给予1.0～1.5g/kg的蛋白质可维持IBD患者的正氮平衡。目前常用的氨基酸溶液是按照人体的必需氨基酸比例配置而成。各种复方氨基酸溶液除含全部必需氨基酸的比例以1:（1～3）为宜。另有一些调整配方的氨基酸溶液，适用于肝衰竭、肾衰竭及创伤病例。

④水与电解质：补液量以30ml/kg为宜（每418kJ热量消耗约需100ml水，即每天1ml/4.81kJ）。成人水的摄入量大致每天以2000ml为基础，尿量每天以1000ml为基础。没有一种统一的电解质溶液可用于所有的患者。一般供量为：钾30～40mmol/d、钠150mmol/d、磷20mmol/d、镁10mmol/d，以"量出为入"的原则，其供给量可根据病情和血清生化检测结果及时调整。钾、钠是主要电解质，但多数胃肠病患者也需要一定量的磷和镁。镁是许多酶中间代谢所必需的协同元素，镁缺乏严重时，人体不能动员钙和储存的钾。镁的需要量取决于胃肠道和尿中丢失量。几乎所有患者在应用结晶氨基酸溶液作营养液治疗后，血清磷明显下降，故应当适量补充磷。

⑤微量元素：现已明确人体必需的微量元素有：铁、锌、铜、锰、铬、钼、氟、硒、碘、钴。长期疗法中，较常见的微量元素缺乏是铁、锌、铜、硒和铬。缺乏原因不外是摄入减少，吸收障碍、丢失增加、利用减少以及高代谢状态的过度需求等。

⑥治疗实施：营养配方的确定每天的热量、氮基本需要量为：热量104.6kJ/kg，氮为0.15g/kg。中度应激状态下需要热量167.4～209.2kJ，氮量＞0.4g/kg。热量与氮量之比通常为627.6～753.1。如用脂肪乳剂提供热量，脂肪供热宜为非蛋白热量的1/3。一般根据病情确定当天补给的总热量和总氮量，再按当天计划的补液量和可得到的各种营养制剂的规格、品种算出各种输注营养成分的具体剂量。

（3）溃疡性结肠炎的营养障碍的原因　溃疡性结肠炎患者由于腹痛、腹泻致进食减少，或限制饮食致营养摄入减少，或即使进食也消化吸收不良，同时由于炎症、溃疡、腹泻等致蛋白质、维生素、水、电解质、微量元素丢失，从而存在不同程度的营养障碍。溃疡性结肠炎患者可发生多方面的营养障碍，如体重减轻、低蛋白血症、贫血、生长发育迟缓、成熟期推迟、维生素和微量元素缺乏等。

（三）辨证治疗

1. 辨证论治

（1）热毒内攻，闭阻经络

治法：清热解毒，通络止痛。

方药：白虎汤合五味消毒饮加减。

组成：生石膏30g，知母15g，蒲公英20g，紫花地丁15g，金银花30g，野菊花30g，忍冬藤20g，地龙15g，黄柏12g，苍术10g，白术10g，牡丹皮12g，白茅根30g，泽泻10g，黄连6g，丹参20g。

（2）卫阳虚弱，三邪犯经

治法：祛风胜湿，温阳散寒。

方药：羌活胜湿汤合桂枝汤加减。

组成：羌活10g，独活10g，防风10g，威灵仙20g，秦艽15g，桂枝10g，白芍20g，细辛3g，茯苓10g，炒白术10g，生姜6g，甘草6g，荆芥10g，葛根10g。

（3）湿热蕴热，流注关节

治法：清热利湿，宣痹止痛。

方药：加味四妙散加减。

组成：黄柏10g，苍术20g，当归10g，川牛膝20g，汉防己15g，萆薢20g，海桐皮15g，秦艽10g，土茯苓30g，忍冬藤20g，车前子15g，白术10g，木瓜15g。

2. 外治疗法

（1）中药灌肠法　槐花散加减，组成：

槐角 10g，侧柏叶 10g，大青叶 15g，金银花 20g，紫花地丁 10g，黄柏 10g，败酱草 30g，白茅根 20g，茜草 10g，棕榈炭 10g。清热凉血、祛湿通络。适应证：湿热内蕴证。

（2）中药熏蒸法 制附片 10g，白芷 10g，乳香 6g，没药 6g，伸筋草 20g，羌活 10g，独活 10g，细辛 10g，川芎 30g，桂枝 10g，透骨草 30g，威灵仙 20g，放入容器中加水煮沸后，先以蒸汽熏后洗，每次 15～30 分钟，每日 3～5 次，治疗 10 天。功效：散寒除湿、温经止痛。适应证：寒湿痹证。

（3）中药离子导入法 制附子 10g，桃仁 10g，红花 10g，乳香 10g，没药 10g，土茯苓 20g，伸筋草 30g，羌活 10g，独活 10g，细辛 10g，川芎 30g，当归 10g，透骨草 30g，樟脑 10g，车前子 10g，血竭 10g，鸡血藤 30g，每次 15～30 分钟，每日 1～2 次，治疗 15 天。适应证：寒湿痹阻外周大关节导致的肿痛。

（4）针灸法 膝关节肿痛者，针刺足三里、脾俞、膝眼、委中、鹤顶、犊鼻、阳陵泉、阴陵泉。踝关节肿痛者，针刺中渚、太溪、阳陵泉、照海、昆仑、委中、劳宫。腰背疼痛者，可艾灸督脉和膀胱经局部穴位及辨证取穴，配以血海、昆仑、委中、劳宫。

3. 成药应用

（1）荷叶丸 凉血止血；主治：热毒内攻、血热妄行导致的各种溃疡性出血，如便血。每次 9g，每日 2 次，口服。

（2）四妙丸 清热利湿，主治适用于湿热下注导致的痹症，如足膝红肿、筋骨疼痛等；用法：每次 6g，每日 2 次，口服。

（四）名医诊疗特色

路教授认为本病的治疗重点应该从脾胃转至关节，因为是先以胃肠起病，以后或同时出现关节症状，乃脏腑痹在前，后转五体痹，此为邪毒先伤胃肠是也。临床常见证性三种。①湿热阻络证：多见于本病急性期或急性复发，为湿热毒气蕴结肠胃，使关节肌肉失于濡养而致；治宜祛湿解毒，通络止痛。方药以葛根芩连汤合宣痹汤加减。处方：葛根 15g，秦皮 10g，黄柏 10g，黄连 10g，防己 10g，滑石 30g，炒薏苡仁 30g，连翘 15g，栀子 8g，半夏 10g，晚蚕沙 15g，赤小豆 15g，赤芍 10g，丹皮 10g，败酱草 18g，甘草 10g。加减：腹胀加佛手 10g，八月札 12g；腹痛剧烈加延胡索 12g，白芍 15g；发热加生石膏（先煎）30g，知母 10g；目赤肿痛加谷精草 12g，夏枯草 20g；上肢关节肿痛加桑枝 15g，忍冬藤 18g；下肢关节肿痛加车前草 15g，白茅根 15g。②寒湿痹阻证：治法为散寒除湿，温经止痛。方用蠲痹汤加减（《百一选方》）。处方：黄芪 30g，炮附子（先煎）10g，防风 10g，羌活、独活各 10g，姜黄 10g，当归 12g，川芎 10g，制水蛭 5g，蜈蚣 2 条，鸡血藤 15g，透骨草 12g，伸筋草 15g，狗脊 12g，杜仲 15g，怀牛膝 12g，桃仁 10g，红花 10g，炙乳没各 6g，甘草 6g。③肝肾亏虚证：治宜补益肝肾，强壮筋骨。方选消阴来复汤加减（《医醇賸义》）。处方：鹿角（锉，先煎）15g，附子（先煎）10g，枸杞 10g，菟丝子 15g，当归 12g，补骨脂 15g，益智仁 9g，小茴香 2g，狗脊 15g，广木香（后下）10g，独活 10g，怀牛膝 12g，地龙 12g，巴戟天 15g，醋三棱 10g，土贝母 10g。大部分痹病转归是五体痹日久不解而转为五脏痹，正如《黄帝内经》云："五脏皆有所合，病久不去，内舍其合也。"本病对消化道损伤严重，胃肠症状严重时，患者脾胃无法接受清热凉血、活血化瘀、通络止痛等类药物，亦无法接受血肉有情之品的治疗，此时要先调理脾胃，在胃肠功能有所恢复的情况下，再考虑使用以上药物治疗。总而言之，炎性肠病性关节炎的治疗大法是急性期重肠胃，慢性期重关节；先治肠胃，后治关节；急性期重驱邪，慢性期重补益；脾胃治疗为本，关节筋骨治疗为标，或标本同施，辨证论治。

五、预后转归

国外资料指出，大多数（约80%）溃疡性结肠炎患者的病程经过呈反复间断性发作，缓解时间差异很大，从数周到数年不等。有10%～15%患者的病程可呈慢性持续性经过，而其余少部分患者则呈严重发作性表现，并需进行紧急结肠切除术治疗。极少数患者仅呈一次发作的病程，无论在国内还是国外，溃疡性结肠炎主要以慢性反复发作型为主，因此，溃疡性结肠炎是一种以不断复发、缓解为特点的疾病，其特征是结肠、直肠黏膜的急性非感染性炎症。直肠黏膜始终受累，融合性炎症和浅溃疡由肛门边缘向近端扩展。患者可以是直肠炎、左半结肠炎（近端界限在脾曲以下）、广泛性结肠炎（包括横结肠）或全结肠炎。

在整个病程的任一时间点，50%的患者没有症状，30%有轻度症状，20%有中重度症状。许多患者可以长期完全缓解，但累计保持两年不复发的可能性只有20%，10年不复发的不到5%。复发部位一般仍在以前的结肠病变区域。

本病可多次缓解和复发，但因多数病例属于轻型，经内科治疗可长期缓解，恢复工作。暴发型、有并发症或年龄超过60岁者，预后差。如果在疾病的早期阶段就能做出明确的诊断，并予积极治疗，老年溃疡性结肠炎预后比较乐观。事实上，严重发作的溃疡性结肠炎，对任何年龄的患者来说都是比较危险的。

迄今为止，虽有多种针对溃疡性结肠炎患者预防结肠、直肠癌的监测方案的研究结果的报道，但均为非随机性研究。目前，最为实用的可推荐给溃疡性结肠炎患者决定其是否应行结肠切除术的方案，应根据每年1次的结肠镜检查明确有无不典型增生的结果来决定。但应注意，肠镜检查应尽可能在无临床复发的时间内进行，并宜每隔10cm间距，进行多部位活检。每隔2年进行一次结肠镜检查，费用可能有所减少，但有可能冒早期癌检测阳性机会减少的风险。任何理论上可行的监测方案均应结合患者的依从性进行考虑。

六、预防调护

（一）预防

消除和减少或避免发病因素，改善生活环境空间，改善养成良好的生活习惯，防止感染，注意饮食卫生，合理膳食调配。

（二）调护

（1）注意锻炼身体，增加机体抗病能力，不要过度疲劳、过度消耗，并戒烟戒酒。

（2）早发现、早诊断、早治疗，树立战胜疾病的信心，坚持治疗。

七、专方选要

（1）白头翁汤合四妙丸 治疗湿热迫血型，功能：清热燥湿、涩肠止泄。组成：白头翁15g，秦皮10g，黄柏10g，黄连10g，生薏苡仁30g，艾叶5g，生甘草6g。加减：大量黏液脓血便加白及12g，灶心土（先下、包煎）30g；肛门灼热红肿疼痛，加川牛膝15g，地榆15g，地骨皮15g，丹皮10g，玄参15g，茜草10g，白茅根15，三七粉（冲）3g，冬瓜皮、冬瓜子各15g，甚或溃烂鲜血加败酱草30g，青黛3g，槐角10g；瘕痞块加三棱、莪术各10g；皮肤斑疹加地丁 15g，蒲公英 15g；关节疼痛加秦艽、鸡血藤各 15g。

（2）仙桔汤　国医大师朱良春治疗以腹痛泻痢等为主要表现者，用验方仙桔汤，药用仙鹤草 30g，桔梗 6g，乌梅炭 4g，白槿花 9g，炒白术 9g，广木香 5g，生白芍 9g，炒槟榔 10g，甘草 4g。功能：健脾敛阴，清热化湿，主治慢性结肠炎，脾虚湿热导致的久泄。

（3）仙桔合剂　郭会卿教授运用仙桔合剂治疗炎性肠病性关节炎。组成：仙鹤草 70g，桔梗 15g，乌梅炭 6g，炒白术 10g，木香 6g，生白芍 10g，白头翁 10g，炒槟榔 2g，血余炭 30g，鸡血藤 20g，败酱草 20g，赤石脂 30g，川牛膝 10g，穿山龙 30g，甘草 6g。功能：健脾除湿、涩肠止泻、舒经通络，主治慢性结肠炎，治疗伴关节炎表现为主者，疗效显著。

（4）葛根芩连汤合宣痹汤　张华东教授在治疗湿毒蕴结型炎性肠病时常用此合方，功能清热燥湿、凉血止痢。组成：葛根 15g，秦皮 10g，黄柏 10g，黄连 10g，防己 10g，滑石 30g，炒薏苡仁 30g，连翘 15g，栀子 8g，半夏 10g，晚蚕沙 15g，赤小豆 15g，赤芍 10g，丹皮 10g，败酱草 18g，甘草 10g。

八、研究进展

（一）治法探讨

西医对 UC 活动期的治疗目标是尽快控制炎症、缓解症状，长期治疗目的主要是预防复发。根据临床指南要求，对于轻至中度患者可口服氨基水杨酸制剂，重度患者，可先口服泼尼松治疗，对于以上口服治疗无效的患者，应该住院给予静脉激素治疗。黑龙江名老中医谢晶日教授主张分期论治，发作期以祛除邪实为主，缓解期以扶正为要。广州名中医周福生教授认为

UC 病位主要在脾、胃、大肠，日久病及肝肾，脾虚为发病之本，夹湿、夹热、夹瘀为标。湖南省名中医何永恒教授认为该病病机是脾病湿盛，中焦运化功能失调，传导功能失司，属虚实夹杂。

CD 的治疗可分为传统药物、生物制剂及新兴疗法。传统药物主要是氨基水杨酸、抗生素、糖皮质激素、免疫抑制剂、肠道菌群抑制剂等。目前生物制剂有 3 种单克隆抗体被 FDA 证实可用于治疗 CD，包括英夫利西单抗、阿达木单抗和赛妥珠单抗。英夫利西单抗是最早、最广泛用于治疗 CD 的药物。细胞疗法、干细胞移植主要用于治疗难治性 CD，其具有基因治疗潜在价值，干细胞主要为来源于骨髓造血干细胞和间充质干细胞。该疗法近期疗效尚可，但远期疗效不佳，可能与清髓不彻底、自体骨髓的造血干细胞无法从根本上改变致病易感基因等多种因素有关。高压氧治疗主要用于顽固性 CD，其主要是通过抗炎作用、抗氧化应激损伤、调节免疫等减少组织损伤，从而刺激干细胞增殖分化和迁移，并促进创伤愈合。

（二）评价及瞻望

炎性肠病性关节炎是一种严重影响消化道功能，并且累及肌肉关节和其他脏器的一种自身免疫性疾病。西医治疗常使用各种免疫抑制剂、激素、非甾体抗炎药物，这几类药物可以引起严重的消化道反应，导致肝肾功能、造血和凝血系统异常，激素还可以引发高脂血症、高血压等，对心脏循环系统产生不良影响。而中医强调个体差异，通过辨证论治，采用内治与外治及灌肠等综合治法相结合，灵活选方，据症加减，能调节人体免疫功能，改善局部及全身症状，控制病情，减少复发，减少并发症，具有良好的短期与长期治疗效果。与西药联合使用，可以明显减

少免疫抑制剂、激素、非甾体抗炎药物的用量，减少并改善西药使用过程中带来的毒副作用，帮助免疫抑制剂和激素顺利撤减。

参考文献

［1］陈小朋，李满意，娄玉钤. 脊痹的源流及相关历史文献复习［J］. 风湿病与关节炎，2016，5（9）48-55.

［2］周晓宁，李明，毛秋亚，等. 郭会卿教授运用仙桔合剂治疗炎性肠病性关节炎经验［J］. 风湿病与关节炎，2017，6（07）：58-59+65.

［3］冀春丽，宋红旗，杨亚飞. 浅析炎性肠病性关节炎的临床观察［J］. 中国民族民间医药，2013，22（16）：111.

［4］熊波，方盛泉. 溃疡性结肠炎临床治疗的研究进展［J］. 中国医药导刊，2020，22（03）：170-173.

［5］王玥，姜相君. 克罗恩病的药物治疗进展［J］. 中国医刊，2017，52（01）：26-30.

［6］何琼，李建栋. 炎症性肠病流行病学研究进展［J］. 实用医学杂志，2019，35（18）：2962-2966.

第二十八章　骨关节炎

骨关节炎（osteoarthritis，OA）为一种退行性病变，系由于年龄、肥胖、劳损、创伤、关节先天性异常、关节畸形等诸多因素引起的关节软骨退化损伤、关节边缘和软骨下骨反应性增生，又称骨关节病、迟行性关节炎、老年性关节炎、肥大性关节炎等。临床表现为缓慢发展的关节疼痛、压痛、僵硬、关节肿胀、活动受限和关节畸形等。

骨关节炎在中医学属于"骨痹""痹证"范畴，认为是一种寒湿病，肾虚内寒为其主要病因，治疗上以补肾为主。

一、病因病机

（一）西医学认识

1. 流行病学

骨关节炎是一种常见的关节病变，其患病率随着年龄而增加，好发于女性。本病的发病没有明显的种族和地域差异。OA好发于膝、髋、手、肩等部位，最常见的部位是膝关节，即膝骨关节炎（knee osteoarthritis，KOA）。目前我国KOA的患病率为8.1%，50岁以下人群的患病率为5.2%，60岁以上达11%，其致残率高达53%。OA患者的全球伤残调整生命年在非传染性疾病中位居前十。

2. 发病原因

OA的发生并非仅与一种因素有关。而且，关节构成成分的改变（包括胶原、蛋白多糖、软骨细胞和软骨下骨和滑膜）可能是本病发生的最初病理变化，而关节软骨的变性过程可能由多种因素诱发。

（1）年龄　原发性骨关节炎的所有危险因素中，年龄是最强相关的因素。在影像学3～4期改变（可能已经表现OA的临床症状）与年龄的增加呈指数相关。但是在临床症状明显的OA中，年龄的增加并没有导致疼痛和残疾的增加，危险系数目前尚不清楚。

骨关节炎与年龄的流行病学相关性往往使人产生一种印象，即骨关节炎是关节组织老化的结果。对于老年个体关节软骨的研究显示，单纯年龄不构成OA的病因，但是却提示细胞随着年龄老化而发生的改变易于发生这种疾病。骨关节炎病程十分缓慢，早年的关节损伤若干年后才表现出骨关节炎的改变。关节生物力学上发生的与年龄相关的改变对于OA疾病发生也十分重要。随着年龄的增长，关节的接触面积逐渐增加，原因尚不清楚，可能与血流的进行性减少，导致骨与软骨交界处改建率降低有关。关节几何学方面的改变可能影响关节软骨的营养并改变负荷的分布，原来不承重的部位现在容易受到压力的改变。因为结缔组织的生化组成在其承受的机械负荷下可以发生改变，所以因为功能需求改变所发生的正常反应极可能被错误地描述成年龄因素所致。

（2）关节软骨基质的原发改变　尽管很少有证据支持关节软骨细胞外基质的改变是大多数骨关节炎的原发环节，但是干骺发育不全和多发骨关节炎家系中几代人中都发现有Ⅱ型胶原的cDNA上点突变，从而使这一领域成为研究热点。

（3）软骨代谢异常　骨关节炎软骨细胞合成与分解代谢活动与正常的软骨细胞不同。这些改变是表型上的，与环境因素无关。在这方面，最明显的是细胞的DNA复制能力，在骨生长停滞以后正常软骨细胞往往丧失或者被抑制。骨关节炎关节软骨和正常人的软骨在体内合成或者分解活动的不同之处，在体外也同样存在。这些持久性的改变是原发性还是属于继发性，目前尚不清楚。

（4）创伤　如果骨折后复位不佳，或者关节表面不光滑，将很快导致 OA 的发生，如先天性髋关节脱位，反复发生的髌骨脱位和由于骨坏死导致的关节面外形改变。目前尚不知道是否更轻微的创伤可以导致骨关节炎的发生。尽管日常锻炼对于保持软骨结构和代谢功能十分重要，但是一些形式下反复的关节应用可以加速软骨的退变。与 OA 发生相关联的活动包括反复举重、不良的工作姿势、反复活动手关节以及一些增加关节负荷的体育运动。锻炼计划经常是治疗性的，但是应该仔细选择，避免过量。

软骨下的松质骨小梁由于具有很好的弹性，主要作为一种震荡吸收器。尽管软骨下骨的硬度主要由骨小梁决定，但是骨内液体也起着很重要的作用。当大股骨头通过股骨颈钻孔减压时，由于改变了液体边界条件，股骨头的硬度减少了 30%。正常情况下，关节的相对面在非负重时没有接触。在负荷作用下，软骨和骨都会发生变形，大部分相对的关节面会发生接触，这种接触导致承受负荷的面积增加。过多的负荷将导致软骨下骨小梁的显微骨折，愈合时形成骨痂，并进行改建。改建的骨小梁可能较正常情况下变硬，吸收震荡的能力变弱。在这种情况下，它们不能在承受负荷的情况下正常变形，关节的接触面积减少，主要作用力就会都集中在软骨上。

（5）软骨代谢调控的改变　体液、滑液和软骨源性的化学介质和机械刺激一样可以调节软骨细胞的合成过程。因此，胰岛素和其他生长因子对正常软骨具有一定的影响。软骨细胞代谢途径中底物的定性

和定量改变、电解质浓度以及负荷的改变都可以影响正常软骨细胞合成与降解基质的比率。近来，越来越多的研究集中在前列腺素、热激蛋白、TGF-P 和滑膜与软骨源性的 IL-1 对软骨细胞代谢的影响上。

骨关节炎中，软骨基质成分合成的增加在很长一段时间内与降解保持同步甚至超过降解率。

（6）关节炎性病变　过去认为，骨关节炎与关节内炎性改变无关。因此，许多人仍称之为骨关节病，用来表述该病缺乏滑膜的改变。大多数情况下，骨关节炎的滑膜中仅有少数淋巴滤泡分布，滑液中淋巴细胞数目少于 $2 \times 10^9/L$，而且很少出现 RA 样的滑膜血管翳。但是有时骨关节炎的确有滑膜炎症发生，这可能是晶状体诱导的滑膜炎（碳酸钙和焦磷酸钙盐）或者软骨的崩解产物在滑膜中沉积所致。关节软骨受力和酶性降解在关节表面产生的磨损颗粒，经常出现在骨关节炎的滑液中，并可以促进胶原酶和其他来自滑膜细胞和巨噬细胞水解酶的释放。尽管较类风湿关节炎中少见，但是在骨关节炎中仍然可以见到免疫球蛋白和补体沉积在关节软骨表浅区的胶原网架中。这提示由软骨崩解后产物作为抗原引起的免疫复合物沉积，在关节内慢性炎性反应中发挥作用。

（7）肥胖　体重过重可增加负重关节的负荷。肥胖可以导致整个运动系统姿势和步态的改变，因此必须考虑体重对关节生物力学的影响。在人体，肥胖与膝关节炎成正相关，而与髋关节炎无必然联系。肥胖是 OA 发生一个危险因素，而不仅仅是结果。肥胖患者主要表现膝关节内翻畸形。在这种情况下，重力集中在膝关节内侧间室的软骨，所以肥胖的人群最容易发生膝关节的退行性改变。

3. 发病机制

关节软骨是骨关节炎发生改变的主要部位，也是与正常情况相比变化最大的组织。

（1）形态学改变　关节软骨表面开始仅表现断裂，或者具有短的裂缝，在组织学和组织化学染色上则表现出基质均匀着色的改变。随着疾病的进展，裂缝加深、表面溃疡深达软骨下骨。尤其以来自软骨下骨血管造成的潮线分离较有意义。随着疾病的进展，软骨消失，软骨下骨裸露。开始时，细胞数目增多，形成细胞簇或克隆（50个以上细胞为一簇）。边缘骨赘（osteophyte）具有不同的来源：覆盖在骨表面的软骨似乎是新软骨，而不是降解的旧软骨。骨赘往往是新形成骨，覆盖以透明软骨或者纤维软骨帽，结构上具有很大的不规则性。

（2）生化改变　骨关节炎软骨中的水含量显著增加。当将OA软骨浸入水中时，软骨明显肿胀。这些改变提示存留的胶原框架减弱，并且很可能导致这一疾病过程的不可逆性。关于骨关节炎软骨组织胶原类型的分析研究表明主要有Ⅱ型胶原出现。Ⅰ型胶原的浓度虽然有增加，但是主要存在于覆盖骨赘的软骨中，这种软骨与覆盖在关节表面破坏的软骨特点不同。尽管在骨关节炎的软骨中并没有胶原浓度的明显改变，但是胶原纤维较正常变细，正常情况下，中区的紧凑排列发生变形。这些改变导致软骨中水分含量增加和肿胀，进一步导致软骨的变形。

骨关节炎关节软骨的明显变化主要发生在蛋白多糖。随着病情进展，蛋白多糖的浓度下降到正常的50%以下。当病情加剧时，很少发生聚合，GAG链也变短。硫酸角质素的浓度减低，4-硫酸软骨素相对于6-硫酸软骨素的浓度明显升高，这反映了软骨细胞合成了不成熟软骨形式的蛋白多糖。到了疾病的晚期阶段，关节软骨与番红精（safranin-O）染料的结合力逐渐降低，该染色主要反应组织中蛋白多糖的浓度。

（3）代谢改变　骨关节炎软骨细胞的基质降解酶类的合成与分泌率明显增加，并且与关节炎的严重程度密切相关。参与降解基质大分子的降解酶类可以增加达到几倍。这些酶中研究最为透彻的是酸性和中性蛋白酶，二者可以降解蛋白多糖的核心蛋白。基质金属蛋白酶（MMps），尤其是基质溶素和胶原酶，参与关节软骨的降解过程，这些酶类可以降解细胞外基质的所有成分，与循环系统中的纤维蛋白溶酶和局部合成的纤溶酶原一起，快速降解软骨。在滑膜细胞和软骨细胞产生的IL-1和TNF的作用下，软骨细胞以酶原的形式分泌胶原酶、基质溶素和明胶酶。每种酶原都包括一个含有三个组氨酸残基和一个谷氨酰氨残基的锌结合催化区域，可以在其氨基末端的蛋白裂解后得以活化。

（4）基质改变　关于OA发病机制，很多研究人员持有一种观点认为机械应力损伤软骨细胞，引起降解酶类的释放，导致软骨发生纤维化和基质崩解。但是，Freeman认为，机械力学因素可能开始只是损伤了胶原结构网架，而非细胞本身。尽管OA软骨纤维化表现为蛋白多糖的降低，但是目前尚不清楚，蛋白多糖的减少导致纤维化的发生，还是后者的结果。

（5）生物力学改变　OA软骨基质蛋白多糖的丢失导致软骨压缩强度和弹性降低，水通透性增高。前者导致更大的力学应力作用于软骨细胞，后者导致在软骨承受压力负荷时组织液丢失增多，基质内溶液的扩散增多。这些表现缘于降解酶类及其抑制因子，从滑液中进入软骨或者在软骨细胞边缘合成后穿过软骨，发生相互作用的结果。软骨蛋白多糖的丢失也会通过使表面液膜的产生受损而影响软骨的自身润滑作用。

（6）骨赘形成　人们把OA研究的兴趣都集中在OA软骨崩解发生的机制上。而对于关节边缘和软骨病损的基底部骨性增生的发生上却很少注意，骨赘的发生可能是OA关节活动受限和疼痛的主要原因。骨赘的软骨中含有大量的I型胶原。骨赘软骨中的硫酸化蛋白多糖在单体大小和主要成分为6-硫酸软骨素的组成上与正常的软骨相似，但是相对缺乏硫酸角质素并且不具有与透明质酸相互作用的倾向。骨赘的形成可能是血管穿入变性软骨基底层的结果，或者可能是关节边缘的软骨下骨小梁应力性骨折发生异常愈合的结果。

（二）中医学认识

本病属正虚邪实。正虚是肾元亏虚，肝血不足，脾气虚弱等导致骨失所养，筋骨不坚，不能束骨而利关节。邪实是外力所伤，瘀血内阻或外邪侵袭，经脉痹阻。邪实、正虚往往交杂兼并为患，难以截然分开。骨关节炎属于中医的"骨痹""痹证"范畴，多数医家认为其病因病机可概括为"虚、邪、瘀"。娄多峰认为骨关节炎发病的内在因素是正虚，起决定性作用；邪侵是发病的重要因素；痰瘀是发病的病理关键，提出本病病因病机为正气亏虚、外邪侵袭、痰瘀气滞。刘献祥认为肝肾亏虚为本病发病的基础，同时夹杂痰湿、脾虚、血瘀的病理特点，提出本痿标痹是主要病机。郭艳幸认为本病多以虚实错杂为主，肝肾渐损、脾常不足为虚，痰瘀、血瘀、外邪留而不去，闭阻筋脉为实，和情志、外伤劳损、生活起居密切相关。

1. 年老肝肾不足

肾主骨生髓，髓居骨中。肾精足，则骨髓充满，骨骼强健。肝藏血主筋，肝血足则筋脉强劲，束骨而利关节。人过半百，

肝肾精血渐亏；气血不足，肾虚不能主骨，肝虚无以养筋，致使筋骨失养，是本病发生的基础。此外，脾虚运化失司，则痰湿瘀阻经络，经脉不通，亦可导致关节病变，多见于肥胖少动之人。

2. 长期慢性劳损

一时性超强度的外力包括扭伤、挫伤、撞击、跌伤等；长时间承受非超强度的外力则为劳损，通常由于姿势不正确，待定状态的持续紧张等。当这些外力作用关节以后，可以引起受力最集中的局部发生气血逆乱，严重的导致筋损骨伤，血流不循常道而逸于脉外，形成瘀血凝滞，经脉痹阻，必然引起关节结构的损伤，失去滋养，久而久之，则出现退行性病变。

3. 外感风寒湿邪

外感风寒邪气，久居潮湿之地，冒雨涉水，经肌表经络客于脊柱、关节，导致局部气血运行阻滞，均可以引起颈项强、肢体酸麻，腰臀胀痛等。加之年老体弱，气血不足，卫外不固，腠理不密，邪气更易乘虚内侵，闭阻经络，气不能贯通，血不能畅行，乃生成邪瘀闭阻之证。

二、临床诊断

（一）辨病诊断

1. 临床诊断

OA的诊断是临床诊断，主要依据病史、症状、体征和X线检查。

（1）症状　大多数情况下，退行性关节疾病在临床是隐性起病。症状的出现取决于受累的关节数目的差异，疾病的持续时间、严重程度以及患者对症状的耐受程度。OA的主要表现是疼痛。疼痛的性质较深，定位较差。典型的疼痛是活动后关节疼痛，而休息后缓解。随着疾病的进展，少量活动就可以引发关节疼痛，甚至表现为休息时关节的持续疼痛。在严重病例，

患者可能由于限制疼痛关节活动的保护性作用丧失，而表现夜间痛醒。

关节僵硬主要局限在受累关节，持续时间较类风湿关节炎和其他形式的炎性结缔组织关节疾病短，一般很少超过15～30分钟，在早晨起来和白天不活动后更容易出现。关节疼痛和僵硬的症状与天气变化密切相关。晚期病情严重的患者可能主诉关节活动时可以闻及骨摩擦音。随着疾病进展，关节活动受限。负重关节受累将导致关节在活动过程中突然发软。发病缓慢，部位局限，活动多则加重，休息即可缓解；晨僵时间不超过半小时；受累关节以疼痛和压痛为主，活动时关节有摩擦音，严重者可发生关节畸形。颈椎或脊椎病变可引起神经受压或刺激症状。X线片检查有助于诊断。

（2）体征　骨关节炎患者的体征较多，且与病情的严重程度、疾病所处的阶段和受累的关节有关。在早期阶段，一般不易出现关节压痛，一旦出现，定位也较为分散。在以滑膜炎为主要表现时，关节压痛的范围更为广泛。在没有关节压痛存在的情况下，被动活动时关节疼痛是主要特征。关节活动时摩擦音既可能是患者的主诉，又可能在体检时触诊发现或者可以听到。摩擦音的出现可能由于关节软骨磨损或者关节表面不规则导致。

关节肥大是指伴随骨赘形成的骨与软骨增生性改变。继发性滑膜炎也可以造成关节肿胀。明显的关节积液并不常见，多可能发生在创伤后急性发作期的患者，可能与晶状体沉积有关。关节活动受限主要因为关节表面不平整，肌肉痉挛和挛缩、关节囊挛缩或者骨赘、游离体导致的活动阻滞所致。晚期骨关节炎由于软骨丢失，关节软骨下骨质塌陷、囊肿形成和骨的过度生长而出现关节畸形或者半脱位。疾病长期处于此状态时将导致肌肉萎缩。关节

纤维性强直或者骨性强直导致的关节活动完全受限很少见。

在手的远端指间关节背侧出现的骨性增生称为赫伯登（Heberden）结节，而在近端指间关节相应部位的称为布夏尔（Bouchard）结节。

第一腕掌关节受累表现：拇指基底部局限性疼痛、压痛。症状可能提示腕关节内侧面存在狭窄性腱鞘炎，关节呈方形外观（shelf征）。关节活动受限伴疼痛。

第一掌指关节的退行性改变：常常隐袭起病、缓慢进展，肿胀伴有疼痛。关节内侧面滑囊常常继发于创伤而产生该区域的畸形、肿胀和疼痛。关节外形常不规则，并且有压痛。

膝关节骨关节炎：具有骨关节炎典型的症状和体征。患者主诉活动时关节疼痛，休息时疼痛相对缓解；长期不活动后关节僵硬；常有骨擦音。压痛范围较为分散，主动或者被动活动时诱发关节疼痛。

髋关节骨关节炎：常常隐痛伴跛行。真正的髋关节疼痛常常沿腹股沟或者位于大腿内侧。有时髋关节疼痛还会放射到臀部或者沿坐骨神经区域分布，或者沿闭孔神经分支放射到膝关节。脊柱骨关节炎常具有典型的疼痛和僵硬。另外，患者常常主诉神经根性疼痛。脊柱骨关节炎的局部痛常常来自脊柱周围韧带、关节囊和骨膜。疼痛经常沿着局部原发病变相应的皮节区域分布。

（3）诊断标准　手OA分类标准（1990年）：①近1个月大多数时间有手关节疼痛、酸痛和僵硬；② 10个选定关节中，有骨性膨大的关节 ≥ 2个；③掌指关节肿胀 ≤ 3个；④ DIP骨性膨大 ≥ 2个；⑤ 10个选定关节中，畸形关节 ≥ 2个；满足条件① +（②～⑤中任意3条）可诊断手OA。10个选定关节是指双侧第2、3DIP和PIP及双侧CMC。

膝 OA 分类标准（1986 年）：临床标准：具有膝痛并具备以下 6 项中至少 3 项：①年龄≥50 岁；②晨僵时间<30 分钟；③骨摩擦感；④骨压痛；⑤骨性膨大；⑥触之不热。临床加放射学标准，具有膝痛和骨赘并具备以下 3 项中至少 1 项：①年龄≥40 岁；②晨僵<30 分钟；③骨摩擦感。

髋 OA 分类标准（1991 年）临床+放射学标准，满足下列①+（②、③、④任意 2 条）可诊断髋 OA：①近 1 个月大多数时间有髋痛；②血沉≤20mm/h；③X 线示股骨和（或）髋臼有骨赘；④X 线示髋关节间隙狭窄。

2. 相关检查

（1）血常规　在无并发症的骨关节炎，血细胞的构成常常是正常的；除了偶尔急性发作时有白细胞增多外，很少有白细胞增多。血小板计数是炎症的非特异性标志，在全身急性发作时往往轻度增高，但是仍在正常范围。

（2）血沉　血沉多正常。但是，当临床上急性发作或者全身多关节骨关节炎发生时，会有 ESR 以及其他急性期反应物质的轻度升高。

（3）血清生化检查

血糖：骨关节炎并不影响糖耐量，但是糖尿病可以加速骨关节炎病程。

血钙、磷和碱性磷酸酶：原发性 OA 的常规骨生化检测并无明显异常。但是，在原发性甲状旁腺亢进引起的二水焦磷酸钙结晶沉积相关的骨关节炎改变中，血清离子钙升高，血清磷降低，高氯性酸中毒，氯/磷比大于 32，尤其是测定的甲状旁腺亢进激素升高。在畸形性骨炎（Paget 病）中，血清碱性磷酸酶明显升高。

（4）滑液分析　原发性 OA 中滑液分析总体上是非炎性的。但是滑液的量增加，黏滞性降低，轻度或者明显的淋巴细胞增多，以及中等程度的蛋白量增加均提示轻度滑膜炎的存在。

（5）X 线检查　骨性关节炎早期可无异常表现，后期主要有关节面不规则，非对称性关节间隙狭窄；软骨下骨质硬化和囊性改变；关节边缘唇样变及骨赘形成；关节内游离体；关节变形及半脱位等。

（二）辨证诊断

骨关节炎在中医学上称为"骨痹""痹证"，其病机是素体骨髓亏虚，肌腠不能抵御邪气，外邪乘隙入侵，导致骨痹发生。发作时关节中度以上持续肿痛，甚至疼痛难以入眠，活动受限；缓解时关节轻度疼痛，以酸胀、乏力为主，遇劳累或天气变化时加重，或伴关节活动受限。根据其病因、症状及舌脉象分为 5 个证型。

1. 肾虚髓亏型

临床证候：腰腿酸软，关节疼痛无力，活动不灵活，不能久立远行，遇劳则腰脊、颈项或四肢关节疼痛更剧。舌淡红，苔薄白，脉细。

辨证要点：腰腿酸软，关节疼痛无力，不能久立远行，遇劳则腰脊、颈项或四肢关节疼痛更剧。舌淡红，脉细。

2. 肝血不足，肾阳亏虚型

临床证候：关节僵硬冷痛，屈伸不利，甚则关节变形，腰膝酸软，下肢无力，足跟疼痛，形寒肢冷，口淡不渴，尿频便溏，男子阳痿，女子经期延后。舌淡胖，苔白滑，脉沉无力。

辨证要点：关节僵硬冷痛，屈伸不利，腰膝酸软，下肢无力，足跟疼痛，尿频便溏，舌淡胖。

3. 寒凝瘀阻型

临床证候：骨节冷痛，疼痛剧烈，得寒加重，得热则减，夜间痛甚，伴关节冷感或麻木，功能活动受限，全身畏冷，四肢不温，舌淡暗，苔白，脉沉迟。

辨证要点：骨节冷痛，疼痛剧烈，得

寒加重，得热则减，夜间痛甚，舌淡暗。

4. 气血亏虚型

临床证候：关节酸痛无力，时轻时重，活动后更为明显，肢体麻木，面色少华，心悸气短，自汗乏力，食少便溏。舌质淡，苔白或薄少，脉细弱无力。

辨证要点：关节酸痛无力，活动后更为明显，面色少华，心悸气短，自汗乏力，食少便溏。舌质淡，苔白或薄少，脉细弱无力。

5. 肾虚血瘀型

临床证候：腰脊或颈项四肢关节疼痛如锥刺，痛有定处而拒按，俯仰转侧不利，形寒肢冷，小便清长，病情反复不愈，舌质紫暗，或有瘀斑，脉弦涩。

辨证要点：腰脊或颈项四肢关节疼痛如锥刺，痛有定处而拒按，形寒肢冷，小便清长，病情反复不愈，舌质紫暗，或有瘀斑。

三、鉴别诊断

（一）西医学鉴别诊断

1. 类风湿关节炎

多侵犯对称性小关节，以近端指间关节和掌指关节及腕关节受累为主，晨僵明显，可有类风湿结节，类风湿因子阳性。DR 片以关节侵蚀性改变为主。

2. 银屑病关节炎

起病较缓慢，好发于中年人，关节病变常不对称，主要侵犯远端指（趾）间关节、掌指关节、跖关节及膝和腕关节，可伴关节畸形，可有指（趾）甲改变和皮肤银屑样病变。

3. 痛风性关节炎

好发于男性，多有饮酒、海鲜、剧烈运动等诱因引起发病，疼痛剧烈，皮肤温度升高，最常累及第一跖趾关节和跗骨关节，也可侵犯踝、膝、腕、肘及手关节，

滑液中可查到尿酸盐结晶。病久者有肾脏损害，在耳廓和关节周围可出现痛风石。

（二）中医学鉴别诊断

本病主要与中医学中的"尪痹"相鉴别。尪痹是指具有关节变形、肿大、僵硬、筋缩肉卷、难以屈伸、骨质受损症状的痹病。

四、临床治疗

（一）提高临床疗效的要素

1. 首先辨明疾病轻中重程度

对于症状较轻的，给予一般生活调理，注意休息，可给予一般镇痛剂治疗。对于症状中重症患者，应给予药物内外治疗，消除肿胀，选择较好的非甾体类抗炎止痛剂治疗，并注意给予促进软骨代谢的药物进行治疗。

2. 辨明疾病的虚实寒热

根据患者症状及病程，疾病的严重程度进行辨证，对症施治，可使得病情能更好地向良好方向发展。

3. 中西合璧，长短互补

中药给予补虚泻实之剂，外用药物，促使病情好转，西药给予软骨保护剂及止痛剂治疗，提高患者的生活质量。

4. 患者的疾病教育和能动性

尽管 OA 患者需要专家的长期医护帮助，但是最终的结果很大程度上取决于医生对患者的教育和动员。治疗成功的关键在于正确的治疗原则、个体化治疗方案及患者的积极参与。对于有些患者，药物治疗加上简单的康复练习简单易行。但是必须向患者强调，这些简单的方法对取得良好治疗效果十分重要。同时，患者应对 OA 有所了解，建议患者避免一些不必要的活动。

（二）辨病治疗

治疗的目的在于缓解疼痛、阻止和延缓疾病的发展及保护关节功能。

1. 一般治疗

患者教育，物理治疗，减轻关节负荷、保护关节功能。

2. 药物治疗

主要可分为控制症状的药物、改善病情的药物及软骨保护剂。

（1）控制症状的药物

①非甾体抗炎药（Nonsteroidal Antiinflammatory Drugs，NSAIDs）：NSAIDs 是最常用的一类骨性关节炎治疗药物，其作用在于减轻疼痛及肿胀，改善关节的活动。主要的药物包括双氯芬酸等，如果患者发生 NSAIDs 相关胃肠道疾病的危险性较高，则塞来昔布及美洛昔康等选择性环氧化酶-2 抑制剂更为适用。药物剂量应个体化，同时注意对老年患者合并的其他疾病影响。

②其他止痛剂：对乙酰氨基酚对骨性关节炎有良好的止痛作用，费用低，在国外仍广泛使用，而国内的应用相对较少。每日剂量最多不超过 4000mg。若上述方法仍不能有效缓解症状，可予以曲马多治疗。该药为一种弱阿片类药物，耐受性较好而成瘾性小，平均剂量每日 200～300mg，但应注意不良反应。

③局部治疗：包括局部外用 NSAIDs 药物及关节腔内注射治疗。糖皮质激素可缓解疼痛、减少渗出，效果可持续数周至数月，但仅适用于关节腔注射治疗，在同一关节不应反复注射，一年内注射次数应少于 4 次。

关节腔内注射透明质酸类制剂（欣维可、阿尔治及施沛特等）对减轻关节疼痛、增加关节活动度、保护软骨有效，治疗效果可持续数月，适用于对常规治疗效果不佳或不能耐受者。

（2）改善病情药物及软骨保护剂　此类药物具有降低基质金属蛋白酶、胶原酶等的活性作用，既可抗炎、止痛，又可保护关节软骨，有延缓骨性关节炎发展的作用。一般起效较慢。主要的药物包括硫酸氨基葡萄糖、葡糖胺聚糖、S-腺苷蛋氨酸及多西环素等。双醋瑞因也可明显改善患者症状，保护软骨，改善病程。

骨关节炎的软骨损伤可能与氧自由基的作用有关，近几年来的研究发现，维生素 C、D、E 可能主要通过其抗氧化机制而有益于骨性关节炎的治疗。

3. 外科治疗

对于经内科保守治疗未能控制症状，有关软骨明显破坏，关节狭窄强直、半脱位、脱位。有手术适应证者，可以考虑外科手术治疗。如关节镜手术或人工关节置换术。

此外，新的治疗方法如软骨移植及自体软骨细胞移植等有可能用于骨性关节炎的治疗，但尚需进一步临床研究。

（三）辨证治疗

1. 辨证施治

（1）肾虚髓亏型

治法：补肾益精。

方药：六味地黄丸加减。

组成：熟地黄 30g，山茱萸 10g，山药 20g，茯苓 10g，泽泻 10g，牡丹皮 10g，白芍 20g，木瓜 10g，鸡血藤 30g。

加减：颈项疼痛加葛根 20g，羌活 10g；肢体麻木加鸡血藤 30g，黄芪 30g，桑枝 30g；跟骨疼痛加牛膝 20g；上肢疼痛加海风藤 30g，伸筋草 30g；腰痛甚者加杜仲 20g，川续断 20g，狗脊 10g，巴戟天 10g。

（2）肝血不足，肾阳亏虚型

治法：调补肝肾，养血和营。

方药：壮骨蠲痹汤加减。

组成：熟地黄 15g，肉苁蓉 10g，骨碎补 15g，淫羊藿 15g，当归 10g，白芍 20g，生黄芪15g，甘草6g，牛膝10g，三七粉6g。

加减：湿重者，去熟地黄，加薏苡仁30g；有热者，加黄柏10g；有寒者，加鹿角胶10g。

（3）寒凝瘀阻型

治法：散寒活血，祛瘀散结。

方药：阳和汤加减。

组成：熟地黄15g，白芥子10g，麻黄10g，肉桂3g，炮姜炭6g，鹿角胶10g，制附子10g，鸡血藤15g，蜈蚣2条，细辛3g，威灵仙10g，制乳香10g，制没药10g，甘草6g。

加减：痛在上肢者，加姜黄10g，青风藤10g，透骨草10g；痛在腰背者，加地龙10g，胡芦巴10g，补骨脂10g；痛在下肢者，加汉防己10g，独活10g，木瓜10g。

（4）气血亏虚型

治法：补益气血。

方药：八珍汤加减。

组成：党参30g，黄芪20g，茯苓20g，白术10g，熟地黄20g，白芍10g，当归10g，川芎10g，甘草6g，川续断15g，杜仲15g，怀牛膝10g，五加皮10g，独活10g，细辛3g。

加减：头颈部疼痛者，加葛根20g，羌活10g；上肢疼痛者，加桑枝10g，桂枝10g，姜黄10g；指端关节疼痛者，加豨莶草20g，透骨草20g；腰痛者，加狗脊10g。

（5）肾虚血瘀型

治法：补肾活血化瘀。

方药：青娥丸合活络效灵丹加减。

组成：杜仲15g，补骨脂10g，肉苁蓉15g，熟地黄15g，当归10g，川芎10g，丹参30g，乳香10g，没药10g，鸡血藤30g。

加减：痛在腰腿者，加乌梢蛇10g，独活10g；痛在腰以上者，去牛膝，加姜黄10g；血瘀明显者，加三七片10g，血竭10g，苏木10g。

2.外治疗法

（1）中药熏蒸法　制附片10g，白芷10g，乳香6g，没药6g，伸筋草20g，羌活10g，独活10g，细辛10g，川芎30g，桂枝10g，透骨草30g，威灵仙20g，放入容器中加水煮沸后，先以蒸汽熏，然后洗，每次15～30分钟，每日3～5次，治疗10天。通经活络，温阳散寒，用于寒湿痹阻型骨关节炎，症见畏寒、怕冷、肢体困重、疼痛，遇寒加重。

（2）中药离子导入法　选择电脑中低频温热治疗机，制附子10g，桃仁10g，红花10g，乳香10g，没药10g，土茯苓20g，伸筋草30g，羌活10g，独活10g，细辛10g，川芎30g，当归10g，透骨草30g，樟脑10g，车前子10g，血竭10g，鸡血藤30g，将以上药物加水煎煮，取药汁1000ml，采用纱布将药渣过滤，放置在瓶中，每次实施治疗前将药汁加温，将其温度控制在50℃左右，取10ml药汁，在药垫上均匀浸湿，并与患病部位紧贴，行中药离子导入治疗，以患者耐受力为度，合理调整电刺激强度，每次15～30分钟，每日1～2次，治疗15天。温经通络、散寒化湿，中药通过电离子作用，渗透皮肤，药效更强。用于四肢关节疼痛，腰背疼痛。

（3）针灸法　膝关节肿痛者，针刺足三里、脾俞、膝眼、委中、鹤顶、犊鼻、阳陵泉、阴陵泉。踝关节肿痛者，针刺中渚、太溪、阳陵泉、照海、昆仑、委中、劳宫。腰背疼痛者，可艾灸督脉和膀胱经局部穴位及辨证取穴，配以血海、昆仑、委中、劳宫。

（4）推拿法　关节局部得到放松后，根据病情和部位，针对性地对相应的关节肌群进行手法力度由浅层肌肉逐渐渗透至中层，及至深层肌肉，以患者感觉酸痛、痛快，而并非痛苦为度。

（5）针刀疗法　应用针刀技术在髌上

囊、髌下脂肪垫、内外膝眼、髂胫束、胫侧副韧带等处实施针刀疗法。适应证：膝关节炎肌肉粘连、功能受限、晨僵、疼痛、屈膝挛缩畸形等明显的患者。注意若有皮肤感染、肌肉坏死、凝血机制不良或有出血倾向者、体质极差不能耐受手术者禁用。

（6）壮医药物竹罐疗法　鸡血藤、杜仲、伸筋草、当归藤、八角风、肿节风、臭牡丹、五加皮各50g，将竹罐浸于药汤中，然后置于关节肿痛处拔罐，可配合壮医刺血疗法，通过局部的吸拔刺激，加上药力、热力的作用，它就可以达到祛风除湿，拔毒消肿的作用。用于膝关节、髋关节、肩关节等大关节部位疼痛的治疗。

3. 成药应用

（1）金乌骨通胶囊　滋补肝肾，祛风除湿，活血通络；主治：肝肾不足，风寒湿痹型骨质疏松、骨质增生引起的腰腿酸痛、肢体麻木等症。用法：每次4粒，每日3次，口服。

（2）强骨胶囊　补肾强骨止痛。主治：肾阳虚所致的骨痿，症见骨脆易折、腰背或四肢关节疼痛、畏寒肢冷或抽筋、下肢无力、夜尿频多。用法：每次1粒，每日3次，口服。

（3）虎力散胶囊　祛风除湿，舒筋活络，行瘀，消肿定痛；主治：用于风湿麻木，筋骨疼痛，跌打损伤，创伤流血。用法：每次1粒，每日2次，口服。

（4）草乌甲素片　温阳散寒、消肿止痛。主治：寒湿偏重的骨关节炎，骨质增生，肩周炎，腰肌劳损及腰椎疾病，颈椎疾病及其他疼痛疾病。用法：每次1片，每日2次，口服。

（5）祛风止痛胶囊　祛风止痛，舒筋活血，强壮筋骨。主治：四肢麻木、腰膝疼痛、风寒湿痹等症。用法：每次6粒，每日2次，口服。

4. 单方验方

（1）强腰散　川乌30g，肉桂30g，干姜30g，白芷20g，南星20g，赤芍20g，樟脑30g，上药研末，每次30g，开水冲调如糊状，摊于纱布上，趁热贴敷于痛处，隔天一次。能够温经散寒，活血止痛，用于慢性腰腿痛寒痹型和劳损型。（《名医方证真传》）

（2）养筋汤　白芍30g，熟地30g，麦冬30g，炒枣仁9g，巴戟天9g，水煎服。主治肝肾不足所致的筋骨疼痛，屈伸不利，不能举步。（《辨证录》）

（3）骨质增生丸　熟地100g，鸡血藤75g，骨碎补75g，肉苁蓉50g，鹿衔草50g，淫羊藿50g，莱菔子25g。研末，炼蜜为丸。口服，每丸15g，一天3次。养血、舒筋、壮骨。治疗肥大性关节炎、颈椎病、足跟痛等。（《外伤科学》）

（四）名医诊疗特色

1. 阎小萍

阎小萍以补益肝肾，祛痰通络为治则，将膝痹分为肾虚寒湿证与肾虚湿热证，并创立骨痹通方，药物组有骨碎补、补骨脂、淫羊藿、杜仲、狗脊等，是治疗骨痹的基础方。肾虚寒湿证方用骨痹通方合桂枝附子汤加减；肾虚湿热证方用骨痹通方合四妙汤加减。

2. 娄多峰

娄老把骨痹分为肝肾亏虚、邪痹血瘀证和湿阻血瘀证两型。肝肾亏虚、邪痹血瘀证以强筋壮骨、滋补肝肾、活血养血、通络止痛为治疗原则，方用老寒腿方（首乌、熟地黄、桑寄生、独活等）口服，当症状明显减轻后，将上药干燥，并研为细末，连服1个月以上。湿阻血瘀证以除湿化瘀、蠲痹通络为治疗原则，方用草薢归膝汤（草薢、当归、怀牛膝、五加皮等）口服，后煎药渣熏洗患处。

五、预后转归

在本病发病早期，通过积极的治疗，

一般预后良好；由于本病可引起疼痛、活动受限，甚至关节畸形，给患者带来不便，会严重影响患者的生活质量，一般不会危及生命。大多数患者经中西医保守治疗可以获得较理想的疗效，但仍有少数患者经保守治疗后无效，则需采用微创治疗或常规的手术治疗。

六、预防调护

（一）预防

（1）保护关节，减少膝关节的创伤，要尽量避免和减少外伤和反复的应力刺激关节。

（2）严格控制体重，要保持理想的体重，改变和调整饮食结构，饮食适量摄入富含淀粉、纤维素和维生素的食物，减少脂肪和胆固醇的摄入，避免摄入太多的糖分。体重减轻可以减轻关节负担、减轻疼痛、改善关节功能。

（3）多参加户外活动、经常晒太阳，预防骨质疏松症的发生，若有骨质疏松症的发生，给予相应治疗。

（4）掌握正确的运动方法，避免剧烈活动，如反复蹲起、跪下、长跑等。

（二）调护

（1）尽量减少久立、久行，注意保护关节。

（2）顺应四时季节变化，避免风寒暑湿侵犯，注意保暖。

（3）选择合适的锻炼，如步行、游泳、骑车、床上抬腿伸膝等。

（4）适当休息，使用手杖减轻受累关节的负荷。

七、专方选要

（1）独活寄生汤　独活 15g，细辛 6g，桑寄生 15g，肉桂心 10g，防风 15g，川芎 10g，党参 15g，杜仲 15g，牛膝 10g，秦艽 10g，茯苓 15g，甘草 10g，当归 10g，白芍 15g，生地黄 15g，水煎服。具有补肝肾，益气血，祛风湿，止痹痛的功效。主治：症见腰膝疼痛、痿软，肢节屈伸不利，或麻木不仁，畏寒喜温，心悸气短，舌淡苔白，脉细弱。（《备急千金要方》）

（2）四子散　吴茱萸、莱菔子、白芥子、苏子各 60g，疏肝化痰、温经散寒、通络止痛；外用治疗局部关节肿痛等。

（3）双苓利水方　猪苓 9g，泽泻 9g，茯苓皮 15g，赤小豆 15g，黄芪 15g，白术 15g，桂枝 6g，汉防己 6g，制马钱子 2g，水煎服。消肿定痛，温经通络，健脾利水，用于关节积液的治疗。初期宣肺利水，加入麻黄、桂枝；中期加强健脾渗湿，加入薏苡仁、赤小豆；后期温补脾肾，加入胡芦巴、锁阳；如气血亏虚，加入当归、生地、党参；气滞血瘀，用丹参、田七、枳壳；肝肾亏损，选木瓜、桑寄生、山茱萸。（《中国中医秘方大全》）

（4）白芍木瓜汤　白芍 30g，木瓜 12g，鸡血藤 15g，威灵仙 15g，甘草 12g，水煎服。益督荣筋，缓急止痛。用于骨质增生的治疗。治疗颈椎者加葛根 12g；胸椎加狗脊 12g；腰椎加杜仲 12g，怀牛膝 12g；如有腹泻可加入炒白术 15g，茯苓 12g。（《名医方证真传》）

八、评价及瞻望

中医学发展两千余年，临床疗效显著，在防治 OA 方面发挥重大的作用，越来越多的研究表明中医药可明显缓解患者关节症状，并改善关节功能，其作用机制可能与减少炎症因子，阻止软骨细胞凋亡相关。实验研究证明，中医药具有改善关节软骨退变过程中软骨组成及代谢、骨内微循环障碍，抑制滑膜炎症、氧自由基损伤，调节异常的细胞因子水平性激素水平；抑制软骨细胞凋亡等作用。运用中医药治疗骨关节炎有一定的科学依据，其作用机制亦渐趋明朗。近年中医药治疗 OA 的研究不断开展，已经取得明显的进步。但仍存在一些不足，如对中医药治疗骨关节炎的基础研究、循证医学研究仍不足。因此，加大中医药治疗骨关节炎的作用机制的研究，及开展相关循证医学的研究，是我们接下来需要努力的方向。在中医药理论知识指导下，综合运用新理论、新技术、新方法，围绕骨关节炎的预防、诊断、治疗等关键问题，开展现代科学研究，揭示其科学内涵，注重理论创新，以期为中医药防治骨性关节炎的作用机制及优化临床诊疗方案提供科学的理论依据。

参考文献

［1］陈李专，陈斌，林安阳，等．膝骨关节炎中西医疗法的临床研究进展［J］．辽宁中医杂志，2020，47（02）：203-206.

［2］苏耀辉，周明旺，陈彦同，等．中医药治疗膝骨关节炎临床研究进展［J］．甘肃中医药大学学报，2020，37（01）：110-115.

［3］王广亮，黄肖华，孙权，等．中医内外治疗膝骨关节炎进展［J］．大众科技，2020，22（01）：73-75.

［4］王若旭，郭冰，郭艳幸，等．中医药治疗膝骨关节炎的研究概况［J］．中国民族民间医药，2018，27（24）：62-65.

［5］寇龙威，郭艳幸，郭珈宜．中医药治疗膝骨关节炎的研究进展［J］．中医药通报，2019，18（06）：71-73+67.

［6］王健，李志军．骨关节炎的诊断与治疗［J］．中华全科医学，2020，18（03）：347-348.

第二十九章　复发性多软骨炎

复发性多软骨炎（Relapsing Polycho-ndntis，RP）是一种较少见的全身多系统炎性破坏性疾病，其特点是软骨组织复发性退化性炎症，表现为耳、鼻、喉、气管、眼、关节、心脏瓣膜等器官及血管等结缔组织受累。多关节炎和血管受累也比较常见。临床表现为耳、鼻、呼吸道软骨炎，并伴有眼、耳前庭等器官受累症状。

复发性多软骨炎在中医学中无相似的病名记载，有人认为以耳部症状为主要临床表现者可归属于"断耳疮"范畴，又因其表现为局部皮肤的红肿、疼痛，似属中医"丹毒"范畴，如其累及软骨，宜归属"骨痹"范畴，因此可参考上述病证进行辨证论治。

一、病因病机

（一）西医学认识

1. 流行病学

本病好发于白种人，但世界各地均有本病的报告，发病率0.002‰。自新生儿至90岁老人任何年龄均可发病，多数发病年龄为40～60岁，无性别及家族性发病的倾向，但女性患者因呼吸道受累较多而较重。

2. 发病原因

本病发病病因至今不明，可能与外伤、感染、过敏、酗酒、服用盐酸肼屈嗪等有关，也有人认为与中胚层合成障碍或蛋白水解酶异常有关，但通过对临床特点、实验室检查和病理的多年研究，越来越多资料提示它是一种免疫介导的疾病，包括体液免疫和细胞免疫。

3. 发病机制

（1）本病发病机制还不很清楚，有人认为与中胚层合成障碍或蛋白水解酶异常有关。研究表明免疫介导可能是发病的关键。25%～30%的病例合并有其他自身免疫性疾病，如类风湿关节炎、结节性多动脉炎、干燥综合征、系统性红斑狼疮、白塞病、赖特综合征、韦格纳肉芽肿、强直性脊柱炎、血管炎等。病理显示病变组织有单个核细胞浸润，特别是CD4的淋巴细胞和浆细胞。血清学检查可发现Ⅱ型胶原的抗体，少数病例还发现Ⅸ和Ⅺ胶原的抗体。部分病例抗核抗体、类风湿因子或循环免疫复合物阳性。用Ⅱ型胶原免疫啮齿类动物，可以观察到耳廓软骨和多关节软骨的炎性改变。还观察到患者对软骨抗原的细胞介导的特异性免疫增强。通过直接免疫荧光检查，观察到在受累的软骨有免疫球蛋白和补体的沉积。RP与HLA-DR4相关，与Ⅰ型HLA无关。Buker等最近报道一种称为Matrilin-1的抗原可能参与了RP的发病机制，其为一种软骨基质蛋白，为成人气管、耳和鼻软骨所特有。糖皮质激素或免疫抑制剂治疗有效。

综上所述，RP是机体产生了主要针对Ⅱ型胶原的自身免疫反应，造成软骨破坏。此外软骨糖蛋白、弹性蛋白及其他胶原也可诱发自身免疫反应。软骨糖蛋白抗原广泛存在于巩膜、虹膜睫状体、气管、视神经、内皮细胞、主动脉血管中层结缔组织、心脏瓣膜、心肌纤维膜、肾小球基底膜、滑膜等，已证明软骨糖蛋白抗体可诱发软骨变性、滑膜炎和软骨膜炎。软骨糖蛋白还可抑制软骨细胞糖蛋白的合成，其在RP中的意义还需进一步明确。

（2）RP无特异性的病理改变，其病理组织学特点是软骨溶解伴软骨膜炎。初期软骨和软骨膜交界处可见各种急性和慢性炎性细胞浸润，包括单个核细胞、多核细胞、成纤维细胞、血管内皮细胞等，随后软骨基质内酸性糖胺聚糖减少或消失，软骨基质变疏松，软骨细胞破坏。疾病进一步发展，软骨基质坏死、溶解、液化，并出现肉芽组织。最后残余的软骨组织消失，肉芽组织纤维化，瘢痕形成收缩，组织塌陷变形。

（二）中医学认识

RP在中医古籍中无相似病名记载，以耳部症状为主要临床表现，可归属于中医"断耳疮"范畴。中医学对于本病早有认识，《诸病源候论·卷三十五》："断耳疮，生于耳边，久不瘥，耳乃取断，此亦月食之类，但不随月生长为异。此疮亦是风湿搏于血气所生。以其断耳，因以为名也。"若其病变累及四肢软骨，则属于中医"骨痹"范畴。若局部表现为皮肤的红肿疼痛，属中医"丹毒"范畴。多数医家认为本病病因病机为邪毒与气血相互搏结犯于耳，或热毒炽盛，灼腐耳廓。本病病因复杂，一般多认为本病的病性属于本虚标实，标实为主，以热毒、瘀阻、痰湿为标，气血虚弱、肝肾阴虚为本，病机主要有外受风热疫毒之邪，内蕴湿热，素体血热，加之外来湿邪，湿热相合。本病主要因外毒内侵，内有湿热或脾胃虚弱，痰湿内生；热毒内蕴，发于软骨，同时肝肾阴虚，清窍失养，进而导致痰瘀阻络，血脉不通，累及软骨、关节、脏腑而成。

1.外毒内侵，内有湿热

由于感受风热疫毒之邪，时毒炽盛，加之体内有湿热之邪，外邪与湿热之邪相搏，蕴蒸软骨，上窜于眼睛、耳鼻、咽喉诸窍，影响营卫气血运行，经络被阻隔，瘀血凝滞而成。

2.脾胃虚弱，痰湿内生

素体脾胃虚弱，或劳倦过度，痰湿内生，加之风邪外犯，夹痰湿上窜于清窍，痰湿凝滞而成。

3.血热内蕴，发于软骨

体内血热内蕴，或过食辛辣肥甘厚腻之品，血热内生，加之再感受外来的湿邪，湿热相合，阻塞脉络，气血循行阻滞，痰湿瘀热结而为病，故局部发红、灼热、疼痛等。

4.肝肾阴虚，清窍失养

痹久伤阴，导致肝肾阴虚，精血不足，眼睛、耳鼻、咽喉等清窍失于濡养，而致听力减退，视力障碍，关节疼痛，肢体麻木。

5.气血虚弱，寒湿阻络

外感风热毒邪久恋不去，耗气伤阴；或素体内热久蕴，气血内耗；或久病致气血两伤，而致寒湿侵袭，客于肌肤，阻塞清窍，则气血运行不畅，郁积而发生本病。

二、临床诊断

（一）辨病诊断

1.临床诊断

（1）诊断标准　复发性多软骨炎的诊断一般是基于临床特征。现多采用1975年McAdam关于RP的诊断标准，符合下述6条的3条或3条以上，不须组织学证实，可确诊为RP，如果临床上的诊断十分明显，也可无需软骨的组织学证实。

①双耳复发性多软骨炎。

②非侵蚀性血清阴性多关节炎。

③鼻软骨炎。

④眼炎症、结膜炎、角膜炎、巩膜炎、外巩膜炎及葡萄膜炎等。

⑤喉和（或）气管软骨炎。

⑥耳蜗和（或）前庭受损。

Damiani和Levine认为要达到早期诊

断，应扩大 McAdam 的诊断标准，只要有下述中的 1 条即可：①满足 3 条 McAdam 征或更多者；② 1 条 McAdam 征，加上病理证实，如作耳、鼻、呼吸道软骨活检；③病变累及 2 个或 2 个以上的解剖部位，对激素或氨苯砜治疗有效。

凡有下列情况之一者应疑有本病：①一侧或两侧外耳软骨炎，并伴外耳畸形；②鼻软骨炎或有原因不明的鞍鼻畸形；③反复发作性巩膜炎；④不明原因气管及支气管广泛狭窄，软骨环显示不清，或有局限性管壁塌陷。再结合实验室检查，如尿酸性黏多糖含量增加及抗胶原Ⅱ型抗体存在，将有助于诊断。

（2）临床表现

①耳软骨炎：耳廓软骨炎是最常见的临床表现。病变多局限于耳廓软骨部分，包括耳廓、耳屏，有时可侵犯外耳道，常对称性受累，但耳垂不受累。初期仅表现为耳廓红、肿、热、痛、有红斑结节，常在 5～10 天内自行消退，可反复发作，久之耳廓塌陷畸形，局部色素沉着。耳廓软骨炎可导致耳松软、变形、弹力减弱，出现结节，外耳道萎缩。外耳道狭窄、中耳炎症、咽鼓管阻塞可致传导性耳聋。后期可累及内耳，表现为听觉或前庭功能损伤。病变累及迷路可导致旋转性头晕、眼球震颤、共济失调、恶心及呕吐等。

②鼻软骨炎：约 3/4 的患者有鼻软骨炎。在急性期表现为局部红肿、压痛，常突然发病，颇似蜂窝组织炎，数天后可缓解。反复发作可引起鼻软骨局限性塌陷，发展为鞍鼻畸形，甚者在发病 1～2 天内鼻梁可突然下陷。患者常有鼻塞、流涕、鼻出血、鼻黏膜糜烂及鼻硬结等。

③眼部病变：眼部受累可单侧或者双侧，表现为突眼、巩膜外层炎、角膜炎或葡萄膜炎。巩膜炎反复发作可导致角膜外周变薄，甚至造成眼球穿孔。此外还可有

球结膜水肿、结膜炎、角膜结膜炎、眼干燥、白内障、虹膜睫状体炎、眼外直肌麻痹等表现。视网膜病变如视网膜微小动脉瘤、出血、渗出，静脉闭塞、动脉栓塞也常有发生。视网膜血管炎或视神经炎可导致失明。随着病情的反复发作，患者常可同时有几种眼疾。

④关节损害：复发性多软骨炎的关节损害特点是外周关节非侵蚀性非畸形性多关节炎。大小关节均可受累，呈非对称性分布，多为间歇性发作，慢性持续性者较少。肋软骨和胸锁关节以及骶髂关节也可受累。此外尚可发生短暂的腱鞘炎、肌腱炎，表现为疼痛和触痛甚至红肿。关节液多为非炎症性改变。当复发性多软骨炎合并类风湿关节炎时，则可出现对称性侵蚀性畸形性关节炎。

⑤呼吸系统病变：约半数患者累及喉、气管及支气管软骨。表现为声音嘶哑、刺激性咳嗽、呼吸困难和吸气性喘鸣。喉和气管炎症早期可有甲状软骨、环状软骨及气管软骨压痛。喉和会厌软骨炎症可导致上呼吸道塌陷，造成窒息，须急行气管切开术。在疾病的晚期支气管也可发生类似病变，炎症、水肿及瘢痕形成可导致严重的局灶性或弥漫性的气道狭窄，气管切开术不能有效地纠正呼吸困难。由于呼吸道分泌物不能咳出，继发肺部感染，可导致患者死亡。

⑥心血管病变：约 30% 的患者可累及心血管系统表现为心肌炎、心内膜炎或心脏传导阻滞，主动脉瓣关闭不全，大、中、小血管炎。主动脉瓣关闭不全是常见而严重的心血管并发症，通常是由于主动脉炎症、主动脉瓣环和主动脉扩张所致，而非主动脉瓣膜病变，在主动脉瓣听诊区可闻及程度不同的舒张期杂音，其他的表现包括升主动脉、降主动脉动脉瘤，及其他大血管动脉瘤破裂引起猝死，此外，还可因

血管炎而导致血栓形成，可累及降主及腹主动脉、锁骨下、脑内、肝、肠系膜及周围动脉，本病可伴发结节性多动脉炎、韦格纳肉芽肿及大动脉炎等。

⑦血液系统异常：半数患者出现贫血、血小板减少，活动期的患者多有轻度正细胞正色素性贫血、白细胞增高，有些患者脾脏肿大，还可并发骨髓异常增生综合征（MDS），表现为难治性贫血，红细胞系统、粒细胞系统、巨核细胞系统增生异常，少数患者发生溶血性贫血，可有黄疸、网织红细胞增加等表现。

⑧皮肤损害：25%的患者有皮肤受损，皮损无特征性，形态多样，可表现为结节性红斑、紫癜、网状青斑、结节、皮肤角化、溢脓、色素沉着等，活检常呈白细胞破碎性血管炎的组织学改变，此外也可发生指（趾）甲生长迟缓、脱发及脂膜炎，口腔及生殖器黏膜溃疡，有些病例和白塞病重叠存在。

⑨神经系统病变：少数患者可有中枢神经系统受损伤和周围神经受损的症状，如头痛、外展神经、面神经麻痹、癫痫、器质性脑病和痴呆，也可发生多发性单神经炎。

⑩肾脏病变：肾脏受累的表现有显微镜下血尿、蛋白尿或管型尿，反复发作可导致严重肾炎和肾功能不全，肾动脉受累可发生高血压，肾脏活检有肾小球性肾炎的组织学证据，尿常规检测异常可能同肾脏损害有关，但也可因合并系统性血管炎引起。

2. 相关检查

（1）RP实验室检查　无特异性表现，主要表现为正细胞正色素性贫血、白细胞明显增高、血小板升高、嗜酸性粒细胞增高、血沉增快、低白蛋白血症、高丙种球蛋白血症和低补体血症等。其中血沉增快最常见，且与疾病的活动性有关。贫血程度为轻至中度，血清铁和血清铁饱和度降低，但骨髓铁的储量一般为正常。

（2）血清学检查　类风湿因子及抗核抗体阳性。梅毒血清学反应假阳性。血循环免疫复合物也常阳性。间接荧光免疫法显示，抗软骨抗体及抗天然胶原Ⅱ型抗体在活动期一般均阳性，用激素治疗后可转阴性。因此，抗天然胶原Ⅱ型抗体阳性对RP的诊断可能有帮助。尿酸性糖胺聚糖阳性，在疾病发作期可大于正常值4.21倍，其可提示软骨破坏的程度。

（3）辅助检查

①X线检查：胸片显示有肺不张及肺炎。气管支气管体层摄影可见气管、支气管普遍性狭窄，尤其两臂后伸挺胸侧位相可显示气管局限塌陷。同时也能显示主动脉弓进行性扩大，升和降主动脉、耳廓、鼻、气管和喉有钙化。周围关节的X线显示关节旁的骨密度降低，偶有关节腔逐渐狭窄，但没有侵袭性破坏。脊柱一般正常，少数报告有严重的脊柱后凸、关节腔狭窄、腰椎和椎间盘有侵袭及融合改变。耻骨和骶髂关节有部分闭塞及不规则的侵袭。

②CT检查：可发现气管和支气管树的狭窄程度及范围，可发现气管和支气管壁的增厚钙化、管腔狭窄变形及肿大的纵隔淋巴结。呼气末CT扫描可观察气道的塌陷程度。高分辨CT可显示亚段支气管和肺小叶的炎症。气道的三维重建可提示更多的信息。

③心脏超声检查：可发现升主动脉瘤或降主动脉瘤、心包炎、心肌收缩受损、二尖瓣或三尖瓣反流、心房血栓等。心电图可出现Ⅰ度或完全房室传导阻滞。纤维支气管镜检查可直接观察受累的气道，可以显示气管支气管树的炎症、变形、塌陷等，进一步明确诊断和观察疾病的进程。黏膜可见红斑、水肿，肉芽肿样改变或苍老萎缩。软骨环破坏者可见呼气时相应气

道塌陷。可以镜下取活检，有助于明确诊断，但因其出血较多，且在评价气道阻塞程度中的作用不如肺功能，并可能诱发气道塌陷而窒息死亡。肺功能通过测定吸气和呼气流量曲线显示呼气及吸气均有阻塞。分析流速－容积曲线，可得到50%肺活量时的最大呼气流速和最大吸气流速，这样可以区别固定性狭窄和可变的狭窄在呼吸困难中所占的比例，并判断狭窄的位置。

④活组织检查：可提供进一步的诊断证据，但如果临床症状典型，活组织检查并不是必需的。活检的部位可以是鼻软骨、气道软骨、耳廓软骨等，但活检后可能激发复发性多软骨炎的发作，造成新的畸形。故应特别注意，取耳廓软骨应从耳后入手。

（二）辨证诊断

复发性多软骨炎在中医学中无相似的病名记载，多数医家认为其累及软骨，故归属"骨痹"范畴，或根据其表现为局部皮肤的红肿、疼痛，归属于"丹毒"范畴，中医辨证治疗效果较为满意，临床可分为以下5个证型。

1. 热毒炽盛型

临床证候：初期多见发热，耳廓、鼻梁红肿、灼热、疼痛，痛不可触，局部色鲜红，或瘙痒，或伴有渗出，或表皮剥脱；或咽喉疼痛、嘶哑；或双眼充血发红；或见关节红肿、疼痛，口渴引饮，烦躁，便秘溲黄。舌质红绛，苔黄，脉滑数或弦数。

辨证要点：发热，耳廓、鼻梁红肿疼痛，触不可及，局部色鲜红，或瘙痒；或咽喉疼痛、嘶哑；或见关节红肿、疼痛，口渴引饮，便秘溲黄。舌质红绛，苔黄，脉滑数。

2. 湿热蕴结型

临床证候：关节红肿，局部扪之有热感，不能屈伸，耳廓、鼻梁红肿、疼痛，或局部有结节，甚至溃烂渗出，或伴见听力减退，或目赤眼红，或皮肤结节红斑，胃脘痞满，不思饮食，周身倦怠，口渴不欲饮，小便黄赤，或有低热，舌苔黄腻，脉濡数或滑数。

辨证要点：关节红肿，局部扪之有热感，不能屈伸，周身倦怠，口渴不欲饮，小便黄赤，或有低热，舌苔黄腻，脉濡数或滑数。

3. 痰瘀阻络型

临床证候：耳廓、鼻梁红肿，色黯，疼痛，有结节或瘀斑，关节疼痛，屈伸不利，一般昼轻夜重，或胸闷咳嗽，或肌肤甲错，或吞咽不利，或心悸怔忡，或目赤，舌暗苔腻，脉沉涩或沉滑。

辨证要点：关节疼痛，屈伸不利，一般昼轻夜重，或肌肤甲错，或心悸怔忡，或目赤，舌暗苔腻，脉沉涩。

4. 肝肾阴虚型

临床证候：耳廓、鼻梁萎缩、变形，眩晕耳鸣，口干目涩，声音嘶哑，视物模糊，失眠盗汗，腰膝酸软，五心烦热，咳嗽少痰，肢体麻木，筋脉拘急，舌红少苔或无苔，脉沉弦或细数。

辨证要点：耳廓、鼻梁萎缩，眩晕耳鸣，口干目涩，声音嘶哑，腰膝酸软，五心烦热，肢体麻木，筋脉拘急，舌红少苔或无苔，脉沉弦或细数。

5. 气血两虚型

临床证候：耳廓、鼻梁萎缩、变形，或局部溃烂久不愈合，或局部皮肤干燥、脱屑，听力减退，视物模糊，四肢酸楚疼痛，倦怠乏力，畏寒肢冷，心悸气短，头晕目眩，咳嗽无力，舌质淡苔白，脉微细或沉。

辨证要点：耳廓、鼻梁变形，或局部溃烂久不愈合，四肢酸楚疼痛，倦怠乏力，畏寒肢冷，心悸气短，头晕目眩，舌质淡苔白，脉微细或沉。

三、鉴别诊断

（一）西医学鉴别诊断

当病变累及耳、鼻、喉、眼、气管软骨时，应与临床表现相类似的其他疾病相鉴别。

1. 耳廓病变及外耳炎

应与局部外伤、冻疮、丹毒、慢性感染、系统性红斑狼疮、痛风、霉菌性疾病、梅毒、麻风病鉴别。系统性血管炎或其他结缔组织病也可引起耳软骨炎，但双侧耳软骨炎者不多见。

2. 鼻软骨炎

需要与韦格纳肉芽肿、淋巴样肉芽肿、致死性中线肉芽肿、先天梅毒、麻风、淋巴瘤、结核等引起的肉芽肿以及癌肿和淋巴肉瘤相鉴别，反复多次活检、病原菌的培养及血清学检查可有助鉴别。

3. 眼炎

应注意与韦格纳肉芽肿、结节性多动脉炎、科干（Cogan）综合征、白塞病、原发性或继发性干燥综合征、血清阴性脊柱关节病等累及眼部的全身性疾病相鉴别，根据这些疾病的全身表现和实验室检查特征不难与之区别。

4. 气管支气管狭窄变形

应与感染性疾病、结节病、非感染性肉芽肿病、肿瘤、慢性阻塞性肺疾病、淀粉样变性等疾病鉴别。一般上述疾病经活组织检查明确诊断复发性多软骨炎，患者同时还有耳、鼻等软骨病变，可资与之鉴别。

5. 主动脉炎和主动脉病变

应与梅毒、马方综合征、Ehlers–Danlos综合征、特发性纵隔囊肿坏死、血清阴性脊柱关节病并发的主动脉病变相鉴别。

6. 肋软骨炎

需与良性胸廓综合征（如特发性、外伤性肋软骨炎、Tietze 综合征、肋胸软骨炎、剑突软骨综合征等）鉴别。上述这些疾病均无系统性临床表现，可与本病鉴别。

（二）中医学鉴别诊断

本病应与历节（行痹）相鉴别，历节是以四肢多个小关节红肿热痛，痛处游走，渐呈两侧对称，关节僵硬、变形，活动不利等表现为主，故与本病不同。

四、临床治疗

（一）提高临床疗效的要素

RP 患者如能早期诊断，及时治疗，有可能延长患者的存活期，取得较好的疗效。治疗的选择主要与症状的严重程度和受累器官的范围有关，但并无统一的治疗方案。中西医结合治疗，取长补短，提高疗效。

本病的性质属于本虚标实，以标实为主，毒热、痰湿、瘀阻为标，肝肾阴虚或气血虚弱为本。治疗应注重扶正祛邪，标本兼治。

（二）辨病治疗

RP 患者如能早期诊断，及时治疗，有可能延长患者的存活期，取得较好的疗效。治疗的选择主要与症状的严重程度和受累器官的范围有关。

1. 药物治疗

（1）轻症患者可选用非甾体类抗炎药及秋水仙碱等。

（2）对于急性发作及重症患者则首选糖皮质激素，长期规律使用可能会减少发作次数及严重程度。糖皮质激素不能改变 RP 的自然疾病过程，但可抑制病变的急性发作，减少复发的频率及严重程度。开始用泼尼松 30～60mg/d，在重度急性发作的病例中，如喉、气管及支气管、眼、内耳被累及时，泼尼松的剂量可达 80～200mg/d。

待临床症状好转后，可逐渐减量为5～20mg/d，维持用药时间3周至6年，平均4个月，少数需长期持续用药。

（3）对糖皮质激素反应不佳的患者可联合使用免疫抑制剂，如环磷酰胺、甲氨蝶呤、硫唑嘌呤等。

（4）生物制剂，如肿瘤坏死因子α拮抗剂利妥昔单抗、依那西普及白细胞介素-1受体拮抗剂阿那白滞素等，我国使用较多的为美罗华（利妥昔单抗）和益赛普（注射用重组人Ⅱ型肿瘤坏死因子受体-抗体融合蛋白）。近年陆续有文献报道在糖皮质激素联合免疫抑制剂效果欠佳时加用上述药物，RP患者临床症状可有明显改善，但其长期治疗效果及安全性还待进一步验证。

2. 外科治疗

（1）手术　对具有严重的会厌及会厌下梗阻而导致重度呼吸困难的患者，应立即行气管切开造瘘术，甚至需辅以合适的通气，以取得进一步药物治疗的机会。一般不选用气管插管，因可引起气道的突然闭塞死亡，如不可避免，要选择较细的插管。对于软骨炎所致的局限性气管狭窄可行外科手术切除，但对预后无明显改善。心瓣膜病变或因瓣膜功能不全引起的难治性心衰时，可选用瓣膜修补术或瓣膜置换术。主动脉瘤也可手术切除。

（2）金属支架　对多处或较广泛的气管或支气管狭窄，可以在纤支镜下或X线引导下置入金属支架，可以显著地缓解呼吸困难。自膨胀式金属支架有一定的优点，包括容易放置、X线下可见、动态扩张、支气管开口被支架覆盖也可通气、在机械通气时也可放置、支气管上皮数周后会覆盖支架而保留黏膜纤毛功能、极少移位、不影响气管插管等。其主要的并发症是咳嗽、咯血、黏液栓、气胸、肉芽肿形成、溃疡等。

（3）其他　对弥漫性小气道受累者，

有报道经鼻持续气道内正压（CPAP）可以缓解症状，要逐步调整呼气末正压水平。对RP合并血管炎、结缔组织病、血液病等时，以治疗其并发症为主。

（三）辨证治疗

早期为外邪热毒侵袭人体，灼腐耳廓，耗伤人体津液，致局部红肿疼痛。此期主要以解毒消肿为治法。中期则是外邪热毒耗伤人体正气，日久则气血双亏，气虚则推动无力，致气滞，气行则血行，气滞则血瘀，血瘀失于滋养而血腐肉败，进而影响气血的流通和濡润，则会引起脏腑官窍、肌肤、筋脉失养，气血不畅，久之成瘀，气滞痰凝，痰瘀互结而生本病。此期以活血祛腐、补气养血为治则。晚期正气逐渐亏虚，正虚邪实，肾主骨生髓，邪气进一步损伤肾气，久之则肾阳虚衰，致全身多处受累。此期补肾散寒为治则。

1. 辨证论治

（1）热毒炽盛型

治法：清热解毒，祛风胜湿。

方药：四妙勇安汤合仙方活命饮加减。

组成：金银花20g，玄参15g，当归10g，甘草6g，生黄芪15g，茯苓10g，赤芍10g，忍冬藤30g，苍术10g，赤小豆15g。

加减：热盛加蒲公英、紫花地丁20g；湿盛宜加土茯苓20g，车前子15g；瘀滞明显加丹参、泽泻各15g；咽喉疼痛加牛蒡子、马勃各10g；目赤加菊花10g，石决明（先煎）30g；便秘加大黄10g，芒硝5g。

（2）湿热蕴结型

治法：清热利湿，宣痹止痛。

方药：四妙散加减。

组成：黄柏10g，汉防己10g，苍术10g，怀牛膝15g，土茯苓30g，忍冬藤30g，车前子（包煎）10g，白术10g，当归10g，玄参10g，赤小豆15g。

加减：热甚加栀子、连翘各 10g；湿盛加茵陈 10g，薏苡仁 15g 以胜湿；痛甚加郁金、延胡索各 10g；如出现红斑结节加生地黄 15g，牡丹皮 6g，夏枯草 10g 以凉血解毒散结；胃脘满胀者加枳实、佛手各 10g。

（3）痰瘀阻络型

治法：祛痰活血通络。

方药：导痰汤合桃红四物汤加减。

组成：制半夏 15g，陈皮 10g，茯苓 10g，枳实（麸炒）10g，白术 10g，皂角刺 10g，当归 10g，红花 10g，桃仁 10g，桂枝 10g，莪术 15g。

加减：痰浊盛加白芥子 6g，僵蚕 10g；气虚者加黄芪 15g，党参 6g；血瘀甚加川芎、三棱各 10g，土鳖虫 6g；心悸、怔忡加薤白 10g，瓜蒌 30g；关节疼痛加穿山龙、徐长卿各 15g；胸闷咳嗽加浙贝母 6g，紫菀 10g。

（4）肝肾阴虚型

治法：滋补肝肾，养阴生津。

方药：杞菊地黄汤加减。

组成：枸杞子 15g，菊花 10g，生地黄 10g，牡丹皮 10g，山药 10g，土茯苓 15g，泽泻 10g，蒲公英 20g，生甘草 10g，墨旱莲 10g，女贞子 10g。

加减：虚火内盛加知母、黄柏各 10g；眼干涩，视物模糊，加石斛 15g，茺蔚子 10g；烦热少痰加竹沥 10g，胆南星 6g；失眠不安加酸枣仁 10g，夜交藤 20g。

（5）气血两虚型

治法：益气养血，荣筋通络。

方药：八珍汤加减。

组成：生黄芪 15g，炒白术 10g，茯苓 10g，当归 10g，赤白芍各 10g，熟地黄 15g，川芎 10g，首乌 10g，桂枝 10g，鹿角胶 10g。

加减：形寒肢冷加淡附片 6g，细辛 3g；关节疼痛加穿山龙、徐长卿各 15g；如溃疡久不愈合或配合外敷生肌解毒之品如生肌玉红膏等。

2. 外治疗法

中药外敷：鲜大蓟、鲜小蓟适量，杵烂外用，水调外敷，每日 1 次。能够消炎止痛，用于皮肤红肿、疼痛部位。

3. 成药应用

（1）雷公藤多苷片　祛风除湿、活血通络、消肿止痛、杀虫解毒。主治：风湿热瘀、毒邪阻滞所致的类风湿关节炎；用法：按体重每千克每日 1～1.5mg，分 3 次饭后服用，或遵医嘱。

（2）四妙丸　清热利湿。主治湿热下注引起的足膝红肿、筋骨疼痛等；用法：每次 6g，每日 2 次口服。

（3）金黄如意膏　外敷，每日 1 次，用于关节肌肉疼痛部位。

（四）名医诊疗特色

1. 施杞

施杞将本病归属于"痹证"范畴，本虚标实为其病性，本虚为气虚、肾虚，标实则以痰、瘀为主，故治疗以益气化瘀、补肾祛痰为原则。患者初诊时虽有关节肿胀疼痛，但以神疲乏力、步履拘紧、头晕目糊、腰背酸楚的气虚、肾虚表现为主，故施教授给予补中益气汤合杞菊地黄丸加减作为基本方进行调治。患者关节肿胀，考虑为痰湿较重，故易陈皮为消痞散结之半夏，并加入利水渗湿之苍术。患者血沉、C-反应蛋白明显升高，提示疾病处于活动期，火热炽盛，故去补中益气汤中温热之生姜，而加入苦寒之黄芩。此外，本病为反复发作的自身免疫性疾病，病程较长，需长期服用中药调治。为防长期服药影响脾胃运化功能，故在方中加入理气醒脾胃之制香附、八月札。将中医学与西医学相结合、辨病与辨证相结合、治与调相结合，将"以气为主、以血为先，肝脾肾同治"为其治疗原则，临床疗效显著。

2. 房定亚

房定亚教授认为本病属于自身免疫异常，故本病存在的局部的红肿热痛、免疫复合物沉积、炎症细胞的聚集均属于中医"热毒"，其产生多由于食肥甘厚味、肝火上亢、情绪激动、外感寒湿、失治误治等因素而产生，热毒蕴结体内，沿经络循行，上窜至诸窍，弥漫三焦及全身，病机上属于"热毒蕴结"，故治疗应以"清热解毒"为治疗原则。喜用四妙勇安汤、四神煎加减治疗。方中以金银花清热解毒、祛风通络；当归活血养血；玄参清热滋阴；黄芪、石斛、川牛膝益气养阴，补其本之虚；远志可搜剔络脉、骨骱之痰浊。两方共奏清热、滋阴、解毒、活血、化痰之功效。

五、预后转归

RP 患者如能早期诊断，及时治疗，有可能延长患者的存活期，复发性多软骨炎的 5 年生存率74%，10 年生存率55%。常见的死因是感染和心血管病，如系统性血管炎或血管瘤破裂。气道阻塞伴或不伴感染占死因的 10%～28%。仅有48%病例死于复发性多软骨炎。因恶性肿瘤致死的少见。RP 的患者的预后较难判断。据对 112 例 RP 的分析，死亡率为 37%，明确诊断后，中位生存期为 11 年。引起死亡的主要原因是肺部感染、呼吸道梗阻、系统性血管炎和心血管并发症。预后差的指标有：诊断时的患者年龄大、贫血、喉气管累及、鞍鼻畸形、呼吸道症状、显微镜下血尿等，伴有血管炎和对口服激素反应不好的患者预后更差。

六、预防调护

（一）预防

尽一切努力避免挑起机体的免疫反应是预防自身免疫性疾病的关键。

（1）消除和减少或避免发病因素，改善生活环境空间，养成良好的生活习惯，防止感染，注意饮食卫生，合理的膳食调配。

（2）坚持锻炼身体，增加机体抗病能力，不要过度疲劳、过度消耗，应戒烟戒酒。

（3）早发现、早诊断、早治疗，树立战胜疾病的信心，坚持治疗，保持乐观情绪。

（4）预防感染，链球菌感染是自身免疫性风湿病及其并发症的重要环节。

（二）调护

（1）饮食宜进清淡易于消化之品，切忌肥甘厚味和辛辣、鱼腥发物。

（2）按时滴眼药水和涂抹眼药膏，以保护眼角膜，休息时尽量避免侧卧以免耳廓受压而增加疼痛。

（3）注意休息，避免劳累。

七、专方选要

（1）四神煎加减　生黄芪 30g，石斛 30g，银花 30g，远志 10g，川牛膝 15g，鱼腥草 15g，黄芩 10g，石韦 20g，辛夷 8g，炙麻黄 6g，胆南星 10g，桑白皮 15g。功效：扶正养阴去邪、清热解毒、活血通利关节；主治：鹤膝风，膝肿粗大、大腿细，形似鹤膝，步伐维艰，日久则破溃之症。

（2）四妙汤合知柏地黄汤加减　苍术 10g，黄柏 10g，川牛膝 15g，生薏苡仁 20g，知母 15g，生地黄 15g，山茱萸 15g，山药 15g，泽泻 15g，牡丹皮 15g，茯苓 15g，淡竹叶 10g，隔山撬 30g，马兰草 15g，炙甘草 6g。水煎服，每日 1 剂。功能：清热利湿、滋阴降火；治疗本病下焦湿热夹阴虚者。

八、治疗共识

根据本病的病因病机特点、传变发展规律、脏腑受累情况，历代医家积累了丰富的临床经验，早期总以清热解毒、凉血消肿为治则；中期则以活血祛腐、补气养血为治则；晚期多以祛邪活络、缓急止痛为主，多用附子、巴戟天、肉苁蓉、鹿茸、防风、羌活、独活等辛温燥热药，在服法上多要求宁从少起，稍渐增之。也有学者认为此病既有轻证又有重证，也有恶候。治疗上应分清层次，对于外邪侵袭直中于骨的轻证，当以祛邪为主，兼以健脾补肾，重证太阳气衰，肾阳枯不长者，在温补肾阳填精的同时，须结合祛风散寒渗湿化浊之品，虚邪中人者当以补肺健脾为主兼以祛风。

但是本病治疗不当或久服祛风燥湿散寒清热之剂，不仅伤中又伤津耗血，在病理上便形成痰瘀相结不散，经络痹阻，筋骨失养疼痛不已的痼疾，更有误治或久不愈致使血虚津亏，内风遂起或又复感于邪，内舍于肾成为五脏痹之肾痹，多预后不良。

中西医结合治疗本病时可增效减毒：西医治疗均以非甾体抗炎药、糖皮质激素、免疫抑制剂等为主，易造成阴液耗伤，治疗过程中辨证运用滋阴之法，可减少大量激素使用所致不良反应。

（二）评价及瞻望

本病病因不明，病情复杂，西医学尚无特效的药物及满意的疗效。而且本病是一种较为少见的疾病，发病率较低，现仍无规范化治疗方案，尚需更多多中心临床试验数据支持。

参考文献

[1] 段姣妞，高晋芳，张莉芸. 复发性多软骨炎的诊治进展［J］. 中华风湿病学杂志，2019（05）：356-360.

[2] 陈楠，王振刚. 复发性多软骨炎病理及发病机制的研究进展［J］. 中华风湿病学杂志，2019（03）：207-211.

[3] 朱丰林，李雪娇，李蔚，等. 中西医结合治疗呼吸道受累的复发性多软骨炎1例［J］. 风湿病与关节炎，2018，7（08）：41-43+49.

[4] 姜依廷，康厚墉，胡国华，等. 复发性多软骨炎诊断和治疗进展［J］. 临床误诊误治，2016，29（11）：111-113.

[5] 程少丹，叶秀兰，施杞. 施杞辨治复发性多软骨炎验案1则［J］. 上海中医药杂志，2012，46（09）：36-37.

[6] 金昕，汲泓. 导痰汤联合西药治疗复发性多软骨炎1例报告［J］. 实用中医内科杂志，2014，28（05）：126-127.

[7] 曹莹，刘丽君，刘升云. 生物制剂在复发性多软骨炎患者中的应用现状［J］. 中华风湿病学杂志，2016，20（11）：787-789.

[8] 王小霞. 复发性多软骨炎1例护理体会［J］. 齐鲁护理杂志，2017，23（16）：105-106.

附

录

临床常用检查参考值

一、血液学检查

指标			标本类型	参考区间
红细胞（RBC）	男			$(4.0\sim5.5)\times10^{12}/L$
	女			$(3.5\sim5.0)\times10^{12}/L$
血红蛋白（Hb）	新生儿			170~200g/L
	成人	男		120~160g/L
		女		110~150g/L
平均红细胞血红蛋白（MCV）				80~100fl
平均红细胞血红蛋白（MCH）				27~34pg
平均红细胞血红蛋白浓度（MCHC）				320~360g/L
红细胞比容（Hct）（温氏法）	男			0.40~0.50L/L
	女			0.37~0.48L/L
红细胞沉降率（ESR）（Westergren法）	男			0~15mm/h
	女		全血	0~20mm/h
网织红细胞百分数（Ret%）	新生儿			3%~6%
	儿童及成人			0.5%~1.5%
白细胞（WBC）	新生儿			$(15.0\sim20.0)\times10^{9}/L$
	6个月至2岁时			$(11.0\sim12.0)\times10^{9}/L$
	成人			$(4.0\sim10.0)\times10^{9}/L$
白细胞分类计数百分率	嗜中性粒细胞			50%~70%
	嗜酸性粒细胞（EOS%）			0.5%~5%
	嗜碱性粒细胞（BASO%）			0~1%
	淋巴细胞（LYMPH%）			20%~40%
	单核细胞（MONO%）			3%~8%
血小板计数（PLT）				$(100\sim300)\times10^{9}/L$

二、电解质

指标		标本类型	参考区间
二氧化碳结合力（CO_2-CP）	成人	血清	22~31mmol/L
钾（K）			3.5~5.5mmol/L
钠（Na）			135~145mmol/L
氯（Cl）			95~105mmol/L
钙（Ca）			2.25~2.58mmol/L
无机磷（P）			0.97~1.61mmol/L

三、血脂血糖

指标		标本类型	参考区间
血清总胆固醇（TC）	成人	血清	2.9~6.0mmol/L
低密度脂蛋白胆固醇（LDL-C）（沉淀法）			2.07~3.12mmol/L
血清三酰甘油（TG）			0.56~1.70mmol/L
高密度脂蛋白胆固醇（HDL-C）（沉淀法）			0.94~2.0mmol/L
血清磷脂			1.4~2.7mmol/L
α- 脂蛋白			男性（517±106）mg/L
			女性（547±125）mg/L
血清总脂			4~7g/L
血糖（空腹）（葡萄糖氧化酶法）			3.9~6.1mmol/L
口服葡萄糖耐量试验服糖后 2 小时血糖			< 7.8mmol/L

四、肝功能检查

指标		标本类型	参考区间
总脂酸		血清	1.9~4.2g/L
胆碱酯酶测定（ChE）（比色法）	乙酰胆碱酯酶（AChE）		80000~120000U/L
	假性胆碱酯酶（PChE）		30000~80000U/L
铜蓝蛋白（成人）			0.2~0.6g/L
丙酮酸（成人）			0.06~0.1mmol/L
酸性磷酸酶（ACP）			0.9~1.90U/L
γ- 谷氨酰转移酶（γ-GGT）	男		11~50U/L
	女		7~32U/L

指标			标本类型	参考区间
蛋白质类	蛋白组分	清蛋白（A）	血清	40~55g/L
		球蛋白（G）		20~30g/L
		清蛋白/球蛋白比值		（1.5~2.5）：1
	总蛋白（TP）	新生儿		46.0~70.0g/L
		＞3岁		62.0~76.0g/L
		成人		60.0~80.0g/L
	蛋白电泳（醋酸纤维膜法）	α_1 球蛋白		3%~4%
		α_2 球蛋白		6%~10%
		β 球蛋白		7%~11%
		γ 球蛋白		9%~18%
乳酸脱氢酶同工酶（LDiso）（圆盘电泳法）		LD_1		（32.7±4.60）%
		LD_2		（45.1±3.53）%
		LD_3		（18.5±2.96）%
		LD_4		（2.90±0.89）%
		LD_5		（0.85±0.55）%
肌酸激酶（CK）（速率法）		男		50~310U/L
		女		40~200U/L
肌酸激酶同工酶		CK-BB		阴性或微量
		CK-MB		＜0.05（5%）
		CK-MM		0.94~0.96（94%~96%）
		CK-MT		阴性或微量

五、血清学检查

指标	标本类型	参考区间
甲胎蛋白（AFP，αFP）	血清	＜25ng/ml（25μg/L）
小儿（3周~6个月）		＜39ng/ml（39μg/L）
包囊虫病补体结合试验		阴性
嗜异性凝集反应		（0~1）：7
布鲁斯凝集试验		（0~1）：40
冷凝集素试验		（0~1）：10
梅毒补体结合反应		阴性

指标		标本类型	参考区间
补体	总补体活性（CH50）（试管法）	血浆	50~100kU/L
补体经典途径成分	C1q（ELISA 法）	血清	0.18~0.19g/L
	C3（成人）		0.8~1.5g/L
	C4（成人）		0.2~0.6g/L
免疫球蛋白	成人		700~3500mg/L
IgD（ELISA 法）	成人		0.6~1.2mg/L
IgE（ELISA 法）			0.1~0.9mg/L
IgG	成人		7~16.6g/L
IgG/ 白蛋白比值			0.3~0.7
IgG/ 合成率			-9.9~3.3mg/24h
IgM	成人		500~2600mg/L
E- 玫瑰花环形成率		淋巴细胞	0.40~0.70
EAC- 玫瑰花环形成率			0.15~0.30
红斑狼疮细胞（LEC）		全血	阴性
类风湿因子（RF）（乳胶凝集法或浊度分析法）		血清	＜ 20U/ml
外斐反应	OX19		低于 1∶160
Widal 反应（直接凝集法）	O		低于 1∶80
	H		低于 1∶160
	A		低于 1∶80
	B		低于 1∶80
	C		低于 1∶80
结核抗体（TB-G）			阴性
抗酸性核蛋白抗体和抗核糖核蛋白抗体			阴性
抗干燥综合征 A 抗体和抗干燥综合征 B 抗体			阴性
甲状腺胶体和微粒体胶原自身抗体			阴性
骨骼肌自身抗体（ASA）			阴性
乙型肝炎病毒表面抗原（HBsAg）			阴性
乙型肝炎病毒表面抗体（HBsAb）			阴性
乙型肝炎病毒核心抗原（HBcAg）			阴性

指标	标本类型	参考区间
乙型肝炎病毒 e 抗原（HBeAg）	血清	阴性
乙型肝炎病毒 e 抗体（HBeAb）		阴性
免疫扩散法		阴性
植物血凝素皮内试验（PHA）		阴性
平滑肌自身抗体（SMA）		阴性
结核菌素皮内试验（PPD）		阴性

六、骨髓细胞的正常值

指标		标本类型	参考区间
增生程度		骨髓	增生活跃（即成熟红细胞与有核细胞之比约为 20：1）
粒系细胞分类	原始粒细胞		0~1.8%
	早幼粒细胞		0.4%~3.9%
	中性中幼粒细胞		2.2%~12.2%
	中性晚幼粒细胞		3.5%~13.2%
	中性杆状核粒细胞		16.4%~32.1%
	中性分叶核粒细胞		4.2%~21.2%
	嗜酸性中幼粒细胞		0~1.4%
	嗜酸性晚幼粒细胞		0~1.8%
	嗜酸性杆状核粒细胞		0.2%~3.9%
	嗜酸性分叶核粒细胞		0~4.2%
	嗜碱性中幼粒细胞		0~0.2%
	嗜碱性晚幼粒细胞		0~0.3%
	嗜碱性杆状核粒细胞		0~0.4%
	嗜碱性分叶核粒细胞		0~0.2%
红细胞分类	原始红细胞		0~1.9%
	早幼红细胞		0.2%~2.6%
	中幼红细胞		2.6%~10.7%
	晚幼红细胞		5.2%~17.5%

指标		标本类型	参考区间
淋巴细胞分类	原始淋巴细胞	骨髓	0~0.4%
	幼稚淋巴细胞		0~2.1%
	淋巴细胞		10.7%~43.1%
单核细胞分类	原始单核细胞		0~0.3%
	幼稚单核细胞		0~0.6%
	单核细胞		0~6.2%
浆细胞分类	原始浆细胞		0~0.1%
	幼稚浆细胞		0~0.7%
	浆细胞		0~2.1%
其他细胞	巨核细胞		0~0.3%
	网状细胞		0~1.0%
	内皮细胞		0~0.4%
	吞噬细胞		0~0.4%
	组织嗜碱细胞		0~0.5%
	组织嗜酸细胞		0~0.2%
	脂肪细胞		0~0.1%
分类不明细胞			0~0.1%

七、血小板功能检查

指标		标本类型	参考区间
血小板聚集试验（PAgT）	连续稀释法	血浆	第五管及以上凝聚
	简易法		10~15s 内出现大聚集颗粒
血小板黏附试验（PAdT）	转动法	全血	58%~75%
	玻璃珠法		53.9%~71.1%
血小板第 3 因子		血浆	33~57s

八、凝血机制检查

指标		标本类型	参考区间
凝血活酶生成试验		全血	9~14s
简易凝血活酶生成试验（STGT）			10~14s
凝血酶时间延长的纠正试验		血浆	加甲苯胺蓝后，延长的凝血时间恢复正常或缩短 5s 以上
凝血酶原时间（PT）		全血	30~42s
凝血酶原消耗时间（PCT）	儿童		> 35s
	成人		> 20s
出血时间（BT）		刺皮血	（6.9±2.1）min，超过 9min 为异常
凝血时间（CT）	毛细管法（室温）	全血	3~7min
	玻璃试管法（室温）		4~12min
	塑料管法		10~19min
	硅试管法（37℃）		15~32min
纤维蛋白原（FIB）		血浆	2~4g/L
纤维蛋白原降解产物（PDP）（乳胶凝聚法）			0~5mg/L
活化部分凝血活酶时间（APTT）			30~42s

九、溶血性贫血的检查

指标		标本类型	参考区间
酸化溶血试验（Ham 试验）		全血	阴性
蔗糖水试验			阴性
抗人球蛋白试验（Coombs 试验）	直接法	血清	阴性
	间接法		阴性
游离血红蛋白			< 0.05g/L
红细胞脆性试验	开始溶血	全血	4.2~4.6g/L NaCl 溶液
	完全溶血		2.8~3.4g/L NaCl 溶液
热变性试验（HIT）		Hb 液	< 0.005
异丙醇沉淀试验		全血	30min 内不沉淀
自身溶血试验			阴性
高铁血红蛋白（MetHb）			0.3~1.3g/L
血红蛋白溶解度试验			0.88~1.02

十、其他检查

指标		标本类型	参考区间
溶菌酶（lysozyme）		血清	0~2mg/L
铁（Fe）	男（成人）		10.6~36.7μmol/L
	女（成人）		7.8~32.2μmol/L
铁蛋白（FER）	男（成人）		15~200μg/L
	女（成人）		12~150μg/L
淀粉酶（AMY）（麦芽七糖法）			35~135U/L
		尿	80~300U/L
尿卟啉		24h 尿	0~36nmol/24h
维生素 B$_{12}$（VitB$_{12}$）		血清	180~914pmol/L
叶酸（FOL）			5.21~20ng/ml

十一、尿液检查

指标			标本类型	参考区间
比重（SG）			尿	1.015~1.025
蛋白定性	磺基水杨酸			阴性
	加热乙酸法			阴性
蛋白定量（PRO）	儿童		24h 尿	< 40mg/24h
	成人			0~80mg/24h
尿沉渣检查	白细胞（LEU）		尿	< 5 个 /HP
	红细胞（RBC）			0~3 个 /HP
	扁平或大圆上皮细胞（EC）			少量 /HP
	透明管型（CAST）			偶见 /HP
尿沉渣 3h 计数	白细胞（WBC）	男	3h 尿	< 7 万 /h
		女		< 14 万 /h
	红细胞（RBC）	男		< 3 万 /h
		女		< 4 万 /h
	管型			0/h

指标			标本类型	参考区间
尿沉渣 12h 计数	白细胞及上皮细胞		12h 尿	< 100 万
	红细胞（RBC）			< 50 万
	透明管型（CAST）			< 5 千
	酸度（pH）			4.5~8.0
中段尿细菌培养计数			尿	< 10^6 菌落 /L
尿胆红素定性				阴性
尿胆素定性				阴性
尿胆原定性（UBG）				阴性或弱阳性
尿胆原定量			24h 尿	0.84~4.2μmol/（L · 24h）
肌酐（CREA）	成人	男		7~18mmol/24h
		女		5.3~16mmol/24h
肌酸（creatine）	成人	男		0~304μmol/24h
		女		0~456μmol/24h
尿素氮（BUN）				357~535mmol/24h
尿酸（UA）				2.4~5.9 mmol/24h
氯化物（Cl）	成人	以 Cl⁻ 计		170~255mmol/24h
		以 NaCl 计		170~255mmol/24h
钾（K）	成人			51~102mmol/24h
钠（Na）	成人			130~260mmol/24h
钙（Ca）	成人			2.5~7.5mmol/24h
磷（P）	成人			22~48mmol/24h
氨氮				20~70mmol/24h
淀粉酶（Somogyi 法）			尿	< 1000U/L

十二、肾功能检查

指标			标本类型	参考区间
尿素（UREA）			血清	1.7~8.3mmol/L
尿酸（UA）（成人酶法）	成人	男		150~416μmol/L
		女		89~357μmol/L

指标			标本类型	参考区间
肌酐（CREA）	成人	男	血清	53~106μmol/L
		女		44~97μmol/L
浓缩试验	成人		尿	禁止饮水 12h 内每次尿量 20~25ml，尿比重迅速增至 1.026~1.035
	儿童			至少有一次比重在 1.018 或以上
稀释试验				4h 排出所饮水量的 0.8~1.0，而尿的比重降至 1.003 或以下
尿比重 3 小时试验			尿	最高尿比重应达 1.025 或以上，最低比重达 1.003，白天尿量占 24 小时总尿量的 2/3~3/4
昼夜尿比重试验				最高比重＞1.018，最高与最低比重差≥0.009，夜尿量＜750ml，日尿量与夜尿量之比为（3~4）：1
酚磺肽（酚红）试验（FH 试验）	静脉滴注法			15min 排出量＞0.25
				120min 排出量＞0.55
	肌内注射法			15min 排出量＞0.25
				120min 排出量＞0.05
内生肌酐清除率（Ccr）	成人		24h 尿	80~120ml/min
	新生儿			40~65ml/min

十三、妇产科妊娠检查

指标			标本类型	参考区间
绒毛膜促性腺激素（hCG）			尿或血清	阴性
绒毛膜促性腺激素（HCG STAT）（快速法）	男（成人）		血清，血浆	无发现
	女（成人）	妊娠 3 周		5.4~7.2IU/L
		妊娠 4 周		10.2~708IU/L
		妊娠 7 周		4059~153767IU/L
		妊娠 10 周		44186~170409IU/L
		妊娠 12 周		27107~201615IU/L
		妊娠 14 月		24302~93646IU/L
		妊娠 15 周		12540~69747IU/L
		妊娠 16 周		8904~55332IU/L
		妊娠 17 周		8240~51793IU/L
		妊娠 18 周		9649~55271IU/L

十四、粪便检查

指标	标本类型	参考区间
胆红素（IBL）	粪便	阴性
氮总量		< 1.7g/24h
蛋白质定量（PRO）		极少
粪胆素		阳性
粪胆原定量	粪便	68~473μmol/24h
粪重量		100~300g/24h
细胞		上皮细胞或白细胞偶见 /HP
潜血		阴性

十五、胃液分析

指标		标本类型	参考区间
胃液分泌总量（空腹）		胃液	1.5~2.5L/24h
胃液酸度（pH）			0.9~1.8
五肽胃泌素胃液分析	空腹胃液量		0.01~0.10L
	空腹排酸量		0~5mmol/h
	最大排酸量		3~23mmol/L
细胞			白细胞和上皮细胞少量
细菌			阴性
性状			清晰无色，有轻度酸味含少量黏液
潜血			阴性
乳酸（LACT）			阴性

十六、脑脊液检查

指标		标本类型	参考区间
压力（卧位）	成人	脑脊液	80~180mmH$_2$O
	儿童		40~100mmH$_2$O
性状			无色或淡黄色
细胞计数			（0~8）×10^6/L（成人）
葡萄糖（GLU）			2.5~4.4mmol/L
蛋白定性（PRO）			阴性

指标		标本类型	参考区间
蛋白定量（腰椎穿刺）		脑脊液	0.2~0.4g/L
氯化物（以氯化钠计）	成人		120~130mmol/L
	儿童		111~123mmol/L
细菌			阴性

十七、内分泌腺体功能检查

指标			标本类型	参考区间
血促甲状腺激素（TSH）（放免法）			血清	2~10mU/L
促甲状腺激素释放激素（TRH）				14~168pmol/L
促卵泡成熟激素（FSH）	男		24h 尿	3~25mU/L
	女	卵泡期		5~20IU/24h
		排卵期		15~16IU/24h
		黄体期		5~15IU/24h
		月经期		50~100IU/24h
促卵泡成熟激素（FSH）	男		血清	1.27~19.26IU/L
	女	卵泡期		3.85~8.78IU/L
		排卵期		4.54~22.51IU/L
		黄体期		1.79~5.12IU/L
		绝经期		16.74~113.59IU/L
促肾上腺皮质激素（ACTH）	上午 8:00		血浆	25~100ng/L
	下午 18:00			10~80ng/L
催乳激素（PRL）	男		血清	2.64~13.13μg/L
	女	绝经前（＜50岁）		3.34~26.72μg/L
		黄体期（＞50岁）		2.74~19.64μg/L
黄体生成素（LH）	男		血清	1.24~8.62IU/L
	女	卵泡期		2.12~10.89IU/L
		排卵期		19.18~103.03IU/L
		黄体期		1.2~12.86IU/L
		绝经期		10.87~58.64IU/L

指标			标本类型	参考区间
抗利尿激素（ADH）（放免）			血浆	1.4~5.6pmol/L
生长激素（GH）（放免法）	成人	男	血清	< 2.0μg/L
		女		< 10.0μg/L
	儿童			< 20.0μg/L
反三碘甲腺原氨酸（rT₃）（放免法）				0.2~0.8nmol/L
基础代谢率（BMR）			—	-0.10~+0.10（-10%~+10%）
甲状旁腺激素（PTH）（免疫化学发光法）			血浆	12~88ng/L
甲状腺 ^{131}I 吸收率	3h ^{131}I 吸收率		—	5.7%~24.5%
	24h ^{131}I 吸收率		—	15.1%~47.1%
总三碘甲腺原氨酸（TT₃）			血清	1.6~3.0nmol/L
血游离三碘甲腺原氨酸（FT₃）				6.0~11.4pmol/L
总甲状腺素（TT₄）				65~155nmol/L
游离甲状腺素（FT₄）（放免法）				10.3~25.7pmol/L
儿茶酚胺总量			24h 尿	71.0~229.5nmol/24h
香草扁桃酸	成人			5~45μmol/24h
游离儿茶酚胺	多巴胺		血浆	血浆中很少被检测到
	去甲肾上腺素（NE）			0.177~2.36pmol/L
	肾上腺素（AD）			0.164~0.546pmol/L
血皮质醇总量	上午 8:00			140~630nmol/L
	下午 16:00			80~410nmol/L
5- 羟吲哚乙酸（5-HIAA）	定性		新鲜尿	阴性
	定量		24h 尿	10.5~42μmol/24h
尿醛固酮（ALD）				普通饮食：9.4~35.2nmol/24h
血醛固酮（ALD）	普通饮食（早6时）	卧位	血浆	（238.6 ± 104.0）pmol/L
		立位		（418.9 ± 245.0）pmol/L
	低钠饮食	卧位		（646.6 ± 333.4）pmol/L
		立位		（945.6 ± 491.0）pmol/L
肾小管磷重吸收率			血清 / 尿	0.84~0.96
肾素	普通饮食	立位	血浆	0.30~1.90ng/（ml · h）
		卧位		0.05~0.79ng/（ml · h）
	低钠饮食	卧位		1.14~6.13ng/（ml · h）

指标			标本类型	参考区间
17- 生酮类固醇	成人	男	24h 尿	34.7~69.4μmol/24h
		女		17.5~52.5μmol/24h
17- 酮类固醇总量（17-KS）	成人	男		34.7~69.4μmol/24h
		女		17.5~52.5μmol/24h
血管紧张素Ⅱ（AT-Ⅱ）		立位	血浆	10~99ng/L
		卧位		9~39ng/L
血清素（5- 羟色胺）（5-HT）			血清	0.22~2.06μmol/L
游离皮质醇			尿	36~137μg/24h
（肠）促胰液素			血清、血浆	（4.4±0.38）mg/L
胰高血糖素	空腹		血浆	空腹：17.2~31.6pmol/L
葡萄糖耐量试验（OGTT）	口服法	空腹	血清	3.9~6.1mmol/L
		60min		7.8~9.0mmol/L
		120min		＜ 7.8mmol/L
		180min		3.9~6.1mmol/L
C 肽（C-P）	空腹			1.1~5.0ng/ml
胃泌素			血浆空腹	15~105ng/L

十八、肺功能

指标		参考区间
潮气量（TC）	成人	500ml
深吸气量（IC）	男性	2600ml
	女性	1900ml
补呼气容积（ERV）	男性	910ml
	女性	560ml
肺活量（VC）	男性	3470ml
	女性	2440ml
功能残气量（FRC）	男性	（2270±809）ml
	女性	（1858±552）ml
残气容积（RV）	男性	（1380±631）ml
	女性	（1301±486）ml

指标		参考区间
静息通气量（VE）	男性	（6663±200）ml/min
	女性	（4217±160）ml/min
最大通气量（MVV）	男性	（104±2.71）L/min
	女性	（82.5±2.17）L/min
肺泡通气量（VA）		4L/min
肺血流量		5L/min
通气/血流（V/Q）比值		0.8
无效腔气/潮气容积（VD/VT）		0.3~0.4
弥散功能（CO 吸入法）		198.5~276.9ml/（kPa·min）
气道阻力		1~3cmH$_2$O/（L·s）

十九、前列腺液及前列腺素

指标			标本类型	参考区间
性状			前列腺液	淡乳白色，半透明，稀薄液状
细胞	白细胞（WBC）			＜10个/HP
	红细胞（RBC）			＜5个/HP
	上皮细胞			少量
淀粉样小体				老年人易见到，约为白细胞的10倍
卵磷脂小体				多量，或可布满视野
量				数滴至1ml
前列腺素（PG）（放射免疫法）	PGA	男	血清	13.3±2.8nmol/L
		女		11.5±2.1nmol/L
	PGE	男		4.0±0.77nmol/L
		女		3.3±0.38nmol/L
	PGF	男		0.8±0.16nmol/L
		女		1.6±0.36nmol/L

二十、精液

指标	标本类型	参考区间
白细胞		< 5 个 /HP
活动精子百分率		射精后 30~60min 内精子活动率为 80%~90%，至少 > 60%
精子数		39×10^6/ 次
正常形态精子	精液	> 4%
量		每次 1.5~6.0ml
黏稠度		呈胶冻状，30min 后完全液化呈半透明状
色		灰白色或乳白色，久未排精液者可为淡黄色
酸碱度（pH）		7.2~8.0

《当代中医专科专病诊疗大系》
参 编 单 位

总主编单位

开封市中医院

广州中医药大学第一附属医院

海南省中医院

广东省中医院

河南中医药大学

四川省第二中医医院

执行总主编单位

首都医科大学附属北京中医医院

北京中医药大学深圳医院（龙岗）

中国中医科学院广安门医院

北京中医药大学

安阳职业技术学院

云南省中医医院

常务副总主编单位

中国中医科学院西苑医院

沈阳药科大学

吉林省辽源市中医院

中国中医科学院望京医院

江苏省中西医结合医院

河南中医药大学第一附属医院

中国中医科学院眼科医院

山东中医药大学第二附属医院

北京中医药大学东方医院

四川省中医药科学院中医研究所

山西省中医院

北京中医药大学厦门医院

副总主编单位

辽宁中医药大学附属第二医院

包头市蒙医中医医院

河南大学中医院

重庆中医药学院

浙江中医药大学附属第三医院

天水市中医医院

新疆哈密市中医院（维吾尔医医院）

中国中医科学院西苑医院济宁医院

河南省中医糖尿病医院

黄冈市中医医院

贵州中医药大学

广西中医药大学第一附属医院

辽宁中医药大学第一附属医院

南京中医药大学

三亚市中医院

辽宁中医药大学

辽宁省中医药科学院

青海大学

黑龙江省中医药科学院

湖北中医药大学附属医院

湖北省中医院

安徽中医药大学第一附属医院

汝州市中西医结合医院

湖南中医药大学附属醴陵医院

湖南医药学院

湖南中医药大学

咸宁市中医医院

中国中医科学院

南阳理工学院张仲景国医国药学院

长垣中西医结合医院

成都中医药大学附属医院

成都中医药大学第二附属医院

兰州市中医医院

扬州市中医院

高安市中医医院

馆陶县中医医院

江西中医药大学

辽宁中医药大学附属第三医院

盐城市中医院

河南省人民医院

云南中医药大学

常务编委单位
（按首字拼音排序）

安钢职工总医院

安徽中医药大学第二附属医院

安阳市中西医结合医院

安阳市中医院

安阳市肿瘤医院

百色市中医医院

北海市中医医院

北京市昌平区中西医结合医院

北京市平谷区中医医院

北京中医药大学第三附属医院

澄迈县中医院

赤水市中医医院

重庆市北碚区中医院

重庆市中医院

重庆医科大学中医药学院

重庆医药高等专科学校

重庆中医药学院第一临床学院

德江县民族中医医院

防城港市中医医院

福建中医药大学附属康复医院

广西中医药大学

广西中医药大学第一附属医院（仙葫院区）

广元市中医医院

桂林市中医医院

海口市中医医院

河南省骨科医院　　　　　　　　　　　宁波市中医院

河南省洛阳正骨医院　　　　　　　　　宁夏回族自治区中医医院暨中医研究院

河南省中西医结合儿童医院　　　　　　宁夏医科大学附属银川市中医医院

河南省中医药研究院　　　　　　　　　平顶山市第二人民医院

河南省中医院　　　　　　　　　　　　平顶山市中医医院

河南中医药大学第二附属医院　　　　　钦州市中医医院

河南中医药大学第三附属医院　　　　　青海大学医学院

南昌市洪都中医院　　　　　　　　　　山西中医药大学

南京市中医院　　　　　　　　　　　　陕西省中医药研究院

黑龙江省中医医院　　　　　　　　　　陕西省中医医院

湖北省妇幼保健院　　　　　　　　　　陕西中医药大学第二附属医院

湖北省中医院　　　　　　　　　　　　上海市浦东新区光明中医医院

湖南中医药大学第一附属医院　　　　　上海中医药大学附属岳阳中西医结合

黄河科技学院附属医院　　　　　　　　医院

江苏省中西医结合医院　　　　　　　　上海中医药大学附属上海市中西医结

焦作市中医院　　　　　　　　　　　　合医院

开封市第二中医院　　　　　　　　　　上海中医药大学针灸推拿学院

开封市儿童医院　　　　　　　　　　　深圳市中医院

开封市光明医院　　　　　　　　　　　沈阳市第二中医医院

开封市中心医院　　　　　　　　　　　苏州市中西医结合医院

来宾市中医医院　　　　　　　　　　　天津市中医药研究院附属医院

兰州市西固区中医院　　　　　　　　　天津武清泉达医院

梨树县中医院　　　　　　　　　　　　天津医科大学总医院

辽宁省肛肠医院　　　　　　　　　　　田东县中医医院

聊城市中医医院　　　　　　　　　　　温州市中西医结合医院

洛阳市中医院　　　　　　　　　　　　梧州市中医医院

南京市溧水区中医院　　　　　　　　　武穴市中医医院

南京中医药大学苏州附属医院　　　　　徐州市中医院

南阳市骨科医院　　　　　　　　　　　义乌市中医医院

南阳张仲景健康养生研究院　　　　　　银川市中医医院

南阳仲景书院　　　　　　　　　　　　英山县人民医院

内蒙古医科大学　　　　　　　　　　　张家港市中医医院

长春中医药大学附属医院

浙江省中医药研究院基础研究所

镇江市中医院

郑州大学第二附属医院

郑州大学第三附属医院

郑州大学第一附属医院

郑州市中医院

中国疾病预防控制中心传染病预防控制所

中国中医科学院针灸研究所

编委单位
（按首字拼音排序）

安阳市人民医院

鞍山市中医院

白城中医院

北海市人民医院

北京市海淀区医疗资源统筹服务中心

重庆两江新区中医院

重庆市江津区中医院

东港市中医院

福建省立医院

福建中医药大学附属第三人民医院

福建中医药大学附属人民医院

福建中医药大学国医堂

福建中医药大学中医学院

广西中医药大学第一附属医院仁爱分院

广西中医药大学附属国际壮医医院

贵州省第二人民医院

合浦县中医医院

河南科技大学第一附属医院

河南省立眼科医院

河南省眼科研究所

河南省职业病医院

河南医药健康技师学院

鹤壁职业技术学院医学院

滑县中医院

滑县第三人民医院

焦作市儿童医院

焦作市妇女儿童医院

焦作市妇幼保健院

开封市妇幼保健院

开封市苹果园卫生服务中心

开封市中医肛肠病医院

林州市中医院

灵山县中医医院

隆安县中医医院

那坡县中医医院

南乐县中医院

南乐益民医院

南乐中医肛肠医院

南宁市武鸣区中医医院

南阳名仁中医院

南阳市中医院

宁夏回族自治区中医医院

平顶山市第一人民医院

平南县中医医院

濮阳市第五人民医院

濮阳市中医医院

日照市中医医院

融安县中医医院

三门峡市中医院　　　　　　　　　邢台市中医院

厦门市中医院　　　　　　　　　　兴安界首骨伤医院

陕西省中医药研究院　　　　　　　兴化市人民医院

商水县中医院　　　　　　　　　　沂源县中医医院

上海仁爱医院　　　　　　　　　　长治市上党区中医院

石家庄市中医院　　　　　　　　　昭通市中医医院

天门市中医医院　　　　　　　　　郑州大学第五附属医院

尉氏县中医院　　　　　　　　　　郑州市金水区总医院

温县中医院　　　　　　　　　　　郑州澍青医学高等专科学校

温州市中医院　　　　　　　　　　中国人民解放军陆军第 83 集团军医院

湘潭市中医医院　　　　　　　　　中国中医科学院中医临床基础医学研究所

新乡市中医院　　　　　　　　　　珠海市中西医结合医院

新乡医学院第三附属医院